老中医养生堂 ■ 编著

黄帝内经

白话图解

U0214809

海峡出版发行集团 福建科学技术出版社
THE STRAITS PUBLISHING & DISTRIBUTING GROUP　FUJIAN SCIENCE & TECHNOLOGY PUBLISHING HOUSE

图书在版编目（CIP）数据

黄帝内经白话图解 / 老中医养生堂编著. —福州：福建科学技术出版社，2021.6

ISBN 978-7-5335-6440-7

Ⅰ.①黄… Ⅱ.①老… Ⅲ.①《内经》–图解 Ⅳ.①R221-64

中国版本图书馆CIP数据核字（2021）第066325号

书　　名	黄帝内经白话图解	
编　　著	老中医养生堂	
出版发行	福建科学技术出版社	
社　　址	福州市东水路76号（邮编350001）	
网　　址	www.fjstp.com	
经　　销	福建新华发行（集团）有限责任公司	
印　　刷	福建新华联合印务集团有限公司	
开　　本	700毫米×1000毫米　1/16	
印　　张	28.5	
字　　数	481千字	
版　　次	2021年6月第1版	
印　　次	2021年6月第1次印刷	
书　　号	ISBN　978-7-5335-6440-7	
定　　价	75.00元	

书中如有印装质量问题，可直接向本社调换

经络穴位图

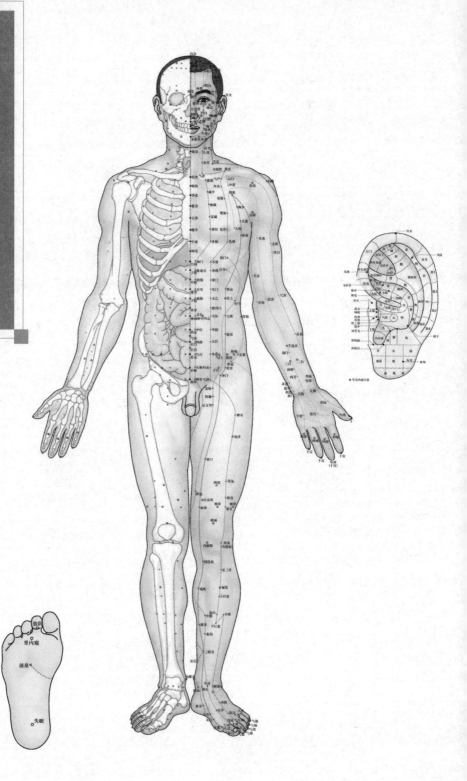

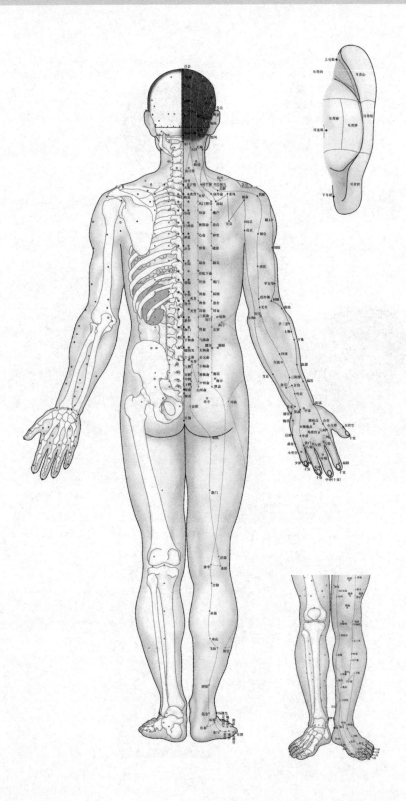

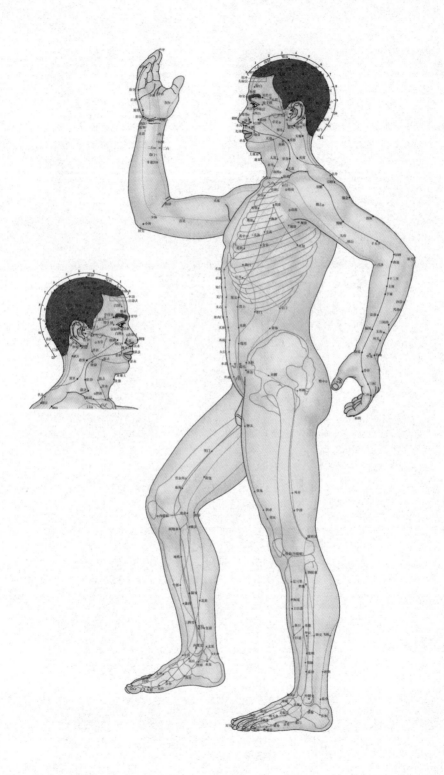

《黄帝内经》是我国现存最早的一部医学理论典籍，是中国人养心、养性、养生的千年圣典，也是一本蕴含中国生命哲学源头的大百科全书。数千年来，中华民族在它的庇佑之下生生不息——人们能够"尽终其天年，度百岁乃去"。今天，让西方发达国家的科学家惊讶不已的是，他们刚刚兴起的如医学地理学、医学心理学、气象医学等先进学科，却在这部二十五百年前的医学圣典中已有了极为完善的表述。可见，《黄帝内经》具有永恒的现实意义和实用价值，应作为中华民族的瑰宝传承下去。

数十年来，随着环境污染的加剧、生活节奏的加快，以及生活水平的提高，人们对养生方面知识的需求变得更加迫切。要想解除这些困扰，确保人体的健康，离开伏羲、神农、黄帝三位圣人的医学理论是不可能的。但是，由于文字古奥，专业术语众多，人们很容易与《黄帝内经》这样的经典擦肩而过。尽管近些年许多讲解《黄帝内经》的养生类畅销书开始涌现市场，也得到人们的追捧。但毋庸讳言的是，真正能够把这本医学巨著的养生理念充分无误地普及大众的图书仍然太少，这本传统中医圣典有如一座蕴藏极为丰富的金矿，等待我们去挖掘。

本书参考了数千年来人们对《黄帝内经》的大量研究成果，不但将原有经文翻译成了使现代人容易理解的白话文，而且结合生命科学、道家养生理论和中国传统文化，对其中的思想采用图解的形式进行全方位解读，为您扫清阅读中的障碍，解读更深入、更透彻，力求使您轻松读懂每一句话。编者还对内文中每一章、每一个知识点进行提炼，使您一目了然，轻松把握每一章乃至每一段文字的主要内容，降低了您的阅读负担。

本书精选《黄帝内经》中易于理解且具有代表性的篇章，不仅在经文的翻译上力求尊重原文，而且在图解的科学性上邀请专家把关。别具一格的画风，将具象与抽象结合起来，使本书除了具有知识性外，还具有艺术性，这是本书的又一大看点。总之，本书成功地用生动的画面，使原文中看似生涩的传统哲学和中医理论能很好地指导人们的日常生活实践。我们所有的努力，都是为了保证让您轻松读懂《黄帝内经》中的每一句对话，品味原汁原味的经典，并从中发现对自己有用的东西。

编者

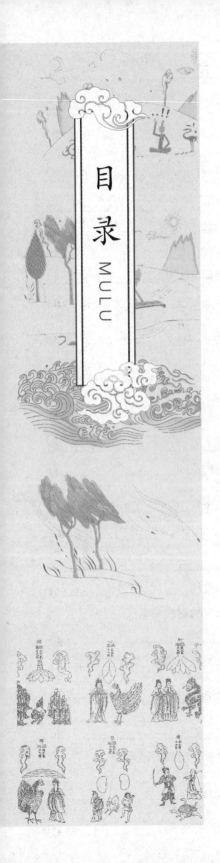

目录 MULU

素问

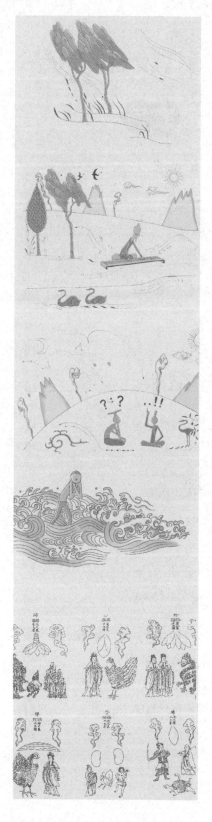

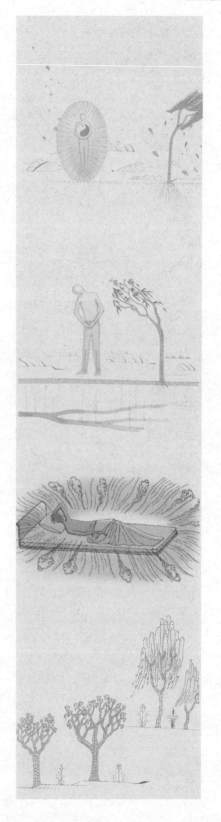

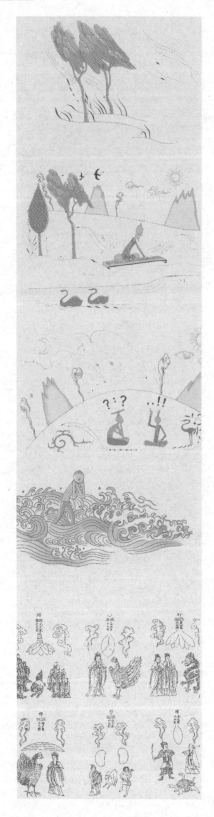

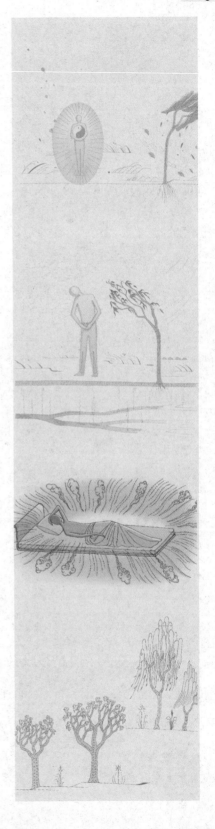

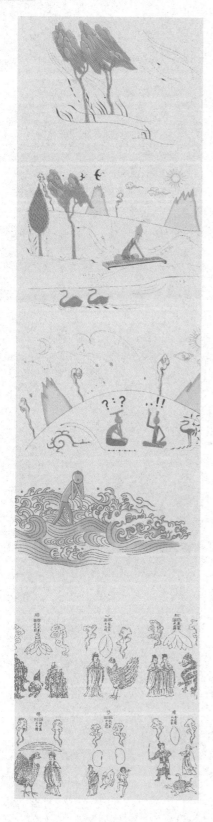

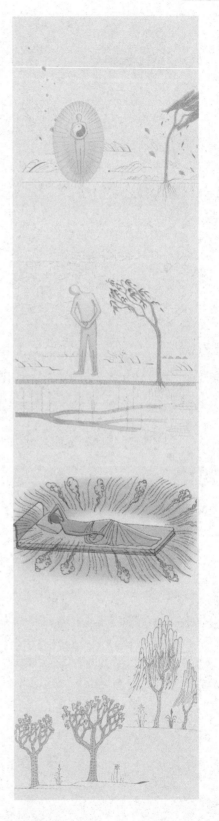

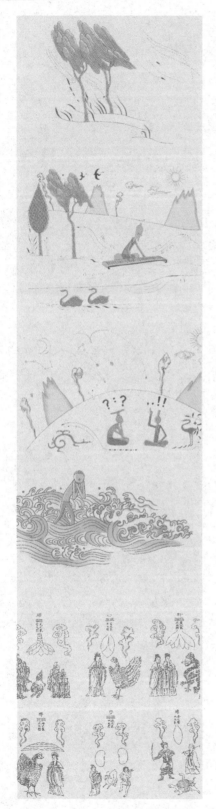

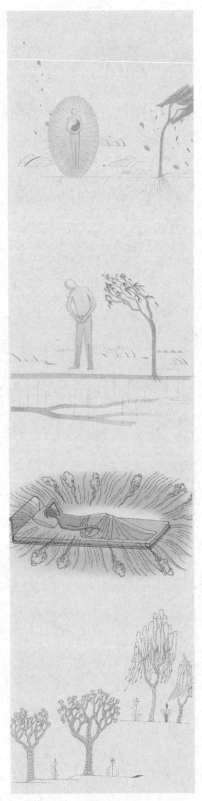

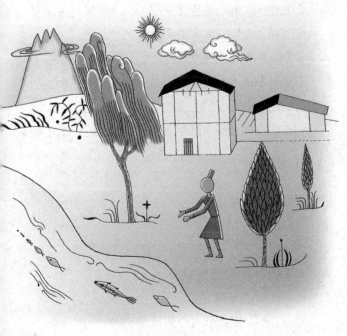

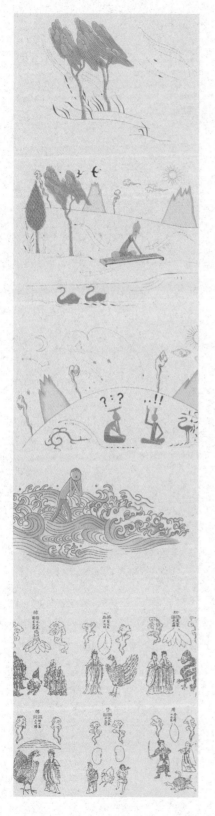

灵枢

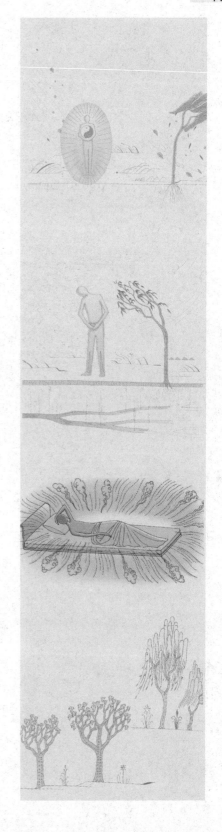

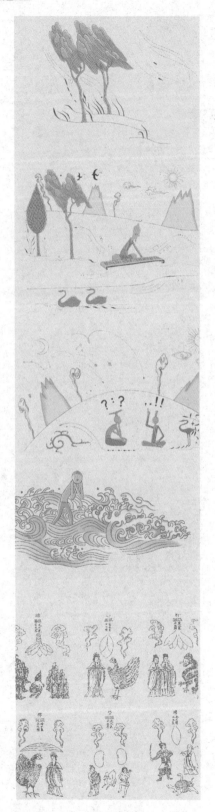

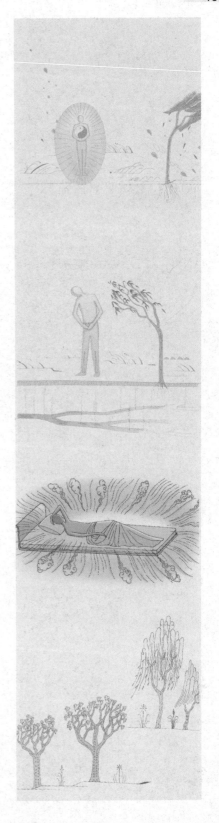

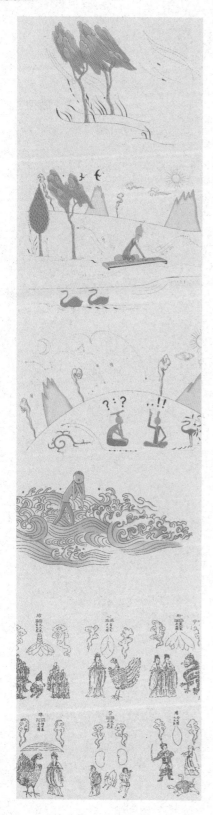

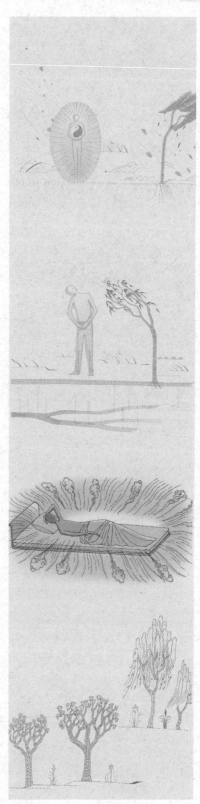

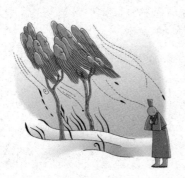

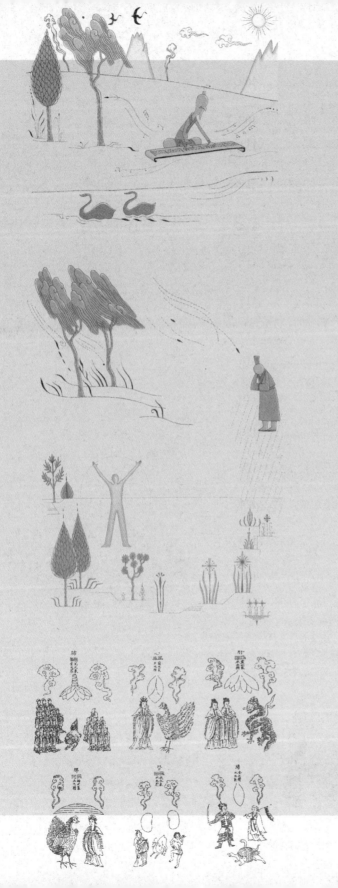

素问

素问是黄帝与臣子平素就医学问题的问答。马莳在《内经素问注证发微》中说：「素问者，黄帝与岐伯、鬼臾区、伯高、少师、少俞、雷公六臣平素问答之书。」秦汉时，书名崇尚质朴，所以把黄帝与岐伯等人平素互相问答的内容记录下来，整理成篇，名为素问。

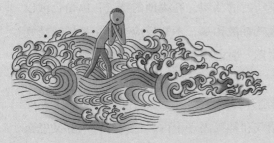

上古天真论篇

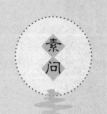

素问

本篇主要以黄帝和岐伯的对话，分析了人类寿命长短的原因，详细地向我们讲述了养生的依据——男女的生长规律，并向我们介绍了养生的四种境界。

上古时期的黄帝，生来就非常聪明灵活，幼小时就善于言辞，少年时对事物的理解力很强，长大以后，不仅思维敏捷，而且忠厚诚实，成年以后，功德毕具，登了天子之位。

养生之道

黄帝问岐伯道：我听说远古时代的人们，大都能活过百岁，而仍然动作灵活不显衰老。现在的人，年龄刚至半百，就显出衰老的迹象。古代人和现代人的这种差别，是由于时代和环境造成的呢，还是因为现在的人们不懂养生之道？

岐伯回答说：上古时期的人，懂得养生之道，能按照天地间阴阳变化的规律，来调整自身阴阳的变化，使用一些正确的养生方法，饮食有节制，生活作息有一定的规律，不过度地劳累。因此能够使精神与形体相互协调，健康无病，活到人类应有的寿命，一百岁以后才去世。现在人就不是这样了啊！他们把酒当做汤水贪饮不止，生活毫无规律，喝醉酒后行房，尽其所有的欲望，耗竭他的精气，纵情色欲以致精竭阴枯，用不正当的嗜好将体内的真气耗散殆尽，不知道应当谨慎地保持精气的盈满；他们不善于调养自己的精神，贪图一时的快乐，生活作息没有规律，所以活到五十岁左右就显得衰老了。

远古时候的圣人教导人们说：必须避开自然界致病因素的侵袭，思想上要保持清心寡欲，人体真气才能正常运行，精气和神气固守于内，像这样，病邪又怎么会侵犯人体呢？所以那时的人们都能够志意安闲而少有嗜欲，心情安逸而不受外界事物的干扰，身体虽然在劳动却不觉得疲倦，人体正气调顺，因为少欲，所以每个

黄帝问医

　　《黄帝内经》是我国现存最早的一部中医理论经典，该书采用君臣对话的形式来阐述医理。它系统地讲述了人的生理、病理、疾病、治疗的原则和方法，为人类健康作出了重大贡献。

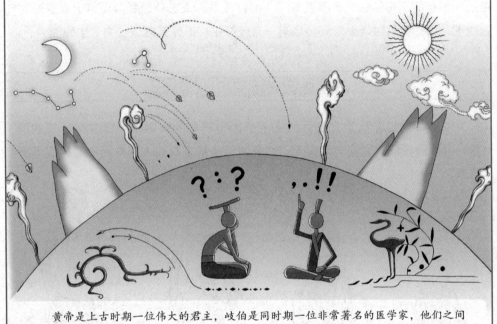

　　黄帝是上古时期一位伟大的君主，岐伯是同时期一位非常著名的医学家，他们之间的对话开中医理论的先河。

人的要求都能得到满足，每个人的愿望都可以实现。这样才能达到精气运行通顺，每个人都能根据需要满足自己的愿望。在饮食方面，不论是粗糙的还是精致的，人们都觉得味美可口；无论穿什么样的衣服，都觉得很满意；对自己的生活习惯，总是感到顺心的；对别人的一切都不羡慕，思想达到了淳朴境界。正因为如此，不良的嗜好就不能吸引他们的视听，淫念邪说就不能动摇他们的意志。

　　无论是愚笨的或聪明的人，贤能的或不贤的人，都不会处心积虑地追求物质享受，所以符合养生之道。他们之所以能活到一百岁而仍然不显得衰老，就是因为全面掌握了养生之道，使天真之气得到保护而不受到危害的缘故。

人体生长规律

　　黄帝问：人老了就没有生殖能力了，是因为人的精力耗尽了吗？还是由于人体生长衰老的自然规律就是这样呢？

岐伯回答说：女子七岁时，肾气旺盛起来，开始换牙齿，头发长长；十四岁时，对生殖功能有促进作用的物质——"天癸"产生，使任脉通畅，太冲脉气血旺盛，月经按时来潮，开始有了生育能力；二十一岁时，肾气发育平衡，智齿生长，生长发育达到顶点；二十八岁时，筋骨坚实，毛发生长极盛，身体也最健壮；三十五岁时，阳阴经脉的气血衰退，面部开始憔悴，头发开始脱落；四十二岁时，经过头面部的三阳经脉气血都衰减了，面容焦枯，头发开始变白；四十九岁时，任脉空虚，太冲脉气血衰少，天癸尽竭，月经停止，形体衰老，丧失了生殖能力。

人体生长规律

《黄帝内经》认为，身体的衰老是由于气血的衰退，只要进行合理的调养，就能保持精气充盈，延缓天癸的衰竭，这就是有些人高寿而不显得衰老的原因。

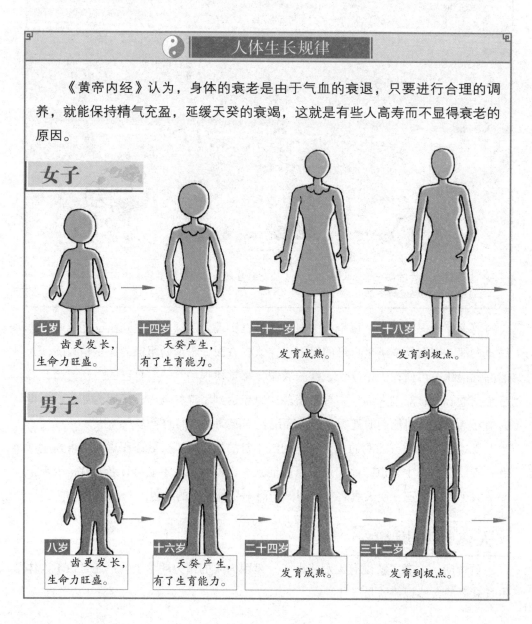

女子

七岁	十四岁	二十一岁	二十八岁
齿更发长，生命力旺盛。	天癸产生，有了生育能力。	发育成熟。	发育到极点。

男子

八岁	十六岁	二十四岁	三十二岁
齿更发长，生命力旺盛。	天癸产生，有了生育能力。	发育成熟。	发育到极点。

男子到了八岁左右，肾脏的精气开始充实，毛发渐盛，牙齿更换；十六岁时，肾气旺盛，天癸产生，精气充满而外泄，体内阴阳之气调和，具有了生育能力；二十四岁时，肾气已经充满，筋骨坚实有力，长出智齿，身高长到了最大的限度；三十二岁时，筋骨生长壮盛，肌肉丰满；四十岁时，肾气衰退，头发开始脱落，牙齿开始松动；四十八岁时，人体上部的阳气开始衰退，面容憔悴无华，鬓发斑白；五十六岁时，肝气衰退，筋骨活动不灵活；天癸尽竭，精气衰少，肾脏衰退，形体疲惫，六十四岁时，肾气大衰，则牙齿毛发脱落。肾主水，接受五脏六腑的精气而

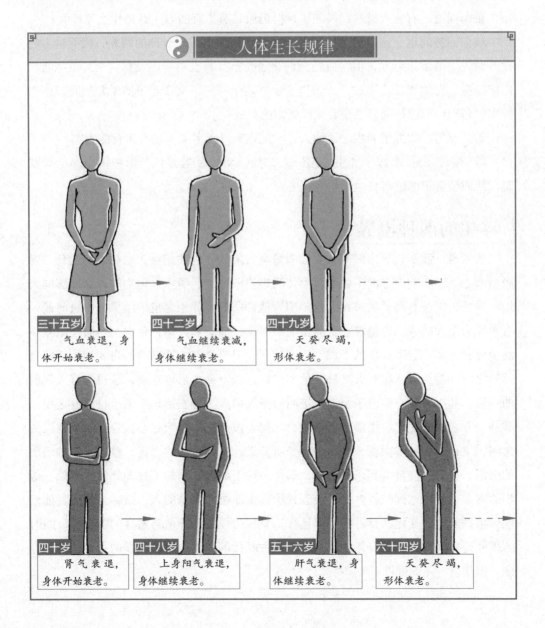

人体生长规律

三十五岁
气血衰退，身体开始衰老。

四十二岁
气血继续衰减，身体继续衰老。

四十九岁
天癸尽竭，形体衰老。

四十岁
肾气衰退，身体开始衰老。

四十八岁
上身阳气衰退，身体继续衰老。

五十六岁
肝气衰退，身体继续衰老。

六十四岁
天癸尽竭，形体衰老。

天癸　　　　　　　　　　　　　　　　　　　　　　　　　　　名词解释

促进人体生长、发育和生殖机能，维持女性月经和胎孕所必需的物质。它来源于男女之肾精，受后天水谷精微的滋养而逐渐充盛。

贮藏起来，精气的来源除与生俱来的"先天之精"外，还需其他脏腑"后天之精"的补充营养，所以五脏的精气充盛，肾脏的精气才能盈满溢泄。现在到了老年，五脏的精气都衰败了，筋骨得不到精气的濡养而出现松弛乏力，天癸尽竭，因此会鬓发斑白，身体沉重，步态不稳，也就不能再生儿育女了。

黄帝问道：有些人虽然已经老了，但仍然具有生育能力，这是什么道理呢？

岐伯回答问道：这是因为他先天的禀赋好，加上后天合理的调养，因而精力超过普通人，虽然年纪大，但气血经脉仍然通畅，且肾脏功能也没有完全衰退，所以仍然还有生育的能力。不过，一般男子超过六十四岁，女子超过四十九岁时，体内的阳气和阴精都已枯竭，是没有生育能力的。

黄帝说道：掌握了养生之道的人，年纪达到一百多岁，还有生育能力吗？

岐伯回答说：掌握了养生之道的人，能够防止衰老且保持形神俱全的健康状态，他们虽然年寿已高，但仍然能够生育。

养生的四种境界

黄帝说：我听说远古时候，有被叫做真人的人，能够把握天地阴阳的变化，呼吸精微之气，心神内守而不弛散，形体肌肉协调统一。所以，他们的寿命能够同天地一样长久，没有终了的时候。这是因为他们掌握了养生之道的结果。中古时候，有被称为至人的人，道德淳朴，养生之道周全，能调和人体，使之与四时阴阳寒暑的变化相协调，远离世俗的干扰，积蓄精气，保全神气，能够潇洒自如地生活在自然界之中，视、听远达八方之外。他们可以延长寿命，形体不衰，获得与真人相同的结果。其次，还有略逊于至人，被叫做圣人的人，能安然地生活于自然界之中，顺从八方之风的变化，生活在世俗社会之间，没有恼怒怨恨之心，行动不离开世俗之间，举止不必随俗而变，外不为事务所劳累，内无过多的思虑，致力于安静愉快的生活，努力保持自得其乐的心情，形体不过于疲惫，精神不过于外散，所以，他们的寿命也可以达到一百多岁。还有善于养生而德才兼备的人，被称为贤人。他们能够根据天地的变化、日月的升降运行、星辰的位置来顺从自然界阴阳变化、四时寒暑变迁的规律，调养身体，以求符合远古时代的养生之道，这样的人也能增益寿命，但却有一定的限度。

养生的四种境界

在中国的传统文化中，寿命超出平常人水平的有四种人，分别是真人、至人、圣人和贤人。

真人

掌握了养生之道，寿命同天地一样长久。只有极少数人能达到这种境界。

至人

懂得养生之道，可延长寿命，保持形体不衰。能达到这种境界的人也极少。传说颛顼的玄孙彭祖历经夏、商等朝代，活了八百多岁，为至人。

圣人

能够顺应自然，不为外界所劳累，没有过多的思虑，寿命可以达到一百多岁。只有少数人能真正遵循养生之道，所以达到这种境界的人也不多。

贤人

善于养生，可以根据阴阳变化调养身体，可以增益寿命，但却有一定的限度。只要遵循养生之道，许多人都可以达到这种境界。

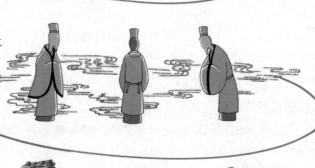

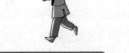

普通人

整日忙碌而不注重养生的人，他们的寿命一般都很短。

四气调神大论篇

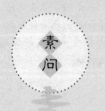

本篇主要从自然变化规律的角度论述了春、夏、秋、冬四季的养生之道，以及违背自然规律所产生的后果。自然界的阴阳变化导致了万物春生、夏长、秋收、冬藏的变化规律，人类养生也要以这一规律为依据。

四季养生规律

春季的三个月，是万物复苏的季节，自然界生机勃发，故称其为发陈。在自然界呈现出一种新生的状态，万物欣欣向荣。在此时，人们应该晚睡早起，起床后到庭院里散步，披散开头发，穿着宽敞的衣物，不要使身体受到拘束，以便使精神随着春天万物的生发而舒畅活泼，充满生机。这是适应春季的养生法则及方法，如果违背了这种法则、方法，就会伤损肝脏，到了夏天容易出现寒冷性病变。因为春天温暖的阳气，是夏天阳气长的基础。夏天阳气应当长而不能长，就会产生虚寒病证。

夏季的三个月，万物生长华丽茂盛，故称其为蕃秀。天地阴阳之气相互交通，植物开花结果。当此之时，人们应当晚睡早起，切莫厌恶白天过长，保持心情舒畅，使精神之花更加秀丽，使阳气宣泄通畅，对外界事物有浓厚兴趣。这是适应夏季养生的法则及方法，如果违背了这种法则、方法，就会伤损心脏，到了秋天还会发生疟疾。因为夏天的"长"，是秋季"收"的基础。若"长"气不足，供给秋天收敛的能力差了，就会发生疟疾，到冬至时，病情可能加重。

秋季的三个月，自然界呈现出一派丰收而平定的景象。秋风劲疾，秋高气爽，景物清明。在这个季节里，人们应如同鸡的活动一样，早睡早起，促使精神情志安宁，以缓和秋季初凉的伤伐，收敛精神情志而不使其外散，使秋气平定，肺气清肃。这就是与秋季相适应的可以保养人体"收"气的法则及方法。如果违背了这种法则、方法，就会伤损肺脏，到冬天阳气应当藏也不能藏，就会出现阳虚泄泻。

四季养生

《黄帝内经》认为，天地是按照阴阳消长的规律运转不息的，我们养生也必须按照这个规律适时调节。违反了这一规律，必将导致体内的阴阳失调，使身体发病。

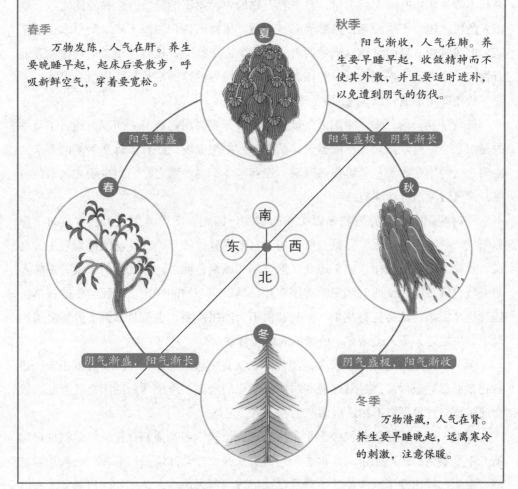

夏季

万物生机勃勃的季节，人气在心。养生要晚睡早起，保持心情舒畅。

春季

万物发陈，人气在肝。养生要晚睡早起，起床后要散步，呼吸新鲜空气，穿着要宽松。

秋季

阳气渐收，人气在肺。养生要早睡早起，收敛精神而不使其外散，并且要适时进补，以免遭到阴气的伤伐。

阳气渐盛

阳气盛极，阴气渐长

阴气渐盛，阳气渐长

阴气盛极，阳气渐收

南
东　西
北

冬季

万物潜藏，人气在肾。养生要早睡晚起，远离寒冷的刺激，注意保暖。

　　冬季的三个月，是生机潜伏、万物蛰藏的季节，自然界中的阳气深藏而阴寒之气很盛。风寒凛冽，水结成冰，大地冻裂，在此时，人们应当早睡晚起，必待太阳升起时起床，使精神情志安宁而不妄动，如同潜伏起来一样，离开寒冷气候的刺激，尽量保持温暖，不要过多地出汗，损伤正气，就是适应冬季"藏"气特点的养生法则及方法。如果违背了这种法则、方法，就会伤损肾脏，到了春季，阳气应当生而不能生，便会出现痿厥。

阴阳之道与养生

天气是清净光明的，天的规律含蓄而不显露，运转不息，因此长存不息。如果天不藏德而反显露于外，则日月失去光辉，邪气趁虚而入，充斥天地之间，酿成灾害。阳气闭塞于上，地气蒙蔽于下，天地阻隔；云雾缭绕，雨露不降；地气不升，天气不降，阴阳升降交通失常，自然界万物的生命就不能延续。生命不能延续，则高大的树木也要干枯而死。自然界邪气不散，风雨不调，白露不降，则草木枯槁不荣。邪风常起，暴雨常作，天地四时的变化失去了秩序，违背了正常的规律，致使万物的生命未及一半便夭折。圣人却能顺应自然界的这种变化，所以没有疾病。万物不背离养生之道，那么它的生气就不会失去。

违背了春天的气候，少阳之气就不能生发，容易引起肝脏的病变；违背了夏季的夏长之令，则太阳之气不能盛长，就会导致心气虚弱；违背了秋季气候的要求，太阴之气便不会收敛，肺脏焦热胀满；违背了冬季的冬藏之令，则少阴之气不能潜藏，肾气混浊消沉而成病。

四时阴阳是自然界万物赖以生长的根本，因此，懂得养生之人在春夏时节保养阳气，秋冬两季养收、养藏，所以能同自然界其他的万物一样，维持着春生、夏长、秋收、冬藏的规律。如果违背了这个基本原则，就会伤伐到人的根本，损坏人的天真之气。所以说四时阴阳的有序变化，是世间万物的终始，是死与生的根本。违背这个根本，就会灾害丛生，顺从它便不会产生疾病，也就是掌握了养生之道。对于养生之道，圣人遵循它，愚昧的人则违背它。

顺从阴阳之道能够健康长寿，违背了它就会生病甚至死亡；顺从它就正常，违背它则必然导致混乱。经常违逆四时阴阳变化的规律，致使体内阴阳之气紊乱，就会使机体与外界环境不相适应而产生"内格"之病。

因此，圣人不是等到已经发生了疾病再去治疗，而是强调在没病以前就加以防治；不是等到已经产生了动乱再去治理，而是强调在动乱还没有形成之前就加以治理。疾病已经出现了再去治疗，动乱已经形成了再去治理，这就如同口渴了才去挖井，临阵格斗时才去制造武器一样，不是已经太晚了吗？

内格　　　　　　　　　　　　　　　　　　　　　　名词解释

王冰："格，拒也，谓内性格拒于天道也。"意思是说体内的功能和外界的环境格拒而不能相适应。

天地背离与养生

阴阳是自然界的根本规律，人类养生就是要以阴阳为基础。下图所示为天地背离导致阴阳格拒时所出现的情景，能顺应自然的人是懂得养生的人，方可称为"圣人"。

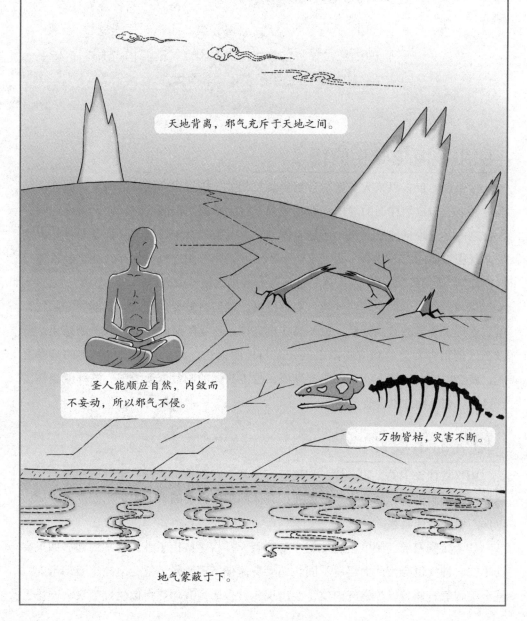

阳气闭塞于上，导致日月无光。

天地背离，邪气充斥于天地之间。

圣人能顺应自然，内敛而不妄动，所以邪气不侵。

万物皆枯，灾害不断。

地气蒙蔽于下。

生气通天论篇

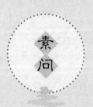

素问

本篇主要从人与自然界相通的角度，论述阴阳平衡在养生中的重要作用。阳气在人身体中具有重要作用，如果阴阳失调，就会危害健康。四季邪气的更替、五味的过食，都会影响到体内阴阳之气的变化。所以，人类要顺应自然界的阴阳变化调养身体。

阴阳平衡是养生的根本

黄帝说：自古以来人类就与自然界息息相关，维持生命活动的根本，就在于把握生命之气与自然相通的规律，而其关键又在于掌握阴阳的变化。大凡天地之间，六合之内，无论是地之九州，还是人体九窍、五脏以及十二肢节，都是与自然界阴阳之气相贯通的。人赖金、木、水、火、土及三阴三阳之气而生存，如若经常违反这些原则，则邪气就会伤及人体，这是寿命减损的根本原因。

风和日丽，人们便神清气爽，心情舒畅。顺应自然界的变化，就能固守阳气，虽然遇到了外界的致病因素，也不会伤害人体，这是顺应时序变化调养的结果。所以圣人能精神专一，顺应阴阳之气，而与神明通达。如果违逆了自然界的清净之气，就会内使九窍闭塞，外使肌肉壅滞，保卫身体的阳气就涣散了，这样就会伤害到自己，阳气因此也会受到削弱。

阳气的重要性

阳气就像天上的太阳一样，如果运行失常，轻则损折寿命，重则造成死亡。自然界的运行是借助太阳的光明，因此，人体的阳气也会随着太阳之出而上浮表体，以保卫肌肤不受风寒。

如若受到寒邪，阳气就会像门户的开阖一样将之抗拒于外，日常的起居如果妄动不安，神气也会因此而浮越不固。如果身体被暑邪所伤，就会出汗、躁动不安，甚至喘粗气。倘若暑热之气内攻，会出现多言多语，身体热得像燃烧的炭火一样，

☯ 阴阳平衡是养生的根本

阴阳是自然界存在的基础，阴阳平衡是确保自然万物不受损害的根本，人类养生也必须以调和阴阳为基础。

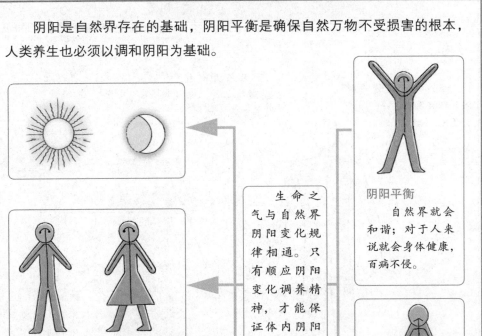

生命之气与自然界阴阳变化规律相通。只有顺应阴阳变化调养精神，才能保证体内阴阳之气调和，身体不受邪气所伤。

阴阳平衡

　　自然界就会和谐；对于人来说就会身体健康，百病不侵。

阴阳失衡

　　自然界就会发生灾变，如海啸、地震等；对于人来说就会生病。

必须发汗才能退热。感受了湿邪，就会出现头部沉重、肿胀如物蒙裹一样。如果湿邪长期未能清除，就会出现大、小筋脉的收缩变短，或者松弛变长，收缩变短就形成拘挛的病证，松弛变长就形成痿症。如果感受了风邪，就会导致浮肿。如果上述寒、暑、湿、风四种邪气更替伤害人体，人体的阳气就会渐趋衰竭的现象。

烦劳过度，人体阳气便弛张于外，而必然导致阴精衰败于内，再遇到炎热夏暑，更伤人体阴精，阴虚阳浮，于是就形成昏厥。其症状为：双眼视物不清，双耳闭塞失聪。当其发作时突然昏厥倒地，如江堤崩倒一样来势凶猛，像江水横流一样很难得到控制。

风邪与阳气

阴阳调和是人体健康最重要的原则。只有阳气致密于外，阴精才能固守于内。

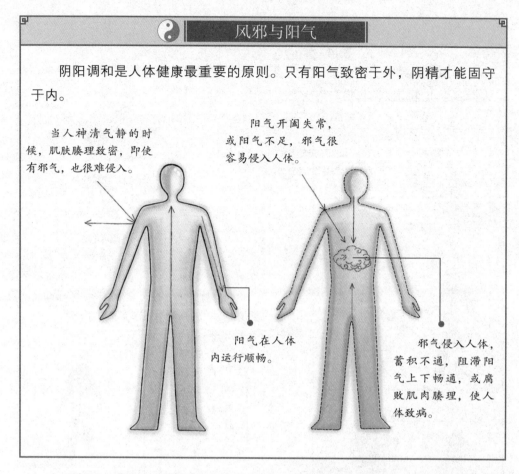

当人神清气静的时候，肌肤腠理致密，即使有邪气，也很难侵入。

阳气开阖失常，或阳气不足，邪气很容易侵入人体。

阳气在人体内运行顺畅。

邪气侵入人体，蓄积不通，阻滞阳气上下畅通，或腐败肌肉腠理，使人体致病。

由于大怒，形与气隔绝了，气血瘀滞于上，便会突然昏倒；若筋被损伤了，就变得松弛，四肢不灵便；若只有半身出汗，久而久之就形成半身不遂；汗出后，若受到湿邪侵袭，就会形成小的疖肿或汗疹；吃过多肥美精细的食品，就像拿着一个空容器去装东西一样容易生长疔疮；劳累汗出，皮肤受寒，常常会产生粉刺，郁久化热，成为痤疮。

阳气在人体内，它的精微可以养神气，柔和之气可以养筋脉。伛偻不能直立是因为阳气开阖失常，寒邪内传；寒郁陷脉，郁而化热，腐败肌肉腠理，成为鼠瘘病；容易出现恐惧惊骇等病，是因为寒气滞留于肌肉纹理之间，通过腧穴内传而迫及脏腑；营卫运行不顺，逆于肌肉，郁而化热，形成痈肿病；汗出未尽，形体虚弱时，复感风邪，形成风疟。

腠理 名词解释
是指肌肉和皮肤的纹理。腠，指肌肉的纹理，又称肌腠，即皮下肌肉间的空隙；理，指皮肤的纹理，即皮肤之间的缝隙。

因此，风邪是很多疾病的开始。当人神清气静的时候，肌肤腠理致密，虽然有强烈的致病因素，仍然不能伤害人体，这是顺应了四季变化要求的缘故。病邪滞留的时间长了，上下格拒不通，虽医良法妙，也难以治疗。所以三阳经气蓄积不通，就会病死，阳气格拒不通，当泻其阳，不及时采取正确的治法，如果让技术水平不高的医生治疗，就会贻误病情而出现死亡。

阳气在白天时保护人身的外部。早晨阳气开始产生，中午阳气旺盛，下午阳气开始衰退，汗孔关闭。因为日落以后，人们要休息了，不要过度地扰动筋骨，不要触冒雾露之气。如果不遵循早、中、晚三时阳气活动规律作息，人体就会生病而形体憔悴、消瘦。

岐伯说：人身属阴的脏是藏蓄阴精的，阴精不断地起来与阳气相应；阳气则固密于外，起着护卫肌表的作用。如果阳盛阴虚，于是经脉中的气血流动快速，甚至出现神志狂乱；如果阴盛阳虚，就会使五脏气机不和，九窍功能产生障碍。正因为这样，所以圣人调和阴阳，促使筋脉协调，骨髓坚固强劲，气血流畅。如果能达到这一点，就会内外调和，病邪不能侵害，耳聪目明，气的运行能始终如常，不为邪气所动。

风邪侵袭人体，邪气伤害肝脏，精血也会损耗；暴食伤害肠胃，筋脉横逆损伤，容易出现泄痢痔疮；饮酒无度伤肺，肺气上逆，这时如果强力入房，肾精受伤，则大骨败坏。

大凡阴阳的关键问题是：阳气致密于外，阴精才能固守于内。如果阴阳失调，就像自然界只有春天没有秋天，只有冬天没有夏天一样，所以调和阴阳是最重要的原则。如果阳气过强，不能致密于外，阴精就要耗损。只有阴阳平和协调，人的精神才会平安正常，如果阴阳分离，人体阴精也会因此而衰竭。

四季邪气的更替

出现恶寒发热的疾病，是因为感受外界风邪。所以春天伤于风邪，邪气滞留不去，到了夏天便出现完谷不化的泄泻；夏季感受暑热邪气，邪气潜藏，秋季便出现疟疾；秋季感受了湿邪，邪气伏藏，冬季肺气上逆而成咳嗽、痿证；冬季感受寒邪，邪气潜伏，第二年春季便出现温病。所以，四季邪气会更替伤害五脏。

过食五味对身体的伤害

酸、苦、甘、辛、咸五味，既能滋补五脏，又能伤害五脏。正因为如此，所以过食酸味的食物，则肝脏津液过盛，会使脾气衰竭；过食咸味食物，腰部的大骨受

疾病的隐和显

人体感受了外邪，有时候并不会马上表现出来，而是经过一段潜伏期之后才显现出来。人体在四季感受外邪和发病的规律如图所示。

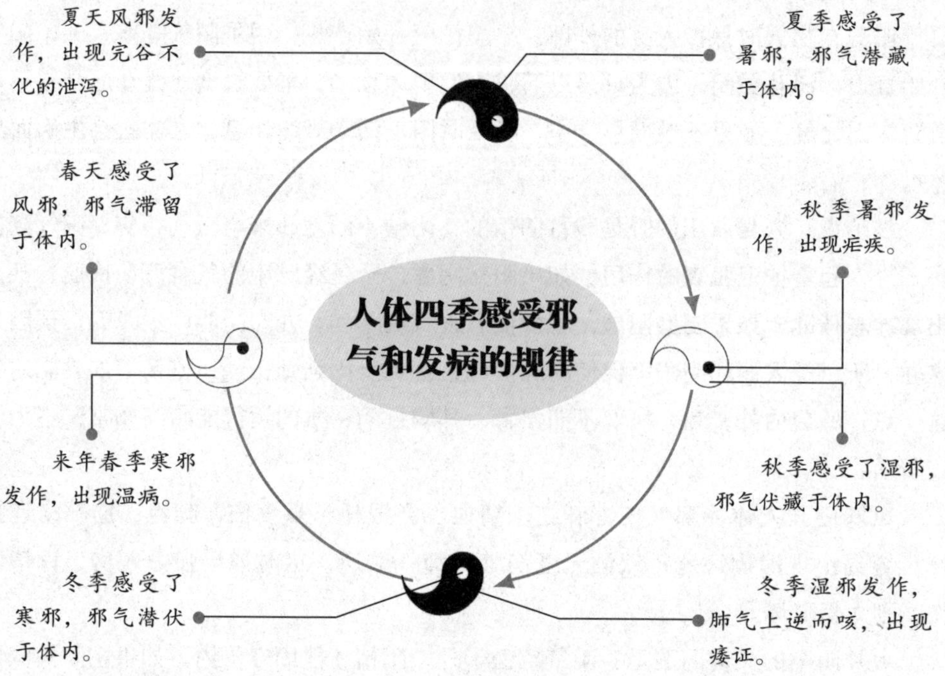

夏天风邪发作，出现完谷不化的泄泻。

夏季感受了暑邪，邪气潜藏于体内。

春天感受了风邪，邪气滞留于体内。

秋季暑邪发作，出现疟疾。

人体四季感受邪气和发病的规律

来年春季寒邪发作，出现温病。

秋季感受了湿邪，邪气伏藏于体内。

冬季感受了寒邪，邪气潜伏于体内。

冬季湿邪发作，肺气上逆而咳，出现痿证。

伤，肌肉萎缩，心气被抑制；过食甜味食物，便出现烦闷不安、喘闷、色黑，肾脏失去平衡；过食苦味食物，脾气失去濡润，胃气壅滞不行；过食辛味食物，筋脉纵弛不收，神气涣散不敛。所以，应当注重调和五味，如此则骨骼坚强，筋脉调和，气血畅流，肌肤致密，骨气精纯。因而人们应当谨慎地如法修炼，生命才能长久。

金匮真言论篇

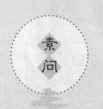

素问

本篇主要论述了阴阳在诊断和治疗疾病中的作用。

事物的阴和阳

所以说，阴阳可以再分，即阴中还有阴，阳中还有阳。白天为阳，从早晨到中午为阳中之阳，从中午到傍晚为阳中之阴。夜晚属阴，从傍晚到鸡鸣属阴，为阴中之阴，从鸡鸣到早晨为阴中之阳。人体和自然界是息息相关的，所以人体的各部分以及内脏，也可以划分阴阳。按内外来划分阴阳，则外部属阳，内部属阴；按前后来划分阴阳，则背部属阳，腹部属阴；按脏腑来划分阴阳，那么脏属阴，腑属阳。也就是肝、心、脾、肺、肾五脏属于阴，胆、胃、大肠、小肠、膀胱、三焦等六腑属于阳。为什么要知道阴中有阴、阳中有阳的道理呢？因为冬季多病在肾属阴，夏季多病在心属阳，春季多病在肝属阳，秋季多病在肺属阴，均应根据疾病的阴阳采用针刺或砭石治疗。由此，可将五脏再分阴阳。人身的背部属阳，心为阳中之阳，肺为阳中之阴；腹部属阴，肾为阴中之阴，肝为阴中之阳，脾为阴中之至阴。以上是人体阴阳、表里、内外、雌雄的对应关系，它们与自然界四时昼夜阴阳变化是相一致的。

事物的阴和阳

阴与阳是一个相对的概念，它的内涵极其丰富。无论是具体的还是抽象的，大的还是小的，都可以划分出阴与阳。整个宇宙就是阴中有阳，阳中有阴。

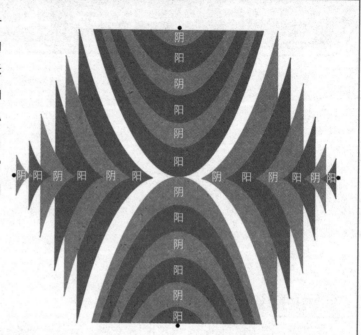

自然界						属性	人体				
天	太阳	白天	上午	明	热	阳	体外	体表	上身	腑	活动
地	月亮	晚上	下午	暗	寒	阴	体内	体内	下身	脏	睡眠

阴阳应象大论篇

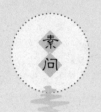
素问

本篇讲述了阴阳的特性和相互作用，并从阴阳对立统一的角度，讲述了阴阳变化对人体的影响，以及如何用阴阳学说来解释疾病。所以，无论是对疾病的治疗还是养生，都应以调和阴阳为原则。

阴阳的相互作用是自然界的一般规律

黄帝说：阴阳，是自然界的一般规律，是万事万物的纲领，是事物变化的起源，也是新生与消亡的根本。自然界的无穷奥秘都在其中，所以诊断和治疗疾病也务必求之于阴阳这一根本。

自然界的轻清之气上升形成天，重浊之气下降成为地。阴性柔和而安静，阳性刚强而躁动。阴阳相互为用、相互影响，有互根关系。阳施化清气，阴凝聚成形。寒到了极点就转化成热，热到了极点就转化成寒。寒气凝敛，能生浊阴；热气升散，能生清阳。在人身中，清气不升而滞于下，就产生完谷不化的泄泻；若胃中的浊阴之气堵塞在上而不降，就会产生胃脘胀满类疾病。这就是阴阳运行失常表现出来的一种病理现象。

清阳之气上升蒸腾为天，浊阴之气下降凝聚为地。地面上的水湿之气蒸腾上升成为云，天空中的云雾之气凝聚下降成为雨。雨是由地气上升之云转变而成的，云是由天气下降之雨蒸发而成的。所以，在人身之中，清阳之气上出于眼、耳、口、鼻诸孔窍；而浊阴之气从下窍而出，如大小二便等秽浊之物从前后二阴排出。清阳之气向外开发肌肤腠理，浊阴之气向内归藏于五脏；清阳之气充实于四肢，浊阴之气内走于六腑，饮食水谷中的营养才能被消化吸收，糟粕才能排出体外。

水的性质属阴，火的性质属阳；气的性质属阳，味的性质属阴。药物饮食的五味滋养了形体，而形体的生成又须仰赖气化的功能；药物饮食之气生成人体的阴精，人体的阴精又依赖气化而产生。五味太过则损伤形体，阳气太过则耗损阴精，

阴阳之气调和是人体健康之本

在人的身体中，阳主外，开发肌肤腠理；阴主内，游走于六腑，归藏于五脏，帮助身体吸收营养，排出糟粕。

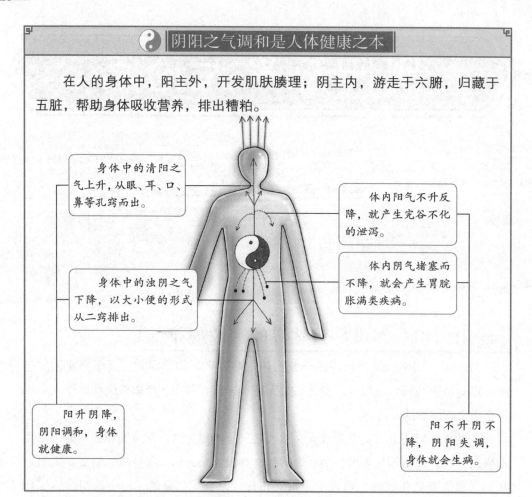

身体中的清阳之气上升，从眼、耳、口、鼻等孔窍而出。

体内阳气不升反降，就产生完谷不化的泄泻。

身体中的浊阴之气下降，以大小便的形式从二窍排出。

体内阴气堵塞而不降，就会产生胃脘胀满类疾病。

阳升阴降，阴阳调和，身体就健康。

阳不升阴不降，阴阳失调，身体就会生病。

阴精能化生人体的元气，药物饮食的五味太过又耗伤人体的元气。

阴性沉下，故味出于下窍；阳性升浮，故气出于上窍。味属阴，味厚者为纯阴，而味薄者为阴中之阳；气属阳，气厚者为纯阳，气薄者为阳中之阴。味厚者能泻下，味薄者则通利；气薄者能宣泄，气厚者则令人发热。热性大的药物耗散正气，气味温和的药物则可使正气壮盛。这是因为大热消耗正气，温和的阳气则能生发正气。气味辛甘，具有发散作用的药物属阳；气味酸苦，具有涌吐、泻下作用的药物属阴。

阴气偏胜则伤阳气，阳气偏胜则伤及阴精。阳气偏胜，病人表现出发热；阴气偏胜，病人表现出畏寒。如果寒到极点则出现热的表现，热到极点又会出现寒的表现。寒邪伤人形体，热邪伤人气分。气分受伤则使人感到疼痛，形体受伤则引起肿胀。疾病先出现痛而后出现肿，是先伤于气而后涉及形；先肿而后痛的，是先伤于形而后及于气。风邪偏胜就会引起头晕目眩，肢体痉挛、晃动，热邪偏

阴阳的消长

阴阳不是一成不变的，无论是阴还是阳，都是按照"始微—渐盛—旺盛—盛极—始衰—来复"这样一种模式不断地变化。当阳发展到极点必然会向阴的一面转化；同样，当阴发展到极点，也必然会向阳的一面转化。所以，养生必须善于调节自己的七情六欲，并根据寒暑变化调节自己的养生方式，以维持体内的阴阳调和。

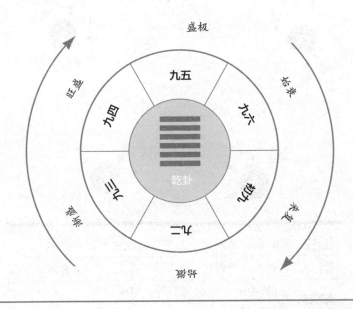

胜就出现痈肿，燥邪偏胜就出现干枯少津的病证，寒邪偏胜可以导致浮肿，湿邪偏胜就出现泄泻。

自然界四季的交替、五行的演变，形成生、长、收、藏的过程，产生寒、暑、燥、湿、风。人有心、肝、脾、肺、肾五脏，化生心气、肝气、脾气、肺气、肾气，从而产生喜、怒、悲、忧、恐五种感情。所以，喜怒等情绪太过会伤人五脏之气，寒暑等气候太过会伤人形体。暴怒会损伤人的阴气，暴喜会损伤人的阳气。情绪太过，会使气血突然紊乱上冲，充满上部的经络，于是阳气脱离形体，从而出现昏厥甚或死亡。所以对喜怒等七情不加节制，对寒暑变化不加以调摄，生命就不能长久。因物极必反，故阴气过盛则转化为阳，阳气过盛则转化为阴。所以说，冬季感受了寒邪，到第二年春季会出现温病；春天感受了风邪，到了夏天就容易发生泄泻；夏季感受了暑邪，到了秋季就易发生疟疾；秋天感受了湿邪，到了冬天就容易发生咳嗽。

五行的生克乘侮

五行学说认为宇宙由木、火、土、金、水五种最基本的物质构成，并以五行之间的相生相克规律来认识世界，解释和探求自然规律。

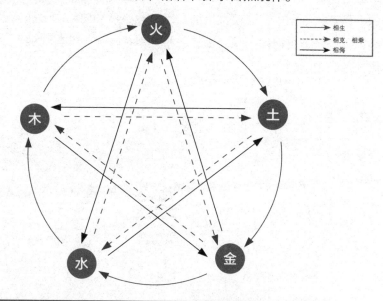

相生 木生火，火生土，土生金，金生水，水生木。

相克 木克土，土克水，水克火，火克金，金克木。

相乘 （五行中的一行对另一行克制太过）
木乘土，土乘水，水乘火，火乘金，金乘木。

相侮 （五行中的一行对克己者反克）
木侮金，金侮火，火侮水，水侮土，土侮木。

四时阴阳对人体的影响

黄帝说：我听说远古时代对医学有很高修养的人，注重讨论人的形体，分别陈述五脏六腑的生理功能。理顺经脉的次序，融会贯通十二经脉的六种表里关系，并分辨各条经脉的走行路线；每条经脉的穴位，都有一定的部位和名称；肌肉交会处及骨骼连接处，都有一定的起止点；络脉、皮部的分布有顺有逆，但各有一定的条理；四时阴阳的变化，有它一定的规律；外界环境与人体内部的脏腑经络相互对应，也都有表里相合的关系。以上这些说法是否都是真的呢？

岐伯回答说：东方应春而生风，风和促进草木生长，木气生酸味，酸味滋养肝精，肝精又滋养筋，肝木生心火，肝开窍于目。这种阴阳五行的变化，深远微妙而无穷，在人为认识事物的规律，在地为万物的生化。造化生五味，道化生才智，幽冥生神明。变化在天为风，在地属木，在五体为筋，在五脏为肝，在五色为青，在五音为角，在声音为呼，在病变为拘急，在孔窍为目，在五味为酸，在五志为怒。根据五行对应关系及五行生克的规律，大怒伤肝，悲能抑制怒；风邪易伤筋，燥能抑制风；酸味伤筋，辛味能制约酸味。

南方应夏而生热，热盛生火，火生苦味，苦味滋养心精，心精生血，心血生脾土，心开窍于舌。在天为暑热之气，在地属火，在五体为脉，在五脏为心，在五色为红色，在五音为徵，在声音为笑，在病变为忧心忡忡，在孔窍为舌，在五味为苦，在五志为喜。根据五行对应关系及五行生克的规律，暴喜伤心，恐能抑制喜；热邪伤气，寒能抑制热；苦味伤气，咸味能制约苦味。

中央应长夏而生湿，湿气生土，土生甜味，甜味滋养脾精，脾精生养肌肉，脾土生肺金，脾开窍于口。在天为湿气，在地属土，在五体为肉，在五脏为脾，在五色为黄色，在五音为宫，在声音为歌，在病变为呃逆，在孔窍为口，在五味为甜，在五志为思。根据五行对应关系及五行生克的规律，思虑过度伤脾，怒能抑制思；湿邪伤肌肉，风能抑制湿；甘味伤肌肉，酸味能制约甘味。

西方应秋而生燥，燥气生金，金生辛味，辛味滋养肺精，肺精生养皮毛，肺金生肾水，肺开窍于鼻。在天空为燥气，在地属金，在五体为皮毛，在五脏为肺，在五色为白色，在五音为商，在声音为哭，在病变为咳嗽，在孔窍为鼻，在五味为辛，在五志为忧。根据五行对应关系及五行生克的规律，忧愁过度伤肺，喜能抑制忧；热邪伤皮毛，寒能抑制热；辛味伤皮毛，苦味能制约辛味。

北方应冬而生寒，寒气生水，水生咸味，咸味滋养肾精，肾精生养骨髓，肾水生肝木，肾开窍于耳。在天空为寒气，在地属水，在五体为骨，在五脏为肾，在五色为黑色，在五音为羽，在声音为呻，在病变为战栗，在孔窍为耳，在五味为咸，在五志为恐。根据五行对应关系及五行生克的规律，恐惧过度伤肾，思虑能抑制恐惧；寒邪伤血，燥能抑制寒；咸味伤血，甘味能制约咸味。

所以说，天为阳，地为阴，万物便产生于天地之间；气属阳，血属阴，气与血是由阴与阳相互作用而生成的；左为阳，右为阴，左与右是阴阳运行的道路；火为阳，水为阴，水与火是阴阳的征象；阴阳是万物的起源。阴阳两者既相互对立，又相互为用，阴气静而藏于内，为阳气所镇守；阳气动而居于外，为阴气所役使。

用阴阳学说解释疾病

黄帝问：如何将阴阳变化的法则运用于医学上呢？

岐伯回答说：阳气偏胜，则表现出热象，腠理闭塞，喘息气粗而使身体前俯后仰，汗不出，身体发热，牙齿干燥，如果再出现烦闷、脘腹胀满，那病情就很凶险。这种病冬天还好过，在炎热的夏天就不能耐受了。阴气偏盛，则表现出寒象，身冷汗出，全身常觉发冷，时常战栗恶寒，手足逆冷，如果再有腹满的症状，则病情凶险，这种病夏天还好过，在寒冷的冬天就不能耐受了。这就是阴阳偏盛各自的主要临床表现。

阴阳之气过盛对人体的影响

《黄帝内经》中用阴阳属性的原理诠释了人发热和发冷的原理。阳属热，阴属寒，如果阳气太盛，人就会发热，如果腠理闭塞，人有热而不能出，人就会烦闷；相反，如果人体内阴气太盛，就会恶寒、发冷。

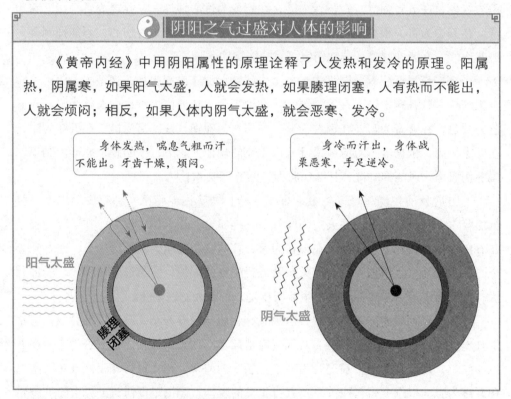

身体发热，喘息气粗而汗不能出。牙齿干燥，烦闷。

身冷而汗出，身体战栗恶寒，手足逆冷。

阳气太盛

腠理闭塞

阴气太盛

调和阴阳要顺应自然规律

黄帝问道：那么应当如何调和阴阳呢？

岐伯回答说：如果懂得了七损八益的养生之道，就能调理阴阳；如果不懂得这个道理，阴阳失调，就会过早衰老。一般来说，人到了四十岁时，体内阴精已衰减了一半，起居动作开始衰退；到了五十岁左右，就感觉身体沉重，听力及视力明显减退；到了六十岁左右，阴气萎弱，元气大衰，九窍的功能减退，下部虚而上部实，鼻涕眼泪常不自觉地流出来。所以说明白了七损八益的调理方法，身体就强健；不懂得调理的人，身体就容易衰老。本来是同样的身体，却有强与弱的不同。明智的人的认识符合客观规律，在身体健康时，就注意调养，愚笨的人的认识不符合客观规律，当身体衰弱时，才想到要注意。所以愚笨的人常正气不足，明智的人精气有余。精气有余，则耳聪目明，身体轻盈强健，即使年老也身体强壮，而身体壮实的人则更加强壮。所以圣人懂得调和阴阳的重要性，不做对养生不利的事，而能顺乎自然，以安闲清静为最大快乐，心情舒畅而少欲望，因而可以长寿。这就是圣人保养身体的方法。

西北方的阳热之气不足，而阴寒之气偏盛，所以属阴，而人的右边耳目也就不如左边的聪明。相反，东南方阴寒之气不足，而阳热之气偏盛，所以属阳，而人的左边手足也就不如右边的灵活。

阴阳对人体的影响

《黄帝内经》中用阴阳属性的原理诠释了人体发展的不平衡性：一般人左侧耳目聪明，右侧手足灵活，这是因为体内阴阳之气升降的结果。而聪明的人懂得顺应自然，调和阴阳，所以能虽老而体不衰。

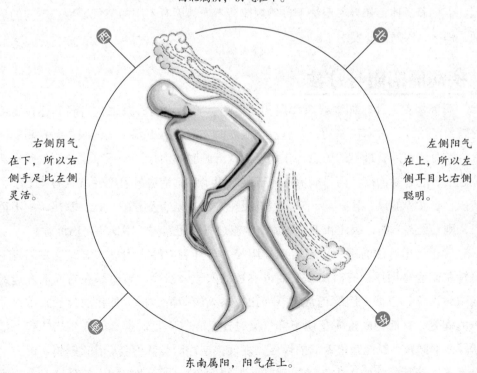

西北属阴，阴气在下。

右侧阴气在下，所以右侧手足比左侧灵活。

左侧阳气在上，所以左侧耳目比右侧聪明。

东南属阳，阳气在上。

黄帝问道：为什么会是这种样子？

岐伯回答说：东方是阳气升起的方位，属阳。人面南而坐，故左为阳。阳有上升的特性，所以人左侧的精气上盛下虚，耳目在上，手足在下，所以耳目聪明而手足不便。西方属阴位，故人身右侧为阴，阴有下降的特性，所以人右侧的精气下盛上虚，手足在下，耳目在上，故耳目不聪明而手足灵活。同样，人体的左右两侧，也有上下阴阳盛虚的区别。所以，邪气能够趁虚而入，停留而成为疾病。

天有无形的精气而主生化，地有有形的物质而与天气相配合；天有立春、立夏、立秋、立冬、春分、夏至、秋分、冬至八节，地有东、南、西、北、中五方，所以天地阴阳相互交通形成万物。自然界的清阳之气上升于天，浊阴之气下降于地，所以天地的不断运动和相对静止，都是以阴阳为纲领的。因而能促使四时生、长、收、藏变化周而复始，永无穷尽。只有懂得这些道理的人，上顺天的清轻之气以养头，下顺地的浊阴之气以养足，中则效法人事以养五脏。自然界清气与肺相通，地气与咽喉相通，风气与肝相通，火气与心相通，水谷之气与脾相通，雨水之气与肾相通。人身中的三阴、三阳六经经脉如同河流；肠胃如同海洋，百川归海；水津之气灌注九窍。将天地阴阳来类比人体的阴阳，阳气发泄为汗如同自然界的雨水；阳气发散如同自然界的疾风；怒气暴发如同雷鸣；人的逆气上升像久晴不雨。因此，调养身体，如果不取法于自然规律，不懂得天有不同的节气，地有不同的地理，那么，疾病就要发生了。

疾病的阴阳与疗法

病邪侵犯人体，如同暴风骤雨一般迅速。善于治病的医生，当病邪还在皮毛时就给予治疗；医术稍差的，当病邪在肌肤时才治疗；更差一些的医生，在病邪深入六腑时才治疗；最差的医生，在病邪深入五脏时才治疗。一般来说，邪气所在部位越浅，越容易治疗，而当病邪深入五脏时再治疗，治愈的可能性就只有一半了。所以，自然界的风、暑、燥、寒、湿邪侵犯人体，易伤及五脏；饮食寒热调配不适当，则易伤害六腑；居住和工作环境的水湿之气侵犯人体，多伤害皮肉筋脉。

善于运用针法的医生，有时病在阳经，可针刺阴经来引导；有时病在阴经，可针刺阳经来引导；有时病在左而取右边的穴位来治疗；有时病在右而取左边的穴位来治疗。根据人们的正常状态来比较病人的病情，根据外在的症状来推测体内的病变，从而判断疾病是属于邪气太过还是正气不足。那么，在疾病初起，症状轻微的时候，就能知道疾病的性质、发展。这样治病就不会有什么差错了。

善于诊断疾病的医生，通过观察病人的颜色变化和切按病人的脉搏，首先辨明疾病的性质是属阴还是属阳。通过审察颜色的清明、晦浊，得知病变所在的部位；观察病人的呼吸，听病人的声音，可以知道病人的痛苦所在；诊察四时的色脉是否正常，可以判断疾病所在的脏腑；通过切寸口脉的浮沉滑涩，可以判断疾病产生的原因。这样在诊断上就不会出什么差错。治疗不出错，归根结底还是由于在诊断上没有错误。

所以说：在疾病初起的时候，可以用针刺的方法治愈；当病邪旺盛时，应待邪气稍退的时候再治疗。如果病邪的性质是轻清的，则可以用发散轻扬的方法治疗；病邪性质为重浊的，可以用泻下法治疗；如果是气血不足的，则用补益的方法治疗。形体羸弱的，用甘温益气法治疗；精气不足的，应该用味厚的药来滋补。病邪在上，可用吐法；病邪在下，可用泻法、利法，使它从二便排出；病邪在中焦，胸腹胀满的，可用辛开苦降的方法；病邪在肌表，用煎药熏洗的方法来发汗除邪；病邪在皮肤，用发汗的方法散邪；若起病急暴，应当抑制它使其收敛；邪气盛实的疾病，邪在表用发散法，邪在里用泻下法。判断疾病属阴证、阳证以区分其刚柔，病在阳者可治其阴，病在阴者可治其阳。确定病邪在气、在血，分别予以治疗，血分邪实的，宜破血逐瘀；气虚不足的，当用益气导引的方法治疗。

阴阳变化与养生

　　自然界阴阳之气是在不断变化的，但是这种变化是有规律的：阳气轻清上升，阴气重浊下降。天地的运动就是以阴阳变化为纲领的。所以，明智之人，应顺应这种变化，调养身体。

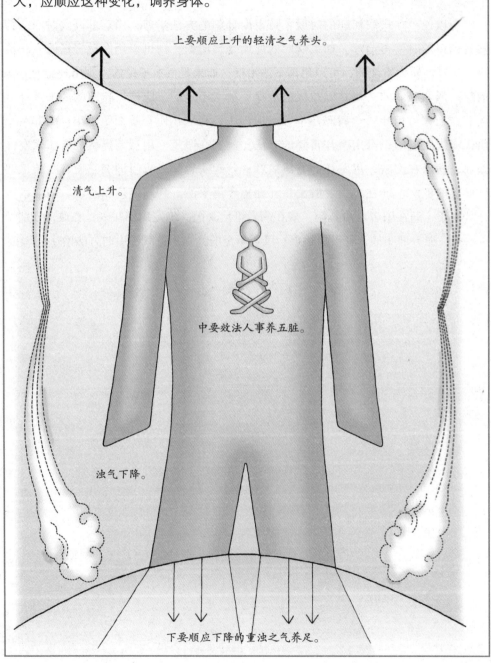

上要顺应上升的轻清之气养头。

清气上升。

中要效法人事养五脏。

浊气下降。

下要顺应下降的重浊之气养足。

阴阳离合论篇

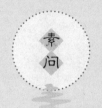

素问

木篇主要从人体与自然界对立的角度，讲述了人体十二经脉分为三阴三阳的道理，并详细阐述了三阴三阳经脉的离合规律。

阴阳变化的规律

黄帝问道：我听说天属阳，地属阴，日属阳，月属阴。大月、小月合在一起共三百六十天，形成了一年，人身与它也相应。但是，人体中的经脉，却分为三阴三阳，和天地的一阴一阳并不符合，这是什么缘故呢？

岐伯回答说：阴阳可数出数十个，推论出数百个，数出数千个，推论出数万个，万数可就大了，于是便数不胜数。但是，归根结蒂却不外乎阴阳对立统一的基本道理。天在上覆盖着一切，地在下承载着一切，天气下交，地气上迎，阴阳相互交通，才能产生万物。还未出地面的为阴处，又称为阴中之阴；若已经出了地面，就称为阴中之阳。阳气给万物以生机，阴气使万物成形。所以，万物的发生，因于春季天气的温暖；万物的繁茂，因于夏季天气的炎热；万物的收成，因于秋季天气的清凉；万物的闭藏，因于冬季天气的寒冽。如果四时失序，气候变化无常，那么天地之间，就会阴阳相互阻隔而闭塞不通，生长收藏的变化就会失去正常。这种阴阳变化的规律对人体也一样，人体中的阴阳相互间保持着对立、协调，从而使人体能够正常地生长发育。

三阴三阳经脉的离合

黄帝说：希望听一听三阴三阳经脉离合的有关内容。岐伯回答说：圣人面向南方站立，前面为南方，在自然界，南方为阳，北方为阴，因人与天地相应，所以人前面阳气广大，叫做"广明"；背后为北，属阴，称为"太冲"。太冲脉起始的地

三阴三阳经脉的走向

人体的经脉可以分为三阴三阳，即手三阴经、足三阴经、手三阳经和足三阳经。如图所示，手三阴经自胸走手，手三阳经自手走头。足三阳经自头走足，足三阴经自足走腹（胸）。

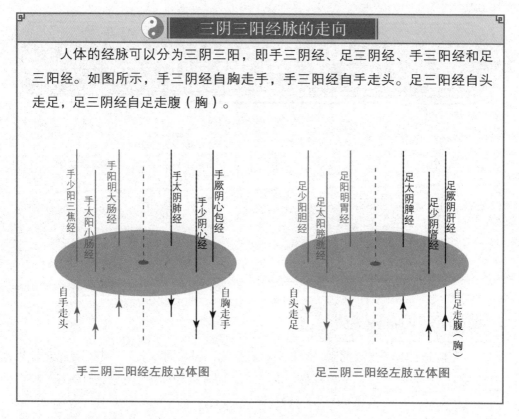

手三阴三阳经左肢立体图　　　　足三阴三阳经左肢立体图

方与足少阴肾经相交，足少阴肾经的上面是足太阳膀胱经，足太阳膀胱经起于足小趾外侧的至阴穴，上行结于睛明穴。因足太阳经与足少阴经互为表里，所以又把太阳经叫做"阴中之阳"。

在人身之中，上半身叫做"广明"，下半身叫做"太阴"，太阴的前面是"阳明经"。足阳明胃经起于足第二趾末节外侧的厉兑穴，因为足阳明经与足太阴经相合，互为表里，所以足阳明经也是"阴中之阳"。

厥阴经之表为少阳经。足少阳经脉的下端，起始于足第四趾外端的窍阴穴。足少阳经被称为"阴中之少阳"。正因为如此，所以三阳经的离合关系是：太阳经在表为开，阳明经在里为合，少阳经居表里之间为枢。如果在脉象上表现为搏动有力，而又不太浮，就说明三阳经的功能协调统一，这样三阳经合起来成为一体，所以称为"一阳"。

黄帝说：希望听一听三阴经离合的有关内容。

岐伯说：四肢外侧的经脉属于阳经，四肢内侧经脉属于阴经，然而按上下来分阴阳，位于中间（胸腹）的经脉也属阴经。冲脉在下，在冲脉之上为"太阴经"。足太阴脾经的下端，起始于足大趾端内侧的隐白穴，这条经脉又称为"阴中之阴"。

三阴三阳经脉的离合

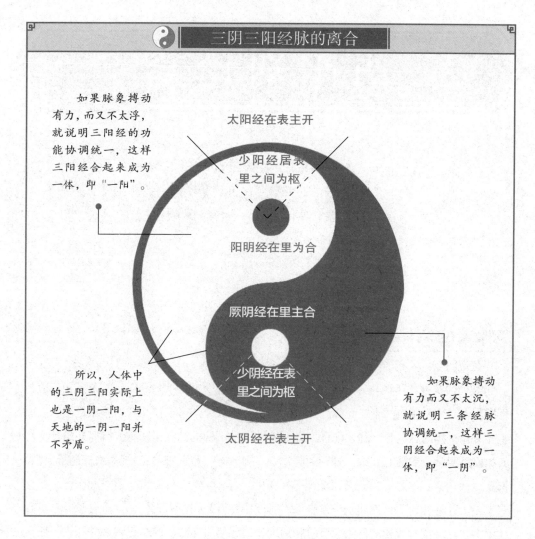

如果脉象搏动有力，而又不太浮，就说明三阳经的功能协调统一，这样三阳经合起来成为一体，即"一阳"。

太阳经在表主开

少阳经居表里之间为枢

阳明经在里为合

厥阴经在里主合

少阴经在表里之间为枢

太阴经在表主开

所以，人体中的三阴三阳实际上也是一阴一阳，与天地的一阴一阳并不矛盾。

如果脉象搏动有力而又不太沉，就说明三条经脉协调统一，这样三阴经合起来成为一体，即"一阴"。

太阴经后面的经脉，名叫"少阴经"。足少阴肾经起于足心的涌泉穴，为"阴中之少阴"。少阴经前面的经脉，名叫"厥阴经"。足厥阴肝经的下端，起始于足大趾端外侧的大敦穴。厥阴经有阴而无阳，且又是阴气循行终止的地方，所以又称为"阴之绝阴"。正因为如此，所以三阴经脉的离合关系是：太阴经在表主开，厥阴经在里主合，少阴经在表里之间为枢。三条经脉的作用相互协调，团聚在一起，搏动有力而又不太沉，合于一即为和调的阴气，被称为"一阴"。形与气，相互协调，相互为用。三阴三阳，有离有合，相辅相成，从而保证了人体旺盛的生命力。

阴阳别论篇

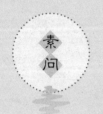

素问

本篇主要通过脉象与四时阴阳的对应关系，讲述了如何从脉象的阴阳变化来诊断疾病，还介绍了五种基本脉象。各经脉发病，会通过脉象表现出来，通过切脉，可以诊断疾病。

脉象的阴阳

黄帝问道：人有四经、十二从，是什么意思？

岐伯回答说：四经与春、夏、秋、冬四时相对应；十二从与一年十二个月相对应，是指与十二个月相应的十二经脉。脉有阴阳之分，只要知道了什么样的脉象是阳脉，就能知道什么样的脉象是阴脉。同样，只要知道了什么样的脉象是阴脉，就能知道什么样的脉象是阳脉。阳脉有五种，分别为肝、心、脾、肺、肾五脏的正常脉象，而春、夏、长夏、秋、冬五季之中，五脏脉象又都有变化，各有其正常的脉象。五季配合五脏，便有了二十五种脉象，这都属于正常脉象。所谓阴脉，是指没有胃气的"真脏脉"。这种脉象中，丝毫没有柔和的现象。真脏脉出现，表明脏气已败，脏气已败必然死亡。所说的阳脉，是指有胃气的从容柔和的脉象。医生在临床诊断中，发现某一部位的脉象中胃气不足时，便可以根据这一部位与内脏的特定联系，判断出疾病所在的脏腑；在发现某一部位的脉象中出现真脏脉时，就可以按照五行相克的理论，推断出死亡的时间。

颈部的人迎脉可以诊察三阳经的经气盛衰，手腕部的寸口脉可以诊察三阴经的经气盛衰，两种诊脉部位是相互补充的，它们在诊断中的作用也是统一的。能够辨认有胃气的阳和脉象，便能判断疾病轻重变化的时间；能够辨认没有胃气的真脏脉象，便能判断病人的死期。只要谨慎熟练地辨别阴脉和阳脉，诊治时便不至于疑惑不决而去和别人商量了。

脉象的阴阳属性，一般来说，脉沉伏而去的为阴，洪大鼓指而来的属阳；安静的为阴，躁动的属阳；迟缓的为阴，急速的属阳。凡是切到没有胃气的真脏脉象，如

人 迎

人迎穴是人体的一个重要穴位，古人在诊病时常把切按人迎脉和寸口脉结合起来一起使用，能达到很好的诊断和治疗疾病的效果。

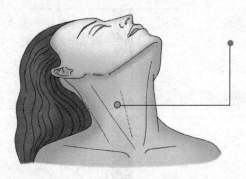

人迎穴

位于颈部，前颈喉结旁一寸五分（手指同身寸）。通过切人迎穴的人迎脉可以诊察三阳经的经气盛衰。取此穴道时要让患者采用正坐或仰靠的姿势。

肝脉来时胃气断绝，十八天后便会死亡；心脉来时胃气断绝，九天后便会死亡；肺脉来时胃气断绝，十二天后就会死亡；肾脉来时胃气断绝，七天后便会死亡；脾脉来时胃气断绝，四天后便会死亡。

各经脉发病的症状

阳明经发病，容易影响心脾，病人有大小便不通畅的症状，如果是妇女，还会出现闭经。进一步发展会出现形体发热消瘦，或者气逆喘息急促，这时病情就严重，不容易治疗了。

太阳经发生疾病，会出现恶寒发热，或下部发生痈肿，甚至造成肢体痿弱、逆冷、酸痛等。若时间久了，病情进一步发展变化，还会导致皮肤干枯如同鱼鳞，或者引发阴囊肿痛。

少阳经发生疾病，会出现呼吸微弱短促、言语无力、经常咳嗽、泄泻等症状。如果时间久了，病情进一步发展，能引发心中牵掣疼痛，或者导致大小便阻塞不通。

阳明经与厥阴经同时发生疾病，便会出现易惊恐、肩背疼痛、时常嗳气、打哈欠等症状，病名为"风厥"。少阴经和少阳经同时发病，便会出现腹部以及两胁肋处胀满、心闷、时时叹息等症状。太阳经与太阴经同时发生疾病，便会出现半身不遂、肢体痿废不用、四肢失去正常活动功能等症状。

从脉象看体内阴阳的变化

脉的搏动有力，来时旺盛而去时力衰，叫做"钩脉"。这种脉象，反映出阳气正

五种基本脉象

　　按切脉是中医诊断疾病的重要途径，医生就是靠感知脉搏的微小变化来诊断疾病的。根据脉搏动时的形态，可以将脉搏分为以下几种基本脉象：

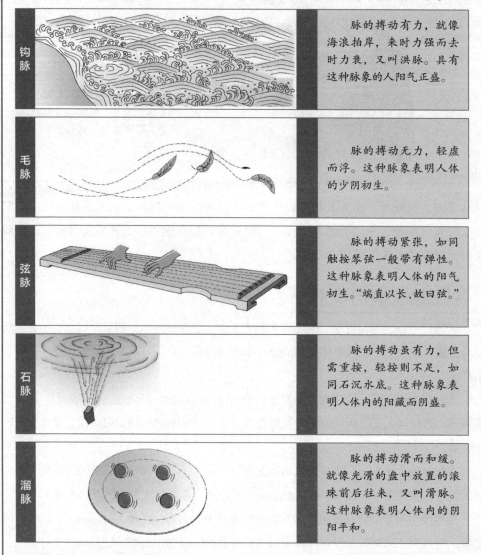

钩脉　脉的搏动有力，就像海浪拍岸，来时力强而去时力衰，又叫洪脉。具有这种脉象的人阳气正盛。

毛脉　脉的搏动无力，轻虚而浮。这种脉象表明人体的少阴初生。

弦脉　脉的搏动紧张，如同触按琴弦一般带有弹性。这种脉象表明人体的阳气初生。"端直以长，故曰弦。"

石脉　脉的搏动虽有力，但需重按，轻按则不足，如同石沉水底。这种脉象表明人体内的阳藏而阴盛。

溜脉　脉的搏动滑而和缓。就像光滑的盘中放置的滚珠前后往来，又叫滑脉。这种脉象表明人体内的阴阳平和。

盛。脉的搏动无力，像毛一样轻虚而浮，叫做"毛脉"。这种脉象，反映少阴初生。脉的搏动紧张，如同触按琴弦一般且带有弹性，叫做"弦脉"。这种脉象，反映阳气初生。脉的搏动虽有力，但需重按，轻按则不足，如同石沉水底，叫做"石脉"。这种脉象，反映阳藏而阴盛。脉的搏动滑而和缓，叫做"溜脉"，也就是"滑脉"。这种脉象，反映阴阳和平。

阴气盛于内，阳气扰乱于外，出汗不止，四肢逆冷，浮阳熏蒸肺脏，则使人喘息气粗。阴气之所以能不断生化，在于阴阳调和。正因为这样，如果以阳助阳，就会使阳气过盛而破散消亡，这时阴气不能与阳气相调和，也必随之消亡；反之，如果阴气过盛，使阴阳失调，经脉的气血也会衰败枯竭。

死阴、生阳、重阴和辟阴

属于"死阴"一类的，不讨三天便会死亡；凡属于"生阳"一类的病证，不超过四天就会痊愈。所谓生阳，即疾病按照五行相生的顺序发展变化，如肝病传心，肝木生心火；而所谓死阴，就是疾病按五行相克的顺序发展变化，例如心病传肺，心火克肺金，所以这类病便属于死阴。此外，因肺、肾皆属于阴脏，肺病传肾，从阴传阴称之为"重阴"；还有肾属阴，在五行中属水，脾也属阴，在五行中属土，若肾病传脾脏，与五行相克的顺序相反，是水欺侮土，这类病被称为"辟阴"，也是不能治愈的死证。

邪气郁结与疾病

邪气结于阳经，会出现四肢肿胀。邪气结于阴经，会出现大便下血。初结大便下血一升，稍重的大便下血两升，更严重的大便下血三升。阴经阳经都被邪气郁结，而阴经郁结偏重的，就会引发石水病，主要症状是小腹肿胀。邪气郁结于阳明经，便出现消渴；邪气郁结于太阳经，会出现隔塞不通的疾病；邪气郁结于太阴经，就会得水肿病；如果邪气郁结于少阳、厥阴两经，就会得咽喉肿痛的喉痹病。

灵兰秘典论篇

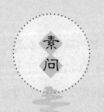

素问

本篇采用拟人的手法，向我们讲述了人体十二脏腑的功能及其相互关系。人体十二脏腑虽然各有分工，但却是一个相互协调的整体。其中，心脏的地位尤其重要。

脏腑的功能

黄帝问道：我想听一听人体十二脏腑的各自作用以及它们之间的相互关系，有没有主次之分呢？

岐伯回答说：您问得真详细呀！请让我谈谈吧。心相当于人身体中的君主，主管精神意识思维活动等，有统率协调全身各脏腑功能活动的作用。肺位于心的旁边，像辅佐君主的"宰相"一样，主一身之气，协助心脏调节全身的功能活动。肝相当于人身体中的将军，主管谋略。胆的性格坚毅果敢，刚直不阿，因此可以把它比做是"中正"之官，具有决断力。膻中相当于君主的内臣，传达心的喜乐情绪。

脾和胃相当于管理粮食仓库的官，主管接受和消化饮食，化为营养物质供给人体。大肠相当于传输通道，主管变化水谷，传导糟粕。小肠相当于"受盛"这样的官，主管受盛胃中来的饮食，对饮食进行再消化吸收，并将水液和糟粕分开。肾能藏精，精能生骨髓而滋养骨骼，故肾脏有保持人体精力充沛、强壮矫健的功能，是"作强"之官，主管智力与技巧。三焦相当于"决渎"这样的官，主管疏通水液，使全身水道通畅。膀胱为全身水液汇聚的地方，是"州都"之官，只有通过膀胱的气化作用，才能使多余的水液排出，而成为小便。

以上十二脏腑的功能活动虽各有分工，但不能失去协调。当然，作为君主的心脏尤为重要，只有心的功能活动健全，其余各脏腑的功能活动才正常。这样保养身体，就可以长寿，而且终生不会患上严重的疾病。用同样的道理去治理国家，那么这个国家便会昌盛发达。相反，如果心的功能失常，那么十二脏腑的功能必将发生紊乱，气血运行的道路闭塞不通，脏腑之间失去协调，形体就会受到严重危害。用这种方法养生，定会灾祸不断；如果用这种方法去治理国家，那么他的宗庙社稷便

三焦之争

　　"三焦"是中医学中的一个重要概念，但是对"三焦"的概念至今仍有许多争论。实际上，中医学中的脏腑概念并不是现代解剖学中的脏器概念，而是指一组运动系统。所以，关于"三焦"概念的争论是没有意义的，关键是我们如何利用它来指导临床实践。

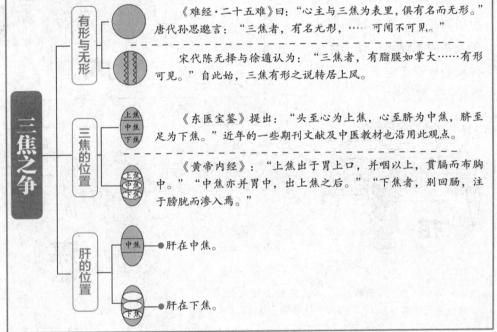

三焦之争

有形与无形
　　《难经·二十五难》曰："心主与三焦为表里，俱有名而无形。"唐代孙思邈言："三焦者，有名无形，……可闻不可见。"

　　宋代陈无择与徐遁认为："三焦者，有脂膜如掌大……有形可见。"自此始，三焦有形之说转居上风。

三焦的位置
　　《东医宝鉴》提出："头至心为上焦，心至脐为中焦，脐至足为下焦。"近年的一些期刊文献及中医教材也沿用此观点。

　　《黄帝内经》："上焦出于胃上口，并咽以上，贯膈而布胸中。""中焦亦并胃中，出上焦之后。""下焦者，别回肠，注于膀胱而渗入焉。"

肝的位置
　　●肝在中焦。

　　●肝在下焦。

会出现危险，实在值得警惕呀！

　　高深的道理微妙莫测，其变化也没有穷尽，谁能知道它的根源？玄妙啊！有学问的人勤勤恳恳地探讨研究，可是谁能说自己已经掌握了其中的全部精要呢？那些道理晦暗难明，哪一个才是最好的呢？极其微小、似有似无的数量，也是从一毫一厘产生的，毫厘虽小，若积少成多，也可以用尺来度，用斗来量，再继续扩大到一定的程度，就会明显得可以被人们认识和掌握。

　　黄帝说：好啊！我听了您讲授的精粹晓畅的道理，真是安邦定国、养生长寿的根本。对这些宏伟的理论，不先进行斋戒并选择吉日良辰是不敢接受的。于是，黄帝选了好日子，把这些理论记录下来，珍藏在灵台兰室之内，以便流传给后世。

名词解释

灵台兰室
　　简称"灵兰"，是对君子住所的雅称。黄帝说要把岐伯讲给自己的这些理论选择好日子，记载下来，珍藏于灵台兰室，说明了对这件事情的重视。

脏腑的功能

人体各脏腑器官就像金銮殿上的皇帝与大臣之间的关系一样，互相协调，又各有分工，共同维持着人体的阴阳调和。正是各脏腑器官在人体内不停地工作，才使得我们能够正常吃饭，正常睡觉，正常工作。

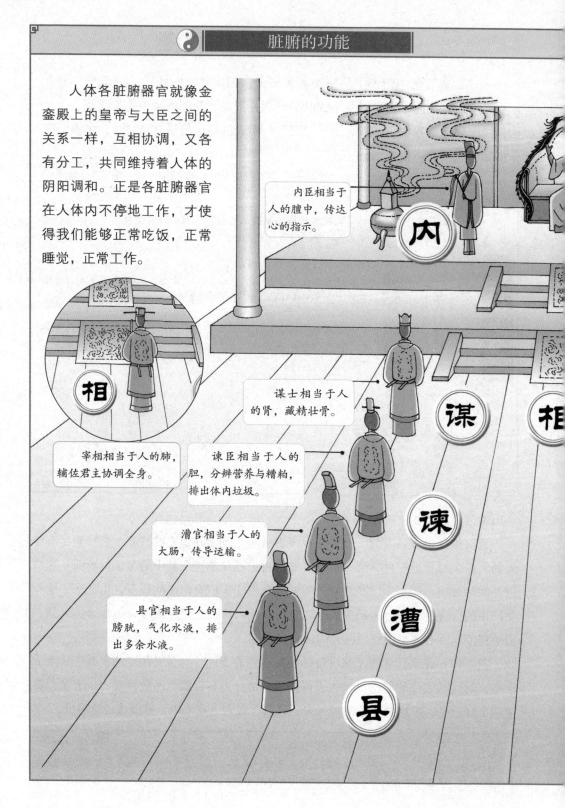

内臣相当于人的膻中，传达心的指示。

内

相

谋士相当于人的肾，藏精壮骨。

谋

相

宰相相当于人的肺，辅佐君主协调全身。

谏臣相当于人的胆，分辨营养与糟粕，排出体内垃圾。

谏

漕官相当于人的大肠，传导运输。

漕

县官相当于人的膀胱，气化水液，排出多余水液。

县

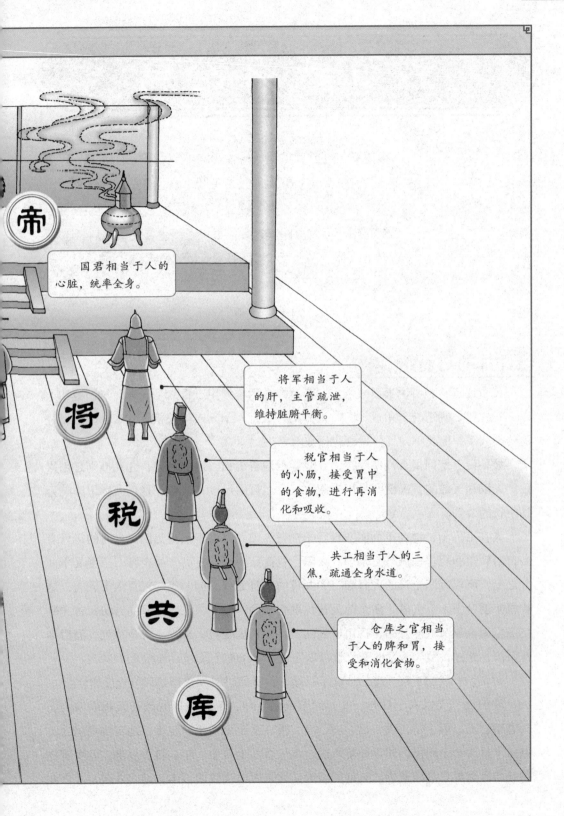

国君相当于人的心脏，统率全身。

将军相当于人的肝，主管疏泄，维持脏腑平衡。

税官相当于人的小肠，接受胃中的食物，进行再消化和吸收。

共工相当于人的三焦，疏通全身水道。

仓库之官相当于人的脾和胃，接受和消化食物。

帝

将

税

共

库

六节藏象论篇

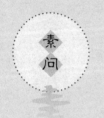

本篇论述日月的运行规律影响了日月节气的划分，节气的变化又产生了五运六气的变化。五运的变化并不总是保持一种平衡状态，有太过、不及和平气，这种变化会影响到自然界万物。同样，人的五脏六腑也会受其影响，通过观察人体外在表现和按切脉搏可以诊断疾病。

日月的运行规律

黄帝说道：我听说天以"六六"为节律，六个周甲三百六十天为一年，地和人以"九九"之制来与天相通，同时人体又有三百六十五穴与天相应，这种说法已经流传很久了，但我不知具体是一些什么内容。

岐伯说：您问得真高明啊！请让我详尽地告诉您。六六节律、九九准则是用来确定天度和气数的。天度，是用来测定日月运行的尺度；气数，是用来标记影响万物生长的节气。

天在上为阳，地在下为阴；日行于白昼为阳，月行于黑夜为阴。日月的运行有各自的轨道和规律，循行有条理。太阳一昼夜行一度，月亮一昼夜行十三度又十九分之七，所以有三十日的大月和二十九日的小月之分。因一年为三百六十五天，这样每年就余下十一天多，多余的天数积累起来便产生了闰月。推算的方法：首先确定冬至为一年节气的开始，再用圭表测量日影长短变化，来校正时令节气，然后推算余闰，这样，整个天度的变化就可以完全计算出来了。

黄帝说：我已了解天度的情况了，希望再听您讲讲气数是如何与天度相合的。

岐伯说：天以六十日为一节，六节便是一年，而地是以九数与天相联系的。天有甲、乙、丙、丁、戊、己、庚、辛、壬、癸十个天干，与十二地支排列组合，共六十日为一个周甲，周甲往复六次，共三百六十日为一年。自古以来，万事万物都是与自然界息息相通的，天地阴阳的变化是生命存在的根本。地之九州，人之九窍，都与天气相通。所以衍生出木、火、土、金、水五行和三阴三阳之气。三阴三阳之气，三而成天，三而成地，三而成人。天、地、人三气合而为九，在地分为九州，在人体表现为九脏，也就是人体的胃、大肠、小肠、膀胱四形脏及心、肝、脾、肺、肾五神脏，合为九脏，以与天地相应。

黄帝说：我已经听明白"六六"与"九九"相通的道理了，但先生在前面曾提到气的盈余积累起来成为闰月，我想听您说说什么叫做"气"。请启发我的蒙昧，消除我的疑惑！岐伯回答说：这是远古时代的君王秘藏而不外泄的学问，是我老师传授给我的。黄帝说：请您详细地说一说。岐伯回答说：五日为一候，三候为一个节气，六气则为一时（季），四时为一年。一年四时，按着木、火、土、金、水的顺序，各由五运中的一运轮流主管一定的时令，如此循环往复，周而复始。一年分立四时，四时分布节气，节气中再分候，每一候的变化也是这样。因此，如果不知道主气与客气相遇的具体情况，不了解一年中风、寒、暑、湿、燥、火六气的变化，不明白五运之气太过与不及的道理，就不能成为一个高明的医生。

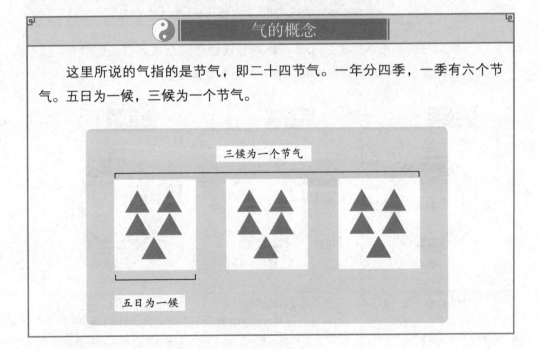

气的概念

这里所说的气指的是节气，即二十四节气。一年分四季，一季有六个节气。五日为一候，三候为一个节气。

三候为一个节气

五日为一候

脏腑功能在体表的反映

黄帝问道：藏象有一些什么内容？岐伯回答说：处于人体内脏腑的功能活动情况可以从体表反映出来。具体地说：心是生命的根本，主宰着精神意识。心的荣华反映在面部，其功能是充实和温煦血脉。心气旺盛，则面色荣润。心位于膈上面，为"阳中之太阳"，与阳气最盛的夏季相通。肺是人身之气的根本，是藏魄的地方。肺的荣华反映在须发，其功能是充养皮肤。肺气旺盛，则皮肤须发健康润泽。

肺也位于膈上面，为"阳中之太阴"，与秋季下降的阳气相通。肾是密封和潜藏的根本，是藏精的地方。肾的荣华反映在头发，其功能是充养骨骼。肾气旺盛，则头发光泽，骨骼坚韧。肾位于膈以下的腹腔，为"阴中之少阴"，与阴气最盛而阳气闭藏的冬季相通。肝是人体耐受疲劳的根本，是藏魂的地方。肝的荣华反映在爪甲，其功能是充养筋膜，能生养血气。肝血充足，则爪甲坚润，筋柔韧有力。肝位于膈下阴位，为"阳中之少阳"，与春季初生的阳气相通。脾为人体饮食的根本，是产生营气的地方。脾的荣华反映在口唇四周，其功能是充养肌肉，其味甘，其色黄。脾处于从阳到阴的位置，为"至阴"，与长夏季节的土气相通。胃、大肠、小肠、三焦、膀胱像人身体中的容器，贮运饮食水谷，也是营气产生的地方。

五色、五味、五声

五运之气的阴阳变化，在不断地影响着自然界的万事万物。阴阳变化所生之五色、五味、五声随时都在影响着人身体的健康程度。

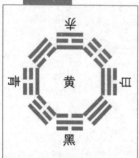

五色

五色即青、赤、黄、白、黑。五色分别与人体内的五脏对应。其中，青色与肝对应，赤色与心对应，黄色与脾对应，白色与肺对应,黑色与肾对应。

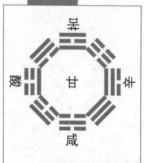

五味

五味即酸、甘、苦、辛、咸。五味可以养五脏，但过食则伤五脏。

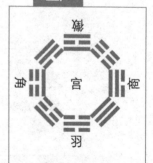

五声

五声即宫、商、角、微、羽。五声分别对应人体内的五脏。肝对角，心对微，脾对宫，肺对商，肾对羽。

它们能转变糟粕，传输水谷五味，进而排泄糟粕，吸收精华。而十一脏功能的发挥，又都取决于胆的少阳之气。

人体藏象的对应

藏（同"脏"），是指藏于体内的脏器；象，是指表现于外的生理、病理现象。藏象学说，就是通过对人体生理、病理现象的观察，研究人体各个脏腑的生理功能、病理变化极其相互关系的学说。

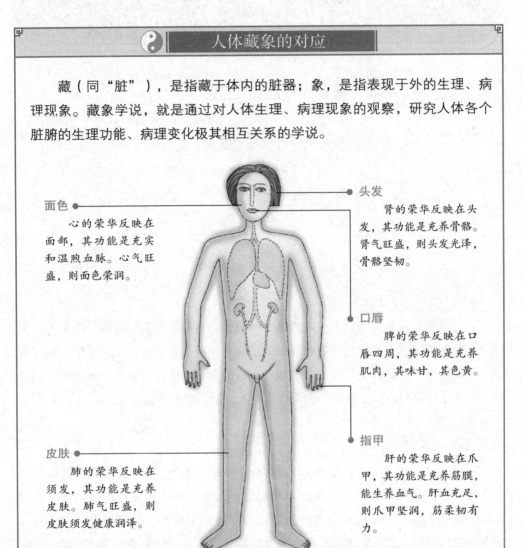

面色

心的荣华反映在面部，其功能是充实和温煦血脉。心气旺盛，则面色荣润。

皮肤

肺的荣华反映在须发，其功能是充养皮肤。肺气旺盛，则皮肤须发健康润泽。

头发

肾的荣华反映在头发，其功能是充养骨骼。肾气旺盛，则头发光泽，骨骼坚韧。

口唇

脾的荣华反映在口唇四周，其功能是充养肌肉，其味甘，其色黄。

指甲

肝的荣华反映在爪甲，其功能是充养筋膜，能生养血气。肝血充足，则爪甲坚润，筋柔韧有力。

五脏生成篇

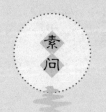

素问

本篇讲述了五脏之间的相互制约关系，五脏、五味、五色三者的对应，以及如何利用这种对应关系通过观察面色来判断五脏的荣枯。气血可以滋养五脏，气血的变化也会影响到人的健康。诊断疾病时，必须将望色与切脉结合起来。

五脏的荣华表现

心与脉相应，它的荣华表现在面部的颜色上，制约心火的是肾水；肺与皮肤相应，它的荣华表现在须发上，制约肺金的是心火；肝与筋相应，它的荣华表现在爪甲上，制约肝木的是肺金；脾与肌肉相应，它的荣华表现在口唇上，制约脾土的是肝木；肾与骨骼相应，它的荣华表现在头发上，制约肾水的是脾土。

五脏与五味

咸味属水，过食咸味，会导致血脉凝涩不畅，面色改变；苦味属火，过食苦味，会导致皮肤枯槁，汗毛脱落；辛味属金，过食辛味，会导致筋脉拘急，爪甲枯槁；酸味属木，过食酸味，会导致皮肉粗厚皱缩无弹性，口唇干裂掀起；甘味属土，过食甘味，会导致骨骼疼痛，头发脱落。以上是五味偏嗜所导致的损害。所以，五味与五脏相关，心喜欢苦味，肺喜欢辛味，肝喜欢酸味，脾喜欢甘味，肾喜欢咸味，这是五味与五脏之气相对应的关系。

从面色看五脏的荣枯

五脏的荣枯都表现在面部，如果面部表现出的青色像死草，黄色像枳实，黑色像煤烟，赤色像凝血，白色像枯骨，这些没有光泽的颜色，是五脏之气败竭的反映，为死亡的征兆。

五脏荣枯在面色上的表现

一个人五脏的荣枯会在面色上有所表现。而五色又对应身体的五脏，所以，观察面部颜色的变化可以推测这个人五脏的健康状况。

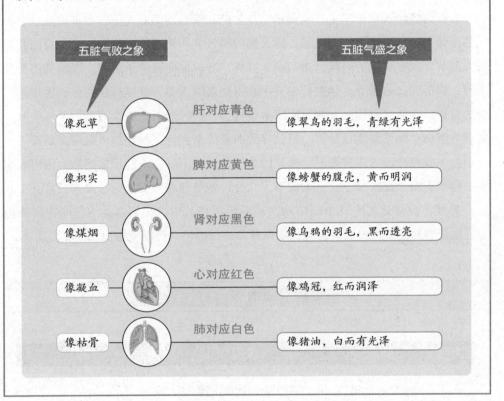

五脏气败之象　　　　　　　　　　　　　　　　五脏气盛之象

像死草	肝对应青色	像翠鸟的羽毛，青绿有光泽
像枳实	脾对应黄色	像螃蟹的腹壳，黄而明润
像煤烟	肾对应黑色	像乌鸦的羽毛，黑而透亮
像凝血	心对应红色	像鸡冠，红而润泽
像枯骨	肺对应白色	像猪油，白而有光泽

如果面部表现出的青色像那翠鸟的羽毛，青绿有光泽；红色像鸡冠，红而润泽；黄色像熟的螃蟹腹壳，黄而明润；白色像猪油，白而有光泽；黑色像乌鸦的羽毛，黑而透亮，这些有光泽的颜色，是五脏之气有生机的表现，预后较好。

在面部，心脏有生气，则色泽就像用白色的绸子裹着朱砂；肺脏有生气，则色泽就像用白色的绸子裹着红色的东西；肝脏有生气，则色泽就像用白色的绸子裹着绀色的东西；脾脏有生气，则色泽就像用白色的绸子裹着栝楼实；肾脏有生气，则色泽就像用白色的绸子裹着紫色的东西，这是五脏之气充盛的外在表现。

五色、五味、五脏的对应关系

五色、五味与五脏相对应的关系是：白色、辛味与肺相应，红色、苦味与心相应，青色、酸味与肝相应，黄色、甘味与脾相应，黑色、咸味与肾相应。由于五脏分别与筋、骨、脉、肌肉、皮肤相应，所以白色又与皮肤相应，赤色又与脉相应，青色又与筋相应，黄色又与肌肉相应，黑色又与骨相应。

气血与健康

人体内各经脉都汇于目，精髓都上注于脑，筋都连缀着关节，血都灌注于心，气都由肺主管，而且气、血、筋、脉、髓的精气，如同潮汐一般灌注于人身四肢及八大关节。人在睡眠的时候，血归藏于肝脏，肝得血而滋养于眼睛，眼睛就能看见东西；脚得到血的滋养，就能行走；手掌得到血的滋养，就能握住物体；手指得到血的营养，就能拿取物品。如果刚睡醒就外出，被风邪所伤，血液凝滞于肌肤时，就成为痹病；如果凝滞在脉管，就会导致血液涩滞运行不畅；如果凝滞在足部，就会引发下肢厥冷。这三种情况，都是因为气血运行不畅，不能正常回流，因而发生痹、厥等疾病。在人身上，有大关节十二处，骨节和筋肉交接处的腧穴三百五十四处，另外，脊背处的十二个脏腑腧穴还不包括在其中。它们都是卫气所停留的地方，也是容易受邪气侵袭的地方，因而针刺这些部位，可以支持卫气而驱散病邪。

面色、脉象与疾病

面色	脉象	表现	属性	病因
赤	脉象急疾而坚实	气滞于胸，饮食困难	心脉	思虑过度，心气伤，邪气趁虚侵袭人体
白	脉象疾、躁而浮，且上虚下实	易惊恐，胸中邪气压迫肺而致喘息	肺脉	外伤寒热，醉后行房
青	脉象长而有力，左右弹及手指	腰痛、脚冷、头痛等	肝脉	伤于寒湿
黄	脉象大而虚	气滞于腹，自觉腹中有气上逆，常见于女子	脾脉	四肢过度劳累，出汗后受风侵袭
黑	脉象坚实而大	邪气积聚在小腹与前阴的部位	肾脉	用冷水沐浴后入睡，受寒湿之气侵袭

五脏六腑图

　　五脏即肝、心、脾、肺、肾；六腑即胆、小肠、胃、大肠、膀胱、三焦。它们之间互为表里，各有所主，并与五行相对应。中医常依据五行生克关系来诊断和治疗疾病。

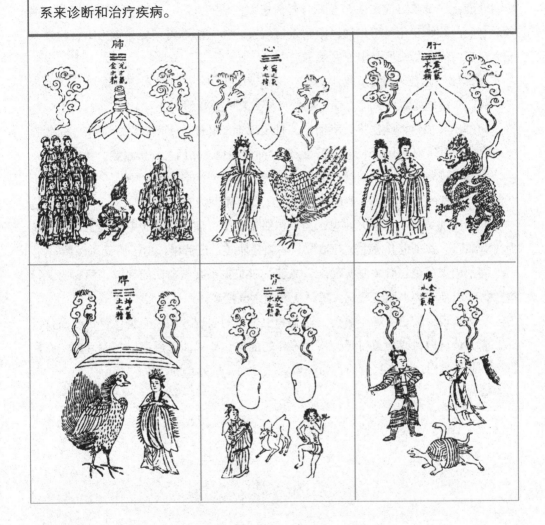

望色与诊脉结合判断疾病

　　在开始诊病时，应当以五决作为纲纪。要知道疾病是如何发生的，首先要明确致病原因。所说的五决，是指判断五脏的脉象。头痛等头项部位的疾患，属于下虚上实，病在足少阴、足太阳两经，如果病情进一步发展，就会侵入到肾脏；头晕眼花，视物不清，耳聋，身体晃动，属于下实上虚，病在足少阳、足厥阴两经，如果疾病进一步发展，就会侵入肝脏；腹部胀满，使胸膈和胁肋处有支撑感，属于阴浊之气逆而上犯清阳之气，病在足太阴、足阳明两经；咳嗽气喘，胸中胀满，病在手阳明、手太阴两经；心烦头痛，胸膈不适，病在手太阳、手少阴两经。

脉的大、小、滑、涩、浮、沉，可以凭手指感觉辨别清楚。五脏的生理功能和病理变化，可以类推出来。五脏与五音相关，从病人声音的变化，可以了解到很多。五色的微妙变化，可以通过眼睛进行观察。如果能够将望色与脉诊结合起来，那么对疾病的诊断就不会出现失误了。

面部出现赤色，脉象急疾而坚实，为气积滞于胸中，时常妨碍饮食，病名为"心痹"，病因是思虑过度，伤了心气，导致邪气趁虚侵袭人体。

面部出现白色，脉象疾、躁而浮，且出现上部脉虚、下部脉实的现象，病名为"肺痹"，表现为易惊恐，胸中邪气压迫肺而致喘息，病因是外伤寒热，醉后行房。

面部出现青色，脉象长而有力，左右弹及手指，病名为"肝痹"，病因是伤于寒湿，与疝气的病理相同，表现出的症状还有腰痛、脚冷、头痛等。

面部出现黄色，脉象大而虚，为气积滞于腹中，病人自觉腹中有气上逆，病名为"厥疝"，女子也会发生这种情况，病因是四肢过度劳累，出汗后受风侵袭。

面部出现黑色，脉象坚实而大，为邪气积聚在小腹与前阴的部位，病名为"肾痹"，病因是用冷水沐浴后就入睡，受寒湿之气侵袭。

一般来说，面色都微带黄色，这是脾土之气的表现。如果面黄目青，或面黄目红，或面黄目白，或面黄目黑，均为不死的征象。如果面青目赤、面赤目白、面青目黑、面黑目白、面赤目青的，为脾胃之气已绝，是死亡的征象。

五脏别论篇

本篇主要论述了两个问题：第一，阐述了关于脏腑的另外两个概念——奇恒之腑和传化之腑，它们与五脏六腑的概念并不矛盾；第二，切寸口脉可以诊断全身疾病的原理。

奇恒之腑和传化之腑

　　黄帝说道：我听一些懂得医学道理的人谈论脏、腑，他们对脏和腑的认识存在着很大的分歧。有的人将脑和髓称为脏，有的人则将肠、胃称为脏，而还有的人却将肠、胃、脑、髓都称为腑。如果有人提出与他们不同的看法，他们都坚持认为自己的才是正确的。我弄不清谁是谁非，希望听您谈谈其中的道理。

　　岐伯回答说：脑、髓、骨、脉、胆、胞宫，这六者是禀受地气而生。它们以蓄藏阴精为特性，如同大地承载万物一样，宜蓄藏而不妄泻，名叫"奇恒之腑"。胃、大肠、小肠、三焦、膀胱，这五者是禀承天气而生。它们就像天体一样运转不息，所以泻而不藏，以传导排泄为特性，故名为"传化之腑"。食物不能在此过久停留，经分化后，精华及时被转输，糟粕及时被排出。肛门也为五脏行使排泄糟粕的职能，使得水谷糟粕不能长久停留于人体内。

　　所谓五脏，它们的功能特点是藏精气而不泻，所以只保持精气盈满，而不为水谷所充实。所谓六腑，它们的功能特点是消化食物、传导排泄糟粕，所以它们经常装进食物，但不能像五脏那样保持盈满状态。这是因为食物从口进入胃以后，此时

名词解释

胞宫
　　即女性的子宫，位于小腹中，为定期产生月经和孕育胎儿的器官。

胃是充实的而肠道是空虚的；当食物从胃下行到肠道以后，此时胃是空虚的而肠道却是充实的，所以说：五脏应随时保持精气盈满，而不能容纳食物；六腑应经常有食物充实其间，但不能阻塞不通。

切寸口脉可以诊全身疾病的原理

黄帝说道：为什么切寸口的脉象能诊断全身五脏六腑的疾病？

岐伯说：胃是受纳饮食的器官，为水谷之海，是五脏六腑营养物质供给的源泉。饮食五味入口，贮藏于胃，转化为营养物质，通过脾的运化以充养五脏。寸口为手太阴肺经所过之处，因手太阴肺经起于中焦，故寸口也与足太阴脾经关联，五脏六腑的精气都来源于胃，所以其变化能从寸口上体现出来。另外，五气由鼻吸入后，贮藏于心肺，如果心或肺有病，鼻的功能减弱，便会出现呼吸不畅或嗅觉失灵。

在治疗疾病的时候，必须问清病人二便的情况；切按寸口脉，了解其脉象；观察病人的精神状态以及与病情有关的一些情况。相信鬼神的病人，无法向他讲述高深的医学理论；厌恶针灸治疗的人，也很难使他相信针灸技术的巧妙；有病却不愿接受治疗的人，他的病是治不好的。即使勉强进行治疗，也收不到好的治疗效果。

异法方宜论篇

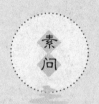

本篇主要论述了由于地理环境不同，气候各异，生活习惯有别，表现相同的疾病，采用的治疗方法也不一样。分别论述了东、南、西、北、中五个地区的气候条件和生活习惯，常见的疾病与成因，以及应该采取的治疗方法。

不同地区疾病的治疗方法

黄帝问道：医生治疗疾病，相同的疾病而治疗方法不同，却都能治愈，这是为什么呢？

岐伯回答说：这是由于地理环境的不同而使得治疗方法各有所宜。东方地区，具有如同春季万物生发的气象，气候温和，盛产鱼和盐，地处海边而傍水。那里的人们喜欢吃鱼和较咸的食物。他们居处安定，以鱼盐为美食。然而，鱼吃多了会使人体内积热，咸的食物吃多了则易伤血液。所以那里的居民大多皮肤黝黑，肌腠疏松，易发痈疡一类的疾病。痈疡最适宜于用砭石治疗，因此，砭石疗法是从东方传来的。

西方地区，盛产金和玉石，是多沙石的地方，具有如同秋季收敛的气象。那里的人们依山而居。那儿风沙多，水土之性刚强，人们不穿丝、棉之类的衣服，而穿用毛皮做成的衣服，铺的是草席，食用的都是肥美多脂的肉类，所以他们的肌肤致密，外邪不容易侵袭他们的身体。他们的疾病多是从体内而生，这类疾病最适宜于用药物治疗，因此，药物疗法是从西方传来的。

北方地区，具有如同冬季闭藏的气象，那里地理位置高，气候寒冷。那儿的人们过着游牧生活，多食用乳类食物，故当内脏受寒时易得胀满一类的疾病。这类疾病适宜用艾火灸烤来治疗。因此，艾灸疗法是从北方传来的。

南方地区，具有如同夏季长养万物的气象，那里阳气旺盛，地势低凹潮湿，水

地理环境不同，治病方法也不同

不同地区的人，由于其生活习惯不同，所处环境不同，引起疾病的原因也是不同的，必须区别对待，采取不同的方法进行治疗。

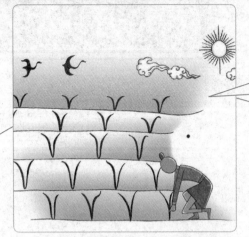

东方气候温和，人们生活安定，以鱼盐为美食，肌腠疏松。易发痈疡一类的疾病，宜用砭石疗法。

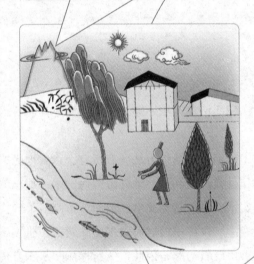

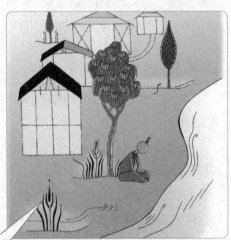

中部地区地势平坦湿润，物产丰富，生活比较安逸，多患四肢痿弱、厥逆、寒热一类疾病。宜用导引按摩的方法，活动肢体，使气血流畅。

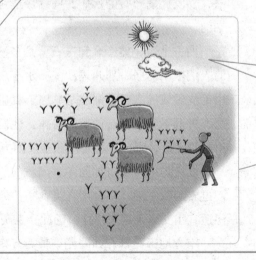

南方阳气旺盛，地势低凹潮湿。人们喜吃酸味及发酵食品，腠理致密而带红色，多发生筋脉拘急、肢体麻痹疾病，宜用小针微刺（九针疗法）。

西方多沙石，风沙多，水土之性刚强，人们食的是肥美多脂的肉类，他们肌肤致密，疾病多是从体内而生，宜用药物治疗。

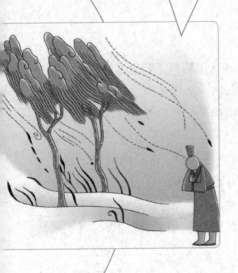

北方地理位置高，气候寒冷，人们多食用乳类食物，故当内脏受寒时易得胀满一类的疾病，这类疾病适宜用艾火灸烤来治疗。

南

东

土性质薄弱，尤多雾露。那儿的人们喜爱吃酸味及发酵食品，故他们的腠理致密而带红色，多发生筋脉拘急、肢体麻痹一类疾病。这类疾病宜用小针微刺，疏通经络。因此，用九针治病的方法是从南方传来的。

中央地区，地势平坦湿润，适合许多生物生长，物产丰富。这里的人们可以吃到许多不同种类的食物，生活比较安逸，故多患四肢痿弱、厥逆、寒热一类疾病。治疗这类疾病宜用导引按摩的方法，活动肢体，使气血流畅。因此，导引按摩的治疗方法来自中央地区。

所以，高明的医生常常依据具体情况，灵活运用各种方法治疗疾病。尽管治疗方法不同，但都能使疾病痊愈，就是因为医生掌握了病情，并知道治疗原则的缘故。

注：古代的方位图和我们现在的地图坐标是相反的。

移精变气论篇

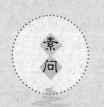

本篇主要讲述了远古、中古和近代，由于生活环境不同，人们对待生活的态度不同，治疗疾病时所采取的方法和疗效也不一样。治疗疾病要顺应自然界阴阳的变化。

不同时期疾病的治疗方法

黄帝问道：我听说古代治病，只用改变病人的情绪和精神，变化脏气，即用祝由的方法就能治好疾病了。而现在治病，不仅能用药物内服从体内治疗，又可以用针刺、砭石通过经络、肌肉、皮肤从外部治疗，但疾病还是有的能治好，而有的治不好，这是什么缘故呢？

岐伯回答说：远古时候的人们居住在野外，与禽兽为邻，天冷的时候，通过活动身体来驱逐寒气；天热的时候，就到阴凉的地方避开暑邪的侵袭。他们没有过多的眷恋和爱慕之情，又没有追名逐利的欲望和行动。人们生活在这样一种恬淡清静的时代，自然精神充沛，气血坚实，外邪是不容易侵入体内的。因而那时既不必用药物从内治疗，也不必用针刺、砭石从外疗治，只要改变病人的情绪和精神，用祝由的方法就能治愈疾病了。而现在的人们就不像古时那样了，现在的人们患得患失，心里常被忧愁思虑所累，形体又常被艰苦的劳役所伤，再加上生活作息既违背了四时变化，又违逆了寒暑季节的变化，因此，人们一旦被邪气所中，邪气很快就会内传至五脏、骨髓，向外则损伤腧穴、肌肉和皮肤。所以，小病就发展成重病，而重病就难免死亡。这样，用祝由的方法是治不好他们的。

诊治疾病的要领

黄帝说：我希望听听诊治疾病的要领。岐伯回答说：治疗的要领，在于不要忘记色诊、脉诊，弄清了色诊、脉诊的内容，在诊断疾病时，才不会产生迷惑，这是治病的重要原则。若不遵循这个法则，在诊断疾病时，不审察顺逆，那对疾病的治疗也必然与病情不符。像这样倒行逆施，必然会引起死亡。只有去除粗浅的认识，

病情与疗法

不同时期，由于人们的欲望不同，生活节奏不同，所产生的疾病轻重也有别，对于不同的疾病，所采取的治疗方法和治疗效果也不一样。

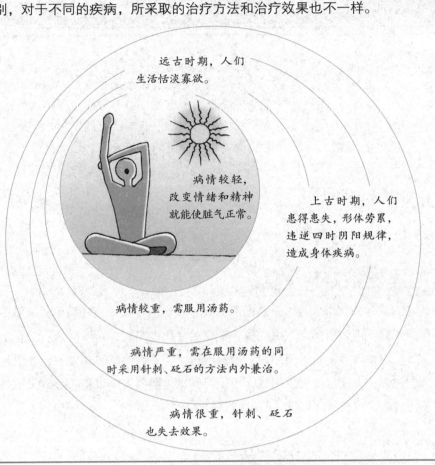

远古时期，人们生活恬淡寡欲。

病情较轻，改变情绪和精神就能使脏气正常。

上古时期，人们患得患失，形体劳累，违逆四时阴阳规律，造成身体疾病。

病情较重，需服用汤药。

病情严重，需在服用汤药的同时采用针刺、砭石的方法内外兼治。

病情很重，针刺、砭石也失去效果。

不断积累新的知识，才会像远古的医家一样达到很高的水平。

黄帝说：我从你这里听到了诊病的关键，你的言谈总是不离望色和切脉，这一点我现在明白了。岐伯说：治病的要领归根结底只有一个。黄帝问：是哪一个？岐伯说：就是指神，通过问诊掌握病人是"得神"还是"失神"。

黄帝问道：应当如何问？岐伯说：关好门窗，保持安静的环境，医生精神集中，细致地询问与疾病有关的一切情况。另外，在问诊时务必使病人没有顾虑，顺从病人的心意，让他们尽情畅谈，而不要强硬地制止，也不能加以诱导，同时观察病人的气色。经过问诊以后，再结合气色和脉象，如果病人能清楚准确地诉说病情，面色润泽，脉象和平，这是得神，病情轻，病人预后良好；如果病人语无伦次，甚至答非所问，不能诉说病情，面色枯暗没有光泽，脉象与四时不协调，这就是失神，病情重，病人预后不佳。黄帝说：说得真好！

汤液醪醴论篇

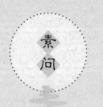

素问

本篇讲述了汤液醪醴的制作方法。由于人们欲望的不断膨胀，对养生越来越不重视，汤液醪醴由不用到用，再到用了也起不到应有的效果。有些疾病的发生，不是由外邪入侵引起，而是由于五脏阳气被遏制，这都是由于人们养生观念太淡漠所致。对于这种病，只能用针刺的方法。

汤液醪醴的制作方法

黄帝问道：如何用五谷来做汤液醪醴呢？岐伯回答说：最好是用稻米做原料，用稻草做燃料。因为稻米之气最完备，稻草的性质最坚实。黄帝问道：为什么稻米之气完备，稻草性质坚实？岐伯说：因为稻得了天地四时的平和之气，又生长在高低适宜的地方，上能接受天之阳气，下能得到水之阴气，所以稻米之气最完备。稻草在秋天收割，得秋气之坚韧，所以稻草的性质坚实。

不同时期疾病的治疗方法

黄帝问道：远古时候高明的医生，他们制作汤液醪醴，但很少使用，这是为什么呢？岐伯说：远古医生制成汤液和醪醴，只不过是有备无患。因那时很重视养生之道，人们身心康泰，很少得病，所以制好的汤液醪醴，只是放着备用。到了中古时代，养生之道稍衰，人们的身体也相对衰弱，有时会受到邪气侵袭而生病，但只要服用些汤液醪醴，也就能治好了。

汤液、醪醴　　　　　　　　　　　　　　　　　　　　　名词解释

都是用五谷作为原料，经过酿制而成，可以用来做药治疗疾病。古代用五谷熬煮成的清液，作为五脏的滋养剂，即为汤液；用五谷熬煮，再经发酵酿造，作为五脏病的治疗剂，即为醪醴。两者虽然同为一种原料，但古人对其制作却是相当讲究的，古人的这种制作汤液醪醴的方法，对后世方剂学的发展产生了很深的影响。

欲望使人的养生观念发生变化

欲望的变化影响了不同时期人们的养生观念，这不仅给医生带来了困难，也给自身健康造成了很大的伤害。

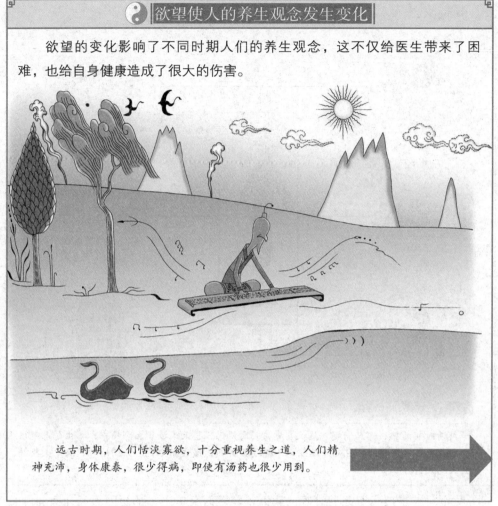

远古时期，人们恬淡寡欲，十分重视养生之道，人们精神充沛，身体康泰，很少得病，即使有汤药也很少用到。

黄帝问道：现在的人们病了，虽然也服用汤液醪醴，但不一定都能治愈，这是为什么呢？岐伯说：现在的人们很不重视养生之道，病情复杂，所以必须内服药物，外用针灸、砭石治疗，才能把病治好。

黄帝说：当病情发展到形体衰败、气血枯竭的地步时，用尽各种治疗方法也不能治愈疾病，这是什么道理呢？岐伯回答说：这是由于人体的神失去了支配的作用。黄帝问：什么叫做人体的神失去了支配作用？岐伯回答说：指神气对砭石、针刺、药物等治疗方法不能作出反应，病人精神衰败，意志散乱，所以疾病难以治愈。黄帝问：为什么现在的人会严重到精神败坏，神气涣散，营、卫之气散而不能再收的地步？岐伯回答说：这是因为人们不重视调养精神，却有着无穷无尽的欲望和嗜好，有着无休无止的忧虑与苦闷，以致精气衰败，营血枯涩，卫气消亡，神气全部丧失，所以虽经治疗，也没有效果。

58

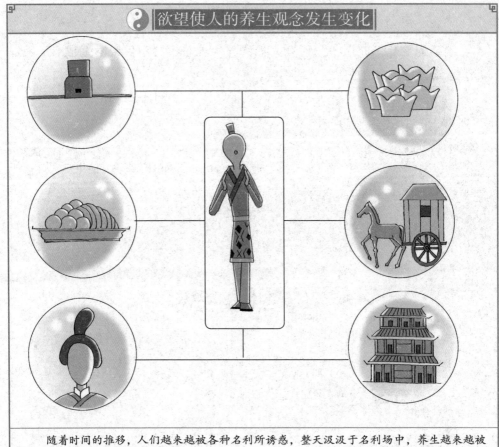

欲望使人的养生观念发生变化

随着时间的推移，人们越来越被各种名利所诱惑，整天汲汲于名利场中，养生越来越被人们所忽视。人们的身体也越来越衰弱，受到各种邪气侵袭而生病。医药的作用对他们疾病的效果越来越弱。

黄帝问：当疾病初起的时候，病情多轻微而又单一，那是因为大凡病邪侵袭人体，必先侵袭于皮肤等体表部位。可是现在常有这种情况，医生看到病人的时候，说疾病已经很严重了，即使用针刺、砭石也不能治愈，再好的药物也无济于事了。按理说，现在的医生大多掌握了治病的原则和用药的分寸，与病人像亲友一样亲近，天天都能听到病人的声音，看到病人的气色，但却不能及早治疗，这是为何？岐伯说：疾病的性质以及病人的精神心理是"本"，而医生的技术与药物是"标"。如果病人讳疾忌医，或不与医生配合，那疾病就难以治愈。

五脏阳气被遏所引起的疾病与治疗

黄帝问道：有的疾病不是由邪气从外侵袭体表所产生，而是五脏阳气被阻遏所致。五脏阳气被遏，阳不化津，以致水液充斥于皮下、胸腹，肺失去正常功能，阴精孤立于内，正气耗散于外，形体浮肿，使得原来的衣服不合身，四肢肿胀，喘息心悸，水气阻隔于内，形体改变于外。应当如何治疗呢？

岐伯回答说：治疗时要权衡病情的轻重缓急，调和脏腑阴阳，除去体内的积水，还要让病人轻微地运动肢体，以促进体内阳气的运行。同时要注意保暖，帮助体内阳气恢复。然后用缪刺法，放出体内的水，使其恢复原来的形体；用发汗和利小便的方法驱逐水邪。水邪既除，就利于津液的产生与布散；五脏阳气的恢复，又会涤除瘀积在体内的水液。像这样治疗，精气自然会生成，形体自然会强壮，筋骨肌肉也会保持正常状态，人体的正气也就平和顺畅了。黄帝说：很好。

☯ 五脏阳气被遏所引起的疾病与治疗

人体五脏阳气被遏制，会使体内阴精孤立，水液充斥于皮下，这种情形就像河水上游被闸门阻断不断上溢。解决办法也类似，以排除体内积水为目标。

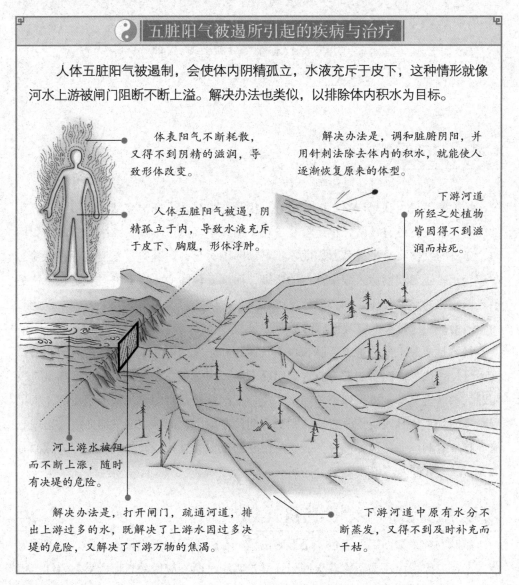

体表阳气不断耗散，又得不到阴精的滋润，导致形体改变。

解决办法是，调和脏腑阴阳，并用针刺法除去体内的积水，就能使人逐渐恢复原来的体型。

下游河道所经之处植物皆因得不到滋润而枯死。

人体五脏阳气被遏，阴精孤立于内，导致水液充斥于皮下、胸腹，形体浮肿。

河上游水被阻而不断上涨，随时有决堤的危险。

解决办法是，打开闸门，疏通河道，排出上游过多的水，既解决了上游水因过多决堤的危险，又解决了下游万物的焦渴。

下游河道中原有水分不断蒸发，又得不到及时补充而干枯。

脉要精微论篇

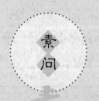

本篇主要是对脉诊的论述。诊脉时要注意时间的选择，注意与察色相结合。脉象与天体运转相适应，所以四时阴阳变化会在脉象上表现出来，人体内阴阳之气的变化也会反应到梦境中。讲述了疾病的形成与演变、对于疾病新旧的判断、诊脉的方法，以及各种脉象与所主疾病。

诊脉的要点

黄帝问道：怎样进行脉诊呢？

岐伯回答说：在早晨进行脉诊最好。因为在早晨，人还没有活动，阴气还没有被扰动，阳气也没有耗散，也还没有进食，经脉中气血还不盛，脉络的气血调和均匀，全身的气血没有被扰乱，因此才容易诊断出病脉。诊脉时，不但要观察脉搏的动静变化，还要观察病人眼中神气的盛衰，面部五色的变化，五脏之气是有余还是不足，六腑功能是强还是弱，形体是强壮还是衰败。综合考察这几个方面，以此来判断病情是轻还是重，以及预后的好坏。

经脉是血液汇聚的地方。脉长表明气血调和，气的活动正常；脉短表明有病，气不足。脉快为体内有热邪。脉大表明邪气盛，病情正在发展。身体上部脉盛，表明邪气壅滞于上部，可见喘息的症状；身体下部脉盛，表明邪气壅滞于下部，可见腹胀等症状。代脉表明正气衰弱；细脉表明气血虚少；涩脉表明气滞血瘀，出现心痛。脉来时汹涌而急速如涌泉，表明病情在加重，并且很危险，气色不好；脉似有似无，或去如断弦一般摸不到，必死。

从神色与面色看五脏精气

眼睛的神采和面部的五色，是五脏的精气在外部所表现出来的光华。面部的五色，赤色应像用白色缎子裹着朱砂一样鲜艳明润，而不应像赭石那样虽然色红，但

脉诊的要点

诊脉是中医治疗疾病过程中一项重要内容。古人对脉诊的时间选择很重视，并且诊脉要与望色、观察人的外在形体等结合起来综合考察，以确保对疾病做出正确的判断。

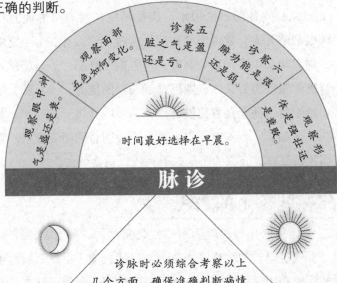

观察眼中神气是旺盛还是衰。

观察面部五色如何变化。

诊察五脏之气是盈还是亏。

诊察六腑功能是强还是弱。

观察形体是健壮还是羸瘦。

时间最好选择在早晨。

脉诊

诊脉时必须综合考察以上几个方面，确保准确判断病情的轻重和治疗的效果，以更好地控制病情的发展。

却枯槁；白色应像白而有光泽的鹅毛，而不应像白而灰暗的食盐；青色应像青而莹润的碧玉，而不应像青而沉暗的靛青；黄色应像用丝绸包裹的雄黄那样黄而明润，而不应像黄而焦枯无华的黄土；黑色应像黑而光润的重漆，不应像黑而枯暗的炭。如果五脏真色暴露于外，且无光泽，那是五脏真气外脱的表现，人的寿命也就不长了。人的眼睛是用来观看万事万物、辨别各种颜色、审察物体长短的。如果长短不分、黑白颠倒，这就表明五脏精气已经完全衰败了。

五脏的功能是藏精守内，使精气不外泄。出现腹脘胀满、气胜而喘、容易恐惧、说话声音重而混浊，就像从密室中发出的一样，这是由于脾胃中有湿邪之气滞留。说话声音微弱，总是重复，或说话断断续续，这是中气虚弱的表现，说明肺脏

代脉

是一种间歇脉，其停止有一定规律。"止有常数，不能自还，良久乃动。"(《诊家正眼》)，为心气失和，多见于心脏疾患、惊恐、跌打重证。

的功能失常。不知收拾衣被，言语不分好坏，不避亲疏远近的，是心神错乱的表现，说明心脏的功能失常。脾胃不能贮藏水谷，泄泻不止，是肛门不能约束之故，说明肾脏的功能失常。小便失禁，是由于膀胱不能藏津液，失去了约束。总之，五脏精气强盛并能内守的为生；五脏精气衰弱而不能内守的则死。

五脏精气充足，是身体强健的根本。头是精气神明会聚的地方，如果低垂着头不能抬举，两眼凹陷无光，就说明精神即将衰败。背，称为胸中之府，一旦背弯曲，两肩下垂，则表明胸中脏气将要衰败。肾脏附于腰部，一旦腰部不能随意左右转动，则说明肾脏的精气将要衰败。膝部是筋会聚的地方，一旦膝关节不能屈伸自如，行走时又躬腰俯身，还要拄着拐杖行走，则表明筋将要衰败了。骨藏髓，为髓之府，一旦不能长久站立，行走时摇摇晃晃，则表明骨骼将要衰败。五脏的精气没有衰败，则疾病预后良好；五脏的精气如果衰败，就会死亡。

阴阳变化在脉象上的表现

岐伯说：见到脉象变化与四时阴阳的变化相反的，如脉象原本应不足，却表现得有余，就是邪气过盛；如脉象原本应盛大，却表现得不足，就是正气虚损。本该表现出洪大的脉象却出现不足的，是由于阳邪极盛，闭阻了气血；本该表现出微弱沉细的脉象却出现洪大的，是由于正气虚损而浮散于外。这种脉象与四时阴阳相反，脉象与病证相反，邪正不相适应的疾病，叫做"关格"。

黄帝问道：依四时的变化，脉搏有怎样的变动？怎样从脉象上判断疾病所在的部位？怎样从脉象上判断病情的变化？怎样从脉象上判断疾病发生在内？怎样从脉象上判断疾病发生在外？请你谈谈这五个问题。

岐伯回答说：我先说说脉象变化与天体运转相适应的情况吧！世界上的万事万物，四方上下六合以内，天地之间所有的变化，都是与阴阳的变化相适应的。比如一年之内，从春的温暖到夏的炎热，从秋的凉风劲疾到冬的寒风呼啸，这种四时阴阳的变化，使得脉搏也随之发生变化。例如在春季，脉象轻而圆滑，就像用圆规所画的弧线那样；在夏季，脉象显得洪大而滑数，就像用矩所画的有棱角的方形那样；在秋季，脉象浮而微涩兼散；在冬季，脉象就沉而兼滑。

因此到了冬至四十五日，阳气稍稍有所上升，阴气就会稍稍有所下降；而到了

名词解释

滑数
　　既有滑脉的表现，又有数脉的表现。滑脉指脉象圆滑，如盘中走珠，可见于孕妇脉象；数脉指脉来急促，每分钟九十次以上，是热病的主脉。

阴阳变化在脉象上的表现

阴阳之气随四时而上下，人的脉象也与之相应，呈现春规、夏矩、秋衡、冬权的浮沉变化，如图所示。

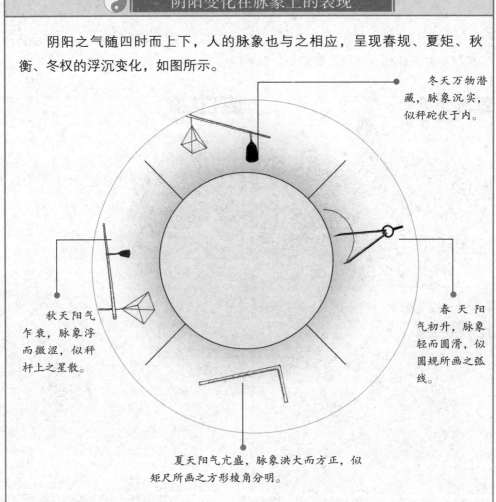

冬天万物潜藏，脉象沉实，似秤砣伏于内。

秋天阳气乍衰，脉象浮而微涩，似秤杆上之星散。

春天阳气初升，脉象轻而圆滑，似圆规所画之弧线。

夏天阳气充盛，脉象洪大而方正，似矩尺所画之方形棱角分明。

夏至四十五日，阴气会稍稍有所上升，阳气就稍稍有所下降。阴阳变化是有一定规律的，这与脉搏的变化也相一致。如果脉搏的变化与四时阴阳的变化不相一致，便可从脉象上推断是哪一脏发生了病变，由此可判断出病人死亡的时间。四时阴阳的变化微妙地反映在脉象上，因此要认真地审察脉象，审察脉象是有规律的。阴阳的升降是有源头的，是按照五行相生的顺序产生的，五行相生也有规律，并与四时的变化相适应，对补法和泻法的应用应当正确，并与自然界阴阳变化相统一，掌握了人身阴阳盛衰与自然界阴阳相互统一的关系，就可以了解死与生了。因为，人的声音与宫、商、角、徵、羽这五个音相应和，青、黄、赤、白、黑这五种颜色与五行相应和，而脉搏的变化与四时阴阳的变化相应和。

梦与阴阳

中医认为，人体阴阳之气的变化会在梦境中有所体现，通过分析梦境可以了解自己的身体状况。下图所示为身体的不同变化导致的不同梦境。

阴气旺盛

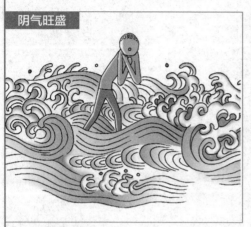

阳气亢盛

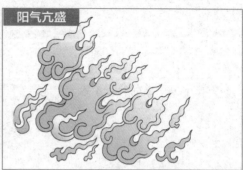

腹部多长虫

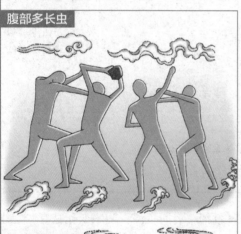

腹部多短虫

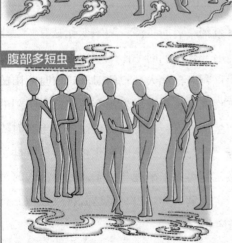

肺气旺盛

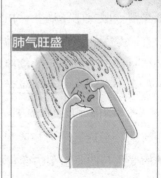

肝火旺盛

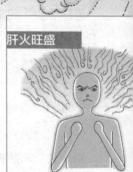

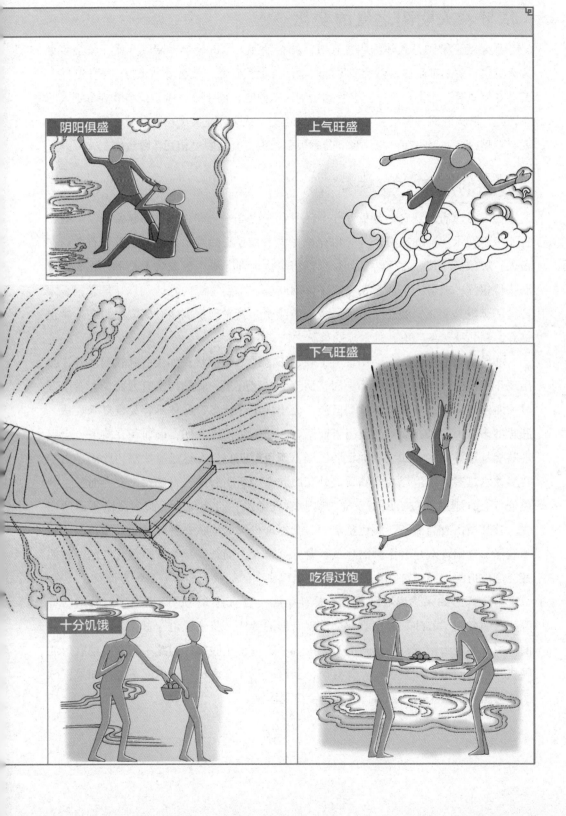

从梦看人阴阳之气的变化

于是就了解到，人体的阴气旺盛，就有梦涉大水的恐惧；阳气亢盛，就会梦见大火焚烧；阴阳都旺盛，就会梦见斗殴杀伤；上气旺盛，就会梦到飞行；下气旺盛，就会梦到坠落；吃得过饱，就会梦到给别人东西吃；而十分饥饿，就会梦到拿别人的东西吃；肝火旺盛，就会梦见发怒；肺气旺盛，就会梦见哭泣；腹部若有很多短虫，就会梦见很多人聚集在一起；腹部若有很多长虫，就会梦见相互斗殴致伤。

诊脉的原理

因此诊脉有一诀窍，那就是作为医生首先应心平气和。春季的脉象应浮一些，犹如鱼游在水面；而在夏季，脉象充盈在皮下，浮泛而大，犹如万事万物有余；在秋天，脉象沉于皮肤之下，犹如蛰虫即将潜伏；在冬季，脉象沉于骨下，犹如蛰虫潜藏得很深，或像人们居于密室之中。因此说，想要了解内脏精气是旺是衰，必须通过切脉得其要领；要想了解外界气象的演变，就必须掌握四时阴阳之始终。这正是春、夏、秋、冬、内、外六点的诊脉大法。

心脉搏击有力而长，会出现舌上卷、不能说话等症状；如果心脉软弱散漫，会出现正气消散，当经气再循环一周，病就会自己好了。肺脉搏击有力而长，会出现咳唾血液等症状；如果肺脉软弱散漫，会出现出汗较多、身体不容易恢复等症状。肝脉搏击有力而长，面部颜色当青而不青，属于坠伤或击伤，瘀血积在胁下，会出现咳喘气逆等症状；如果肝脉软弱散漫，颜色鲜明亮泽，这是溢饮病，此病是由于突然饮水过多，水液泛溢于肠胃之外和肌肤之中所引起的。胃脉搏击有力而长，颜色鲜红，大腿就像被折断了一样；胃脉软弱散漫，会出现食后腹部胀满不通的症状。脾脉搏击有力而长，颜色是黄的，会出现少气的症状；脾脉软弱散漫，颜色就不润泽，并出现双足胫水肿的症状。肾脉搏击有力而长，颜色黄中透着红色，腰部就会像被折断一样；肾脉软弱散漫，会出现血少的症状，而不容易恢复原状。

黄帝问：如果诊出心脉急促，是什么病？会有什么样的临床表现？岐伯回答说：这病名叫"心疝"，小腹部会出现有形的肿块。黄帝说道：怎么会这样？岐伯回答说：心脏为阳脏，小肠与心为表里，小肠位于小腹部，因此小腹会出现有形的肿块。黄帝问道：如果诊得胃脉有病，会有一些什么症状？岐伯回答说：如果胃脉实就会出现脘腹胀满，如果胃脉虚就会出现泄泻。

疾病的形成与演变

黄帝问道：疾病的病因及其演变是怎样的？岐伯回答说：风邪形成寒热病；脾胃湿热形成消中病；气厥逆而上会产生头顶部的疾病；肝风久留，就会成为飧泄；如果诊断出风邪过盛，就会是麻风病。疾病的变化多种多样，是数不胜数的。

黄帝问道：痈肿、筋挛、骨痛这三种病是由什么引起的？岐伯回答说：是寒邪的聚集、八方风邪伤害人体所导致的。黄帝说道：该怎样治疗呢？岐伯回答说：这是四时邪气伤害人体所致，可按照五行相生的规律治疗，就能治好。

旧病和新病的判断

黄帝问道：人有旧疾，五脏变动，触动了新的邪气，影响了色脉，那么怎样从颜色、脉象的变化上来判断旧病和新病呢？岐伯回答说：您问得好详细啊！如果只是诊察到脉象小，而颜色没有发生变化，就是新病；但是诊察到脉象没有发生变化，而颜色发生了变化，就是久病；同时诊察到脉象与颜色都发生了变化，这也是久病；如果诊察到脉象五色均没有发生变化，这就是新病。如果肝脏和肾脏的弦脉、沉脉同时出现，并出现青红的颜色，这是由于暴病的损伤但没有出血，如果已出血，就会像湿邪之气引起的水肿一样。

☯ 新病旧病辨别法

通过观察面色的变化和感受脉象的变化可以辨别病人所患疾病是新病还是旧病。具体方法为：

诊断要点	状态			
脉象	变	不变	变	不变
面色	不变	变	变	不变
病程	新病	旧病	旧病	新病

尺肤诊脉法

前臂从腕至肘这段皮肤叫尺肤。尺肤分为三段，且有左、右手的不同，还分为外侧和内侧。在接近肘部的下段，主要是掌管两侧胁肋部，外侧是诊断肾脏疾病，

六部定位脉诊法

《黄帝内经》中将腕至肘的皮肤分为三部分，内侧和外侧，左手和右手，共六部分。这六部分分别对应体内不同的位置，通过切这六部分的脉可以诊断疾病所在的部位。

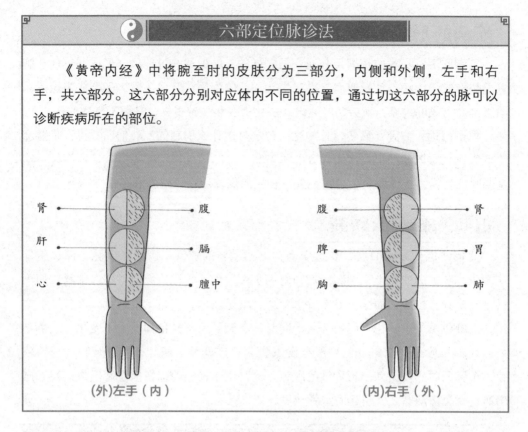

内侧是诊断腹部疾病的。尺肤的中段，左手外侧是诊断肝脏疾病，内侧是诊断膈肌疾病的；右手外侧是诊断胃部疾病，内侧是诊断脾脏疾病的。接近腕部的上段，右手外侧是诊断肺脏疾病，内侧是诊断胸部疾病的；左手寸脉的外侧是诊断心脏疾病，内侧是诊断膻中疾病的。总体上，尺肤部的前面，是诊断身体前面疾病的；尺肤部的后面，是诊断身体后面疾病的；上部超过腕横纹接近鱼际的部位，是诊断胸部和咽喉疾病的；下部接近肘横纹的部位，是诊断小腹、腰股及膝胫部疾病的。

脉象与疾病

脉象洪大的，大部分是由于阴精不足而阳气有余，是内里有热。脉象来时迅疾，去时徐缓，大部分是由于上部邪实，下部正虚，容易得癫仆一类的疾病。脉象来时徐缓，去时迅疾，大部分是由于上部正虚，下部邪实，容易得疠风一类的疾病。因此感染风邪，伤害的是人身的阳气。

注：现在许多人认为，右臂中部外侧对应脾，内侧对应胃。本书尊重原文："中附上……右，外以候胃，内以候脾。"

脉象都表现为沉细而数的，大部分是因为肾脏中虚火上逆；脉象表现为沉细而散漫的，大部分是寒热的病变；脉象表现为浮而散漫的，大部分会出现眩晕而仆倒。各种浮脉的主病在阳分。如果脉象浮但是不躁动，那么病因在足三阳经，常常会表现出发热的症状；如果脉象表现为浮而躁动的，那么病因在手三阳经。如果脉象沉而且细，那么病因在阴分，常常出现骨头痛。如果脉象沉细而躁动，那么病因在手三阴经；如果脉象沉细而且静，那么病因在足三阴经。如果脉数停止一次又重复出现，那么病因在阳脉，常常会出现泄泻和便脓血的症状。诊察脉涩是阳气过盛，脉滑是阴气过盛。阳气过盛时身体常常会出现发热或是无汗等症状；阴气过盛时常常会出现汗多、身凉等症状；阴阳都过盛时常常会出现无汗、身寒等症状。

推求浮脉时，脉象不浮却沉，是因为腹中有积滞；推求沉脉时，脉象不沉却浮，是因为身体发热；推求寸部脉时，寸部脉大而尺部脉弱，是因为腰脚清冷；推求尺部脉时，尺部脉大而寸部脉弱，是因为头和后颈疼痛。如果脉重，按到骨头上时脉象弱而小，是因为腰脊疼痛并且得了痹病。

平人气象论篇

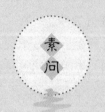

素问

本篇主要从脉象的角度论述了一般人的表现。讲述了如何通过脉象与呼吸的对比，判断人的健康程度；如何从四季脉象中了解胃气的变化；从寸口脉的表现判断疾病；与四时相逆的脉象表现；五脏常脉、病脉和死脉的表现。

从脉象和呼吸看人的健康程度

黄帝问道：正常人的脉象是什么样的？岐伯回答说：人呼气时脉搏跳动两次，吸气时脉搏跳动两次，呼气与吸气之间脉搏跳动一次，这样呼吸时脉搏一共跳动五次，这就叫正常人。正常人是指没有疾病的人。常常调整没病的人的呼吸去测病人的脉搏，因此，没病的医生调匀自己的呼吸，去测病人的脉搏。

人呼气时，脉搏跳动一次，吸气时，脉搏也跳动一次，是因为气不足。人呼气时，脉搏跳动三次，吸气时脉搏也跳动三次，并且躁动、上肢的内侧发热，这种是温热性疾病。如果上肢的内侧不发热，脉象滑是风病，脉象涩是痹病。人呼气时，如果脉搏跳动四次以上就会死亡，如果脉象断绝并没有了迹象也会死亡，如果脉搏忽快忽慢也会死亡。

脉象与胃气的关系

健康人的脉气来自于胃。如果胃气的功能表现正常，这是人体健康的根本。如果人没有了胃气就叫做不顺，同时就会导致死亡。

春季时，脉搏应当从容、柔和、滑利中又有弦象，这是胃气正常的脉象；如果弦象比较突出，从容、柔和、滑利之象不充足，是因为肝脏发生了病变；如果弦象强劲、急促，并且没有从容、滑利、柔和的现象，就是"没有胃气的脉象"，这样就会死亡。春季的脉搏从容、柔和、滑利，并且微弦中又有轻浮之象，到了秋季就容易生病；如果轻浮之象特别突出，不到秋季就会生病。春季时，脏腑的真元之气

从脉象和呼吸看人体的健康程度

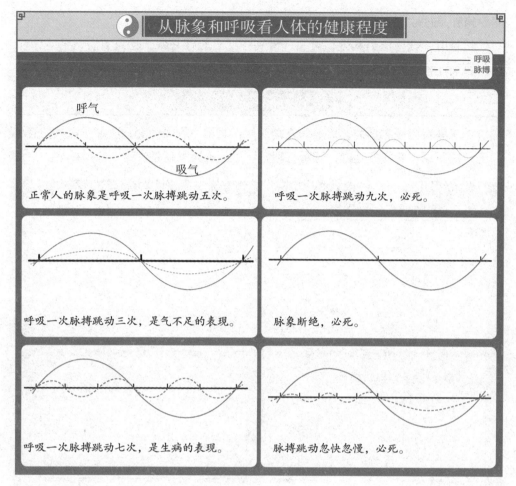

呼吸 ——————
脉搏 - - - - - -

呼气

吸气

正常人的脉象是呼吸一次脉搏跳动五次。

呼吸一次脉搏跳动九次，必死。

呼吸一次脉搏跳动三次，是气不足的表现。

脉象断绝，必死。

呼吸一次脉搏跳动七次，是生病的表现。

脉搏跳动忽快忽慢，必死。

会散布到肝脏，以滋养肝脏所主管的筋膜。

夏季时，脉搏应当从容、柔和、滑利中又有洪象，这是有胃气的正常脉象；如果洪象比较突出，而从容、柔和、滑利之象不明显，是心脏有病变；如果洪而急促，却失去从容、柔和、滑利之象，就是"没有胃气的脉象"，这样就会死亡。夏季时，脉搏从容、柔和、滑利，同时洪中又有沉象，到了冬季时就很容易生病，如果沉象特别突出，不到冬季就会生病。夏季时，脏腑的真元之气通达到心脏，以滋养心脏所主管的血脉。

长夏季节时，脉搏应当从容、柔和、滑利而又平缓，这是有胃气的正常脉象；如果软弱之象比较突出，而从容、柔和、滑利之象不明显，是脾脏有病变；如果特别软弱甚至失去了从容、柔和、滑利之象，就是"没有胃气的脉象"，这样就会死亡。长夏季节时，脉搏从容、柔和、滑利，并且软弱中又有沉象，到了冬季时就容易生病，如果沉象特别突出，不到冬季就会生病。长夏季节时，脏腑的真元之气润养脾脏，同时也滋养了脾脏所主管的肌肉。

秋季时，脉搏应当从容、柔和、滑利中又有轻浮之象，这是有胃气的正常脉象；如果轻浮之象比较突出，而从容、柔和、滑利不足，是肺脏有病变；如果只是

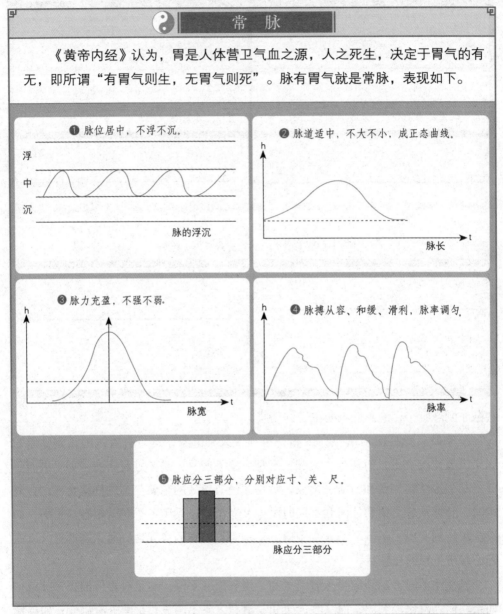

常 脉

《黄帝内经》认为，胃是人体营卫气血之源，人之死生，决定于胃气的有无，即所谓"有胃气则生，无胃气则死"。脉有胃气就是常脉，表现如下。

❶ 脉位居中，不浮不沉。

浮
中
沉

脉的浮沉

❷ 脉道适中，不大不小，成正态曲线。

h

脉长 t

❸ 脉力充盈，不强不弱。

h

脉宽 t

❹ 脉搏从容、和缓、滑利，脉率调匀。

h

脉率 t

❺ 脉应分三部分，分别对应寸、关、尺。

脉应分三部分

名词解释

胃气

脉学名词。指脾胃功能在脉象的反映。即带和缓流利的脉象。

尺肤的八纲诊断法

脉象	病证	病因
尺肤缓	其征主热、气虚，多见于温热病及久病虚损	热性开泄，气虚不能充养肌肤
尺肤急	其征主寒、主痛，属实，多见于外感风寒及寒痹、诸痛	寒性收引、凝涩，寒束于肌肤与经脉，则尺肤拘紧；寒凝血脉，不通则痛
尺肤滑	其征属阳，主阳气绰泽，多见于风病，亦多为正常之象	阳气充盛则外泽温煦肌肤，以使尺肤润泽而滑；风为阳邪，外风袭于肌表，卫气为之激荡，而可使尺肤洋溢光泽，亦显滑利
尺肤枯	其征属阴，主阴血亏虚或气血瘀阻，多见于血痹、虚劳之病	阴血不足，肌肤失于濡养滋润，或气血凝滞，经脉失畅，肌肤供养失调，以致尺肤部之肌肤失荣而枯涩、粗糙，严重者则出现肌肤甲错
尺肤浮	其征主表，属实，多见于诸病初起，外感风湿、湿温病等	邪气入侵肌腠，正气奋起抗御，正邪斗争，故为实证、表证
尺肤沉	其征主气血亏虚、津液耗损，多见于久病、虚劳，以及大吐大泻	肌肤失于充养及濡润，以致尺肤形损而减，肌肤不丰
尺肤冷	其征主寒，主阳虚，多见于外感、虚劳	风寒袭于肌表，或寒邪直中太阴，或阳气亏虚，以致肌肤为寒邪所束，阳气不能达外，或阳气不足，失于温养，则出现尺肤冷感或触之有不温发凉之感
尺肤热	其征主热，主阳盛阴虚，多见于外感热病、中暑、肺热咳嗽等病	阳明实热内盛，或暑热外袭，或热邪蕴肺等，均可使肌肤炎灼，而出现尺肤部灼热烫手，或自觉温热难受

名词解释

真脏脉

是在疾病危重期出现的无胃、无神、无根的脉象。是病邪深重、元气衰竭、胃气已败的征象，故又称"败脉""绝脉""死脉""怪脉"。

轻浮而失去从容、柔和、滑利之象，就叫做"没有胃气的脉象"，这样就会死亡。秋季时，脉搏从容、柔和、滑利，且轻浮中又有弦象，到了春季时就容易生病；如果弦象特别突出，不到春季时就会发病。此时，脏腑的真元之气上藏于肺，肺脏的位置高居上焦，并能运行营卫阴阳之气。

冬季时，脉搏应当从容、柔和、滑利中又有沉象，这是有胃气的正常脉象；如果沉象比较突出，而从容、柔和、滑利不足，是肾脏有病变；如果只见沉，但失去从容、柔和、滑利之象，就叫做"没有胃气的脉象"，这样就会死亡。冬季时，脉搏从容、柔和、滑利，且沉中又有洪象，到了夏季时就容易生病；如果洪象非常突出，不到夏季就会生病。脏腑的真元之气在肾时位置最低，以滋养肾脏所主管的骨髓。

胃的大络脉，贯穿横膈膜，络于肺脏，外出于左乳之下，叫做"虚里"。搏动时，用手微可感觉到，是用来诊断宗气盛衰的。如果搏动的好像喘一样，急促而又断绝的，是膻中有病。如果脉来时无常数，又时而停止，并横格于指下，是因为胃中有积聚；如果脉断绝并没有了迹象，宗气又败竭，就会死亡；如果脉搏鼓动了衣服，就叫做"宗气外泄"。

寸口脉与疾病

黄帝问：寸口脉太过或不及会引起什么疾病？岐伯回答说：寸口脉应指而短的，是头痛的症状；寸口脉应指而长的，是足痛、腿胫痛的症状；寸口脉应指短促而上击的，是肩背痛的症状；寸口脉沉而紧的，是体内有病；寸口脉浮而盛大的，是体表有病；寸口脉沉而软弱，是寒热、疝气、积聚、小腹疼痛等病证；寸口脉沉而横格于指下，是胁下及腹中有积聚；寸口脉沉且搏动如喘的，是寒热病；脉象盛滑而紧的，是体外有病；脉小实而紧的，是体内有病；脉小弱而涩的，是得病时间较长了；脉浮滑而快的，是刚刚得病；脉沉而紧急，是疝气、积聚、小腹疼痛等病；脉滑是风病；脉涩是脾脏有病；脉弛缓而滑，是体内有热；脉盛而紧，是腹胀。

如果脉搏变化与阴阳变化相一致，疾病容易治愈；如果脉搏变化与阴阳变化相反，疾病就难以治愈。如果脉搏变化与四季之气相一致，病就不会太重；如果脉搏变化与四季之气相违逆，相克之脏传变，疾病就很难治愈。

如果上肢内侧腕关节到肘关节的部位多青脉，是失血的征象；如果尺肤肌肉弛缓且脉涩，是肢体疲倦、少气懒言的疾病；如果喜卧，脉盛且大，是火热炽盛的征象，火热逼迫血液，导致出血；如果尺肤部皮肤粗糙滞涩且脉滑，是出汗过多津液流失；如果尺肤寒凉且脉细，是泄泻；如果尺肤粗且脉显热象，是体内有热。

逆四时的脉象

脉象有与四时相逆的，也就是在应当出现某种脉象的季节里，反而见不到应当出现的脉象。如春季、夏季本应出现浮大脉，却反见瘦小脉；而秋季、冬季本应出现沉细脉，却反见浮大脉，就叫做"脉逆四时"。得热病时，脉应躁却反而静；泄泻、脱血时，脉应虚却反而实。如果病在体内，脉应实却反而虚；病在体表，脉应浮滑却反而涩紧的，都是难治之症，叫做"脉反四时"。

人的生命是以饮食为根本的。所以，一个人如果不进食就会死亡，脉象表现为没有胃气，也会死亡。上面所提到的脉象无胃气，是只有真脏脉，而没有从容、柔和、滑利的脉象。如果是肝脉，就失去了弦象，肾脉，就失去了沉象。

太阳脉搏动时，脉象洪大而脉体长；少阳脉搏动时，忽快忽慢，忽短忽长；阳明脉搏动时，脉象浮大而脉体短。

五脏的常脉、病脉和死脉

正常的心脏脉象，就像一颗颗连续不断滚动的圆珠，圆滑往来，如同抚摸琅玕美玉一样，这就说明心脏功能是正常的。夏季是以胃气为根本的，心脏的病脉，脉搏急促相连，就像喘气一样，并有微曲之象，这是心脏有病变。心脏的死脉，脉搏前曲后居，如同手持带钩一样，这是心脏死亡之象。

肺脏的正常脉象，脉搏轻虚而浮，就像榆叶飘落一样，这说明肺脏的功能是正常的。秋季是以胃气为根本的，肺脏的病脉，脉搏不上不下，就像鸡的羽毛一样，中间是空的两边是实的，这说明肺脏有病变。肺脏的死脉，脉搏轻浮，就像风吹细毛一样，这是肺脏死亡之象。

肝脏的正常脉象，就像手握长竿的末梢，软弱而长，这说明肝脏的功能很正常。春季是以胃气为根本的，肝脏的病脉，脉搏充盈滑利，就像高举一根长竹竿的末梢，这是肝脏发生病变。肝脏的死脉，脉搏弦硬劲急，就像张开的弓弦，这是肝脏死亡之象。

正常的脾脏脉象，脉搏从容、和缓、均匀，像鸡脚踏地，这说明脾脏功能很正常。长夏季节是以胃气为根本的，脾脏的病脉，脉搏坚实、充实且急促，就像鸡迅速地提脚，这是脾脏发生病变。脾脏的死脉，脉搏尖锐而硬，就像乌鸦的嘴，像鸟的爪子，像屋漏时水滴落，像水流逝，这是脾脏死亡之象。

肾脏的正常脉象，脉搏圆滑流利又有回曲之象，按时有种坚实之感，这说明肾脏的功能是正常的。冬季是以胃气为根本的，肾脏的病脉，脉搏就像牵引葛藤，脉体坚硬，这是肾脏发生了病变。肾脏的死脉，脉搏如绳索突然脱落或如手指弹石那样坚硬，这是肾脏死亡之象。

四时五脏脉象常异的对照

人体脉象会随着不同季节气候冷暖的变化而变化，所以，每个季节都有其对应的常脉，与之不相应的脉则是病脉或死脉。

夏季：气在心

❶ 常脉：像滚动的圆珠，圆滑往来。

❷ 病脉：脉搏急促相连，就像喘气一样，并有微曲之象。

❸ 死脉：脉搏前曲后居，如同手持带钩。

秋季：气在肺

❶ 常脉：脉搏轻虚而浮，像榆叶飘落。

❷ 病脉：脉搏不上不下，就像鸡的羽毛一样，中间空而两边是实的。

❸ 死脉：脉搏轻浮，就像风吹细毛一样。

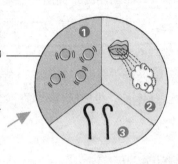

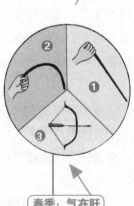

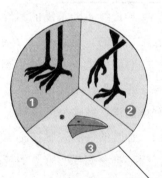

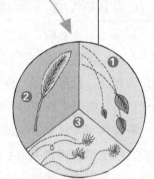

春季：气在肝

❶ 常脉：像手握长竹竿的末梢，软弱而长。

❷ 病脉：脉搏充盈滑利，就像高举一根长竹竿的末梢。

❸ 死脉：脉搏弦硬劲急，就像张开的弓弦。

长夏：气在脾

❶ 常脉：脉搏从容、和缓、均匀，像鸡脚踏地。

❷ 病脉：脉搏坚实、充实且急促，就像鸡迅速地提脚。

❸ 死脉：脉搏尖锐而硬，就像乌鸦的嘴，像鸟的爪子，像屋漏时水滴落，像水流逝。

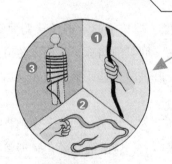

冬季：气在肾

❶ 常脉：脉搏圆滑流利又有回曲之象，按时有种坚实之感。

❷ 病脉：脉搏像牵引葛藤一样，脉体坚硬。

❸ 死脉：脉搏如绳索突然脱落或如手指弹石那样坚硬。

玉机真脏论篇

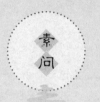

本篇主要论述了春、夏、秋、冬四季脉象的表现。病邪在五脏的传播是有规律的，治疗疾病必须了解这点。如果五脏的真脏脉出现，人就必死无疑。如果脉象与四时相逆，人体出现五实、五虚的情况，就难以治疗。

四季的脉象

黄帝问道：春季的脉象像弦一样，什么样的脉是弦脉呢？岐伯回答说：春季的脉属于肝脉，肝脏与东方木气相应，这是自然界万物发生的本源，所以肝脉来时，脉象濡润、柔弱、虚软而滑、端直而长，就称为"弦脉"。与此相反的就是"病脉"。黄帝问道：怎样算是相反呢？岐伯回答说：如果脉气来时充实、强劲、有力，这是脉气太过，是病在外；如果脉气来时，不充实且软弱无力，这是不及，是病在里。黄帝问道：春季脉象太过或脉象不及，会引起什么疾病？岐伯回答说：春季脉象太过时，人会出现健忘、眼睛看物体模糊、眩晕、出现头部疾病等病证；春季脉象不及时，人会出现胸部疼痛、疼痛直至背下、两胁胀满的症状。

黄帝问：说得真好。夏季的脉象像钩一样，什么是钩脉呢？岐伯回答说：夏季的脉属于心脉，心脏与南方火气相应，这是自然界万物繁盛成长的本源，所以心的脉气出现时很充盛，去时反衰，就称为"钩脉"。与此相反的就是"病脉"。黄帝问道：怎样算是相反呢？岐伯回答说：如果脉气来时充盛，去时也充盛，这是脉气太过，是病在外；如果脉气来时不充盛，去时反而充盛，这是不及，是病在里。黄帝问道：夏季脉象太过与脉象不及，会引起什么疾病？岐伯回答说：夏季脉象太过时，人会出现身体发热、肌肤疼痛或患浸淫疮；夏季脉象不及时，人会出现心烦、上咳嗽吐痰、下放屁。

四时脉象太过与不及的表现

正常的四季脉象应为春弦、夏钩、秋毛、冬石。但是有时候也会出现太过与不及的情况，太过会表现为体表的疾病，不及会表现为体内的疾病。

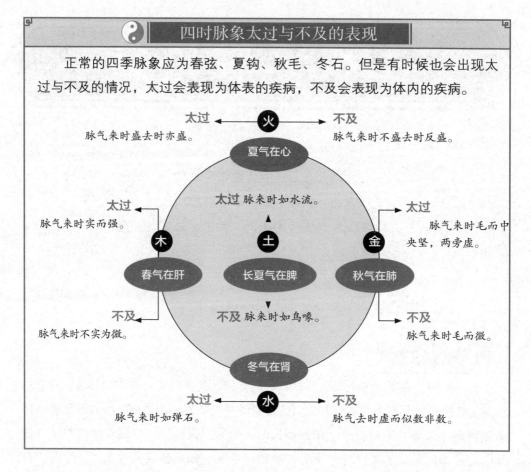

太过 ◀——— 火 ———▶ 不及
脉气来时盛去时亦盛。　　　　　　　　　脉气来时不盛去时反盛。

太过 脉来时如水流。

太过 ◀——— 木　　　土　　　金 ———▶ 太过
脉气来时实而强。　　　　　　　　　　　脉气来时毛而中央坚，两旁虚。

夏气在心

春气在肝　长夏气在脾　秋气在肺

不及 ◀——— 木 ———▶ 不及
脉气来时不实为微。　　不及 脉来时如鸟喙。　　脉气来时毛而微。

冬气在肾

太过 ◀——— 水 ———▶ 不及
脉气来时如弹石。　　　　　　　　　　　脉气去时虚而似数非数。

　　黄帝问：说得很好。秋季的脉象就像水浮物，什么是浮脉呢？岐伯回答说：秋季的脉属于肺脉，肺脏与西方金气相应，因为秋季是自然界万物收获的季节，所以肺的脉气来时轻虚而浮，脉来时急，去时散漫，就称为"浮脉"。与此相反的就是"病脉"。黄帝问道：怎样算是相反呢？岐伯回答说：如果脉气来时轻虚而浮，中部坚实而两旁空虚，这是脉气太过，是病在外；如果脉气来时轻虚而浮且微弱，这是脉气不及，是病在里。黄帝问道：秋季脉象太过与脉象不及，会引起什么病？岐伯回答说：秋季脉象太过时，人会出现气上逆、背痛、郁闷不畅的病证；秋季脉象不及时，人会出现气喘、呼吸少气、咳嗽、咯血、喘息时肺中有声。

　　黄帝问：讲得很好。冬季的脉象就像石头沉落，什么是石脉呢？岐伯回答说：冬季的脉属于肾脉，肾脏与北方水气相应，这是自然界万物收藏的本源，所以肾的脉气来时，沉而搏指，就称为"石脉"。与此相反就是"病脉"。黄帝问道：怎样算是相反呢？岐伯回答说：如果脉气来时像用手弹石，这是脉气太过，是病在外；如果脉气去时虚软，似数非数的，这是脉气不及，是病在里。黄帝问道：冬季脉象

四时脉象太过与不及导致的疾病

四时脉象太过与不及都会导致身体发生疾病：太过，疾病会表现在外；不及，疾病会表现在内。

太过 ◄—— 火 ——► 不及

心脉太过，病在外。　　　　　　　　心脉不及，病在内。

夏气在心

太过　脾脉太过，病在外。

太过　　　　　　　　　　　　　　　　　　　　太过

肝脉太过，病在外。　　　　　　　　　　　　肺脉太过，病在外。

木　　　　　土　　　　　金

春气在肝　　　长夏气在脾　　　秋气在肺

不及　　　　　　　　　　　　　　　　　　　　不及

不及　脾脉不及，病在内。

肝脉不及，病在内。　　　　　　　　　　　　肺脉不及，病在内。

冬气在肾

太过 ◄—— 水 ——► 不及

肾脉太过，病在外。　　　　　　　　肾脉不及，病在内。

太过与脉象不及，会引起什么疾病？岐伯回答说：冬季脉象太过时，人会出现肢体倦怠、少气懒言、脊背疼痛；冬季脉象不及时，人会出现心中空悬、饥饿、季肋空软处清冷、脊中疼痛、小腹胀满、小便改变。黄帝说：讲得好。

病邪在五脏中的传播

五脏中的每一脏器，都是从其所生处接受病气，后又传给其所克的脏器，并将病邪留在生己的脏器，死于克己的脏器。当病到要死的时候，必须要等到邪气传到生其的脏器，病人才会死亡。这就是所说的病邪逆传，从而引起死亡。例如，肝脏从心脏处接受病气，又将病气传于脾脏，停留在肾脏，当邪气传到肺脏时，病人就要死亡了。心脏从脾脏处接受病气，又将邪气传于肺脏，停留在肝脏，当邪气传到肾脏时，病人就要死亡了。脾脏从肺脏处接受病气，又将病气传到肾脏，停留在心脏，当邪气传到肝脏时，病人就要死亡了。肺脏从肾脏处接受病气，又将病气传到肝脏，停留在脾脏，当邪气传到心脏时，病人就要死亡了。肾脏从肝脏处接受病

病邪在五脏中的传播

病邪的发生并不会马上导致人的死亡，而是先按照一定的路径传播，当传到相应的脏器时，这人也就要死了，具体传播路径如下。

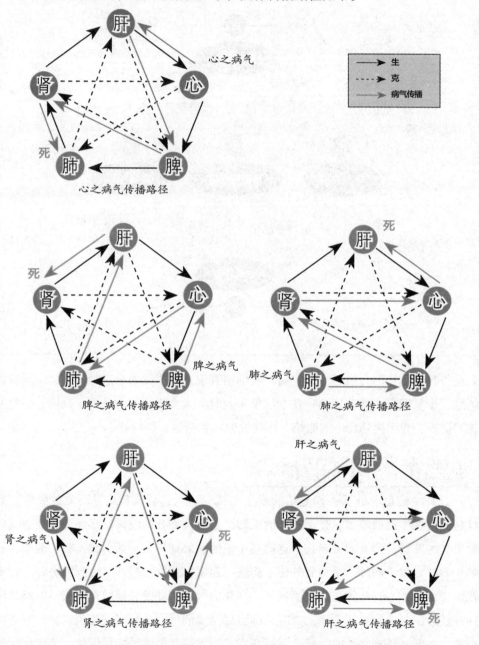

所以，身体有病时必须及时治疗，否则，等病气传遍五脏时，人也就没救了。

气，又将病气传到心脏，停留在肺脏，当邪气传到脾脏时，病人就要死亡了。这都是病邪逆传而死的例子，如将一天一夜划分为五等份，并分别归属于一定的脏腑，就可以推测出病人死亡的大概时间了。

黄帝说：人体内的五脏之气是相互贯通的，五脏病气的转变也有一定规律，五脏病气的转变是按照五脏相克的规律进行转变的。如果不及时治疗，时间长的话或三个月内，或六个月内，短的话或三天内，或六天内，当传遍五脏时，病人就会死亡，这是病在五脏内顺传的次序。所以说，能辨别疾病在表，就能判断疾病是从哪来的；能辨别疾病在里，就能推测出病人死亡的大概时间，也就是说，到了不胜的日子时就要死了。

风是造成很多疾病最首要的邪气。风寒侵袭人体时，会使人的汗毛竖直，皮肤毛孔闭塞，阳气被阻塞而引起发热，这时可用发汗之法治疗。如出现痹证，肌肤麻木不仁，形体浮肿疼痛，这时可用热水熨、艾灸、针刺等法治疗。如果不及时治疗，病邪向里传到肺脏，就叫"肺痹"，会出现咳嗽、上气等症状，如果不及时治疗，病邪从肺脏传到肝脏，引起肝病，就叫"肝痹"或"厥证"，会出现胁痛及呕吐等症状，这时可用按摩或针刺之法治疗，如果还不及时治疗，病邪从肝脏传到脾脏，就叫"脾风"，出现黄疸、腹中发热、心烦、小便黄等症状，这时可用按摩、药物、汤浴等法治疗，如果还不及时治疗，病邪从脾脏传到肾脏，就叫"疝瘕"，会出现小腹烦热疼痛，小便白浊，这个病又叫"蛊病"，这时可用按摩或药物治疗，如果照样不及时治疗，病邪从肾脏传到心脏，出现筋脉牵引拘急，就叫"瘛疭"，这时可用艾灸或药物治疗，如果继续不及时治疗，病满十天，病人就会死亡。肾脏将病邪传给心脏，心脏又将邪气传给肺脏，便会出现恶寒、发热的病证，这样三年就会死亡，这就是疾病按五脏相生规律转变的次序。

疾病的乘传

对一些突发性的疾病，就不必依照这种转变规律来治疗。有些疾病的转变也不是完全依照这种次序转变的，如由忧、恐、悲、喜、怒五种情志因素引起的疾病。由于过喜伤心，心气虚，导致肾气乘心；大怒伤肝，导致肺气乘肝；过悲伤脾，导致肝气乘脾；大恐伤肾，导致脾气乘肾；过忧伤肺，导致心气乘肺，这都是疾病不按这种规律转变的例子。因此，每个脏器各有五种疾病，因而疾病的转变会有五五二十五种变化。这就是所谓"传"，即"乘"的意思。

疾病的乘传

　　五脏中的任何一脏感受了邪气都可能会传给其他脏，根据传播的距离长短可以表现出五种疾病。除此之外，忧、恐、悲、喜、怒五种情志因素也会引起五脏气虚，其中一个脏器因为情志影响而气虚，相克的脏气会乘其虚。所以疾病的转变一共有五五二十五种变化。

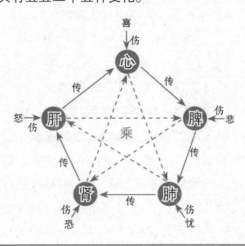

五脏的真脏脉

　　大骨头枯槁，大肌肉萎缩，胸中满是胀气，呼吸不顺畅，身体颤动，这样的话，大概六个月就要死亡了。要是真脏脉出现了，就能判断出死亡的日期。大骨头枯槁，大肌肉萎缩，胸中满是胀气，呼吸不顺畅，心中疼痛，疼痛牵引肩背和后颈，大概一个月就要死亡了。要是真脏脉出现了，就能判断出死亡的日期。大骨头枯槁，大肌肉萎缩，胸中满是胀气，呼吸不顺畅，心中疼痛，疼痛牵引肩背和后颈，肌肉瘦削，身体发热，肘、膝后的肌肉溃破，要是真脏脉出现了，十个月内就会死亡。大骨头枯槁，大肌肉萎缩，两肩下垂，肌肉消瘦，动作迟缓，真脏脉出现，一年内就会死亡，要是真脏脉出现了，就能判断出死亡的日期。大骨头枯槁，大肌肉萎缩，胸中满是胀气，腹中疼痛，心中不安宁，周身发热，肘、膝后肌肉溃破，全身肌肉瘦削，眼眶凹陷，要是真脏脉出现，眼睛看不见人，立刻就会死亡；即使能看见人，到了病脏所不能胜的时日，也会死亡。

　　正气暴虚，又突然感受外邪，五脏气机阻闭，脉道不通，正气不能往来流行，犹如无意中掉到深渊，这种突发性疾病，不易预测死亡的日期。如果脉搏断绝不来或脉搏呼吸间搏动五六次的，形体肌肉虽然不瘦脱，真脏脉也没出现，但还是会死亡的。

　　肝脏的真脏脉象，浮取和沉取都劲急有力，就像摸刀口一样硬而锐利可怕或像按绷得很紧的琴瑟弦，病人面色青白无光泽，须发焦枯断折，就是要死亡了。心脏的真脏脉象，坚硬而搏指有力，就像按薏苡子一样圆滑，病人面色红中带暗黑且无光泽，须发枯焦断折，就是要死亡了。肺脏的真脏脉象，脉大而虚软无力，就像用羽毛轻轻地触摸人的皮肤，病人面色白中带红且无光泽，须发焦枯断折，就是要死亡了。肾脏的真脏脉象，搏击而欲断绝，像是用手弹石块一样坚硬不柔和，病人面色黑中带黄且无光泽，须发焦枯断折，就是要死亡了。脾脏的真脏脉象，软弱而忽快忽慢，病人面色黄中带青且无光泽，须发焦枯断折，就是要死亡了。一旦真脏脉出现，病人都会死亡了，不容易治好的。

真脏脉主死的原因

　　黄帝问道：出现真脏脉就要死亡，这是什么原因？岐伯回答说：人的五脏要从胃脏里获得水谷精气的滋养，因此胃脏是五脏精气衰、旺的根本。五脏的脏气自身不能到达手太阴肺经的脉口，要到达就必须依靠胃气，所以五脏之气分别于其所主的时令，在胃气的作用下，到达手太阴肺经，并呈现出相应的脉象。因此邪气胜的，脏的精气就衰弱，在疾病严重时，胃气就不能与脏气一并到达手太阴肺经，于是真脏脉气单独地表现出来，真脏脉独现，是病气胜过了脏气，人就会死亡。黄帝说：很好。

脉象逆四时

　　黄帝说：凡是诊治疾病，必须要观察病人的形体、神气、色的枯荣、脉搏的盛衰、病的新久，要及时地治疗，不要延误时机。形体与神气表现一致时，就可治疗；颜色显润泽，就容易治好；脉搏变化与四时阴阳变化相一致，这样也能治疗；脉象从容、柔和、滑利，是脉有胃气，就容易治疗。所有这些都应及时治疗。形体与神气表现不一致时，就难治；颜色枯槁不润泽，就难治好；脉象坚硬劲急，表明病情加重；脉搏的变化与四时阴阳变化不一致时，就不可治疗。诊察疾病时必须观察以上四种难治的情况，明确地告诉病人。脉搏变化与四时阴阳变化不相一致的情况是指春季诊得肺脉，夏季诊得肾脉，秋季诊得心脉，冬季诊得脾脉。且脉象均表现为浮悬而欲断绝或沉而涩，这是脉搏变化与四时阴阳变化不一致。脉搏形态没隐藏，如在春、夏季节脉象沉涩，秋、冬季节脉象浮大，这也是脉搏变化与四时阴阳变化不一致。得热性病脉象反安静，得泄泻脉象反大，大失血的病人脉象反坚实，病在里脉象反坚实，病在外脉象反而不坚实，这些脉象与征候相反的情况是难以治疗的。

胃是五脏精气衰、旺的根本

人体要靠五脏之气营养全身，但五脏之气必须依靠胃气才能运营。否则，如果胃气不能与脏气一并运行，呈现出真脏脉，人就会死亡。

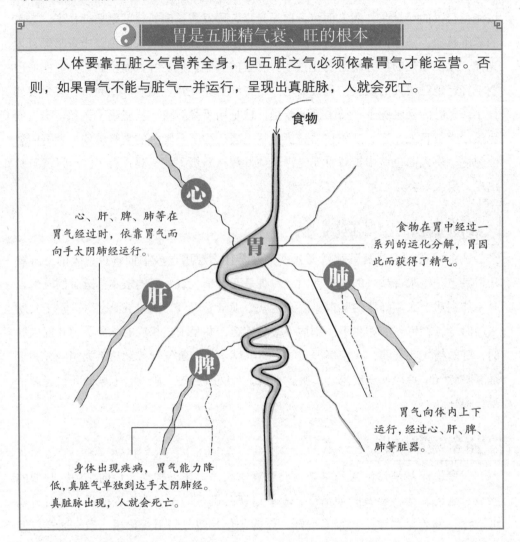

食物

心、肝、脾、肺等在胃气经过时，依靠胃气而向手太阴肺经运行。

心

肝

脾

胃

肺

食物在胃中经过一系列的运化分解，胃因此而获得了精气。

胃气向体内上下运行，经过心、肝、脾、肺等脏器。

身体出现疾病，胃气能力降低，真脏气单独到达手太阴肺经。真脏脉出现，人就会死亡。

五实与五虚

黄帝问道：我听说根据虚实可判别是死是生，想听听这方面的情况。**岐伯回答说**：有五种实情可致死，有五种虚情也可致死。**黄帝说**：想听听这五实五虚。**岐伯说**：脉象盛大，皮肤发热，腹部胀大，大小便不通，目眩烦闷，就是五实证；脉搏细弱，皮肤寒冷，少气不够喘息，大小便泄利，不能进饮食，就是五虚证。**黄帝说道**：五实证、五虚证有时有治愈的，这其中的道理是什么呢？**岐伯回答说**：如病人喝了稀粥，大小便泄泻停止了，表明胃气渐渐恢复，这就是五虚证也有痊愈的可能；如病人身上汗出，大便通利泻，表明病邪外出，所以五实证也有痊愈的可能。这是五实证和五虚证的表现。

五实与五虚

五实，指的是五脏邪气实。五虚，指的是五脏正气虚。这两种情况都可导致人的死亡，但也有可以治愈的。详见下图。

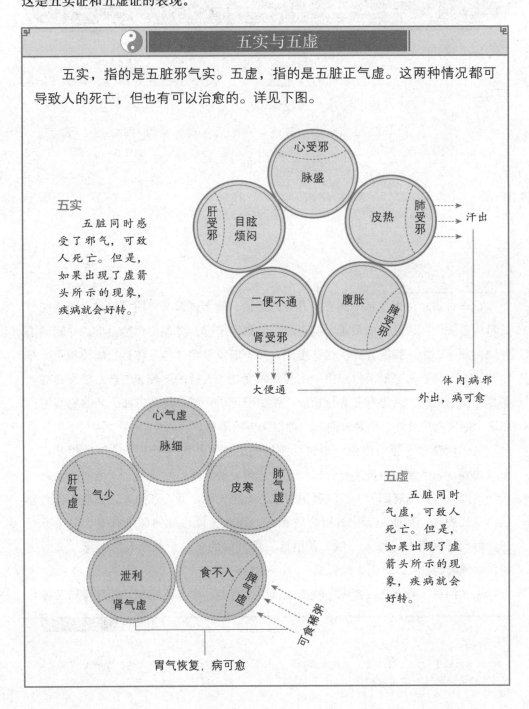

五实

五脏同时感受了邪气，可致人死亡。但是，如果出现了虚箭头所示的现象，疾病就会好转。

心受邪 脉盛

肝受邪 目眩烦闷

皮热 肺受邪 → 汗出

二便不通 肾受邪

腹胀 脾受邪

大便通 —— 体内病邪外出，病可愈

五虚

五脏同时气虚，可致人死亡。但是，如果出现了虚箭头所示的现象，疾病就会好转。

心气虚 脉细

肝气虚 气少

皮寒 肺气虚

泄利 肾气虚

食不入 脾气虚

可食稀粥

胃气恢复，病可愈

三部九候论篇

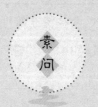

素问

本篇再次从天、地、人相互联系的角度讲述对疾病的诊断，向我们介绍了一种诊断疾病的方法——三部九候诊断法。讲述了用这种诊脉法诊断疾病时的一般原则。并阐述了脉象的冬阴夏阳及其在临床上的应用。

三部九候

黄帝说道：从先生那听到有关九针的理论，确实既多又广博，很难详细说明，我希望听您讲一讲这其中最重要的道理，以嘱咐子孙，要他们传给后世，并铭刻于骨髓，藏于心中，我发誓接受这些理论，并不随意外泄。与天体运行规律相合，有始有终，上与日月星辰节气相应，下与四时变迁、五行的运转相结合，盛衰交替，冬夏阴阳的变化，人怎样与变化相应，希望听您讲一讲具体的方法。岐伯回答说：您这个问题问得真妙！这是天地间一种很深奥的道理。

黄帝问道：希望听您说一说这种深奥的道理，从而使其与人的形体相结合，血气通畅，以此来定人的生死，怎样才能达到目的？岐伯回答说：天地间的大数，从一始到九终。一属阳为天，二属阴为地，人居天地之间，三为人。天地人合而为三，三三为九，从而与天之九野之数相应。因此人体诊脉的部位有上、中、下三部，每一部又各有天地人三候，凭借这三部九候的脉象，判断人的生死，诊断疾病，调理虚实盛衰，进而去除病邪。

黄帝问道：什么是三部呢？岐伯回答说：有上、中、下三部，并且每部又各有

名词解释

九野

天的中央和天的八方。《吕氏春秋·有始》："天有九野，地有九州。"可见，天之九野与地之九州是对应的。

三候。所谓三候，是天、地、人，这些必须有老师的指导才能搞清楚。上部的天，指额两旁动脉搏动处；上部的地，指鼻孔下两旁动脉搏动处；上部的人，指两耳前凹陷中动脉搏动处。中部的天，指手太阴肺经经渠穴动脉搏动处；中部的地，指手阳明大肠经合谷穴动脉搏动处；中部的人，指手少阴心经神门穴动脉搏动处。下部的天，指足厥阴经足五里穴动脉搏动处，女子取太冲穴；下部的地，指足少阴经太溪穴动脉搏动处；下部的人，指足太阴经箕门穴动脉搏动处，足背上的冲阳穴候胃气。所以，下部的天是诊断肝脏经气的盛衰，下部的地是诊断肾脏经气的盛衰，下部的人是诊断脾胃经气的盛衰。

黄帝问道：中部之候又是怎样的？岐伯回答说：中部也是有天、地、人。中部天是诊断肺脏经气盛衰，中部地是诊断胸中气血旺衰，中部人是诊断心脏经气盛衰。

黄帝问道：上部拿什么来诊断？岐伯回答说：上部同样也是有天、地、人。上部天是诊断头部位气血的盛衰，上部地是诊断口齿部位气血的盛衰，上部人是诊断耳目部位气血的盛衰。三部中每一部分别都有天、地、人，因而三部中分别有三个天候、地候、人候，共有九候。九候与九野相应，九野与人身九脏相合。所以人体中有藏神的脏五个，有形脏四个，一共是九个。五神脏的精气败竭，于是病人的面色必然晦暗枯槁，颜色晦暗枯槁就一定会死亡。

三部九候的诊断方法

黄帝问道：怎么诊断呢？岐伯回答说：必须先观察病人的胖瘦，然后调理病人气的虚实，气实则泻其有余，气虚则补其不足，但必先除去血脉中的瘀滞，然后再调理，无论是什么病，目的是使脏腑达到协调。

黄帝问道：怎样判断疾病治愈后的好坏？岐伯回答说：体形充实，但脉细，气少，满足不了呼吸的病证就较危险。体形消瘦，脉反而大，胸中的气很多，这样的病证多数会死亡。形体与神气协调一致，这样愈后就较好。脉搏参差不齐地跳动，大多数是有病。三部九候的脉象不相协调，大多数是死证。三部九候中上下左右脉相应，鼓指明显，像舂捣谷物，说明病情较重，上下左右脉不相协调，快却数不清，大多数是死证。中部的脉象虽单独调和，但是上部、下部多脏之脉已经失调，大多数会死亡。中部脉象衰减，并与上部下部脉不相协调，大多数是死证。两眼内陷，也会死亡。

黄帝问道：如何判断有疾病呢？岐伯回答说：诊察九候的异常，就能知道。如果九候中有一脉独小的，九候中有一脉独大的，九候中有一脉独快的，九候中有

三部九候诊脉法

　　三部九候是中国古代最早的一种全身遍诊法，它把人体分为天、地、人三部，每部又各分为天、地、人三候，合为九候，并以此来诊察全身疾病。

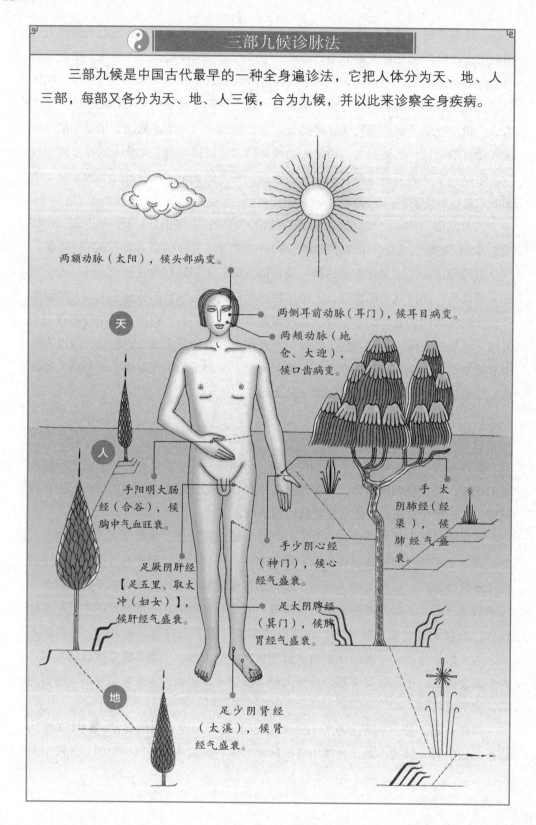

两额动脉（太阳），候头部病变。

天

两侧耳前动脉（耳门），候耳目病变。

两颊动脉（地仓、大迎），候口齿病变。

人

手阳明大肠经（合谷），候胸中气血旺衰。

足厥阴肝经【足五里、取太冲（妇女）】，候肝经气盛衰。

手少阴心经（神门），候心经气盛衰。

足太阴脾经（箕门），候脾胃经气盛衰。

手太阴肺经（经渠），候肺经气盛衰。

地

足少阴肾经（太溪），候肾经气盛衰。

一脉独慢的，九候中有一脉独滑的，九候中有一脉独涩的，九候中有一脉独沉陷的，这些均是有病。医生用左手指轻轻按在内踝上五寸处，再用右手指轻轻弹病人内踝，如果震动超过五寸以上且震动软滑均匀，就没有病；如果震动混乱不清，就是有病；如果震动缓慢而小，也是有病；如果震动不到五寸，或弹后根本没反应，就是死证。如果全身肌肉消瘦，行动不便，也是死证。中部的脉忽慢忽快，也会死亡。上部的脉大而钩的，是络脉有病。三部九候的脉象，应相互协调、上下一致、不失和。如其中一候不相应，就是出现了病变；如果有两候不相应，就是病重；如果三候不相应，就是病危了。不相应是指上、中、下三部脉象不一致，在脏、腑审察疾病，是判断生死的。必须先了解四时五脏的正常脉象，才能分辨出病脉。真脏脉出现了，而且病证很重，就会死亡。足太阳经脉经气败竭，病人下肢屈伸不利，就接近死亡了，这时两眼向上翻，眼珠不能转动。

脉象的冬阴夏阳

黄帝问道：冬阴夏阳从脉象上怎样区分？岐伯回答说：三部九候的脉象都表现为沉细弦绝，属阴，与冬季相应，因此病人大多在夜半死亡；如果三部九候的脉象，躁动如喘且疾数，属阳，与夏季相应，因而病人大多在日中死亡。因此，如果病人表现为既恶寒又发热，大多在早晨死亡。体内有热或得了热性病，大多在中午死亡。风病大多在晚上死亡。水病大多在半夜死亡。如果脉搏忽疏忽密或忽快忽慢，大多在辰、戌、丑、未四个时辰内死亡。形肉已经瘦脱，虽三部九候的脉象是调和的，也仍然会死亡。虽然七诊脉象出现，但九候脉象与四时阴阳变化一致，一般不会死。提到的不死疾病是指风病和妇女的月经病，虽然脉搏与七诊之脉类似，但实质上并不是，所以也不会死亡。如果有七诊病的脉象，九候脉象也败坏了，这是死亡的征兆，且病人必然会呃逆。

在诊断时，一定要详细地审问疾病刚起时的情况，现在又有哪些症状，然后切按三部九候脉搏，观察经络是浮是沉，或从上部逐渐切循到下部，或从下部逐渐切循到上部。如果脉搏流利就是没病，脉搏迟缓就是有病，脉断绝而不往来的，就是死证，久病时皮肤是干枯的，也是死证。

黄帝问道：对于那些可治的疾病，又该怎样治疗？岐伯回答说：病在经脉的，就治经脉；病在孙脉的，就针刺孙脉至出血；血的病变，且出现身体疼痛的症状，就治经络；病邪停留在大的络脉，就采用病在右刺左，病在左刺右的缪刺法治疗；邪气在体内久留后，形体消瘦，病证没有变化，应该于四肢之间，骨节交会之处针刺；上实下虚的病证，当切循其脉，诊察出经脉郁结的地方，用针刺直至出血，使

《黄帝内经》天地门户图

　　这是《易经》中的一幅图，用在这里是想说明阴阳之间的关系：夜为阴昼为阳，冬为阴夏为阳。脉象的变化与昼夜冬夏时间的变化相对应，所以有阴脉的人常在夜半死亡，有阳脉的人常在日中死亡。《黄帝内经》中的"冬阴夏阳"即是此意，中医大夫常由此根据病人的脉象来推断病人的死亡时间。

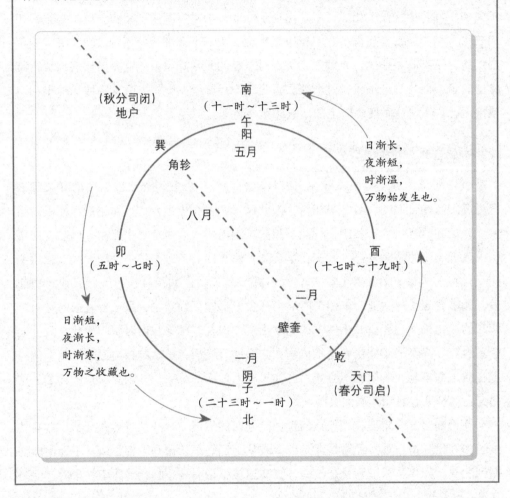

气血通畅。两眼往上看的，是太阳经脉的经气不足所致，两眼上看且眼珠不能转动的，是太阳经脉的经气败竭所致。这都是判断病人生死的重要方法，应当留心观察。刺手指及手外踝上五指，留针。

经脉别论篇

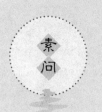

素问

本篇论述了居住环境、情绪变化、饮食等因素在疾病形成过程中的影响，讲述了食物在体内的运化规律。这种规律与自然界和五脏的运行规律一致，是经脉的正常现象。三阴三阳经脉如果气逆，就会产生一些病证，必须采取相应的治疗方法。

各种因素对疾病形成的影响

黄帝问道：人因居住环境、劳累程度、勇敢或怯弱等因素的不同，其经脉中的血气也会随着发生变化吗？岐伯回答说：多数情况下，人在惊恐、恼怒、劳累或安逸过度等情况下，其经脉中的血气是会发生变化的。因此夜晚行走时，喘息发自肾脏，淫气侵及肺脏而引起肺病。坠堕恐惧时，喘息发自肝脏，淫气会伤及脾脏。大惊猝恐时，喘息发自肺脏，淫气会伤害心脏。涉水跌倒时，喘息发自肾脏与骨髓。这些情况下，神气壮盛的人，一般气血通顺，病邪就能除去并不会产生疾病；神气怯弱的人，病邪就会停留在人体而产生疾病。所以说，原则上诊察疾病，应观察病人的勇怯、骨骼、肌肉以及皮肤的有关情况，以掌握病情。这些都是诊断疾病的方法。

饮食过饱时，汗液自胃中发出；大惊会伤损心精，使汗液从心脏发出；负着重物，长途跋涉时，汗液会从肾脏发出；快速行走又感恐惧时，汗液会从肝脏发出；过度劳累时，身体不断摇动，汗液会从脾脏发出。因此，虽春夏秋冬四时阴阳变化适度，但由于身体劳损过度会形成疾病，这是常理。

食物在体内的运化

饮食进入胃中，经过消化，将一部分营养物质散布到肝脏，然后再经过肝的疏泄将精气扩散到筋。食物进入胃中，经过消化，部分营养物质转输到心脏，后又由

五脏与五体

中医将皮毛、血脉、肌肉、筋、骨称为五体，并认为五脏与五体有着一一对应的关系，五体的表现能反映五脏的病变。

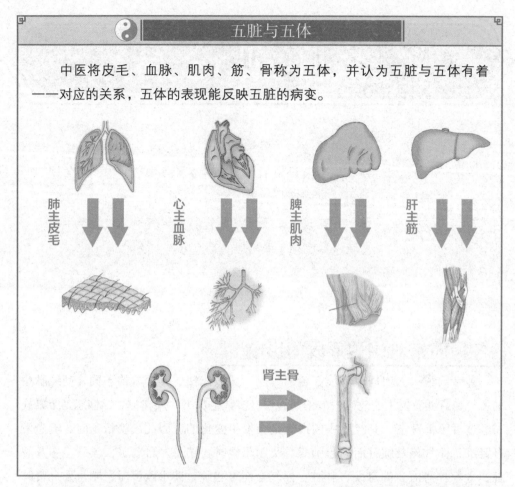

心将精气输入脉中。精气沿着经脉运行，归于肺脏中，这时百脉汇聚于肺脏，脉与皮毛相应，精气就输送到皮毛。皮毛与经脉、精气相合，精气流于经脉中，经脉中精气旺盛，精神的活动正常，精气均匀地散布到心、肝、脾、肺四脏，于是精气在全身分布平衡，寸口就具备了诊断疾病的条件，凭借其判断是生是死。

食物进入胃中，经消化后，分离其中的精气，再输送到脾脏，脾脏布散精气向上到达肺脏，肺脏调通水液运行的道路，向下输送至膀胱。这样水精四散布于全身，与五脏经脉并行，且运行规律与四季及五脏的阴阳变化相应。推测其中变化规律，应属于正常生理现象。

六经气逆产生的疾病与治疗方法

太阳经脉偏盛，于是出现厥逆、气喘、气上逆的症状，这是肾脏不足、膀胱腑有余所引起的，应用泻法治疗表里两经，取两经下部的腧穴。阳明经脉偏盛时，由阳经的气合并于阳明所致，治疗时应泻阳明经，补太阴经，取两经下部的腧穴。少阳经脉偏盛时，会出现厥气上逆，外踝前的足少阳脉胀大，治疗时应取少阳经下部的腧穴。少阳经脉单独偏盛时，说明少阳经太过。太阴经脉偏盛时，应留心审察确切，五脏脉气都少时，是胃气不和。太阴经的病变，治疗时应补阳明经，泻太阴经，取两经下部的穴位。少阳经脉偏盛时，是少阳经气厥逆，肾气不足而致心脏、肝脏、脾脏、肺脏之气争张于外，且阳气并于上，治疗时，用经络腧穴泻太阳经、补少阴经。厥阴经脉偏盛时，是厥阴经所主持，出现真气虚、心中酸痛、厥气停留和正气相搏击、常常出汗。应采用饮食调养和药物治疗，在针刺的时候，取厥阴经下部的腧穴。

　　黄帝问道：太阳经的脉象是什么样的？岐伯回答说：好像三阳经的气血浮而盛大。黄帝问道：少阳经的脉象是什么样的？岐伯回答说：像一阳的初生之气，圆滑但不盛实。黄帝问道：阳明经的脉象是什么样的？岐伯回答说：像心脉一样大且浮。太阴经的脉象搏动沉伏鼓指；少阴经脉搏动，为肾脉沉且不浮的脉象。

孙思邈仰人明堂图

　　唐代以前传统的明堂图主要指全身腧穴总图，一般为正人、伏人、侧人明堂图，故这一时期的明堂图也称做"偃侧图"。

　　和以前明堂图不同的是，孙思邈所绘图系彩绘，而且所用色彩与相应经脉的五行属性相对应。绘图的尺寸采用正常人大小的一半高度按比例绘制。从图中可以很清楚地看出三阴三阳经脉的走行以及沿途的穴位。

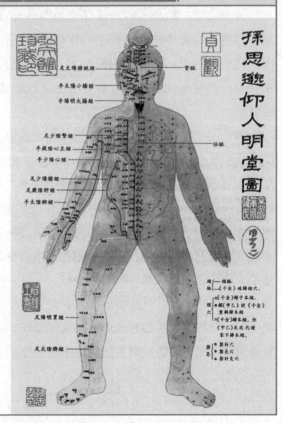

脏气法时论篇

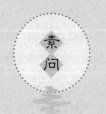

本篇主要论述了如何利用五脏与四时、五行的对应关系，来指导养生和对疾病的治疗。我们可以根据这种对应关系推测病人病情的变化，并根据五脏病变在时间上的变化选择用药，根据五脏、五色、五味之间的对应及自己的具体情况调节饮食并制定用药原则。

五脏和四时、五行的关系

黄帝说道：结合人的形体并按照四时五行的变化来治疗疾病，怎样做才是顺从了自然界的规律？什么是逆？什么是得？什么是失？希望听您讲讲这方面的情况。岐伯回答说：五行是指金、木、水、火、土。病人的生死和治疗是否成功是根据五行的旺衰推测的，以确定五脏之气的盛衰、疾病减轻或加重的时间、死生的日期。

黄帝说：希望您全面地讲讲。岐伯回答说：肝脏属木，旺于春季，在经是足厥阴肝经和足少阳胆经，旺日是甲日、乙日，肝最怕拘急，当肝筋拘急时，要立刻服用甘味的药缓和拘急。心脏属火，旺于夏季，在经是手少阴心经和手太阳小肠经，旺日是丙日、丁日，心气最怕弛缓，当心气涣散时，要立刻服用酸味药收敛涣散。脾脏属土，旺于长夏季节，在经是足太阴经和足阳明经，旺日是戊日、己日，脾最怕湿气，当脾为湿困时，要立刻服用苦味药祛除湿气。肺脏属金，旺于秋季，在经是手太阴经和手阳明经，旺日是庚日、辛日，肺最怕气机上逆，当气机上逆时，要立刻服用苦味药泄其气。肾脏属水，旺于冬季，在经是足少阴经和足太阳经，旺日是壬日、癸日，肾脏最怕干燥，当肾干燥时，要立刻服用辛味药濡润，因为辛味能宣通肌肤腠理，畅达气血并能促使津液运行。

王叔和六甲旺脉图

王叔和，魏晋年间著名医学家，精研医学，对脉诊尤为重视。其所著的《脉经》十卷，是现存最早的脉学专书。该图就是他创作的六甲旺脉图，从这幅图可以看出，人体每个月都有一旺脉，所以，脉象的表现在每个时段也不一样，我们可以以此作为诊断和治疗疾病的依据。

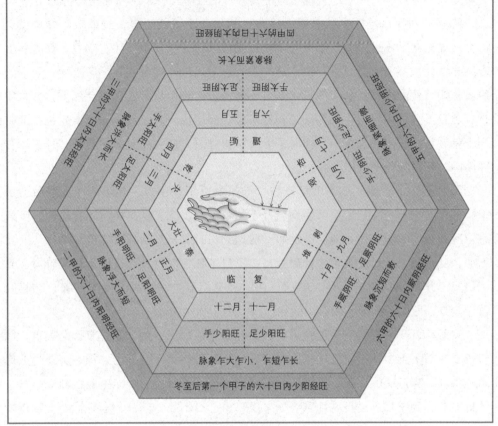

五脏病变在时间上的变化

　　肝脏的病变，一般到夏季就能痊愈，如果夏季不能痊愈，到了秋季就会加重，如果秋季不死，冬季疾病会处于相持阶段，到了第二年春季才有起色。肝病要防止再感受风邪。肝脏疾病遇到丙日、丁日就可痊愈，如果丙日、丁日没有痊愈，到了庚日、辛日时就会加重，如果庚日、辛日没有死亡，壬日、癸日时处于相持阶段，到了下一甲日、乙日时病情才会有起色。肝脏病变一般在早晨时轻爽，日西时加重，夜半时平静。肝气喜散，应立即服用辛味药物促其散，用辛味药补，用酸味药泻。

心脏的病变，一般到长夏季节就能痊愈，如果长夏季节不能痊愈，到冬季就会加重，如果冬季不死，第二年春季时疾病会处于相持阶段，到了夏季才有起色。心病禁温热饮食和穿过厚衣服。心脏疾病一般遇到戊日、己日时就能痊愈，如果戊日、己日不愈，到壬日、癸日就会加重，倘若壬日、癸日不死，甲日、乙日就处于相持阶段，到了丙日、丁日疾病就会有起色。心病一般在中午轻爽，夜半加重，早晨平静。心适宜软，应立即服咸味药使其软，用咸味药补，用甜味药泻。

脾脏的病变，一般到秋季就能痊愈，如果秋季不能痊愈，到第二年春季就会加重，如果春季不死，到夏季便处于相持阶段，到了长夏季节才有起色。脾脏病要忌温热饮食，不能吃得过饱，也不能生活在水湿之地、穿湿衣服。脾脏病一般遇到庚日、辛日就能痊愈，如果庚日、辛日不能痊愈，到甲日、乙日就会加重，如果甲日、乙日不死，丙日、丁日会处于相持阶段，到了戊日、己日疾病就有起色。脾脏病下午轻爽，日出时加重，日西时平静。脾喜弛缓，应立即服甜味药使其缓，用苦味药泻，用甜味药补。

肺脏病变，一般到冬季就可痊愈，如果冬季不能痊愈，到第二年夏季就会加重，如果夏季不死，长夏季节疾病会处于相持阶段，到了秋季疾病才有起色。肺病忌寒冷饮食、衣服穿得过薄。肺脏病一般遇到壬日、癸日疾病可痊愈，壬日、癸日不愈，到丙日、丁日就加重，如果丙日、丁日不死，戊日、己日处于相持阶段，到了庚日、辛日疾病就有起色。肺病日西时轻爽，日中时加重，夜半平静。肺喜收敛，要立即服酸味药使其收。用酸味药补，用辛味药泻。

肾脏病变，一般到春季能痊愈，如果春季不能痊愈，到长夏季节就会加重，倘若长夏季节不死，秋季就处于相持阶段，到了冬季疾病才有起色。肾脏病忌吃煎炸的热食物、穿过暖的衣服。肾脏病一般遇到甲日、乙日疾病就能痊愈，如果甲日、乙日不愈，到戊日、己日就加重，如果戊日、己日不死，庚日、辛日就处于相持阶段，到壬日、癸日疾病有起色。肾脏病半夜轻，一日中辰、戌、丑、未四个时辰病情加重，日西时平静。肾喜坚实，应立刻服苦味药使其坚实，用苦味药补，用咸味药泻。

邪气侵袭人体时，总是按照五行相克的规律伤害人体。每脏的疾病，当遇到所生的那一脏所主时日时，病就痊愈，遇到所不胜的那一脏所主时日时，病就加重；遇到生己的那一脏所主时日时，病处于相持阶段，遇到本脏所主时日时，病就有起色。必须先熟悉五脏正常的脉象，才可能根据异常脉象，判断疾病加重、减轻、生或死的日期。

五味与五脏疾病的治疗

中医认为，五脏与五味有一一对应的关系，当某一脏发生病变时，应根据五脏所喜之味采取或补或泻的方法。

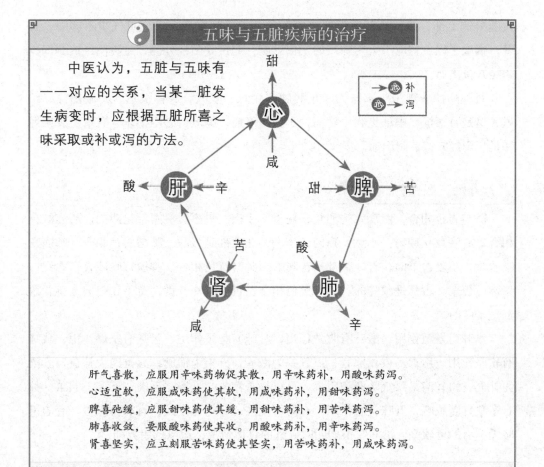

肝气喜散，应服用辛味药物促其散，用辛味药补，用酸味药泻。
心适宜软，应服咸味药使其软，用咸味药补，用甜味药泻。
脾喜弛缓，应服甜味药使其缓，用甜味药补，用苦味药泻。
肺喜收敛，要服酸味药使其收。用酸味药补，用辛味药泻。
肾喜坚实，应立刻服苦味药使其坚实，用苦味药补，用咸味药泻。

五脏病变的症状与治疗

　　肝脏病的表现为两胁下疼痛、甚至疼痛牵引小腹部、病人常常易发脾气，这是肝实证。肝虚则两眼视物不清、两耳听觉失聪、非常害怕、总是疑心有人要抓他，宜取足厥阴肝经或足少阳胆经的穴位进行治疗。如气机上逆，出现头痛、耳聋听不清声音、两颊部肿大，宜针刺厥阴经和少阳经的穴位出血。

　　心脏病的表现为胸中疼痛，两胁下支撑胀满、疼痛，胸背部、肩胛间、两臂内侧疼痛，这是心实证。虚证见胸腹胀大，胁下与腰部牵引疼痛。宜取手少阴心经及手太阳小肠经穴位针刺，并针刺舌下出血；如疾病发生变化，取委中穴针刺出血。

　　脾脏病的表现为身体沉重、常感饥饿、肌肉萎缩、两足弛缓不收、走路时脚抽筋、脚底疼痛、这是脾实证。虚证见腹部胀满，肠鸣，不容易消化，泄泻，夹有未消化食物。宜取足太阴脾经及足阳明胃经穴位针刺，刺足少阴肾经的穴位出血。

　　肺脏病的表现为喘息，咳嗽，气上逆，肩背疼痛，出汗，尾椎部、大腿内侧、大腿外侧上部、膝、小腿前后、脚等处痛，这是肺实证。虚证见气少不够喘，耳聋，咽喉干燥。宜取手太阴肺经的穴位针刺，刺足太阳经外侧、足厥阴经内侧即少阴经穴位出血。

肾脏病的表现为腹部胀大、足胫肿、喘息、咳嗽、身体沉重、睡眠出汗、怕风、这是肾实证。虚证见胸中疼痛，小腹部疼痛，脚冷，心中不乐。宜取足少阴经和足太阳经穴位针刺出血。

五脏、五色、五味

肝与青色相合，肝病宜吃甜食，粳米、牛肉、大枣、葵菜都是甜的。心与红色相合，心病宜吃酸物，小豆、狗肉、李子、韭菜都是酸的。肺与白色相合，肺病宜吃苦食，小麦、羊肉、杏、薤都是苦味的。脾与黄色相合，脾病宜吃咸食，大豆、猪肉、板栗、藿都是咸味的。肾与黑色相合，肾病宜吃辛食，黄黍、鸡肉、桃、葱都是辛味的。

辛味有发散作用，酸味有收敛作用，甘味有弛缓作用，苦味有坚燥作用，咸味有软坚作用。用毒药攻伐邪气，以五谷为滋养，五果为辅助，五畜肉为补益，五菜为补充。用谷肉果菜气味调和服食，可以补益精气。五谷、五肉、五果、五菜，都有辛酸甘苦咸味，五味各有作用，有的可发散，有的可收敛，有的可松缓，有的可坚燥，有的可软坚，治病时根据四时五脏的具体情况，适当选用五味。

五脏与五味、经脉的对应关系

五脏	肝	心	脾	肺	肾
对应季节	春	夏	长夏	秋	冬
对应经脉	足厥阴、足少阳经	手少阴、手太阳经	足太阳、足阳明经	手太阴、手阳明经	足少阴、足太阳经
对应五味	酸	苦	甘	辛	咸
适宜食物	粳米、牛肉、大枣	赤小豆、狗肉、李子	大豆、猪肉、栗子	小米、鸡肉、桃子	鸡肉、桃、黄黍

宣明五气篇

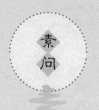

本篇是对五行的归纳小结，讲述了五行之气对人的影响。包括五味所入、五气所病、五精所并、五脏所恶、五脏化液、五味所禁、五劳所伤，以及五脏脉象等。

五气对人的影响

五味入胃后，先入所喜脏腑，酸味入肝脏，辛味入肺脏，苦味入心脏，咸味入肾脏，甜味入脾脏。这就是五味所入。

五脏气的病证，心气失常会出现嗳气，肺气失常会出现咳嗽，肝气失常会出现多言，脾气失常会出现吞酸，肾气失常会出现哈欠、喷嚏，胃气失常时气机上逆，出现呕吐或恐惧，大肠、小肠功能失常泄泻，下焦水气泛溢形成水肿病，膀胱气化不利，小便不通，膀胱失去约束，遗尿，胆气失常出现发火。这些就是五病。

五脏精气相并所形成的疾病是：精气并于心就喜，精气并于肺就悲，精气并于肝就忧，精气并于脾就畏惧，精气并于肾就恐，这些就是五并。脏气趁虚就相并。

五脏各有厌恶：心恶热，肺恶寒，肝恶风，脾恶湿，肾恶燥。这些是五恶。

五脏化生五液：心脏津液为汗，肺脏津液为涕，肝脏津液为泪，脾脏津液为涎，肾脏津液为唾。这些是五液。

五味各有所禁：辛味走气，不要多吃辛味食物；咸味走血，不要多吃过咸的食物；苦味走骨，不要多吃苦味药物；甜味走肉，不要多吃甜味食物；酸味走筋，不要多吃酸味食物。这些是五禁，让病人不要吃得过多。

五种疾病发生：阴病发于骨，阳病发于血，阴病发于肉，阳病发于冬，阴病发于夏。这些是五病所发。

五邪伤人的病证是：邪气入于阳分出现狂证，邪气入于阴分出现痹证，邪气内

五行合身图

中国古代医学先驱一开始就将五行学说引入了医学领域，并以此与人体的五脏、人的五神、社会的五常、自然界的五声等一一对应，并以此来解释医学中的一些现象，并根据五行相生相克的原理来寻找治疗疾病的方法。

水金土火木
智义信礼仁
精魄意神魂
声味形色臭
肾肺脾心肝

合：骨皮　肉：脉筋
荣：发毛　唇：色爪
液：唾涕　涎：汗泪
窍：耳鼻　口：舌目
声：呻哭　歌：言呼
臭：腐腥　香：焦臊
味：咸辛　甘：苦酸
志：恐忧　思：喜怒

搏阳分出现巅顶疾病，邪气内搏阴分出现声音嘶哑，邪气由阳分进入阴分则病人安静，邪气由阴分出于阳分则病人多怒。这些是五乱。

五邪所见的脉象分别是：春季见秋季脉象，夏季见冬季脉象，长夏见春季脉象，秋季见夏季脉象，冬季见长夏季节脉象。这些是五邪脉，都是不治之证。

五脏各有所藏：心藏神，肺藏魄，肝藏魂，脾藏意，肾藏志，这是五脏所藏。

五脏各有主宰：心主血脉，肺主皮毛，肝主筋膜，脾主肌肉，肾主骨髓。这些是五脏所主。

五种过度劳累有所伤：过久视物伤血，过久躺卧伤气，过久坐伤肉，过久站立伤骨，过久行走伤筋。这些是五劳所伤。

五脏脉与四时的对应关系：肝脉与春季相应是弦脉，心脉与夏季相应是钩脉，脾脉与长夏相应是代脉，肺脉与秋季相应是毛脉，肾脉与冬季相应是石脉。这些是五脏正常的脉象。

血气形志篇

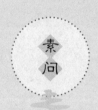

本篇主要讲述了三阴三阳经脉中的气血分布、经脉的表里关系，介绍了五脏腧穴的位置与取穴方法，形志疾病的治疗方法与注意事项。

三阴三阳经脉的气血分布和表里关系

人体各经脉气血多少，是有定数的。太阳经脉常是多血少气，少阳经脉常是少血多气，阳明经脉常是多气多血，少阴经脉常是少血多气，厥阴经脉常是多血少气，太阴经脉常是多气少血，这是人体中的自然常数。

足三阴经与三阳经的表里关系是：足太阳膀胱经和足少阴肾经是表里，足少阳胆经和足厥阴肝经是表里，足阳明胃经和足太阴脾经是表里。手三阴经与三阳经的表里关系是：手太阳小肠经和手少阴心经是表里，手少阳三焦经和手厥阴心包经是表里，手阳明大肠经和手太阴肺经是表里。治疗疾病要先在病变经脉上气血壅滞的地方针刺出血，才能除去病人痛苦。再根据疾病虚实泻其有余，补其不足。

五脏腧穴的位置

想弄清背部五脏腧穴的具体位置，先找根草，取与两乳房之间距离相等的一段，从正中折弯，再取与前草四分之一相等长的草，来支撑前草的两端，形成一等腰三角形，作为量具。将顶角与大椎穴放齐，下边两个角所在位置是肺俞穴，做记号；再将三角形平行下移，使顶角置于两肺俞穴连线的中点，三角形两下角位置是心俞穴，做记号；和前面的方法一样继续向下移量，三角形两下角中右角的位置是脾俞穴，左角位置是肝俞穴；和前面的方法一样再向下移量，三角形两下角位置是肾俞穴。这就是五脏腧穴，也是灸刺取穴的准则。

五脏腧穴

脏腑腧穴的取穴方法可以按照文中的方法用稻草作量具，也可以采用数胸椎的方法，如肺俞穴在背部第三胸椎棘突下旁开一寸五分。

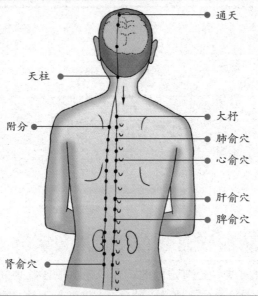

通天
天柱
大杼
附分
肺俞穴
心俞穴
肝俞穴
脾俞穴
肾俞穴

脏腑	背俞	所在椎数	脏腑	背俞	所在椎数
肺	肺俞	胸三	胃	胃俞	胸十二
心包	厥阴俞	胸四	三焦	三焦俞	腰一
心	心俞	胸五	肾	肾俞	腰二
肝	肝俞	胸九	大肠	大肠俞	腰四
胆	胆俞	胸十	小肠	小肠俞	骶一
脾	脾俞	胸十一	膀胱	膀胱俞	骶二

形志疾病与针刺

形体安逸但精神苦闷的人，易产生经络病变，宜采用艾灸或针刺的方法治疗；形体安逸精神舒畅的人，易产生肌肉病变，宜采用针刺或砭石治疗；形体劳累但心情舒畅的人，易产生筋的病变，宜采用熨法或气功治疗；形体劳累心情也苦闷的人，易产生咽喉疾病，宜采用甜味的药物治疗；身形经常受到惊恐，经脉气血不通，易产生肌肉麻痹的病变，宜采用按摩或药酒治疗。这些就是五种形志方面的疾病。

针刺阳明经宜出血又伤气，针刺太阳经只宜出血不宜伤气，针刺少阳经宜伤气不宜出血，针刺太阴经宜伤气不宜出血，针刺少阴经宜伤气但不宜出血，针刺厥阴经宜出血但不宜伤气。

八正神明论篇

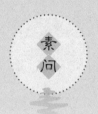

本篇论述了天地日月、四时八风八正之气对人体气血的影响，提出了针刺时必须遵循天地阴阳变化的规律，讲述了针刺补泻的原则和方法，指出对于疾病要早诊断、早发现、早治疗。

针刺的方法和原则

黄帝问道：用针刺治病，必然有一定的方法和原则，是什么样的方法和原则呢？岐伯回答说：以天地阴阳变化、日月星辰运行规律为准则。黄帝说：希望您详尽地谈一谈。岐伯回答说：针刺的方法，必须观察日月星辰的运行、四时八正之气的变化，只有当人体血气安定时，才能进行针刺。正是这样，所以当气候温和、日光明朗时，人身血气像潮水一样上涨，卫气浮动，血液运行通畅；当天气寒冷，日光阴暗时，人身血气凝涩而流行不畅，卫气沉潜；月亮初生时，人身血气开始充盈，卫气也随之畅行；月亮圆时，人身血气旺盛，肌肉坚实；月亮完全无光时，人身肌肉衰减，经络空虚，卫气也空虚，唯有形体独存。所以，要顺应天时的变化调养血气。天气太寒冷，不要进行针刺；天气太热，不要运用灸法。月亮初生时，不要用泻法；月亮圆时，不要用补法；月亮完全无光时，要停止治疗。这就是顺应天时调治。依照天序演变和人体血气盛衰，随时间推移，聚精会神地等待治疗时机。月亮初生时用泻法，这是重虚；月圆时用补法，血气充溢，滞留于经络，这是重实；月亮完全无光时用针刺治疗，这是扰乱经气。阴阳错乱，正气邪气分辨不清，邪气停留在体内，络脉虚于外，经脉乱于内，于是病邪便随之而起。

黄帝问道：用星辰、八正来考察什么？岐伯回答说：根据各种星辰所在的位置，可考察日月运行规律；根据八正之气强弱，可考察来自八方的邪气；根据四时之气的变迁，可考察春、秋、冬、夏四季之气的存在。按照不同的时序，调治来自八方的邪气，避开邪气免于受侵犯。身体虚弱，自然界致病的虚邪之风侵入

阴阳与针刺

　　人体内阴阳之气的盛衰会影响到针刺时的效果，所以有的时候适合针刺，有的时候忌讳针刺，如图所示。

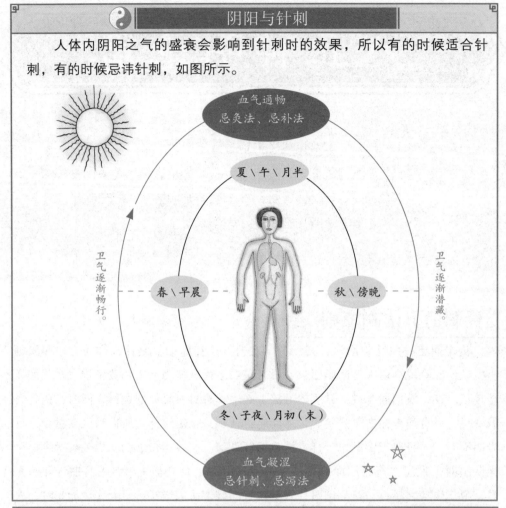

血气通畅
忌灸法、忌补法

夏\午\月半

卫气逐渐畅行。

春\早晨　　　　秋\傍晚

卫气逐渐潜藏。

冬\子夜\月初（末）

血气凝涩
忌针刺、忌泻法

名词解释

八正

　　一指春分、秋分、夏至、冬至、立春、立夏、立秋、立冬八个节气。一指东、南、西、北、东南、西南、东北、西北八个方向。文中此处所指为后者。

身体，这两虚相互感应，邪气到达骨髓，内入则伤及五脏。如果医生能挽救，就不会伤及内脏。所以说，人应该知道避开自然界的恶劣气候。

　　黄帝说：讲得很好！关于效法星辰的问题我已知道。希望谈谈怎样效法前人。

岐伯回答说：想要效法前人，就必须要先懂得《针经》；想要使古人的经验在今天得到验证，先要知道太阳的寒温、月亮的盈亏，来判断人体卫气的浮沉，再适当地调理身体，观察效果。所说的"观于冥冥"，就是说人体血气荣卫变化虽然不露于外，但医生却能知道。这就是根据太阳的寒温、月亮的盈亏，以及四时之气的浮沉，综合分析所得出的结果，因而病情虽然未完全显露于外，但医生却能先觉察

五输穴的补泻法

对于五脏六腑的疾病，可以采用针刺的方法。一般对于实证，采用泻法，对于虚证，采用补法。

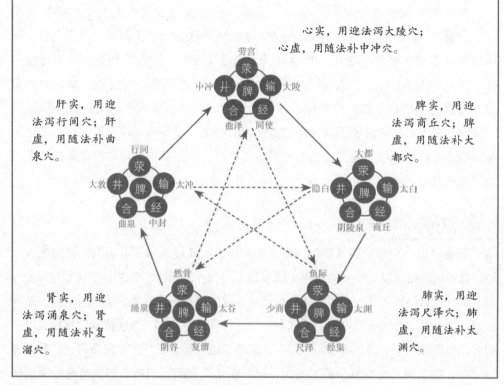

心实，用迎法泻大陵穴；
心虚，用随法补中冲穴。

肝实，用迎法泻行间穴；肝虚，用随法补曲泉穴。

脾实，用迎法泻商丘穴；脾虚，用随法补大都穴。

肾实，用迎法泻涌泉穴；肾虚，用随法补复溜穴。

肺实，用迎法泻尺泽穴；肺虚，用随法补太渊穴。

到。医生能够通晓无穷的变化，他的经验就可传于后世，这是医生不同于一般人的原因。病形没有显露于外，所以不能被发现，看起来没什么形象，尝起来没什么味道，因而叫做"冥冥"，就仿佛虚幻的一样。

虚邪和正邪

所谓虚邪是指来自八方的致病邪气；所谓正邪是指人体在用力时出汗，肌肤腠理张开，这样就会遭到虚邪之风的侵袭。

正邪伤人轻微，所以一般的医生不知道病情，也观察不到疾病的现象。好的医生在疾病初生的时候就给予治疗，当三部九候之气还正常，没出现败象时进行调治，就容易治好疾病，这才叫做高明的医生。而医术差的医生，疾病已形成后才进行治疗，甚至已出现败象才治疗。所说的"救其已成"是指医生不了解三部九候脉象的败乱是由疾病所造成的。他所谓知道疾病的所在，是指知道三部九候病脉的所在部位，并根据病脉进行调治而已。所以掌握三部九候，好像看守门户一样重要，虽然外表尚未见到病情，而医生已经知道疾病的形迹了。

针刺的补法和泻法

黄帝说：我听说针刺有补有泻，但不了解其深刻含义。岐伯说：泻法必用方。所谓方，就是正的意思。具体地说，是指气正旺盛、月正圆满、日正温和、身体血气正安定，吸气时进针，等待再吸气的时候捻针，最后等到正呼气时慢慢出针，所以说泻当用方，以除邪气，促正气运行。补必用圆。所谓圆，就是行的意思。行就是引导正气移行到病位。针刺必深达营血，待病人吸气时出针。所以说"方""圆"不是指针的形状，而是指针刺的方法。善于调养精神的人，必然首先观察病人形体的肥瘦、荣卫血气的充盛衰败情况。人体精神的物质基础是血与气，要谨慎地加以调养。

形和神

黄帝说道：您的论述真精彩！将人的形体、血气虚实与四时阴阳结合起来看问题，这些微妙得难以觉察到的变化，除了先生，无人能通晓！先生常提到形与神的问题，请问什么是形和神？希望您详尽地谈谈。岐伯回答说：我先谈形。所谓形，是说眼睛还没有看清楚疾病，但摸到疼痛的部位，再从经脉考察，则病情就清楚地展现于眼前，但按寻仍不可得，所以叫"形"。黄帝说道：什么是神？岐伯回答说：我再来谈谈神。所谓神，是指耳朵虽未听到，眼睛也虽未看到，但内心却很清楚地领悟到了，不能用口表达出来。虽有很多人在观察，却只有我一人见到了，原来还很模糊，现在突然变得很清楚了，就好像风吹浮云一样，所以叫做"神"。以三部九候诊法为本源，能够领悟出神的妙用，《九针》的理论不必拘守。

离合真邪论篇

素问

本篇论述了自然气候的变化会对人体经脉气血产生影响。

自然气候对人体经脉气血的影响

黄帝问道：我听说过有关《九针》的九篇文章，先生根据这九篇文章的内容，推演而成九九八十一篇，我已全面掌握了其中的内容。经中所说气有盛有衰，左右偏移不同。取上部穴位以调整下部病变，取左部穴位以调整右部病变。取荥穴、输穴补不足，泻有余，这些道理我都知道。这是营卫之气的盛衰、或血气的虚实所造成的，而不是邪气从外界侵袭经络所造成的。我想了解邪气从外界侵入经脉时，病人的情况是什么样的？又该怎样治疗？

岐伯回答说：圣人所制定的法则，一定是与自然相应和的。所以天有二十八宿、三百六十五度，地有十二经水，人有十二经脉。天地温和时，十二经水就安静；天寒地冻时，十二经水就冻结；天暑地热时，十二经水就满溢；狂风暴起时，十二经水如波涛汹涌。当邪气进入经脉时，如果是寒邪，血气就会凝滞不畅；是暑热邪气，血气就润泽流畅；风邪入于经脉，就像经水受到暴风的袭击，经脉搏动明显，血气隆起。血气在经脉中流动，也有一定次序，到达寸口时，鼓指的感觉有时大有时小，大表示邪气充盛，小表示邪气平静。邪气在体内流行，无固定的停留之处，有时在阳，有时在阴，不易猜测，必须依据三部九候诊法进行考察，一旦抓住了病邪，就应当阻止其发展。当病人吸气时进针，不要让气机逆乱，稍微留针长久一点，静静地观察，不要让邪气扩散。吸气的时候捻针，以得气为准则。等到病人呼气时出针，呼气终了针应当完全取出来，这样邪气就被完全排出，所以叫"泻法"。

古人非常重视人体与自然界的对应，并且很早就总结出：人体的经脉气血变化与自然气候的变化有一定的关系，人侵人体的邪气性质也影响气血的变化。

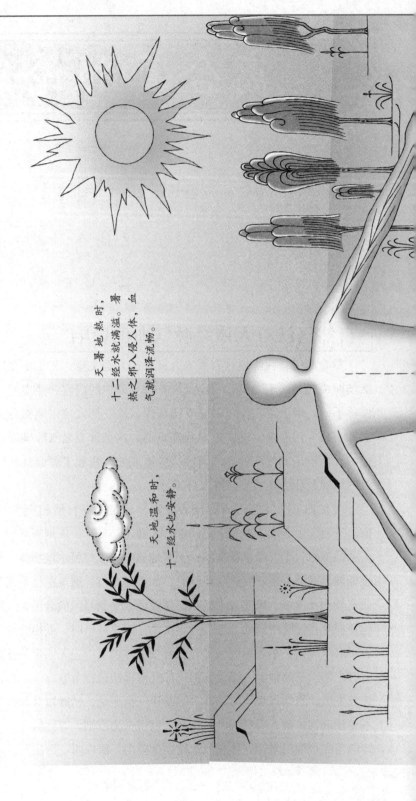

天暑地热时，十二经水就满溢。暑热之邪入侵人体，血气就润泽流畅。

天地温和时，十二经水也安静。

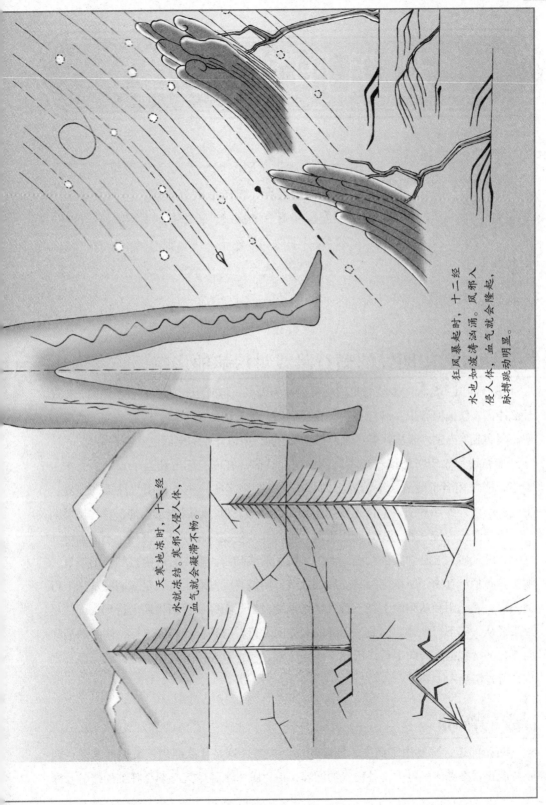

狂风暴起时，十二经
水也如波涛汹涌。风邪入
侵人体，血气就会隆起，
脉搏跳动明显。

天寒地冻时，十二经
水就会冻结。寒邪入侵人体，
血气就会凝滞不畅。

太阴阳明论篇

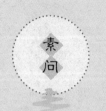

本篇主要论述了太阴、阳明两条互为表里的经脉所发生疾病不同的道理，根本原因在于脾、胃的不同作用。人体四肢都受胃气的影响，而脾则专司传输布达胃中的水谷精气，所以脾的作用不可忽视。

太阴经和阳明经的循行路线对疾病的影响

黄帝问道：足太阴脾经与足阳明胃经互为表里，但所引起的疾病各不相同，这是什么原因？岐伯回答说：脾经属阴，胃经属阳，循行的线路不同，或虚或实，或顺或逆。其病或从内生，或从外来。因为有这些不同，所以产生的疾病也就各不相同。

黄帝说：希望听您谈一谈不同的情况。岐伯回答说：阳气相当于天气，主护卫于外，阴气相当于地气，主营养于内。阳气性刚强多实，主外；阴气性柔弱多虚，主内。所以外界邪气伤人，首先侵袭阳分；饮食不节制，起居作息无常，首先伤及阴分。阳分受伤内传六腑，阴分受伤累及五脏。邪气侵袭六腑则全身发热，不能安卧，气喘；邪气侵入五脏则腹部胀满，泄泻，病久形成肠澼。喉主管呼吸自然界的清气，咽主管吞咽饮食物。所以阳经易受风邪之气，阴经易受湿邪之气。足三阴经从脚上行到头部，手三阴经从胸沿上肢下行到手指指端；手三阳经从手指指端上行到头部，足三阳经从头部下行到脚。因此，阳经的病先向上行，行到极点转向下行，阴经的病先向下行，行到极点转向上行。因此，感受风邪之气，首先伤及人体上部；感受湿邪之气，首先伤及人体下部。

脾的作用

黄帝问道：脾发生了病变，四肢功能会失常，这是什么原因？岐伯回答说：四肢功能正常必须依赖胃中水谷精气的滋养，但胃脏中水谷精气必须靠脾脏的传输才能

脾的运化与升清

进入胃中的食物被腐熟，然后由脾将胃中的水谷精气运送到五脏六腑，这是五腑六腑的营养来源。

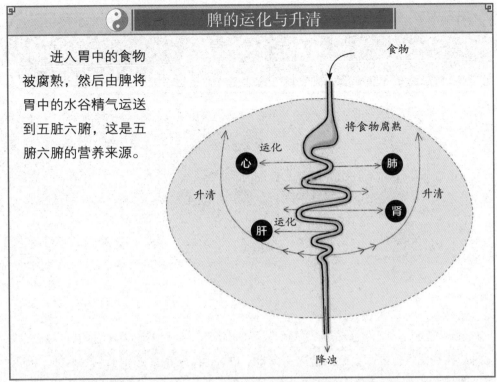

到达四肢。现在脾脏发生了病变，不能替胃传输水谷精气，四肢得不到水谷精气的滋养，经气日渐衰弱，脉道不畅，筋骨肌肉都得不到滋养，久而久之四肢便失去了正常的功能。

黄帝问道：脾脏不主管具体的时令，这是什么原因？岐伯回答说：进入胃中的食物被腐熟，然后由脾将胃中的水谷精气运送到五脏六腑，这是五脏六腑的营养来源。

脾脏在五行属土，位于四方的中央，分别于四时以长养四脏，即通过其他四脏来实现其主管时令的功能，这在每个季节的后十八天最为明显，因而脾脏不单独地主管某个具体的季节。脾脏为胃传输散布水谷精气，在身体中的作用犹如天地生养万物，转输精气到全身各处，无时不可缺少，因而不能主管某个具体时令。

黄帝问道：脾与胃仅以一膜相连，为什么脾能替胃传输散布水谷精气呢？岐伯回答说：足太阴脾经属三阴，贯穿于胃，隶属于脾，上络于咽喉，所以足太阴经能替胃将水谷精气传输到手足三阴经。足阳明胃经与足太阴脾经互为表里，是五脏六腑营养的来源，能够将脾经之气传输到手足三阳经。五脏六腑都依靠脾经的输送以获得胃的水谷精气，所以脾能替胃输送水谷精气。如果脾脏病了，四肢得不到水谷精气的滋养，经气日渐衰弱，脉道不畅，筋骨肌肉都得不到滋养，时间久了，四肢便失去了正常的功能。

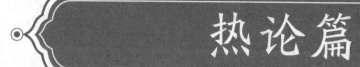

热论篇

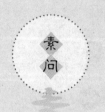

本篇论述了感受外邪所引起热性疾病的发病形式，实际都属于伤寒。详细讲述了伤寒在六经的传变、表现与伤寒病的治疗，介绍了表里两经脉同时受寒邪所出现的症状。

黄帝说道：凡是外感发热性疾病，都属于伤寒一类疾病，但是有的可以痊愈，有的却死亡，死亡大都在起病后的六七日之内，而痊愈的多数都要到起病的十天以后。这是为什么呢？我不知道其中的缘故，希望听您谈一谈。岐伯回答说：足太阳膀胱经统主各阳经，它的经脉与风府穴相连，通过风府穴与督脉、阳维脉相会，循行于人体背部，所以统率一身的阳气。人受了寒邪后，阳气会与外邪相争，就会出现发热证状。一般情况下，热度虽然很高，但不会引起死亡。但如果是表里两条经脉同时受寒邪而发热，就容易导致死亡。

伤寒在六经的传变

黄帝说：我想听您讲一讲伤寒的临床表现。岐伯说：人体被寒邪伤害，第一天是太阳经受邪气侵袭而发病，症状为头颈部疼痛，腰背僵硬不舒服。第二天，病邪从太阳经传入阳明经，阳明经主管全身肌肉，它的经脉挟鼻，络于目。阳明经气不利，病人出现身体发热、眼睛疼痛、鼻孔干燥、不能安睡等症状。第三天病邪由阳明经传入少阳经，少阳主骨，它的经脉沿着两胁行走，向上络于耳。邪气沿着经脉向上侵袭就会出现胸胁疼痛、耳聋等症状。三阳经脉均受到病邪的侵袭，但邪气还没有内传至脏腑时，可以用发汗的方法治疗。第四天病邪由少阳经传入太阴经，太阴经脉分布在胃中，向上与咽喉部位相连。太阴经病变会出现腹中胀满、咽喉干燥等症状。第五天，病邪由太阴经传入少阴经，少阴经贯通肾脏，络于肺，向上连属

伤寒病的发展与治疗

　　寒邪在体内的传播有一定顺序和规律，如图所示。需要注意的是，如果疾病刚有好转就开始进食难消化的食物，就会在体内郁积生热，两热相交，造成余热不退的现象。

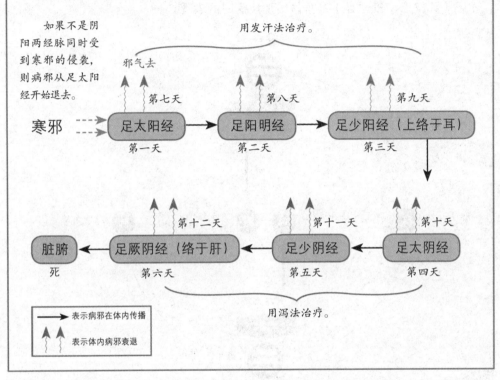

舌根部。少阴经病变，病人会有口舌干燥、口渴等症状。需要注意的是，如果疾病刚有好转就开始进食难消化的食物，就会在体内郁积生热，两热相交，造成余热不退的现象。第六天病邪由少阴经传入厥阴经，厥阴经脉环绕阴器，络于肝。厥阴经病变，病人会出现烦闷不安、阴囊收缩等症状。如果三阴经、三阳经以及五脏六腑均受到邪气的侵袭，致使全身营卫气血不能正常运行，五脏精气闭阻不通，便会死亡。如果不是表里两条经脉同时感受寒邪而发病，那么到第七天，太阳经脉的病邪开始衰退，头痛症状就会稍微减轻。到第八天阳明经的病邪减退，身体热度逐渐退下来。到第九天，少阳经脉的病邪开始衰退，听力渐渐恢复。到第十天，太阴经脉的病邪开始衰退，腹部胀满症状逐渐减轻，食欲好转。到第十一天，少阴经的病邪开始衰退，口不渴了，舌不干了，打着喷嚏。到第十二天，厥阴经脉的病邪开始衰退，阴囊舒缓，小腹也微微弛松。邪气消退，疾病便一天天好转。

脏腑气机的升降

气的运动称为"气机"，人体的气流行于全身各脏腑、经络等组织器官，时刻推动和激发着人体的各种生理活动。气运动的基本形式可以概括为升、降、出、入四个方面（如图所示）。气机调畅是生理活动正常的基础，气机不畅（如气滞、气逆等）是身体出现疾病时的表现。

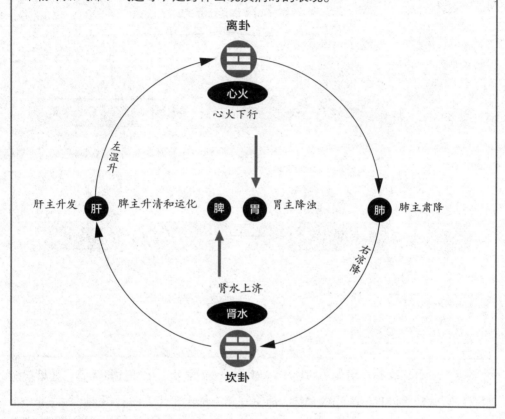

伤寒病的治疗

黄帝问道：该如何治疗呢？岐伯回答说：治疗时要根据症状判断病邪所在的经脉，分别给予治疗，疾病便会一天天衰退。一般发病不超过三天的，可以用发汗法治疗；发病时间已超过三天的，病邪已入里，可以用泻法治疗。

黄帝问：有时热病已经基本上好了，但常常有余热难退的现象，这是为什么呢？岐伯回答道：凡是余热难退的病人，大多是由于病人在发热严重时强进饮食。像这样的情况，都是由于病势虽已减轻，但余邪未尽，不消化的食物在体内郁积生热，与余邪交结，两热相合，造成余热不退。黄帝问：很好，那又该如何治疗余热不退呢？岐伯说：要观察疾病的虚实，调其顺逆，就能治愈。黄帝说道：热病有什么应当禁忌的吗？岐伯说：在热病稍有好转时，食用肉类会导致热病复发，过量饮食会造成余热难退，这些都是热病应当禁忌的。

表里经脉同时受寒邪的症状

黄帝问道：如果互为表里的两条经脉同时受寒邪侵袭而发病，又会出现什么症状呢？岐伯说：两经同时受寒邪侵袭，第一天是太阳和少阴两经同时发病，所以不仅有太阳病的头痛症状，还有少阴病的口干、烦闷症状。第二天是阳明经和太阴经同时发病，所以不仅有太阴病的腹部胀满、不想吃东西等症状，还有阳明病的身体发热、神志昏迷、说胡话等症状。第三天是少阳和厥阴两经同时发病，所以不仅有少阳病的耳聋症状，还有厥阴病的阴囊收缩和手足冰冷等症状。此时，病情已经很严重了。如果继续发展到水浆不能下咽、神志不清的程度，这样到第六天就会死亡。

黄帝问道：疾病发展到五脏均受到损伤、六腑气机不通、营卫血气运行不流畅的地步，像这样三天以后才死亡，这是什么原因呢？岐伯说：阳明经为十二经脉之长，气血最盛，虽然病邪已经传遍三阳三阴六经，又出现水浆不下、神志昏迷的症状，但阳明经尚存的气血还能维持一段时间，三天以后阳明经经气尽竭，所以病人便死亡。

大凡受寒邪侵袭而得的温热病，在夏至日以前发病的，称为"温病"；在夏至日以后发病的，称为"暑病"。在治疗暑病的初期，应当运用发汗的方法，使暑热邪气随同汗液一同外泄，而不应当运用收敛止汗的方法进行治疗。

评热病论篇

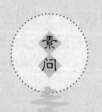

本篇主要评述了一些热性病，阐述了热病中的阴阳交及风厥、劳风、肾风、风水等病的机制、临床表现与治疗方法等。

阴阳交

黄帝问道：有些患温热病的人，出汗以后又常常出现身体发热、脉搏躁动并不因为出汗而减弱、胡言乱语、不能吃东西，这是什么病呢？岐伯回答说：这种病叫"阴阳交"，患这种病的人一定会死。

黄帝说：我想听您说说它的道理。岐伯说：人能够出汗的原因，是食物进入胃中以后，化为水谷精气，精气旺盛，才能出汗。热病后期人体的精气与病邪互相抗争而出汗，说明病人的精气战胜了病邪。现在出汗以后又发热，是邪气亢盛的缘故，不能吃东西，则精气得不到补充，倘若热邪长期停留于体内，病人的寿命便不会长久。而且《灵枢·热病》中已经说过，出汗后脉象仍然盛大、躁动不安的病人，难免会死。现在脉象的变化不因为出汗而平静，这是由于精气不能胜过邪气的缘故，所以病人会死，这是很明显的。语言狂乱，表明神志失常，神志失常也是死亡的征兆。现在见到三种死亡的征兆，而看不到一点生机，所以，虽然在出汗后热度稍有下降，但最后仍然难免会死。

风厥

黄帝问道：有一种疾病，病人表现为身体发热、出汗、烦闷，而且烦闷不因为出汗而减轻，这是什么病呢？岐伯说：出汗后发热不退是风邪侵犯造成的，出汗后烦闷不减则是由于下气向上逆行引起的。这种病叫"风厥"。黄帝说：希望听您详尽地谈一谈。岐伯说：太阳经主管全身的阳气，守卫在人体外表，所以，外部来的病邪侵犯人体，太阳经首先感受邪气而发病。足少阴肾经与足太阳膀胱经互为表

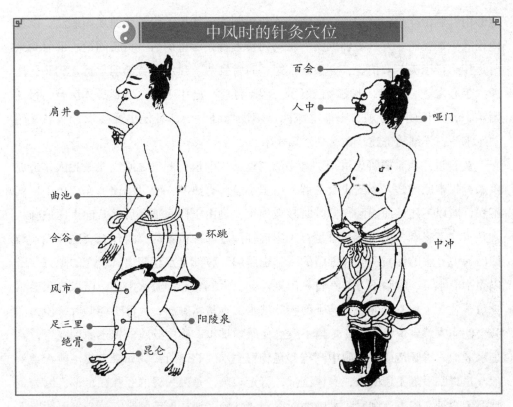

中风时的针灸穴位

肩井

曲池

合谷

风市

足三里
绝骨
昆仑

环跳

阳陵泉

百会

人中

哑门

中冲

里，足太阳膀胱经的热邪影响到足少阴肾经，于是足少阴肾经的气机逆而上冲，便成为厥。黄帝问：如何治疗呢？岐伯回答说：应当针刺足太阳膀胱经和足少阴肾经的穴位，并服用汤药。

劳风

黄帝问道：劳风这种病，有哪些症状？岐伯回答说：劳风病发生在肺的下边，其临床表现为头项强直、视物不清、吐出像鼻涕一样的黏痰、怕风、打寒战，这就称为"劳风病"。黄帝问：怎样治疗呢？岐伯回答说：首先要注意休息，通利肺气，其次针刺足太阳经以引肾之精气，一般三天即可痊愈。如果病人是中年人，精力较弱的，一般五天可以治愈；精气不足的七日即可痊愈。劳风病人咳出的痰，是青黄色的浓痰，如脓一般，质地黏稠，凝结成块，如同弹丸大小，从口腔或鼻腔排出。如果痰液不能排出，积存在肺中就会损伤肺脏，肺脏损伤会导致死亡。

肾风

黄帝问道：有一种名叫"肾风"的病，病人面部、足背浮肿，语言不流利，能够用针刺治疗吗？岐伯说：虚证就不能用刺法。如果不应针刺而误用刺法，就会使正气更加虚弱，五日后邪气就一定向内传入肾，加重病情。黄帝问道：邪气到来时是什么样子呢？岐伯说：会引起气短、时常发热、热从胸背部向上行走到头、出汗、手心发热、口干、小便颜色发黄、眼睑浮肿、肠中鸣响、感到身体沉重、行动困难、月经停闭、心烦、不能吃东西、不能仰卧、一仰卧便出现咳嗽，病名又叫"风水"。详细的论述，在《刺法篇》中。

黄帝说：我希望听您讲一讲其中的道理。岐伯说：邪气之所以能侵犯人体造成疾病，根本原因是人体的正气虚弱。由于小腹部有热邪，所以小便黄赤；由于胃气不和，所以不能仰面而卧；仰卧时咳嗽加重，是由于仰面平卧后水气向上压迫肺。大凡水气病患者，眼睛下部总是首先出现轻微浮肿。黄帝问：为什么会这样呢？岐伯回答说：水的性质属阴，眼睛的下部也属阴，腹部又是至阴之气所在的地方，所以腹中有水气，眼睛下方必然首先出现浮肿。水邪犯心，心火上逆，所以病人会感觉口苦、舌干、不能仰卧、仰卧便咳吐清水。凡是水肿病，大都不能仰卧，因为仰卧会使病人感到惊悸不安，惊悸不安会使咳嗽加重。腹中肠鸣的根本原因在胃，这是水液流入胃肠造成的。腹中鸣响，是肠胃中水气相击所致；如果食物不能正常下咽，是胃脘阻隔不通所致；身体沉重，行走艰难，是因为胃的经脉在足部。因为胞脉属于心脏，向下连胞宫，水肿病人湿邪之气向上逆行逼迫肺脏，使心气不能向下通达，因此月经不来潮。黄帝说：讲得很有道理。

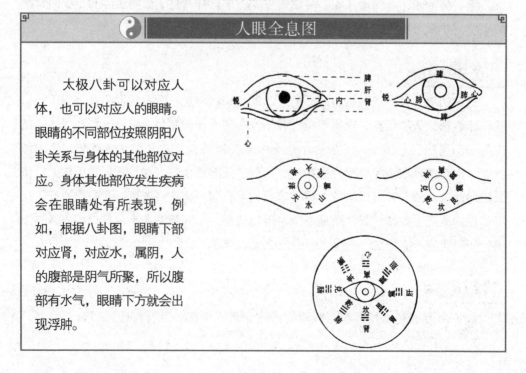

人眼全息图

太极八卦可以对应人体，也可以对应人的眼睛。眼睛的不同部位按照阴阳八卦关系与身体的其他部位对应。身体其他部位发生疾病会在眼睛处有所表现，例如，根据八卦图，眼睛下部对应肾，对应水，属阴，人的腹部是阴气所聚，所以腹部有水气，眼睛下方就会出现浮肿。

疟论篇

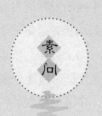

本篇主要是关于疟疾的论述。疟疾是由风邪入侵，导致体内阴阳之气失调所致。疟疾呈周期性发作，这是由体内阴阳之气在体内的运行规律所决定的。

疟疾的成因

黄帝问道：疟疾都是由于受风邪引起的，病的发作和停止都有一定的时间，这是什么原因？岐伯回答说：疟疾开始发作的时候，首先是汗毛竖起，四肢伸展，频频打哈欠，恶寒战栗，两颌鼓动，上下牙相撞击，腰与脊背都疼痛。等这些怕冷的症状过去后，身体又开始发热，并出现头痛像要裂开一样、口渴、想喝冷水等症状。

黄帝说道：这是什么邪气所引起的呢？希望听您谈一谈其中的道理。岐伯说：这是阴阳之气上下相争，互相转移合并，虚实交替造成的。阳气合并到阴中，于是阴偏实而阳偏虚，阳明气虚，便出现鼓颌、寒战等症状；太阳气虚，便出现腰背、头项疼痛等症状；如果三条阳经经气都虚，则阴气就过于亢盛。阴气过于亢盛会感到寒冷彻骨，而且疼痛。寒邪从内部产生，所以病人里外都感觉寒冷。阳气偏盛时，体表发热；阴气虚少时，体内发热。内外均热，便出现呼吸急促、口渴、总想喝冷水等症状。

这种病是因为夏天被暑气所伤，热邪伏于皮肤之内肠胃之外，即营气停留的地方。暑热使人出汗，肌肉疏松，肌腠开。到了秋季再遇着秋凉之气，如出汗的时候受风邪侵袭，或在水中洗浴，于是风邪和水气停留于皮肤之内，与卫气相并合。人体的卫气白天在三阳经运行，夜晚在三阴经运行。风邪和水气随卫气行于阳则外出，行于阴则进于内，像这样内外相迫，以致疟疾每日发作。黄帝问道：疟疾每隔一日发作一次，这是为什么呢？岐伯回答说：这是由于疟邪停留的部位很深，内近于阴分，阳气独发于外，阴邪停留于内，阴阳相争，邪气不能外出，因此，邪疾隔日发作一次。

疟疾发作呈周期性的原因

黄帝说：讲得很好。有的疟疾发作时间一天天推迟，有的提前，这又是为什么呢？岐伯说：这是因为人体的卫气每昼夜会于风府穴一次，每当卫气运行到风府穴时则肌肤腠理开，如果此时邪气入内，则疟病发作。邪气侵犯风府穴，顺着脊柱下移，每天下移一个骨节，卫气与邪气交会的时间也就逐渐推迟，所以疟疾的发作逐日就要晚一点。邪气从风府穴开始每天向下移动一节，经过二十五天，到达骶骨，第二十六天开始又进入脊椎沿冲脉向上，经过九天到达缺盆。由于疟邪逐日向上行走，所以发作的时间就一天比一天早。至于隔日发作一次，是因为邪气内迫五脏，横连于膜原（皮肉与内脏间的部位），距离体表较远，邪气深入，运行缓慢，不能与卫气并行，邪气与卫气不能同时到达体表，所以隔日发作一次。

黄帝问道：先生说卫气每到达风府穴的时候肌肤腠理开，肌肤腠理开，邪气便

邪气的运行影响疟疾发作时间

正常情况下，体内卫气白天在三阳经运行，晚上在三阴经运行。风邪和水气随卫气行于阳则外出，行于阴则进入内，这样内外相迫，以致疟疾每日发作。但是有时候疟疾的发作规律也会改变。如图所示。

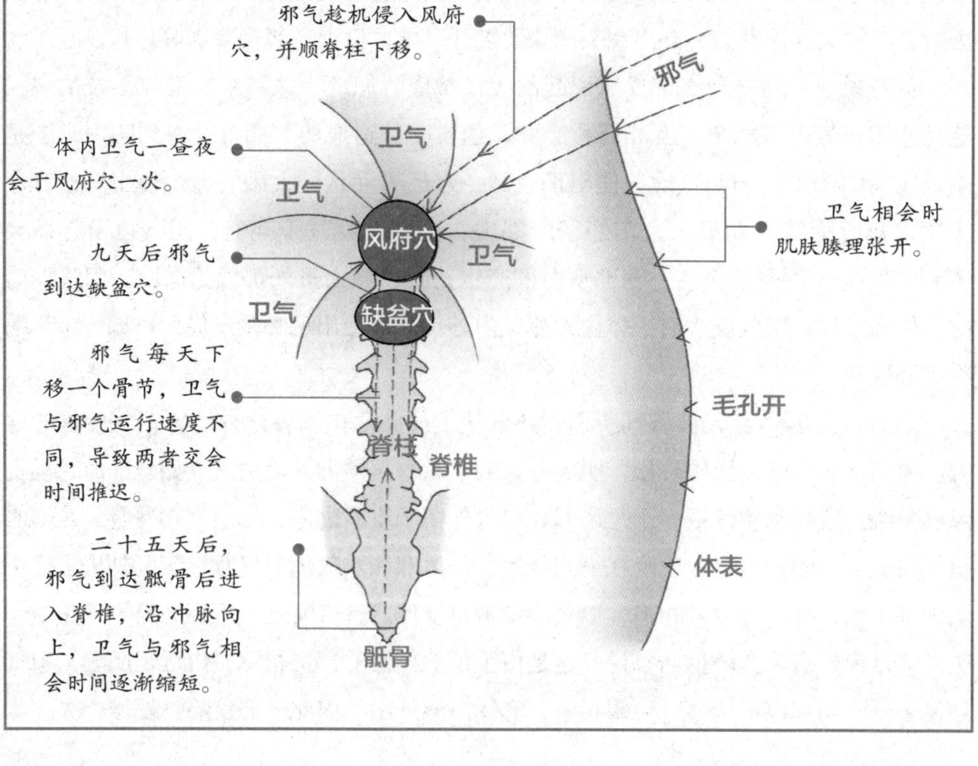

邪气趁机侵入风府穴，并顺脊柱下移。

邪气

体内卫气一昼夜会于风府穴一次。

卫气

卫气

卫气相会时肌肤腠理张开。

风府穴

卫气

九天后邪气到达缺盆穴。

缺盆穴

卫气

毛孔开

邪气每天下移一个骨节，卫气与邪气运行速度不同，导致两者交会时间推迟。

脊柱　脊椎

二十五天后，邪气到达骶骨后进入脊椎，沿冲脉向上，卫气与邪气相会时间逐渐缩短。

体表

骶骨

进入体内，邪气进入体内，于是疟疾便发作。可是您又说因为卫气和邪气相遇的地方每日下移一节，那么，当疾病发作的时候，邪气并不在风府穴，疾病仍然是每日发作一次，这是什么道理？岐伯回答说：上述情况是指邪气客于头项，然后沿脊柱下行。人的体质有虚实不同，邪气所伤的部位各不相同，所以虽然不在风府穴，也可以发病。例如邪气侵袭头项，当卫气运行到头项时邪气就与卫气相抗争而发病；邪气中于腰脊，卫气行于腰脊与邪气相合便发病；邪气侵袭背部，则卫气运行到背部时，邪气与卫气相抗争而发病；邪气中于手足，卫气行于手足时与邪气相合便发病。总之，不论人体何处，只要是卫气与邪气相合，互相抗争就会发病，所以风邪伤人没有一定的固定部位。卫气运行到邪气停留的地方，两者合并，互相抗争，就会使腠理开而疾病发作。

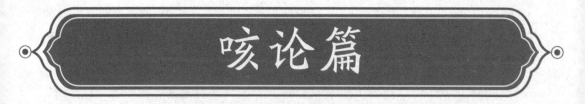

咳论篇

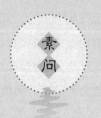

本篇主要论述五脏六腑病变引起人的咳嗽。脏腑在其各自所主的时令感受外界寒邪，又将这种邪气传给肺，引起人的咳嗽。不同的脏腑器官发病引起的咳嗽表现不同。治疗五脏咳时，要取腧穴；治疗六腑咳时，要取合穴；由咳而导致的浮肿，要取经穴。

五脏咳

　　黄帝问道：肺脏的病变能使人产生咳嗽，这是为什么呢？岐伯回答：五脏六腑有病都会使人产生咳嗽，不单是肺脏如此。黄帝说：希望听您谈一谈各种咳嗽的

寒邪在不同脏腑的传变引起的各种咳嗽

　　五脏六腑的病变都会引起咳嗽，所以对于貌似表现一致的咳嗽必须认真审察，区别对待，以免贻误病情，造成不必要的麻烦。

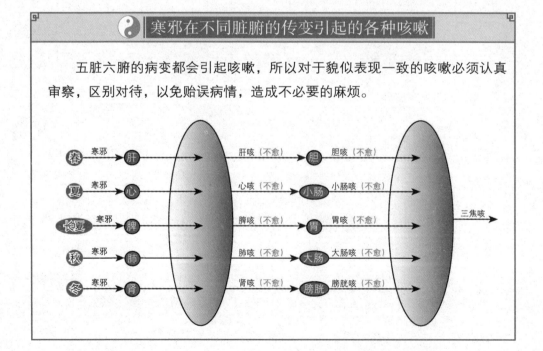

有关情况。岐伯说：人体的皮肤须发和肺脏有特殊的联系，所以肺合皮毛。如果皮毛受了外界的寒邪，便会向内传到肺。吃了寒冷的食物，寒邪通过肺脉向上侵袭到肺，形成肺寒。这样内外寒邪相合，于是寒邪停留于肺脏，肺气上逆，就形成了肺咳。至于五脏的咳嗽，是由于五脏各自在所主管的季节受邪气侵袭，发病而产生咳嗽。因此，如果不是在肺脏所主管的秋季发生咳嗽，则是其他脏腑受邪气而转移到肺，引起咳嗽。人体与自然界息息相关，所以五脏分别在它所主的时令感受寒邪而发病。轻微的，寒邪侵入肺脏而成为咳嗽；严重的，寒邪入里而导致泄泻和疼痛。一般来说，在秋天感寒，肺先受邪；在春天肝脏先感受邪气，然后再影响到肺，产生咳嗽；在夏天感寒，心先受邪；在长夏感寒，脾先受邪；在冬天肾脏先感受邪气，然后再影响到肺，产生咳嗽。

　　黄帝问道：怎样区别这些咳嗽呢？岐伯说：肺咳的表现为，在咳嗽的同时气喘、呼吸有声，病情严重时还会咯血。心咳的表现为，咳嗽时心痛，咽喉中像有东西梗塞一样，严重时，咽喉肿而闭塞。肝咳的表现为，咳嗽时感到两胁疼痛，严重时痛得不能转动身体，转动则两胁下胀满。脾咳的表现为，咳嗽时右胁下疼痛，并牵引肩背隐隐作痛，严重时，不能活动，一活动咳嗽就加重。肾咳的表现为，咳嗽时腰部和背部互相牵引作痛，严重时可能咳出涎水。

六腑咳

　　黄帝问道：六腑的咳嗽是什么样子呢？是如何发病的？岐伯回答说：五脏咳嗽长久不愈，就要传给六腑。如果脾咳长久不愈，胃就会受到影响而发病。胃咳的表现为，咳嗽时呕吐，严重时会吐出蛔虫。肝咳长期不愈，就要传给胆，形成胆咳。胆咳的表现为，咳嗽时呕吐胆汁。肺咳长期不愈，就要传给大肠形成大肠咳。大肠咳的表现为，咳嗽时大便失禁。心咳长久不愈，小肠就会受到影响而发病。小肠咳的症状是，咳嗽时多放屁，且往往是咳嗽的同时放屁。肾咳长久不愈，膀胱就会受到影响而发病。膀胱咳的症状是，咳嗽时小便失禁。以上各种咳嗽长期不愈，就要传给三焦形成三焦咳。三焦咳的表现为咳嗽时腹部胀满，不想饮食。以上这些咳嗽，均会最终影响到脾胃，并影响到肺，出现咳嗽气逆、流鼻涕、痰液多、面部浮肿等症状。

　　黄帝问道：如何治疗呢？岐伯说：治疗五脏咳，多针刺各脏的指俞穴；治疗六腑咳，则针刺各腑的合穴；凡咳嗽所引起的浮肿，治疗时要针刺各经的经穴。黄帝说：讲得很好。

举痛论篇

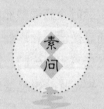

本篇主要论述各种疼痛的表现与产生原因。疼痛的产生是由于寒邪侵犯人体经脉，引起气血不畅所致。寒邪侵犯人体不同的部位、经脉，会产生不同的表现。对于这些，可以通过问诊、观察面色、按压了解病人的病情。介绍了由于人的情绪变化导致的气机逆乱。

各种疼痛的区分

黄帝问道：我听说善于研究天地阴阳变化的人，他所讲的道理必须要在人身上得到验证；善于谈论古代经验理论的人，必定要结合当代的实际情况；善于谈论他人的事情，必须联系自己的实际。像这样，才算把握住了事物的运行规律而不至于迷惑，对事理了解得明白透彻，这样就称得上是明达事理的人。现在我想请教先生，您是怎样用问诊、望诊、切诊来了解和掌握病情的，让我有所体验，以便拨开蒙蔽，解除疑惑，能够听您谈一谈吗？

岐伯连续两次跪拜磕头回答说：您希望我讲哪方面的道理呢？黄帝说：我想听听人的五脏突然发生疼痛，是感受了什么邪气？岐伯回答说：经脉中的血气流行不止，往复周流不息。如果寒邪侵入经脉，经脉中血气运行迟缓，甚至凝滞不行。所以寒邪停留于经脉外时，运行于经脉中的血就减少；如果寒邪侵入到经脉中，由于寒性凝滞，会使气血阻滞不通，这两种情况都可能导致身体疼痛。

黄帝说：有疼痛突然停止的，有疼痛剧烈而持续的，有疼痛很厉害不能按压的，有疼痛触按后就会停止的，有疼痛按压没有得到缓解的，有疼痛触按时跳动应手的，有心与背相牵引而痛的，有胁肋与小腹部相牵引而痛的，有腹痛牵引大腿内侧的，有疼痛日久而成积聚的，有突然发生疼痛而昏迷不醒，过一会儿又苏醒过来的，有疼痛时伴有呕吐的，有腹痛而随之泄泻的，有疼痛而大便不通的。所有这些疼痛，症状表现不同，应该怎样区别呢？

　　岐伯回答说：寒邪停留于脉外，则经脉受寒，经脉受寒则引起经脉收缩而不伸展，如此则经脉拘急，经脉拘急便牵引外部的小络脉，所以突然出现疼痛。但只要得到温暖，经脉就会舒张开，气血运行通畅，疼痛就立即停止。若反复受了寒邪，则会经久不愈。寒邪停留于经脉之中，与人体热气相搏，于是经脉盛满，脉中邪气充实，所以疼痛剧烈，不可触按。寒邪停留于肠胃之间，膜原之下，血气凝聚而不散，小的络脉拘急牵引，因而出现疼痛，用手按压时血气得以散开，所以按压时疼痛可以停止。如果寒邪处于督脉，那就按压不到。如果寒邪侵入冲脉，冲脉是从关元穴起，随腹直上，如果寒邪侵入，使冲脉中的气血运行不能畅通，由于冲脉多气血，热气郁结日久向上逆行，所以病人腹痛，按压时能感觉到跳动应手。寒邪停留于足太阳经脉，血气凝塞而不畅流，血气凝塞则血虚，血虚于是感觉疼痛，背俞与心相连，所以心与背牵引而痛，用手按压时热气可以到达病所，热气到达病处，因

冲　脉

　　冲脉属于人体奇经八脉之一，起于胞中，下出会阴，并在此分为三支：一支沿腹腔前壁，挟脐上行，与足少阴经相并，散布于胸中，再向上行，经咽喉，环绕口唇；一支沿腹腔后壁，上行于脊柱内；一支出会阴，分别沿股内侧下行到足大趾间。冲脉能调节十二经气血，故称为"十二经脉之海"。冲脉与生殖功能关系密切，冲、任脉盛，月经才能正常排泄，故又称"血海"。

至胸中而散

起于胞中

环口唇

同足少阴经上行

会阴

挟脐上行

气冲

照海

而疼痛停止。如果寒邪侵入厥阴经脉，此脉下连阴器上连于肝，寒邪进入其中，于是血脉凝涩，经脉拘急，致使胁肋与小腹部牵引疼痛。如果寒邪停留于大腿内侧，血气上逆于小腹，血脉凝塞，上下牵引，所以腹痛向下牵引至大腿内侧。如果寒邪停留于小肠膜原之间，络脉之中的血液凝塞，不能注入大的经脉，血气停留而不能畅行，时间久了就会成为积聚。如果寒邪侵入五脏，逼迫五脏阳气上逆，使阴气阻绝不通，阴阳之气不能正常衔接，会出现突然疼痛、昏迷不醒的症状。如果阳气复返即可苏醒。寒气停留于肠胃，胃气厥逆上行，所以疼痛而兼呕吐。寒邪停留于小肠，小肠功能失常，水谷不能久留，所以腹痛而兼泄泻。而热邪会耗损肠中的水液，使病人口干舌燥、大便坚硬难出、腹痛、便秘。

黄帝问道：以上病情，是通过问诊可以了解的。那么如何用望诊来了解病情呢？岐伯回答说：五脏六腑在面部均有所属的部位，可通过观察五色在面部的表现来诊断疾病。例如，面部呈现黄色和红色，表示身体有热；面部呈现白色，表示有寒；青色和黑色为痛，这些是通过目视就可以见到的。黄帝问：如何通过切诊掌握病情呢？岐伯说：这要看病人主病的脉象，坚硬而实的脉象为实证。如果络脉充血隆起，表示血液停留在局部不得布散。这些是通过切诊可以掌握的。

身体的气机变化

黄帝说：讲得很好。我已经知道许多疾病的发生都是和气的变化有关。暴怒则气上逆，大喜则气弛缓，过悲则气消散，突然惊恐则气下陷，逢寒则气收聚，遇热则气外泄，突惊则气机紊乱，劳累过度则气耗散，久思则气郁结。这九种气的变化不同，在临床上会有什么表现呢？

岐伯回答说：暴怒则气机上逆，严重时出现呕血以及泻下没有消化的食物的症状，所以说是"气机上逆"。人在心情高兴时，营卫之气运行通畅，但过度喜悦可以使心气涣散，所以说"喜则气缓"。过悲则心系拘急，肺叶伸展上举，上焦阻塞不通，营卫之气不能布散，郁而化热，热留于内，正气耗散，所以说是"气消"。过度恐惧会损伤肾脏，肾脏所贮藏的精气也会被损伤。肾的功能受损，使人体上部闭塞不通，下部的气无法上行，停留于下，使人体下部胀满，所以说"恐则气下"。逢寒则肌肤腠理闭塞，营卫之气不能畅流，所以说是"气收"。人体遇热后汗孔舒张开，营卫之气也随着汗液被排出，所以说"热则气泄"。突惊则心无依附，心神无归宿，心中疑虑不定，所以说是"气乱"。过度疲劳使人气喘出汗，气喘耗损体内的气，出汗则损耗体表的气，所以说"劳则气耗"。久思则心气凝聚，心神归于一处，正气瘀滞而运行不畅，所以说是"气结"。

身体的气机变化

气机变化	发生原因
气机上逆	暴怒时气机上逆，严重者会呕血及泻下没有消化的食物
气缓	喜则营卫之气运行通畅，但过喜可使心气涣散
气消	过悲则心系拘急，肺叶举，上焦不通，营卫之气不散，热留于内而正气耗于外
气下	大恐伤肾，肾精受损。上闭塞不通，下气无法上行，致使下部胀满
气收、气泄	逢寒则肌肤腠理闭塞，营卫之气不能畅流，是为气收； 受热则汗孔开，营卫之气随汗液而出，是为气泄
气乱	大惊则心无依附，心神无归宿，心中疑虑不定
气耗	过劳则气喘出汗，耗损体内和体表之气
气结	久思则心气凝聚，心神归于一处，正气瘀滞而运行不畅

痹论篇

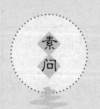

本篇主要论述痹病，包括痹病的产生和分类、五脏六腑痹病的产生与临床表现，以及痹病在脏腑的传播，还讲述了营卫之气的运行对痹病形成的影响、痹病的各种表现与成因。

痹病的产生和分类

黄帝问道：痹病是怎样产生的呢？岐伯回答说：风邪、寒邪、湿邪三种邪气错杂在一起同时侵袭人体就会形成痹病。这当中，风邪占主导地位的就形成行痹，寒邪占主导地位的就形成痛痹，湿邪占主导地位的就形成着痹。

黄帝问道：痹病为何又分为五种呢？岐伯回答说：在冬季受了风、寒、湿三种邪气所形成的痹病叫做"骨痹"，在春季受了风、寒、湿三种邪气所形成的痹病叫做"筋痹"，在夏季受了风、寒、湿三种邪气所形成的痹病叫做"脉痹"，在长夏季节受了风、寒、湿三种邪气所形成的痹病叫做"肌痹"，在秋季受了风、寒、湿三种邪气所形成的痹病叫做"皮痹"。

五脏六腑的痹病

黄帝问道：痹病侵入内部潜藏于人体的五脏六腑，这是为什么呢？岐伯回答说：人体五脏与皮、肉、筋、骨、脉是表里相合的，如果病邪长期滞留在体表而不离去，就会内传侵入相应的脏腑。所以说患骨痹长久而不愈，再次感受病邪，邪气就会内藏于肾；筋痹长久而不愈，再次感受病邪，邪气就会内藏于肝；脉痹长久而不愈，再次感受病邪，邪气就会内藏于心；肌痹长久而不愈，再次感受病邪，邪气就会内藏于脾；皮痹长久而不愈，再次感受病邪，邪气就会内藏于肺。所谓五脏痹病，是五脏在各自所主的季节里，再次受风、寒、湿三种邪气侵入所形成的。

痹病侵入五脏，其症状各异。肺痹表现为烦闷，气喘，呕吐。心痹表现为血脉

四时痹病的发生

痹病是由于外邪入侵所致，它们在不同季节侵入人体的皮毛、血脉、肉、筋、骨等不同部位，引起不同部位发生痹病。

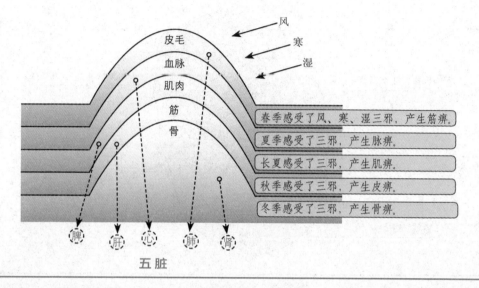

不通畅，心烦时心悸，喘息上气，咽喉发干，容易嗳气，气逆上冲时，病人会产生恐惧之感。肝痹表现为晚上睡觉时容易惊醒，饮水多，小便次数频繁，腹部胀满，如怀孕一般。肾痹表现为腹胀，身体软弱无力不能行走，以尾骶骨代脚而行，身体蜷曲，脊背比头还高。脾痹表现为四肢无力，咳嗽，呕吐清水，胸部胀满而闭塞。肠痹表现为经常喝水但小便不畅，腹中肠鸣，经常会泻下未消化的食物。膀胱痹表现为以手指按压小腹有疼痛感，小腹有灼热感，就像用热水浇灌一样，小便阻塞不畅，且流清鼻涕。

五脏之气，平静则精神安定，躁动则精神耗散。若经常吃得太饱，肠胃就容易受到损伤。邪气侵袭导致呼吸喘促，是痹气聚集在肺；邪气侵袭导致忧愁思虑，是痹气聚集在心；邪气侵袭导致遗尿，是痹气聚集在肾；邪气侵袭导致疲乏口渴，是痹气聚集在肝；邪气侵袭导致肌肉萎缩，是痹气聚集在脾。各种痹病长期不愈，便逐渐加重而侵犯身体内部。如果是风邪占主导地位的痹病就比较容易治疗。

黄帝问道：痹病有时会使人死亡，有时会使人长期疼痛，有时又容易治好，这是什么原因呢？岐伯回答说：如果痹病侵入人体内脏，就会死亡；痹病长期滞留在人体筋骨之间，则疼痛长期不愈；痹病滞留于人体皮肤，则容易治愈。黄帝问道：

痹病的发展与治疗

痹病的发展都是由体表向体内扩展，发现越早越容易治愈。如果等到疾病发展到骨髓再求医，即使神仙也无能为力了。

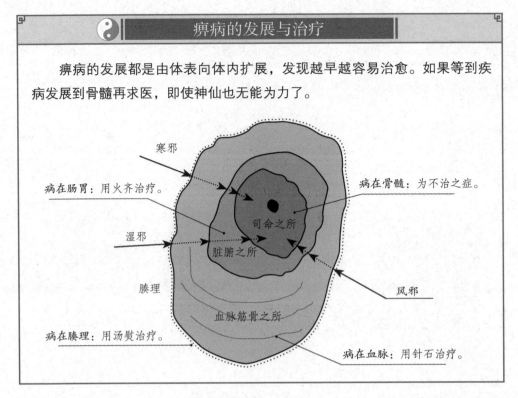

寒邪

病在肠胃：用火齐治疗。

病在骨髓：为不治之症。

司命之所

湿邪

脏腑之所

腠理

风邪

血脉筋骨之所

病在腠理：用汤熨治疗。

病在血脉：用针石治疗。

痹病的邪气侵袭至人体六腑，情况又是怎样的呢？岐伯回答说：饮食无规律，住处失宜，为六腑发生痹病的根本原因。六腑在背部各有腧穴，若风、寒、湿三气侵入六腑相应腧穴，加上饮食不调，邪气顺着腧穴进入并停留于人体相应的腑中。黄帝问道：怎样用针刺进行治疗呢？岐伯回答说：五脏各有相应的腧穴，六腑各有相应的合穴，依据五脏六腑经脉的分布，找出发病部位，分别针刺与其相关的腧穴或合穴，痹病就可治愈了。

营气、卫气与痹病

黄帝问道：营气和卫气与痹病的形成也有关系吗？岐伯回答说：营气是水谷的精气，它调和散布于五脏六腑中，然后才运行至血脉之中，再沿着经脉运行至身体上下，贯穿五脏，联络着六腑。卫气是水谷的剽悍之气，它运行迅疾，不能进入人体经脉之中，只能运行于皮肤表层、肌肉之间，熏蒸于人体筋膜之间，布散于人体胸腹之内。如果营气和卫气运行失常，人体就会产生疾病，营气和卫气运行正常，人体就不会产生疾病。营气和卫气运行正常，人体经气不与风、寒、湿三种邪气相纠结，就不会形成痹病。黄帝说：讲得好。

营气、卫气与麻痹

麻痹的出现与营卫之气运行失调有关，而营卫失调又是由于邪气的入侵，所以解决办法最好是去除体内的邪气。

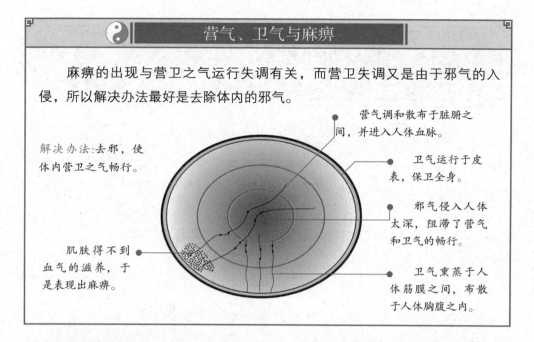

解决办法:去邪，使体内营卫之气畅行。

营气调和散布于脏腑之间，并进入人体血脉。

卫气运行于皮表，保卫全身。

邪气侵入人体太深，阻滞了营气和卫气的畅行。

肌肤得不到血气的滋养，于是表现出麻痹。

卫气熏蒸于人体筋膜之间，布散于人体胸腹之内。

痹病的各种表现及成因

黄帝问道：人产生痹病，有的疼痛，有的不痛，有的麻木无感觉，有的发寒，有的发热，有的表现为皮肤干燥，有的表现为皮肤潮湿，这是什么原因呢？岐伯回答说：痹病觉得疼痛是受寒邪偏多，因为寒邪使气血运行缓慢，经络阻滞，所以表现为疼痛。痹病麻木无感觉是因为患病太久，病邪内侵较深，营气和卫气运行滞涩不畅，使经络血气空虚，所以无疼痛感，肌肤失去血气的滋养，所以表现为麻木无感觉。痹病觉得寒冷是因为病人平常阳气虚而阴气盛，风、寒、湿三种邪气与阴邪相增益，所以感到寒冷。痹病发热是因为病人平常阳气有余而阴气不足，风、寒、湿三种邪气与阳气相合，虚弱的阴气抵挡不了亢盛的阳热，所以病人感觉发热。痹病多汗而皮肤湿润则是由于人体受的湿邪过多，阳气弱而阴气盛，阴气与湿邪相结合，所以表现为汗多且皮肤湿润。

黄帝问道：人患痹病，有时并不感到疼痛，这是什么原因呢？岐伯回答说：痹病发生在骨，表现为身体沉重；痹病发生在脉，表现为血脉滞塞，运行不畅；痹病发生在筋，表现为人体关节不能屈伸自如；痹病发生在肌肉，表现为肌肉麻木无知觉；痹病发生在皮肤，表现为身体寒冷。凡是具有这五种症状的，都不会出现疼痛。凡是痹病，遇到寒气病情就会加重，遇到热气病情就会减轻。黄帝说：讲得很好。

痿论篇

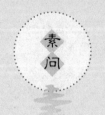

本篇主要分三部分论述痿病：第一，痿病的形成是由于五脏感受热邪，表现在与五脏对应的外在部位；第二，通过外在表现辨别各种痿病；第三，治疗痿病的原则是"独取阳明"，并阐述了这样做的道理。

五脏与痿病的形成

黄帝问道：五脏的病变都能使人得痿病，这是什么原因呢？岐伯回答说：肺主全身皮毛，心主全身血脉，肝主全身筋膜，脾主全身肌肉，肾主骨髓。所以肺脏感染热邪，就会使肺叶焦枯，皮毛变得虚弱、干枯而不润，严重的就形成痿躄。心脏感染热邪，下肢经脉的血气向上逆行，致使下肢经脉的血气空虚，便形成了脉痿，关节如同被折断，脚和小腿的肌肉软弱无力而不能行走。肝脏感染热邪，则胆气外泄而使口中发苦，筋脉受损干燥，筋脉拘急，从而形成筋痿。脾脏感染热邪，则胃中津液干枯而且口渴，肌肉麻痹没有知觉，形成肉痿。肾脏感染热邪，肾精耗竭，骨髓减少，腰脊不能屈伸，形成骨痿。

黄帝问道：痿病是如何形成的呢？岐伯回答说：肺脏在五脏之中的作用最重要，位置在心脏之上，是各脏之长。若精神空虚，欲望又得不到满足，就会使肺脏之中的气血运行不畅而演化成其他疾病，进而产生肺热使肺叶焦枯，所以说，五脏均是由于肺脏感染热邪，肺叶焦枯而产生痿躄的。悲哀过甚，胞络经脉受损，阳气不能发泄而迫使血液从下部溢出脉外，于是心气下崩，经常尿血。所以《本病》篇说，大的经脉空虚，会使人发生肌痹，进而发展为脉痿。心中欲望过多，而实现的太少，情绪不定，或行房事的次数过于频繁，导致宗筋弛纵，逐渐成为筋痿，以致遗精或白带。所以《下经》篇说，筋痿发生在肝脏，是由于行房事过度而引起的。经常被水浸湿，例如长期从事水上作业，水湿长期停留于体内，或居住在潮湿的环境中，水湿浸渍肌

肺对脏腑的影响

　　肺在人体中具有重要作用，全身气血都由它来分配，所以，如果肺感受邪气，不仅自身会发生病变，其所主的皮毛也会发生病变，还会将这种邪气传到身体其他脏腑。

肺主一身之气，全身的气血都由肺来分配。

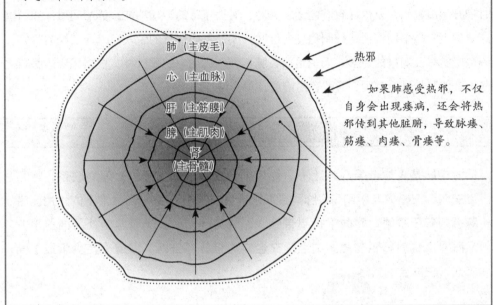

肺（主皮毛）
心（主血脉）
肝（主筋膜）
脾（主肌肉）
肾（主骨髓）

热邪

如果肺感受热邪，不仅自身会出现痿病，还会将热邪传到其他脏腑，导致脉痿、筋痿、肉痿、骨痿等。

　　肉，导致肌肉麻痹没有感觉，就会形成肉痿。所以《下经》篇说，肉痿是长期居于潮湿的环境中所造成的。长途远行疲劳，又遇上气候炎热，热则口舌发干，口渴则损耗阴气，阳气盛，阳盛则热邪生，热邪停留于肾脏，肾脏本为五脏中的主水之脏，但是现在肾水不能胜火，就会导致骨枯，骨髓空虚，双脚无法支撑身体，形成骨痿。所以《下经》篇说，骨痿是由于热邪亢盛所形成的。

各种痿病的辨别

　　黄帝问道：如何区别各种痿病呢？岐伯回答说：肺脏感染热邪，则面色发白，皮毛焦枯；心脏感染热邪，则面色发红，络脉充血；肝脏感染热邪，则面色发青，指甲或趾甲枯槁；脾脏感染热邪，则面色发黄，肌肉软弱；肾脏感染热邪，则面色发黑，牙齿枯槁松动。

治疗痿病应"独取阳明"

黄帝说：先生所讲述的关于痿病的内容已经很全面了，但是在古代医论上说，治疗痿病应"独取阳明"，这是什么原因呢？岐伯回答说：阳明经，是人体五脏六腑营养的源泉，其中的营养物质又滋养着主管约束骨骼、使关节运动自如的宗筋。冲脉为人体十二经脉之海，能够将营养物质渗透至全身的肌肉腠理之间，并与阳明经在宗筋中会合。阴阳经脉都会合于宗筋，又会合于气街处，阳明经是体内所有经脉的统领，它们全都属于带脉，还联络着督脉。如果阳明经虚弱，宗筋得不到营养就会松弛，同时带脉不能收引，所以导致肢体痿弱无力，失去正常的运动功能。黄帝问道：如何治疗痿病呢？岐伯回答说：针刺病变的经脉，调补发病经脉的荥穴，疏通各经的腧穴，调整虚实以及病情的逆顺。无论是筋、脉、骨、肉病中的哪一种，根据相应的脏腑之气偏旺的月份进行针刺，病就容易治愈。黄帝说：讲得好。

带 脉

带脉是人体奇经八脉之一。约束纵行之脉以加强经脉之间的联系，如足之三阴、三阳以及阴阳二跷脉。带脉还有固护胎儿和主司妇女带下的作用。带脉循行起于季胁，斜向下行到带脉穴，绕身一周。并于带脉穴处再向前下方沿髋骨上缘斜行到少腹。本经脉交会穴为带脉、五枢、维道（足少阳经）共三穴，左右合六穴。

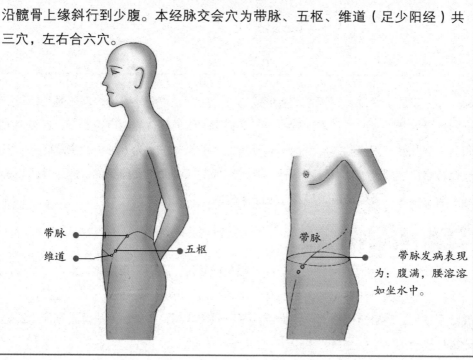

带脉
维道
五枢

带脉

带脉发病表现为：腹满，腰溶溶如坐水中。

厥论篇

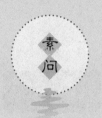

本篇主要介绍了厥病的分类，分析了寒厥病、热厥病的形成过程，介绍了六经厥病的临床表现与治疗、取穴原则。

寒厥病、热厥病

　　黄帝问道：厥病又分为寒厥病、热厥病，这是为什么呢？岐伯回答说：下部的阳气不足，就会形成寒厥病；下部的阴气不足，就会形成热厥病。黄帝问道：热厥病的发热，一定从脚下先开始，这是什么原因呢？岐伯回答说：阳经之气起始于脚五趾的外侧，脚的阴经之气聚集于脚心，若阳经之气偏盛，阴经之气不足，阳经之气占据阴经之气的位置，因而脚下发热。黄帝问道：寒厥病的发冷，一定从脚五趾开始，再上升到膝关节，这是什么原因呢？岐伯回答说：阴经之气起始于脚五趾的里侧，集中于膝下而聚集于膝上。阴经之气偏盛，阳经之气不足时，寒冷从脚五趾开始，上升至膝关节。这种寒冷不是由于外邪入侵所致，而是由于体内阳气空虚所形成的。

　　黄帝问道：寒厥病是怎样形成的呢？岐伯回答说：前阴是宗筋聚合之处，也是足太阴经与足阳明经会合之地。在春季和夏季人体中的阳气多而阴气少，而在秋季和冬季人体中的阴气盛而阳气虚。如果有人自恃体质强壮，在秋季和冬季仍然过度劳累，纵欲无度，肾阳伤损而求助于脾胃的补给，即使如此，肾阳仍不能恢复到正常状态。精气下泄，阴寒之气向上逆行，停留在中部脾胃，脾胃阳气受损，无法将营养物质渗透灌注到全身经络，阳气衰弱。阳气逐日受损，阴气偏盛，四肢得不到阳气的温煦，所以形成了手脚寒冷的寒厥病。

　　黄帝问道：热厥病是如何形成的呢？岐伯回答说：所饮之酒进入胃中以后，由于酒气性热，致使体表络脉充满而经脉空虚，损伤了帮助胃输送津液至全身的脾脏，于是阴气虚弱，阳气趁虚而入，阳气侵入则导致胃不平和，胃气不和则进一步引起水谷精气衰竭，精气衰竭则人体四肢便得不到足够的营养。这样的人，一定是

厥病的发生

厥病有寒厥病和热厥病之分，寒厥病总是起于脚趾，热厥病总是起于脚心，这与阴阳之气在脚部的运行和交汇有关。

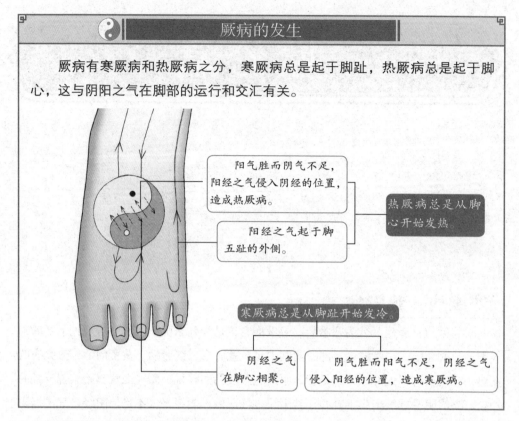

阳气胜而阴气不足，阳经之气侵入阴经的位置，造成热厥病。

热厥病总是从脚心开始发热。

阳经之气起于脚五趾的外侧。

寒厥病总是从脚趾开始发冷。

阴经之气在脚心相聚。

阴气胜而阳气不足，阴经之气侵入阳经的位置，造成寒厥病。

经常醉酒，或是吃饱后行房事，造成酒和食物停留在胃中无法消化，郁结成热，中焦热邪过盛，热布散于全身，出现小便黄赤等症状。酒性热而剽悍，肾阴必定受损而衰弱，阳气亢盛，所以形成了手脚发热的热厥病。

黄帝问道：厥病，有的使人腹部发胀，有的使人突然不省人事，要过半天或一天才能慢慢清醒过来，这是什么原因呢？岐伯回答说：人体上部的阴气偏盛，下部就偏虚，于是造成腹部胀满；人体上部阳气偏盛，那么下部之气向上逆行，逆行之气如邪气一般扰乱阳气，阳气也随之逆乱，所以出现突然昏倒、不省人事的情况。

六经厥病

黄帝说：讲得好。希望再听您讲讲六经发生厥病时出现的症状。岐伯回答说：足太阳经发生厥病，表现为头脚沉重、双脚不能前行、伴有眩晕仆倒。足阳明经发生厥病，出现癫狂症状，奔跑呼叫、腹部发胀、睡卧困难、面部红赤发热、精神失常、胡言乱语。足少阳经发生厥病，表现为突然耳聋，面颊发肿、发热，胁肋疼痛，下肢不能运动。足太阴经发生厥病，表现为腹部胀满、便秘、厌食、一吃东西就会呕吐、不能安卧。足少阴经发生厥病，表现为口干舌燥、小便红赤、腹部胀满、心痛。足厥阴经发生厥病，表现为小腹肿痛，腹部胀满、小便不畅、喜欢屈膝而睡，并有阴囊收缩、下肢内侧发热的症状。对这些厥病的治疗，邪气盛的就用泻法，正气虚的就用补法。对于不实不虚的，就在病变的经脉上取穴治疗。

足太阴经发生厥逆，伴有小腿蜷曲不能伸开、心痛牵连腹部的症状，应当在患病经脉上取穴治疗。足少阴经发生厥逆，有腹部虚胀、呕吐、下泻清水的症状，应当在患病的经脉上取穴治疗。足厥阴经发生厥逆，则筋脉拘急、腰痛、腹部虚胀、小便不通、胡言乱语，应当在患病的经脉上取穴治疗。足太阴、足少阴、足厥阴三阴经脉都发生厥逆，则有病人大小便不通、手脚寒冷，病情持续三天就会死亡。足太阳经发生厥逆，则病人有身体僵硬仆倒、呕吐带血、鼻孔出血的现象，应当在患病的经脉上取穴治疗。足少阳经发生厥逆，关节屈伸不自如、腰部不能活动、颈项发僵不能后顾。如果在这种情况下，又发生肠痈就不能治疗，病人出现惊惧就可能死亡。足阳明经的厥逆，表现为喘气、咳嗽、身体发热、容易受惊、常流鼻血或呕吐出血等。

☯ 肠 痈

肠痈是一种发生在肠的痈肿，即急性阑尾炎及其并发症，有大肠痈和小肠痈。古人认为，肠痈很难治疗，会致人死亡。但是随着现代医学的发展，阑尾炎早就有了解决的办法，我们可以通过手术将阑尾切除达到预防和治疗疾病的效果。

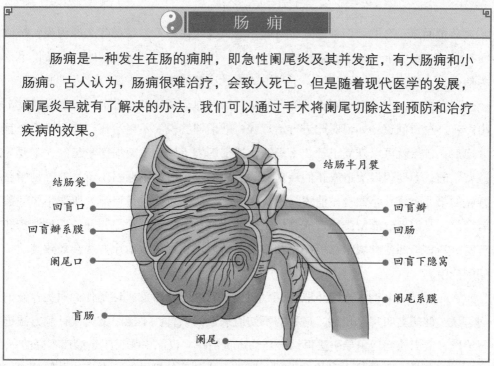

结肠袋
回盲口
回盲瓣系膜
阑尾口
盲肠
阑尾

结肠半月襞
回盲瓣
回肠
回盲下隐窝
阑尾系膜

手太阴经的厥逆，出现胸部虚胀、咳嗽、呕吐白沫的症状，应当在患病的经脉上取穴治疗。手厥阴经和手少阴经的厥逆，出现胸部疼痛牵连喉部、身体发热的症状，很难治愈，可能会死亡。手太阳经的厥逆，出现耳聋、流眼泪、颈部发僵不能回顾、腰部活动不便，应当在患病的经脉上取穴治疗。手阳明经和手少阳经的厥逆，出现喉痹、咽部发肿、颈项强直的症状，应当在患病的经脉上取穴治疗。

奇病论篇

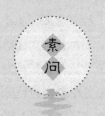

本篇主要论述了一些较少见的疾病，包括孕妇不能发出声音、息积、伏梁病、疹筋、脾瘅、胆瘅等，分析了其病因、病机和症状，并指出了治疗的方法。

黄帝问道：有的孕妇到第九个月时，说话发不出声音，这是什么原因呢？岐伯回答说：这是由于子宫中的络脉被胎儿压迫，气血受到阻塞所引起的。黄帝说道：为什么会这样呢？岐伯回答说：子宫中的络脉连着肾脏，足少阴肾脉内贯通肾脏，上连到舌根部，而子宫中络脉受阻，使肾脏的气血无法通行至舌根，所以说话发不出声音。黄帝问道：如何对此进行治疗呢？岐伯回答说：不用治疗，等到第十个月分娩后，自然就可以恢复正常。《刺法》这部医书上说，不要损伤不足的，不要补益有余的，不要因误治造成新的疾病，然后再治疗。所谓不要损伤不足的，是指在妊娠的第九个月，孕妇身体消瘦，不应用针刺、砭石方法进行治疗；所谓不要补益有余的，是说邪气滞留腹中造成肿块，不能用补益方法进行治疗，补益后虽然精神有所好转，但却使肿块牢靠地停聚在腹中，所以说盲目采取治疗方法会导致其他疾病的产生。

黄帝问道：有的病人胁下胀满，气机上逆，两三年不愈，这是什么病呢？岐伯回答说：此病名叫"息积"，这种病不妨碍病人的饮食，不能用艾灸或针刺方法进行治疗，应当长期运用导引法再结合药物进行治疗，仅靠单纯服药是治疗不好的。

黄帝问道：有的病人身体的大腿、股部、小腿部位都肿胀，并有绕肚脐疼痛的症状，这是什么病呢？岐伯回答说：这种病叫做"伏梁病"，是因受了风寒之邪所造成的。风寒邪气充斥于大肠内外，停留于肓膜，而大肠外肓膜的根在肚脐下，所以出现绕肚脐而痛的症状。治疗此病，不能采用按摩的方法进行治疗，否则会出现小便滞涩。

陈希夷二十四节气导引坐功图（部分）

　　人体经脉气血会随着一年十二个月的寒温变化而有盛有衰，古人注重养生，根据不同月份发明了不同的运动方式来导引人体十二经脉。下图所示为《三才图会》中的关于各个月份导引的部分图。

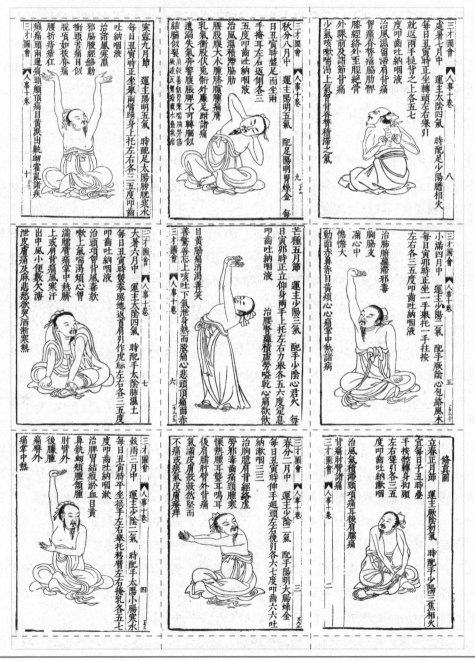

黄帝问道：有的病人，尺脉跳动得特别快，筋脉拘急明显可见，这是什么病呢？岐伯回答说：这种病叫做"疹筋"，病人的腹部肌肉一定拘急，如果其面部呈现出白色或黑色，那么就说明病情很严重了。

黄帝问道：有的病人患头痛多年不愈，这是怎么得的？又叫什么病呢？岐伯回答说：病人一定是感染了强烈的寒邪，寒邪之气向内侵入骨髓，脑又为骨髓之海，寒邪向上逆行于头部，所以使病人头痛，牙齿也跟着疼痛，此病名叫"厥逆"。

黄帝问道：有的病人口中发甜，这是什么病呢？是因何而染的？岐伯回答说：这是由于所饮食物的精气上溢所形成的，病名叫做"脾瘅"。水谷精气进入口中，藏于胃中，脾脏为胃输送水谷精气，水谷精气如果停留于脾脏之中，就会向上泛溢于口，所以病人出现口中发甜的症状。得这个病，往往是由于肥甘美味的诱惑，病人一定是经常食用甜美、肥腻的食物。食用过多的肥腻食物使人身体产生大量内热。过多的甜美食物使人腹部闷胀，所饮食物精气上溢而使人感到口中发甜，长久如此就会进一步转化为消渴病。治疗此病可用兰草类药物，因为其气味芳香，可以排除体内积聚的陈腐之气。

黄帝问道：有的病人口中发苦，这是什么病呢？又是怎么得的呢？岐伯回答说：这种病名叫"胆瘅"。人的肝脏为人体之将军，主管谋划，但必须在胆那里作出决断，咽部为肝脏的外使，得这种病的人一定是经常多筹划而少决断，造成胆气虚弱，胆汁上溢于口而出现口中发苦之症状。治疗时，应针刺胆经的募穴和俞穴。具体治疗方法可参照《阴阳十二官相使》这部医书。

黄帝问道：有的病人患小便不利之病，一天中小便的次数可达数十次之多，这是正气不足的表现。身体发热如炭火烧一样，颈项与胸部之间阻塞不通，如隔断一样，人迎脉跳动躁盛，气喘，气机上逆，这都是邪气有余的表现。寸口脉细如发丝，这同样也是人体正气不足的征象。这种病的发病部位在哪里？病名又叫什么呢？岐伯回答说：这种病的发病部位在太阴，由于胃热过于旺盛，影响到肺，所以部分症状都偏重于肺，病名叫做"厥"，这是一种不容易治疗的疾病，会导致多数病人死亡。这就是所谓的"五有余、二不足"的病证。黄帝问道：什么叫做"五有余、二不足"呢？岐伯回答说：所谓"五有余"，是指身体发热如炭火烧、颈与胸如隔断一样、人迎脉躁盛、气喘、气机上逆这五种病气有余的情况；所谓"二不足"，是指一日数十次小便、脉细如发丝这两种正气不足的情况。现在病人同时兼具外部"五有余"的症状和内部"二不足"的症状，既不能因为有余而用泻法，也不能因为不足而用补法，补泻难施，很难治疗，必死无疑。

黄帝问道：有的人一生下来就患癫痫，这是什么病呢？是因何而得的？岐伯回

孕妇行为对胎儿的影响

　　孕妇的行为会影响到胎儿出生后的状况，这是有的人患有先天性疾病最主要的原因。下图所示为孕妇在孕期的不同行为可能会造成胎儿的不同结果。

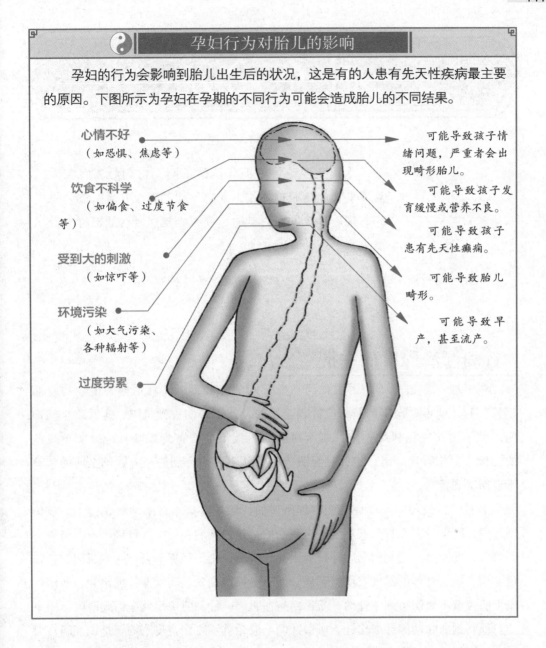

心情不好
（如恐惧、焦虑等）

饮食不科学
（如偏食、过度节食等）

受到大的刺激
（如惊吓等）

环境污染
（如大气污染、各种辐射等）

过度劳累

可能导致孩子情绪问题，严重者会出现畸形胎儿。

可能导致孩子发育缓慢或营养不良。

可能导致孩子患有先天性癫痫。

可能导致胎儿畸形。

可能导致早产，甚至流产。

　　答说：这种病的名称叫做"胎病"。这个病是由于胎儿在母体内时，孕妇经常受到很大的惊吓，使气血运行逆乱，所以胎儿一生下来就患有癫痫病。

　　黄帝问道：有的病人面部突然肿大，像有水的样子，其脉搏大且紧，但身体不痛，形体也不消瘦，不能进食，或者吃的东西很少，这叫什么病呢？岐伯回答说：这是肾的病变，这种病的名称叫做"肾风"。得肾风病者，到了不能吃东西、容易受到惊吓、惊惧不止、心气衰竭的阶段就会死亡。黄帝说：讲得好。

刺齐论篇

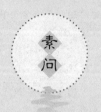

素问

本篇主要论述根据病位的不同，针刺时要有深浅程度的变化。根据深浅，疾病发生的部位有骨、筋、肌肉、血脉、皮肤。针刺时，要根据疾病所在的部位进行针刺，不可过深或过浅。

针刺深浅程度的掌握

黄帝说：我很想听您讲讲如何掌握针刺的深浅程度。岐伯回答说：应针刺至骨头的，就不要伤害到筋；应针刺至筋的，就不要伤害到肌肉；应针刺至肌肉的，就不要伤害到血脉；应针刺至血脉的，就不要伤害到皮肤；应针刺至皮肤的，就不要伤害到肌肉；应针刺至肌肉的，就不要伤害到筋；应针刺至筋的，就不要伤害到骨头。

黄帝说：我还是不能完全明白您所讲的，希望听您再详细地解说一下。岐伯回答说：所谓针刺至骨头就不要伤害到筋的，是说疾病在骨头，针刺的深度就应当到骨头，而不要只浅刺到筋就停针或出针。所谓针刺至筋就不要伤害到肌肉的，是说疾病在筋，针刺的深度就应当到筋，而不要只浅刺到肌肉就停针或出针。所谓针刺至肌肉就不要伤害到血脉的，是说疾病在肌肉，针刺的深度就应当到肌肉，而不要只浅刺到血脉就停针或出针。所谓针刺至血脉就不要伤害皮肤的，是说疾病在血脉，针刺的深度就应当到血脉，而不要只浅刺到皮肤就停针或出针。所谓针刺至皮肤的就不要伤害到肌肉，是说疾病发生在皮肤之中，针刺至皮肤即可，就不要再深刺而伤害到肌肉。所谓针刺至肌肉的就不要伤害到筋，是说疾病发生在肌肉中，针刺至肌肉即可，就不要再深刺而伤害到筋。所谓针刺至筋的就不要伤害到骨头，是说疾病发生在筋，针刺到筋即可，就不要再深刺而伤害到骨头。总之，在针刺的深浅程度把握上，超过或不及应达到的程度都是违反一般的针刺原则的。

针刺的深度

　　针刺治疗疾病时，要把握好深度，太深或太浅都起不到预期的效果，甚至可能会造成意想不到的后果。

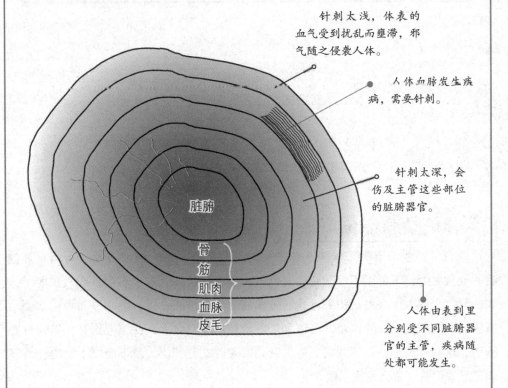

针刺太浅，体表的血气受到扰乱而壅滞，邪气随之侵袭人体。

人体血脉发生疾病，需要针刺。

针刺太深，会伤及主管这些部位的脏腑器官。

脏腑

骨
筋
肌肉
血脉
皮毛

人体由表到里分别受不同脏腑器官的主管，疾病随处都可能发生。

刺禁论篇

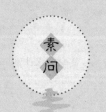

素问

本篇主要论述人体禁忌针刺的部位。人体五脏之气都有其所藏的部位，针刺时要避开这些部位。

人体的禁刺部位

黄帝说：我希望听您谈谈人体禁刺的部位有哪些。岐伯回答说：人体五脏各有其要害之处，不可以不仔细观察。肝气生于左侧，肺气藏于右侧，心气布散于体表，肾气主持人体之里，脾脏运化转输水谷精华和津液，胃容纳水谷和消化饮食，有协助五脏气机通畅的作用。心脏和肺脏皆位居膈膜之上，在第七椎旁，里面有心胞络。这些部位都是人体禁刺之处，针刺时避开这些部位，就不会发生危险；若误刺了这些部位，就会发生祸殃。

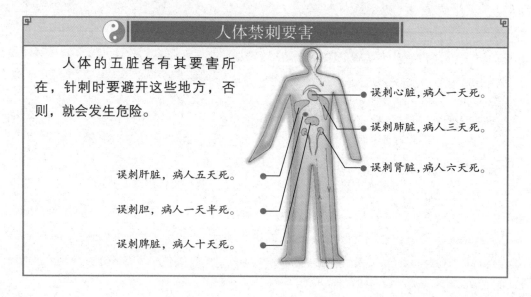

人体禁刺要害

人体的五脏各有其要害所在，针刺时要避开这些地方，否则，就会发生危险。

误刺心脏，病人一天死。

误刺肺脏，病人三天死。

误刺肾脏，病人六天死。

误刺肝脏，病人五天死。

误刺胆，病人一天半死。

误刺脾脏，病人十天死。

刺志论篇

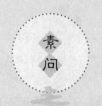

本篇主要论述人体气血的虚与实及人体气血虚实与形体的关系。根据人体的气血和身体表现可以判断所感受的邪气。本篇还讲述了对于虚实不同的人体进行针刺补泻时的方法。

身体的虚与实

黄帝说：我很想听您讲讲虚实的要领有哪些。岐伯回答说：人体的气充实的，其形体也就壮实；人体的气虚弱的，其形体也就虚弱，这是一种正常的现象，与此相反的，就是一种反常的病态。饮食量大的人，其血气也相应旺盛；饮食量小的人，其血气也相应衰弱，这是一种正常的现象，与此相反的，就是一种反常的病态。脉搏跳动充实的人，其血液也相应充实；脉搏跳动虚弱的人，其血液也就相应不足，这是一种正常的现象，与此相反的，就是一种反常的病态。黄帝问道：反常的病态是怎样的呢？岐伯回答说：正气虚弱但身体发热，这叫"反常"；饮食量大但血气不足，这叫"反常"；饮食量小但是血气旺盛，这叫"反常"；脉搏跳动盛实但血液不足，这叫"反常"；脉搏跳动虚弱但血液充盛，这叫"反常"。

人体的气旺盛，但身上怕冷，是感受了风寒邪气所致；人体的气虚弱，但身上发热，是感受了暑热邪气所致。饮食量大，但血气不足，是由于失血过多，或是湿邪滞留于身体下部所致；饮食量小，但血气充盛，是因为邪气滞留于胃并上逆至肺脏所致。脉搏跳动小但血液多，是饮酒过多，中焦郁热所致；脉搏跳动大但血液少，是风邪入侵于脉中和饮食不进所致。这就是造成反常现象的机制。实证是邪气入侵人体后的亢盛状态，虚证是人体正气外泄后的虚弱状态。邪气实，表现为身体发热；正气虚，表现为身体寒冷。对实证进行针刺时，出针时应左手开大针孔以泄邪气，对虚证进行针刺时，出针时应左手闭合针孔以存正气。

身体的虚与实

体虚或体实的人，以下几方面的表现必然是一致的，如果有其中一项与其他任何一项不一致，必定是身体病态的反常表现。

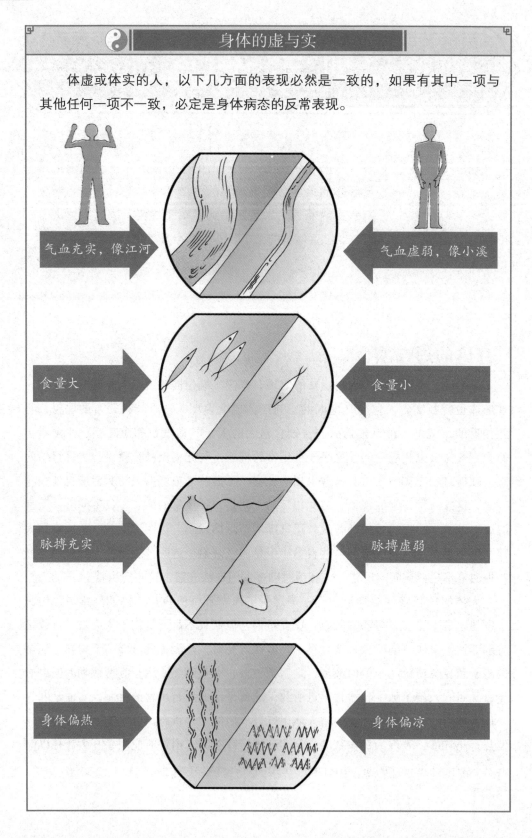

气血充实，像江河　　　　　　　　　气血虚弱，像小溪

食量大　　　　　　　　　食量小

脉搏充实　　　　　　　　　脉搏虚弱

身体偏热　　　　　　　　　身体偏凉

皮部论篇

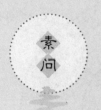

本篇主要论述人体疾病的发生都是从皮表开始的，进而侵入到人体的络脉、经脉、脏腑。病邪停留的部位不同，身体表现出来的症状也不一样。我们可以根据皮表络脉的颜色判断身体发生的病变。

病邪在人体的传变

所以说，诸多疾病的产生，必定是先从人体皮肤和须发开始的，病邪侵犯了人体皮毛后，会使肌肤腠理张开，肌肤腠理一张开，病邪就趁机侵入到人体体表的络脉，病邪气内留于络脉而不去，进一步侵入至体内的经脉；病邪气内留于经脉而不去，便会将邪气内传于脏腑，将病邪积留于肠胃中。在病邪刚刚伤及皮肤时，就会出现寒冷战栗、须发竖起、腠理开泄的症状；当病邪侵入到络脉时，则会出现络脉中邪气盛满、颜色改变的症状；当病邪侵入到经脉时，表现为经脉之气空虚，导致邪气内陷；当病邪滞留于人体筋骨之间时，若寒气充盛，便会产生筋脉痉挛拘急、骨骼疼痛的症状；若热气充盛，就会出现筋弛缓、骨消减、肌肉消瘦破裂、皮毛枯槁败落的症状。

黄帝问道：先生所说的人体皮肤上的十二经脉分属的部位，它们产生病变后的情况各是什么样的呢？岐伯回答说：皮是络脉分布的部位，是按照经脉在体表的循行分布来划分的。当病邪侵袭到皮肤须发时，则肌肤腠理开泄，肌肤腠理一开泄，病邪就会趁机侵入体表的络脉，若络脉中的邪气盛满了，就会传入经脉，当经脉中的邪气盛满了，就会侵入到相关脏腑。所以说，人体皮肤皆分属于十二经脉，病邪在刚侵入皮肤时若不及时进行治疗，则病邪一步步内侵，会使人体产生严重的疾病。黄帝说：讲得好。

病邪在人体的传变

由外邪导致的疾病，总是先侵入人的体表，然后逐渐向体内入侵。根据身体的表现，我们很容易知道病邪所在的部位，从而及时遏制疾病的发展。

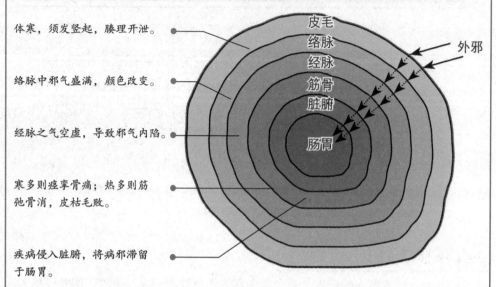

体寒，须发竖起，腠理开泄。

络脉中邪气盛满，颜色改变。

经脉之气空虚，导致邪气内陷。

寒多则痉挛骨痛；热多则筋弛骨消，皮枯毛败。

疾病侵入脏腑，将病邪滞留于肠胃。

皮毛
络脉
经脉
筋骨
脏腑
肠胃

外邪

调经论篇

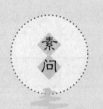

本篇主要论述神、气、血、形、志的有余和不足，分析了十种情况的表现、形成原因与治疗方法。这十种情况都产生于人体五脏，靠经脉来运输至全身，所以，诊断和治疗应以经脉为依据。气血逆乱会对经脉造成影响，经脉中阴阳之气的变化也会使人产生虚实证。

有余和不足

黄帝问道：我看到《刺法》上说，有余的病应当用泻法进行治疗，不足的病应当用补法进行治疗。什么叫做"有余"？什么叫做"不足"呢？岐伯回答说：有余的病证有五种情况，不足的病证也有五种情况。您想问的是哪一种呢？黄帝说：我很想听您详尽地谈一谈所有的情况。岐伯回答说：神既有有余，又有不足；气既有有余，又有不足；血既有有余，又有不足；形既有有余，又有不足；志既有有余，又有不足。这十个方面的病理情况和表现各异。

黄帝问道：人体有精、气、津、液、四肢、九窍、五脏、十六部、全身关节，这些部位都可能感染邪气而产生许多不同的疾病，产生的这些疾病又分别有虚实两种情况，现在先生却说，有余的病证有五种情况，不足的病证也有五种情况，这十种情况都是如何产生的呢？岐伯回答说：这十种情况均产生于人体五脏。五脏中的心脏主藏人体的神，肺脏主藏人体的气，肝脏主藏人体的血，脾脏主藏人体的肉，肾脏主藏人体的志，五脏分工不同，从而形成人体。人外在身体上的志意通达，与体内的骨髓相联系，于是形成了一个身心皆健康的机体。五脏乃人体的中心，它们之间的相互联系是通过经脉这个通道来完成的，经脉的作用是运行气血至身体各部。人体内的气血不和，就会诱发许多疾病，所以诊断治疗都应当以经脉为依据。

神的有余和不足

黄帝问道：神有余和神不足各有什么样的表现呢？岐伯回答说：神有余时，病人表现为常笑而不停；神不足时，病人就出现悲伤的情感。当邪气还没有与体内气血充分并合时，五脏还未受到邪气侵扰而出现病变，病邪仅伤及人的外在形体，使人战栗怕冷。病邪刚侵入人的肌表皮毛，尚未内侵至经络当中，这种情况称为"轻微的神病"。黄帝说道：治疗神的病变时，如何采取适当的补法或泻法呢？岐伯回答说：神有余时，就应当针刺体内较小的络脉至出血，注意不要刺得太深，也不要损伤到大的经脉，照此方法施行，神气就可平和了。神不足时，要仔细观察空虚的络脉，先用手按摩使血气到达虚络，再针刺以疏通经脉，调和血气。针刺时不要出血，也不要使血气外泄，经脉得到疏通，神气自然就可平复了。

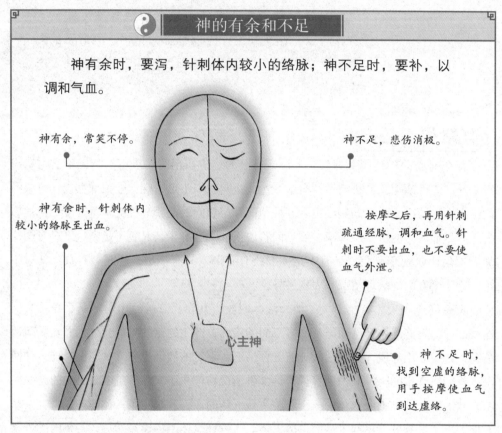

神的有余和不足

神有余时，要泻，针刺体内较小的络脉；神不足时，要补，以调和气血。

神有余，常笑不停。

神不足，悲伤消极。

神有余时，针刺体内较小的络脉至出血。

按摩之后，再用针刺疏通经脉，调和血气。针刺时不要出血，也不要使血气外泄。

心主神

神不足时，找到空虚的络脉，用手按摩使血气到达虚络。

黄帝又问道：如何用针刺治疗轻微的神病呢？岐伯回答说：花较长的时间去按摩病处，进针时不要开大针孔或刺得太深，引导正气到不足的地方，这样神气就可恢复了。

气的有余和不足

黄帝说：讲得好。气有余和气不足各有什么样的表现呢？岐伯回答说：气有余时，病人表现为气喘、咳嗽、邪气上逆；气不足时，病人表现为鼻塞、呼吸不畅、气短且少。当邪气还没有与体内气血充分并合时，五脏还受到邪气侵扰而出现病变，只是皮肤上出现轻微的病变，这种情况称为"肺气微虚"。黄帝说道：治疗气的病变时，如何采取适当的补法或泻法呢？岐伯回答说：气有余时，就采用泻法针刺它的经脉，但进针时不要太深而伤损其经脉，也不要出血和使血气外泄。气不足时，就采用补法针刺它的经脉，同样进针时不要使血气外泄。黄帝问道：如何针刺治疗肺气微虚呢？岐伯回答说：不间断地按摩病处，再拿出针注视着病人说：我将深刺。刺入时却改为浅刺。这样才能使病人的精气深藏于体内，邪气外散于体外，在体内无留身之处，人体的真气就能恢复正常。

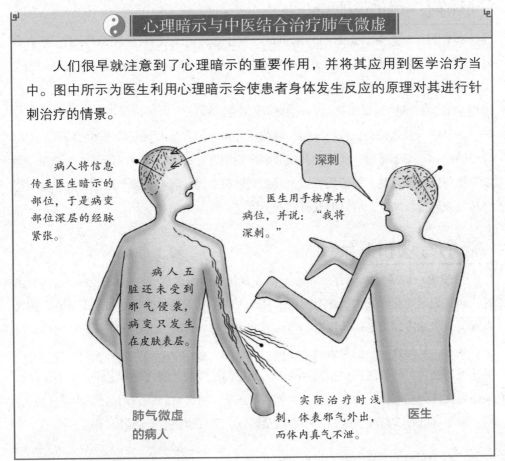

心理暗示与中医结合治疗肺气微虚

人们很早就注意到了心理暗示的重要作用，并将其应用到医学治疗当中。图中所示为医生利用心理暗示会使患者身体发生反应的原理对其进行针刺治疗的情景。

病人将信息传至医生暗示的部位，于是病变部位深层的经脉紧张。

深刺

医生用手按摩其病位，并说："我将深刺。"

病人五脏还未受到邪气侵袭，病变只发生在皮肤表层。

肺气微虚的病人

实际治疗时浅刺，体表邪气外出，而体内真气不泄。

医生

血的有余和不足

黄帝说：讲得好。血有余和血不足各有什么样的表现呢？岐伯回答说：血有余时，病人表现为易发怒；血不足时，病人容易出现恐惧的情绪。当邪气还没有与体内的气血充分并合时，五脏还未受邪气侵扰而出现病变，只是孙脉内的邪气充盛而满溢于经脉，这说明经脉中有瘀血。黄帝问道：治疗血的病变时，如何采取适当的补法或泻法呢？岐伯回答说：血有余时，就采用泻法泻去充盛经脉中的邪气，并使经脉出血；血不足时，就仔细观察气血空虚的经脉，采用补法进行针刺，进针后留针，其时间长短要根据观察而得的脉象来决定，当脉搏跳动洪大有力时，应快速出针，不要让病人出血。黄帝问道：怎样对有瘀血的络脉进行针刺治疗呢？岐伯回答说：观察到有瘀血的络脉时，针刺清除其瘀血，不要让瘀血内侵入大的经脉，而演化成其他更为严重的疾病。

形的有余和不足

黄帝说：讲得好。形有余和形不足各有什么样的表现呢？岐伯回答说：形有余时，病人表现为腹部胀大、大小便不畅；形不足时，病人表现为四肢酸软无力、失去正常的活动功能。当邪气还没有与体内的气血充分并合时，五脏还未受到邪气侵扰而出现病变，只是肌肉微微跳动，这种情况称为"微风"。黄帝问道：治疗形的病变时，如何采取适当的补法或泻法呢？岐伯回答说：形有余时，就采用泻法针刺足阳明胃经的经脉；形不足时，就采用补法针刺足阳明胃经的络脉。黄帝问道：怎样对"微风"进行针刺治疗呢？岐伯回答说：针刺到分肉之间，既不要刺中经脉，也不要刺伤络脉，卫气得以恢复之后，邪气自然就消散了。

志的有余和不足

黄帝说：讲得好。志有余和志不足各有什么样的表现呢？岐伯回答说：志有余时，病人表现为腹部胀大，伴有泄泻，且泄泻物中有未消化的食物；志不足时，病人表现为手脚冰冷。当邪气还没有与体内的气血充分并合时，五脏还未受邪气的侵扰而出现病变，只是骨节有轻微震动的感觉。黄帝问：治疗志的病变时，如何进行适当的补法或泻法呢？岐伯回答说：志有余时，采用泻法针刺然谷穴使其出血；志不足时，采用补法针刺复溜穴。黄帝问道：如何用针刺治疗骨节有轻微震动的感觉？岐伯回答说：只需针刺骨节微动的地方，不要伤及经脉，邪气很快就会消散。

气血逆乱与疾病的形成

黄帝说：很好！我已听您讲了虚实病变的各种情形，但我还不知道它们是如何产生的。岐伯回答说：虚实的发生是由于邪气与气血相并合，导致阴阳失调，气与卫分相混乱，血逆行于经络，血和气都离开它们所应在的位置，所以形成了一虚一实的现象。如血并于阴分，气并于阳分，就会出现或惊或狂的症状；血并于阳分，气并于阴分，于是形成内热的症状；血并于上部，气并于下部，便会出现心中烦闷、易怒的症状；血并于下部，气并于上部，便形成精神错乱、健忘的症状。黄帝问道：血并于阴分，气并于阳分，像这样血和气都离它们所应在的位置，哪种情况为实？哪种情况为虚呢？岐伯回答说：气与血，皆喜欢温暖而讨厌寒冷，遇冷它们便凝滞而不流动，遇暖则可使已凝滞的血气逐渐疏散而正常流通。所以气和阳分相并合，就有血虚的情况；血和阴分相并合，就有气虚的情况。黄帝问道：人身体所具有的最宝贵的东西就是血和气，现在先生您却说血和阴分相并合会形成气虚，气和阳分相并合又会形成血虚，这样说来，不就是没有实的情况了吗？岐伯回答说：亢盛有余的就为实，缺少不足的就为虚。所以气和阳分相并合便无血，血和阴分相并合便无气，血与气都离开它们所应该在的位置而失去平衡，所以就形成了虚证。身体中络脉和孙脉的血气在正常情况下都灌注于经脉，若血与气相并于经脉中，就会形成实证了。若血与气均逆行于身体上部，就会出现严重的厥病，厥病可使病人突然昏厥、不省人事、好像死了一样。如果气血能及时复返，病人就会苏醒，否则便会有死亡的危险。

气血的逆乱与疾病的形成

虚实的发生是由于邪气与气血相并，导致阴阳失调，气血离开它们所应在的位置，逆行于经络。

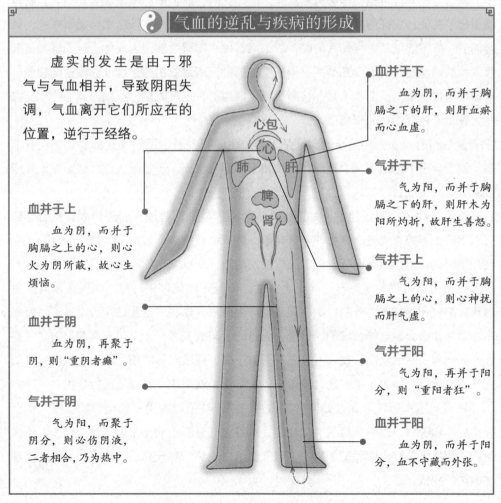

血并于上 血为阴，而并于胸膈之上的心，则心火为阴所蔽，故心生烦恼。

血并于阴 血为阴，再聚于阴，则"重阴者癫"。

气并于阴 气为阳，而聚于阴分，则必伤阴液，二者相合，乃为热中。

血并于下 血为阴，而并于胸膈之下的肝，则肝血瘀而心血虚。

气并于下 气为阳，而并于胸膈之下的肝，则肝木为阳所灼折，故肝生善怒。

气并于上 气为阳，而并于胸膈之上的心，则心神扰而肝气虚。

气并于阳 气为阳，再并于阳分，则"重阳者狂"。

血并于阳 血为阴，而并于阳分，血不守藏而外张。

虚证和实证的形成

黄帝问道：实证是怎样形成的？虚证又是如何形成的呢？很想听您讲讲虚证和实证形成的关键各是什么？岐伯回答说：阴经和阳经，因气血灌注而分别形成腧穴和会穴，阳经的气血充盛就会灌注于阴经，阴经中的气血充盛就会灌注到阳经中，如此一来，阴阳经脉中的血气就会保持协调。阴阳之气均衡了，人的形体就会充实，九候脉象的表现就会一致，这样就能称为是健康正常之人。邪气入侵人体发生病变，有的始发于阴经，有的始发于阳经。起始于阳经的病变，多数是由于受了外界风雨寒湿等外邪所导致的；起始于阴经的病变，多数是由于饮食无规律、居所环境失宜、行房事过度及喜怒无常等内因所引起的。黄帝问道：风雨邪气是怎样伤人的呢？岐伯回答说：风雨之邪入侵人体时，首先侵袭到皮肤，接着由皮肤内渗到孙脉，若孙脉邪气盛满后，就会进一步渗透到络脉中，待络脉邪气盛满后，会更进一步侵入到大的经脉中。血气与病邪混合停留在肌肉和皮肤之间，此时，病人的脉象表现为紧而大，所以就引起了实证。实证的病变外部表现为脉象坚实，不可按压，按压就会感到疼痛。黄帝问道：寒湿邪气是怎样伤人的呢？岐伯回答说：寒湿之邪侵入人体后，表现为皮肤收敛，肌肉僵硬，营血受寒凝滞，卫气受损消散，所以就引起了虚证。虚证的病变外部表现为皮肤松弛，卫气不足，按摩后，气血通行，卫气充足，肌肤得到滋养，所以病人感觉舒适温暖且无疼痛感。

黄帝问道：发生在阴经的实证是怎样产生的呢？岐伯回答说：如果喜怒没有节制，就会导致下部的阴气上逆而行，致使下部阴气空虚，于是阳气便会趁虚而入，所以就会形成实证。

黄帝又问道：阴经的虚证是怎样产生的呢？岐伯回答说：若恐惧太甚就会导致气机下陷，若悲哀太过，则会使正气耗散，造成血脉空虚，若再食用寒凉的食物，就会损伤阳气，于是血脉运行凝涩，正气耗损消散，所以就会形成虚证。

黄帝说：古代关于医学的经书上曾说，阳气虚弱就产生外寒，阴气虚弱就产生内热，阳气充盛就产生外热，阴气充盛就产生内寒。这些理论我已经听说过了，但却不知道为什么会是这样。岐伯回答说：人身的卫阳之气皆受于上焦，这些卫阳之气有温养肌肉和皮肤的功能。现在寒邪之气滞留于外，使诸经脉收缩，致使上焦中的卫阳之气不能运行至体表，寒邪之气独留于体表，于是就出现了寒冷战栗的症状。

黄帝问道：阴气虚弱是如何产生内热的呢？岐伯回答说：如果劳累过度，就会损伤形体和脾胃，影响脾胃的消化功能，水谷之气衰弱不能正常运送到上焦，人体代谢物不能从下部排出而停留于胃中，胃气郁结而生热，热气充满于胸内，于是就出现了内热的症状。

虚证和实证的形成

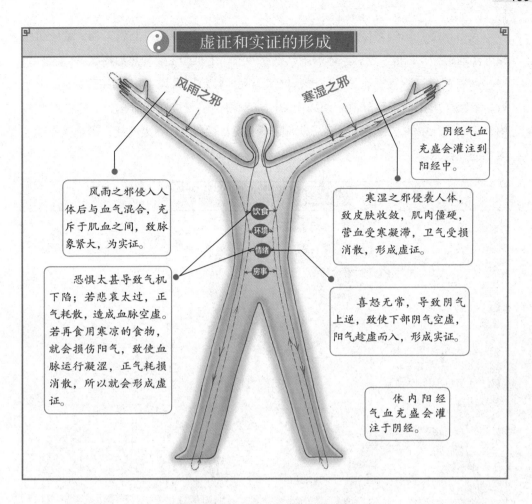

风雨之邪

寒湿之邪

阴经气血充盛会灌注到阳经中。

风雨之邪侵入人体后与血气混合，充斥于肌血之间，致脉象紧大，为实证。

寒湿之邪侵袭人体，致皮肤收敛，肌肉僵硬，营血受寒凝滞，卫气受损消散，形成虚证。

饮食
环境
情绪
房事

恐惧太甚导致气机下陷；若悲哀太过，正气耗散，造成血脉空虚。若再食用寒凉的食物，就会损伤阳气，致使血脉运行凝涩，正气耗损消散，所以就会形成虚证。

喜怒无常，导致阴气上逆，致使下部阴气空虚，阳气趁虚而入，形成实证。

体内阳经气血充盛会灌注于阴经。

诊脉法

　　诊脉是诊察疾病的重要途径，诊脉的常用部位是寸口，即寸、关、尺三部。诊脉的手法就是用食指、中指、无名指按压腕部的寸口处。图中表现的是为他人诊脉和为自己诊脉时的手法。

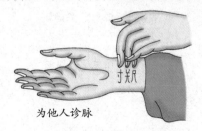

寸关尺

为他人诊脉

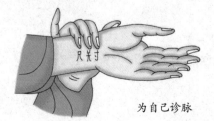

尺关寸

为自己诊脉

黄帝问道：阳气充盛是如何产生外热的呢？岐伯回答说：上焦不利，就使肌肤腠理闭塞，汗孔也被阻塞，人体的阳气不能外散，于是产生了外热的症状。

黄帝问道：阴气充盛是如何产生内寒的呢？岐伯回答说：由于阴寒之气向上逆行，蓄积于胸中而不得外泄，使胸中的阴气积聚，阳气被耗损而减少，寒独留于体内，引起经脉中的血液运行凝涩，进而脉不通畅，脉搏跳动盛大而涩，于是就出现了内寒的症状。

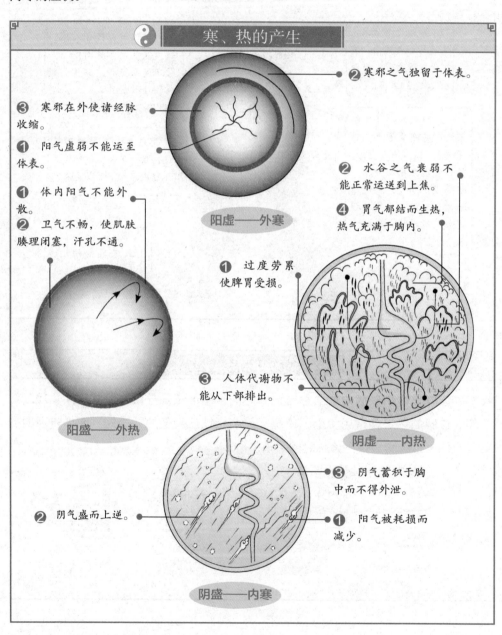

寒、热的产生

❷ 寒邪之气独留于体表。

❸ 寒邪在外使诸经脉收缩。

❶ 阳气虚弱不能运至体表。

❶ 体内阳气不能外散。

❷ 卫气不畅，使肌肤腠理闭塞，汗孔不通。

阳虚——外寒

❷ 水谷之气衰弱不能正常运送到上焦。

❹ 胃气郁结而生热，热气充满于胸内。

❶ 过度劳累使脾胃受损。

❸ 人体代谢物不能从下部排出。

阴虚——内热

阳盛——外热

❸ 阴气蓄积于胸中而不得外泄。

❷ 阴气盛而上逆。

❶ 阳气被耗损而减少。

阴盛——内寒

标本病传论篇

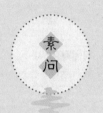

本篇主要论述疾病的标本属性与逆治、从治的选择，治疗原则和方法，介绍了疾病在脏腑传变时的一般规律、表现，以及对死生的判断方法。

病的标本属性与逆治、从治

黄帝问道：疾病有标病和本病之说，针刺方法也有逆治和从治的不同，这是为什么呢？岐伯回答说：凡是针刺，都必须首先辨别出病变性质是属阴还是属阳，把疾病过程中先出现的症状和后出现的症状之间的相互联系分析清楚，然后再决定是采取逆治还是采取从治，是先治疗标病还是先治疗本病。所以说，有的情况下是见到标病就先治疗标病，见到本病就先治疗本病，有的情况下是见到本病而先治疗标病，见到标病而先治疗本病。从治疗效果来看，有的治标而能取得疗效，有的治本而能取得疗效，有的运用逆治的方法而能取得疗效，有的则运用从治的方法而能取得疗效。所以，掌握了逆治从治的基本原则和方法，就可以大胆地进行治疗，而不必顾虑太多。如果能透彻地认识病变的标和本，治疗时总能取得疗效，如果不能透彻地认识病变的标和本，治疗时必然是盲目的。

病变性质是属阴还是属阳，治疗手法是采取逆治还是从治，正确认识病变的标和本这些道理，看起来小，其实包含有很多的内容。可以由少到多，由浅显到博大，听到一方面的情况就可以推知其他各种相关的情况。从疾病的外在表现，可以推断出疾病内在的深层病变。有关标本治疗的原则，谈起来很容易，但要真正掌握和运用它就比较困难了。针对病情治疗，有悖于治道，称为逆；顺应病情治疗，称为从。一般情况下，病人先发生病变，后出现气血紊乱的，治疗时，应先治先发生的病变；若病人先发生气血紊乱，后产生疾病的，治疗时，应先治病人的气血紊乱；若病人先受寒邪产生寒病，后又出现了其他疾病的，治疗时，应先治其寒

逆治和从治

逆治和从治是从药物的寒热性质、功效补泻与疾病的本质、现象之间的逆从关系而提出的两种治法。两者是治病求本原则的具体应用。

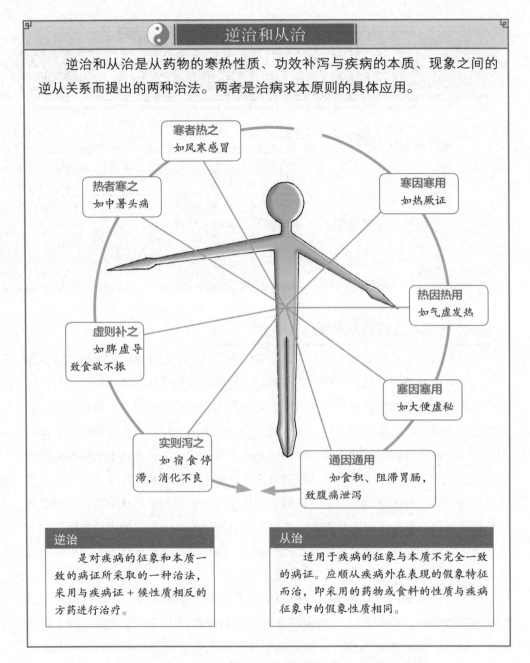

寒者热之
如风寒感冒

热者寒之
如中暑头痛

寒因寒用
如热厥证

热因热用
如气虚发热

虚则补之
如脾虚导
致食欲不振

塞因塞用
如大便虚秘

实则泻之
如宿食停
滞，消化不良

通因通用
如食积、阻滞胃肠，
致腹痛泄泻

逆治

是对疾病的征象和本质一致的病证所采取的一种治法，采用与疾病证＋候性质相反的方药进行治疗。

从治

适用于疾病的征象与本质不完全一致的病证。应顺从疾病外在表现的假象特征而治，即采用的药物或食料的性质与疾病征象中的假象性质相同。

病；若病人先患其他疾病，后患寒病的，治疗时，应先治其原本之病；若病人先患热病，后产生其他疾病的，治疗时，应先治其热病；若病人先患某热病，后出现腹部胀满等症状的，治疗时，应先治腹部胀满的标病；若病人先患某种病变，后出现泄泻症状的，治疗时，应先治其先患的病；若病人先出现泄泻，后引发其他病变的，治疗时，应先治其泄泻，必须先调理好泄泻，才能治疗其他疾病。若病人先患某种疾病，后产生腹部胀满的病变的，治疗时，应先治腹部胀满；若病人先出现腹部胀满的病变，后产生心烦的，治疗时，应先治腹部胀满。人体会受外界邪气的侵入而产生病变，也会因体内固有的邪气而引发疾病。凡是发生病变引起大小便不通利的，应当先治疗大小便不通这个标病；如果大小便通利，再治疗本病。一般情况下，由于邪气亢盛有余而导致的实证，这时应采用"本而标之"的治疗方法，即先治疗本病而后治疗标病；如果是患病后引起人体正气虚损不足的虚证，这时应采用"标而本之"的治疗方法，即先治疗标病而后治疗本病。要谨慎地观察疾病的轻重浅深，根据病情进行适当的调理，病情比较轻的，标病和本病可以同时进行治疗；病情较重的，则应集中力量采取分治的方法，或单独治标，或单独治本。若先患有

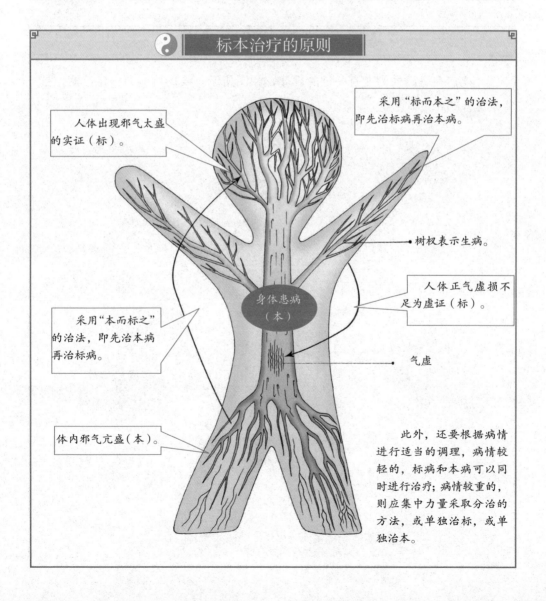

标本治疗的原则

人体出现邪气太盛的实证（标）。

采用"标而本之"的治法，即先治标病再治本病。

树杈表示生病。

人体正气虚损不足为虚证（标）。

采用"本而标之"的治法，即先治本病再治标病。

身体患病（本）

气虚

体内邪气亢盛（本）。

此外，还要根据病情进行适当的调理，病情较轻的，标病和本病可以同时进行治疗；病情较重的，则应集中力量采取分治的方法，或单独治标，或单独治本。

大小便不通利，后产生其他疾病的，治疗时，应先治大小便不利的本病。

脏腑疾病的传变规律

疾病的传变问题是，心病先出现心痛，大约一天的时间病会传到肺，出现咳嗽的症状；三天左右的时间病会传到肝，出现胁肋部胀痛的症状；大约五天的时间病会传到脾，出现大便不通利的症状，此时身体沉重且有疼痛感；再过三天如果病仍未愈，就有死亡的危险，冬天多死于半夜，夏天多死于中午时分。

人体出现肺病，其表现为喘息、咳嗽，大约三天的时间病会传到肝，出现胁肋胀满疼痛的症状；一天左右的时间病会传到脾，出现身体沉重且疼痛的症状；大约

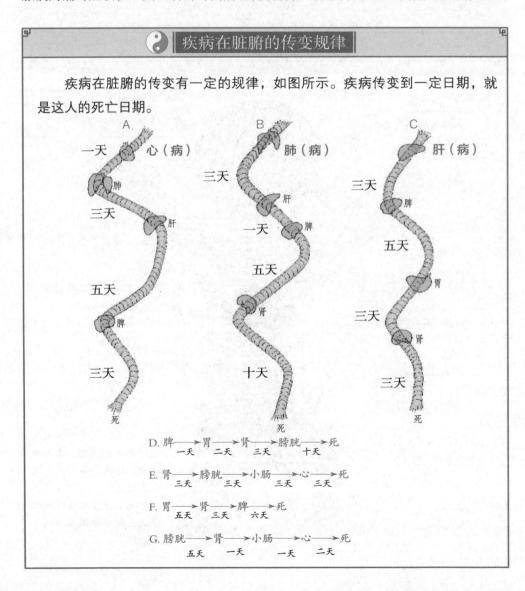

疾病在脏腑的传变规律

疾病在脏腑的传变有一定的规律，如图所示。疾病传变到一定日期，就是这人的死亡日期。

五天的时间病会传到肾，出现身体肿胀的症状；再过十天如果病仍未愈，就有死亡的危险，冬天多死于日落时，夏天多死于日出时。

人体出现肝病，其表现为头晕目眩，胸肋胀满，大约三天的时间病会传到脾，出现身体沉重且疼痛的症状；五天左右的时间病会传到胃，出现腹部胀满的症状；大约三天的时间病会传到肾，出现腰脊和小腹疼痛、腿胫酸的症状；再过三天如果病仍未愈，就有死亡的危险，冬天多死于日落时，夏天多死于吃早餐前。

人体出现脾病，其表现为身体沉重且疼痛，大约一天的时间病会传到胃，出现腹部胀满的症状；两天左右的时间病会传到肾，出现小腹和腰脊疼痛、腿胫酸的症状；大约三天的时间病会传到膀胱，出现背脊筋痛、小便不通的症状；再过十天如果病仍未愈，就有死亡的危险，冬天多死于入睡安定的时候，夏天多死于早餐稍晚一点的时候。

人体出现肾病，其表现为小腹、腰脊疼痛，小腿酸，大约三天的时间病会传到膀胱，出现背脊筋痛、小便不利的症状；三天左右的时间病会传到小肠，出现腹部胀满的症状；大约再过三天的时间病会传到心，出现胁肋胀痛的症状；再过三天如果病仍未愈，就有死亡的危险，冬天多死于天亮时，夏天多死于黄昏时。

人体出现胃病，表现为脘腹胀满，大约五天的时间病会传到肾，出现小腹和腰脊疼痛、小腿酸软的症状；三天左右的时间病会传到脾，出现身体沉重的症状；再过六天如果病仍未愈，就有死亡的危险，冬天多死于夜半后，夏天多死于中午后。

人体出现膀胱病，其表现为小便不利，大约五天的时间病会传到肾，出现小腹胀满、腰脊疼痛、小腿酸软的症状；再过一天左右的时间病会传到小肠，出现腹部胀满的症状；再过一天左右的时间病会传到心，出现身体沉重且疼痛的症状；再过两天后如果病仍未愈，就有死亡的危险，冬天多死于鸡鸣时，夏天多死于黄昏时。

以上所说的各种疾病，都是依照一定的次序相传变的，都有一定的死亡日期。对这类病的治疗，不能采用针刺的方法，如果疾病不是按照上述次序传变，而是间隔一脏，或间隔三脏、四脏传变的，才可以用针刺的方法进行治疗。

天元纪大论篇

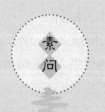

本篇主要论述五运、六气演变的一般规律，分析了五运与三阴三阳的对应关系、五运如何主管四时、气的盛衰规律、天地之气的循环规律、五运与三阴三阳的配合。

五运与三阴三阳的关系

黄帝问道：天有木、金、火、水、土五行，它们分别主管着东、西、南、北、中五个方位，因而产生了寒、暑、燥、湿、风等五时之气。人有心、肝、脾、肺、肾五脏，它们化生为五脏之气，从而产生了喜、怒、思、忧、恐等情感活动。《六节藏象论》中曾说过，五运之气递相承袭，分别主管着一定的时令，一年为一个周期，一年过去又重新开始，这些内容，我已经知道了，还想听您讲讲五运与三阴、三阳的关系。

鬼臾区叩头连拜了两次后回答说：您问得真高明啊！五运的运转和阴阳的对立统一是天地间的普遍规律，是一切事物的根本法则，是事物变化的起源，是事物生杀的根本，是事物发生神奇变化的发源地，怎么能不掌握这些道理呢？所以，把万物的发生、成长称为"化"，把事物生长，发展到极点称为"变"，把阴阳变化不可猜测称为"神"，把灵活运用神的作用而不拘一格称为"圣"。自然界阴阳变化的作用，在上天表现为玄远，在人体表现为道化，在大地表现为造化，造化产生五味，规律产生才智，玄远产生神明。神明在天成为风，在地成为木；在天成为热，在地成为火；在天成为湿，在地成为土；在天成为燥，在地成为金；在天成为寒，在地成为水。总的说来，在天为风、热、湿、燥、寒无形的五气，在地则成为木、火、土、金、水有形的五行。气与行相互感应，便产生了世间万物。这样看来，天地是自然万物的生存空间，左右是阴阳升降的道路，水、火是阴阳的征象，金、木是万物产生和终结的时限。气有多有少，行有盛有衰，气与行上下感召，就会显现出不足和有余的种种迹象。

五运与三阴三阳

五运指的是木、火、土、金、水。五运与三阴三阳的关系如图所示。五运的运转和阴阳的对立统一是天地万物的普遍规律和根本法则。

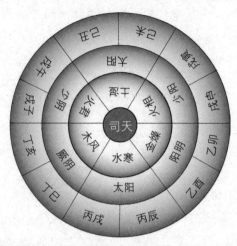

五运主管四时

黄帝说道：很想听您谈谈五运是如何主管四时的。**鬼臾区**回答说：五行之气的运行，每一行各主一年三百六十五天，而并不是只主一年当中的某一时令。黄帝说：很想听您讲讲其中的道理。**鬼臾区**回答说：我长期研究《太始天元册》这本古书，上有记载：空旷无边的太空，是物质化生的基础和本源，是万物生成的开始。五运统领着每一年，布达天元真灵之气，统管万物生长的根源。九星悬照于天空，七星在那里环周绕旋，于是天道产生了阴阳的变化。天地有刚柔的区别，昼夜有幽暗与明朗的交替，四时有寒暑交替的次序，这样生化不息，自然万物就都明显地表现出来了。我家祖传十代人，所研究的就是我所说的这些内容。

名词解释

鬼臾区

又作鬼容区，号大鸿。相传为黄帝之臣，曾佐黄帝发明五行，详论脉经，于难经究尽其义理，以为经论。

气的盛衰规律

黄帝说：讲得好。气有多少和形有盛衰又该如何理解呢？**鬼臾区**说：阴气和阳气各有多少的不同，所以就有了三阴和三阳的区别。所谓形有盛衰，是说五运分主各岁之运，都有太过和不及的情况。所以如果前面一年的岁运是太过的，紧跟着的下一年的岁运就是不及的。相反，如果前面一年的岁运是不及的，紧跟着的下一年的岁运就是太过的。知道了有余和不足相互迎送的关系，便可以推算出气的来临时

五运主管四时

运气学说是《黄帝内经》中的重要学说。五运即五行木、火、土、金、水，分别对应初运、二运、三运、四运、终运。五运之气的运行，导致了一年四季的形成。也可以大运来代表全年的总体态势（即用一行代表一年），推测该年的气候、物候等的变化趋势。

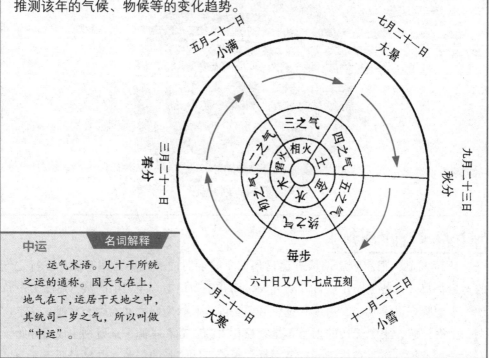

五月二十一日 小满

七月二十一日 大暑

三月二十一日 春分

九月二十三日 秋分

三之气

四之气

相火 土

二之气

五之气

木 金

初之气 水

终之气

每步

六十日又八十七点五刻

一月二十一日 大寒

十一月二十三日 小雪

名词解释

中运

运气术语。凡十干所统之运的通称。因天气在上，地气在下，运居于天地之中，其统司一岁之气，所以叫做"中运"。

间了。一年的中运之气符合一年中的司天之气，就称为"天符"；一年的中运之气符合一年中的岁支之气，就称为"岁直"；一年的中运之气与司天之气、年支的五行皆符合，就称为"三合"。

天地之气的循环规律

黄帝问道：天气、地气是如何上下相感召的呢？鬼臾区回答说：寒、暑、燥、湿、风、火是天上的阴阳，人身的三阴和三阳与之对应；木、火、土、金、水是地上的阴阳，生、长、化、收、藏与之对应。天凭借它们而阳生阴长，地依靠它们而阳杀阴藏。天有阴有阳，地也有阴有阳。天为阳，阳中有阴；地为阴，阴中有阳。所以要想弄清楚天地阴阳的内容，就要顺应天之六气，运转不息，因此经过五年就向右迁移一步；顺应地之五行，相对静止，所以六年可循环一周。天动与地静相互感召，上下相互配合，阴阳相互交错，变化由此而产生。

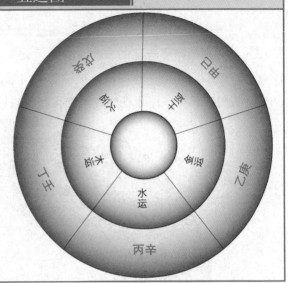

五运图

五运即土、金、水、木、火。《黄帝内经》认为，一年中哪一运主岁，那一年的气候变化和人体脏腑的变化就会表现出与它相应的五行特性。即：甲己之岁，土运统之；乙庚之岁，金运统之；丙辛之岁，水运统之；丁壬之岁，木运统之；戊癸之岁，火运统之。

黄帝问道：天地循环运行有没有一定常数呢？鬼臾区回答说：司天之气循行，以六为常数，地之五运以五为常数，所以司天之六气循环一周需要六年，地之五运循环一周需要五年。君火确定名分，相火主管气运。五和六的最小公倍数是三十，共有七百二十个节气，称为一纪。一千四百四十个节气，也就是六十年，这样称为一周，其中的不及和太过都可以显现出来了。

黄帝说：先生的言论，上可终尽天气，下可穷尽地纪，真可以说论述得很全面了，我愿把所听之话珍藏于心里，上用来治疗人民的疾病，下用来保养自己的身体，使老百姓都明白，上下和谐亲密，德泽传于后世，子孙无忧虑，继传于后世，代代相传，没有终了的时候。您能不能给我讲讲如何运用这个道理来防治疾病呢？鬼臾区回答说：五运与六气演化的常数，有一定的规律，它们是非常微妙的。它到来时，是可以看得到的，它逝去时，也是可以追寻的。遵循它的演变规律的人就会昌盛，违背和无视它的演变规律的人就会灭亡。天道不讲私情，谁违背它必然会遭到天祸。小心地遵循天道吧，现在请让我根据自然变化规律，说一说其中的真谛要旨吧！

黄帝说：善于讲解事物起源的人，也必然知道事物的终结，善于谈论眼前的人，也必然会知道其将来的发展，只有这样，对五运六气的道理才能深刻理解而不至于迷惑，这样才算是真正明白事理的人。希望先生将这个理论依次推演一下，使它更加有条理一些，简单而不匮乏，长久流传而不断绝，既容易运用又难以忘记。对于这些五运六气的纲要，希望您详尽地讲一讲。鬼臾区回答说：您问得真明白呀！运气的理论也是很明了的啊！这个问题对您来说，就好像鼓槌敲鼓立刻就有回响一样，会很快就明白的。我听说是这样的，凡是甲年和己年由土运统管，乙年和庚年由金运统管，丙年和辛年由水运统管，丁年和壬年由木运统管，戊年和癸年由

五气经天化五运

五气即丹天之气、黅天之气、苍天之气、素天之气、玄天之气。五气在天，分别横布于一定的方向（参看下文），其中，戊分和己分，分别正对着奎、壁二宿和角、轸二宿，被称为天门地户。五气在天的横布又化生出五运。五气在天可以作为观察气候变化和自然规律的依据。

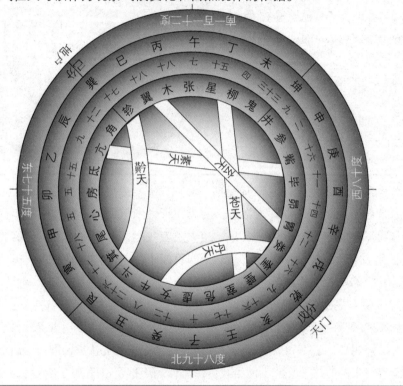

火运统管。

五运与三阴三阳的配合

黄帝问道：五运与三阴、三阳又是怎样配合的呢？鬼臾区回答说：子年和午年为少阴司天，丑年和未年为太阴司天，寅年和申年为少阳司天，卯年和酉年为阳明司天，辰年和戌年为太阳司天，巳年和亥年为厥阴司天。年支的阴阳次序，始于少阴而终于厥阴。风为厥阴的本气，热为少阴的本气，湿为太阴的本气，相火为少阳的本气，燥为阳明的本气，寒为太阳的本气。风、热、湿、火、燥、寒为三阴三阳的本气，因它们都是由天元一气所化生，所以又将它们叫做"六元"。黄帝说：这个道理您讲得多么清楚明白啊！我要把它刻在玉版上，把玉版藏于金匮中，并命名为"天元纪"。

六微旨大论篇

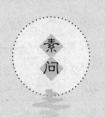

本篇主要论述了六气循环规律影响下的一些情况，包括六气的盛衰变化产生了时令的变化、六气主时的地理位置、六气对应五行的变化、一年中六气开始和终止的时间及推算的方法、六气的作用和变化；并介绍了岁会、天符、太一天符的概念。

六气的循环

黄帝说道：啊！关于自然界的道理真是高深莫测啊！既如同仰观浮云般，又好像俯视深渊一样，虽然深渊的深度是可以测量的，但浮云的边际却是很难找到的。先生经常说，要谨慎地遵循自然规律，我听了以后，一直牢记在心中，但却不知其所以然，希望先生能详尽地讲一讲有关这方面的内容，以便让它长久流传，永不泯灭。有关阴阳六气的理论，您可以讲给我听听吗？岐伯叩头跪拜两次后回答说：您对有关阴阳六气理论的问题，问得真清楚呀！这是自然界的重要法则，也是由六气的循环推演所表现出来的一种气候盛衰的变化。

黄帝说道：我很想听您讲讲六气循环盛衰的情况是怎样的。岐伯回答说：六气司天、在泉都有一定的位置，左右间气的升降各有一定的规律。所以少阳的右边一步，属阳明所主管；阳明的右边一步，属太阳所主管；太阳的右边一步，属厥阴所主管；厥阴的右边一步，属少阴所主管；少阴的右边一步，属太阴所主管；太阴的右边一步，属少阳所主管。这是面对南方而确定的气的位置，就是所说的六气的标志，我们称之为"标"。所以说，六气依据时序的变化，产生了时令的盛衰变化，按照日光移影确定其方位，说的就是这个意思。

少阳的上方，属火气主管，中气是厥阴；阳明的上方，属燥气主管，中气是太阴；太阳的上方，属寒气主管，中气是少阴；厥阴的上方，属风气主管，中气是少阳；少阴的上方，属热气主管，中气是太阳；太阴的上方，属湿气主管，中气是阳

六气之标本中气关系对照

标本中气理论，是运气学说运用于临床，用以知道六气发病及治疗用药的一种观点。因为风、寒、暑、湿、燥、热六气是气象与疾病产生的根源，故为本；三阴三阳是用以表示或标记六气的符号，故为标；中即中见之气，与标本相互联系，且与标为表里关系。

本	火（暑）	燥	寒	风	热	湿
标	少阳	阳明	太阳	厥阴	少阴	太阴
中气	厥阴	太阴	少阴	少阳	太阳	阳明

明。这就是所说的三阴、三阳的本气，也就是六气。本气的下方为中气，又叫中见之气，中气的下方为六气的标。由于六气有本、标的不同，所以反映出来的疾病证状和脉象也都不一样。

黄帝问道：就时令季节与气候的关系而言，有时时令到了，应时的气候也就来临了；有时时令已到，但应时的气候仍未来临；有时时令未到而应时的气候却来临了，这都是什么原因呢？岐伯回答说：时令到了，应时的气候也来临了，这是平和之气；时令已到，而应时的气候却未来临，这是应来之气不及；时令未到而应时的气候却提前来临了，这是应来之气有余。黄帝又问道：若时令已到，但应时的气候却未到，或时令尚未到来，但应时的气候却提前来临，会有什么后果呢？岐伯回答说：时令的到来与应时气候的来临相一致就称为顺，时令的到来与应时的气候不一致就称为逆，逆就会导致异常变化的发生，异常变化产生了就会诱发疾病。黄帝说：讲得好！请再谈一谈时令与气候相应的表现吧。岐伯说：从自然界的角度来说，表现在万物应于生长，就人体而言，表现为脉象的变化与时令相对应。

六气主时的地理位置

黄帝说：很好！很想听您讲一讲六气主时的地理位置是怎样的。岐伯回答说：春分的右边，是少阴君火主司的位次；在君火的右面后退一步，是少阳相火主司的位次；再后退一步，是太阴湿土主司的位次；再后退一步，是阳明燥金主司的位次；再后退一步，是太阳寒水主司的位次；再后退一步，是厥阴风木主司的位次；再后退一步，又再次回到少阴君火主司的位次之上了。相火的下方，有水气来制约它；水位的下方，有土气来制约它；土位的下方，有风气来制约它；风位的下

六气循环主时

　　风、寒、暑、湿、燥、热六气都有一定的主司位置，它们的循环运行导致了一年节气的变化。每一气的制约之气的存在避免了任何一气的亢盛导致的灾害，保证了主岁之气盛衰有时和时序的变迁。

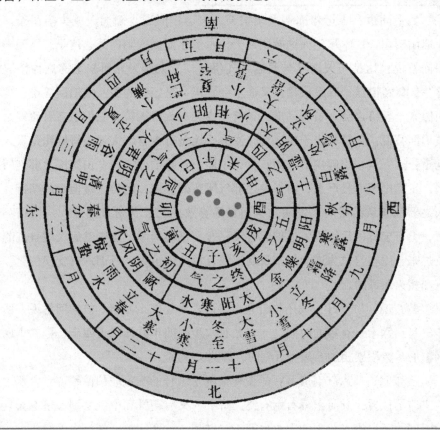

　　方，有金气来制约它；金位的下方，有火气来制约它；君火的下方，有阴精来制约它。黄帝又问道：为什么会是这样？岐伯回答说：六气中的任何一气亢盛，都会引发灾害，因而必须有相应的气来加以制约，只有经过制约，才能使亢盛的气回到正常的生化过程，才能保证主岁之气盛衰有时，保持正常的时序变迁。如果六气中的任何一气亢盛而又无制约之气加以制约，便会形成灾害，生化受到严重损伤，从而产生大病变。

　　黄帝问道：六气盛衰的变化是怎样的呢？岐伯回答说：与其位不相符合的，就属于邪气；与其位相符合的，就属于正气。邪气所致之病，变化多端且严重；正气致病，变化轻微且易愈。黄帝又问道：什么叫做当其位？岐伯说：比如木运遇卯年，火运遇午年，土运遇辰年、戌年、丑年、未年，金运遇酉年，水运遇子年，就是所谓的岁会，岁会之年，属于平气，不会引起疾病。黄帝说道：不当其位又是怎样的呢？岐伯说：这是指天干的五行属性与地支的五行属性不相合。

天符、岁会、太一天符

黄帝问道：土运年而遇太阴司天，火运年而遇少阳司天或少阴司天，金运年而遇阳明司天，木运年而遇厥阴司天，水运年而遇太阳司天，这是怎么回事呢？岐伯回答说：这是司天之气与五运之气相逢，《太始天元册》里称这种情况为"天符"。黄帝说道：既是天符，又逢岁会之年，是怎样的呢？岐伯回答说：那种情况叫做太一天符之会。黄帝问道：天符、岁会、太一天符，它们三者有贵贱之分吗？岐伯回答说：天符相当于执法官，岁会好比是行令官，太一天符好比是贵人。黄帝问道：这三者在引起疾病方面有什么不同吗？岐伯回答说：由执法之邪气所致的疾病，发病迅速而且严重；由行令之邪气所致的疾病，病势平缓但是病期持久；由贵人之邪气所致的疾病，发病急骤而且易导致死亡。黄帝又问道：六气相互变换位置，会有怎样的后果呢？岐伯回答说：君在臣位为顺，顺则发病较缓且危险性小，反过来，臣在君位为逆，逆则发病很快且危险性也大。所谓六气变换位置，是对君火和相火而言的。

黄帝说：讲得好！我还想听先生讲讲六步是怎么回事。岐伯回答说：所说的一步，是指六十日有零的时间，一年共有六步，四年共计二十四步，把二十四步的时间内的零数积累相加，满一百刻时，即为一天了。

黄帝问道：六气对应五行的变化情况是怎样的呢？岐伯回答说：六气之中每一气主时的位置，其时限都有始有终。每一气又有初气和中气之别，还有天气和地气的不同，所以推求起来的方法也就不一样了。黄帝问道：那么应怎样去推求呢？岐伯回答说：天干之气从甲开始，地支之气从子开始，子与甲相组合，就称为岁立，仔细谨慎地推算它们的时序变化，六气的变化便可以预测了。

一年中六气开始和终止的时间

黄帝说道：我还想听您讲讲一年之中六气开始和终止时间的早晚是怎么样的。岐伯回答说：您问的这个问题真是高明啊！甲子年，第一气于漏水下一刻开始，于八十七刻半终止；第二气于八十七刻六分开始，于七十五刻终止；第三气于七十六刻开始，于六十二刻半终止；第四气于六十二刻六分开始，于五十刻终止；第五气于五十一刻开始，于三十七刻半终止；第六气于三十七刻六分开始，于二十五刻终

天符和岁会

天符、岁会是运气学说中的重要概念，《黄帝内经》中引用其解释疾病形成的外在因素。下图是对天符、岁会以及既是天符又是岁会的太一天符概念的解释。

天符

中运（五运）与司天之气相同，谓之"天符"（如土运遇太阴司天，火运遇少阳司天等）。一个甲子（六十年）出现十二次。

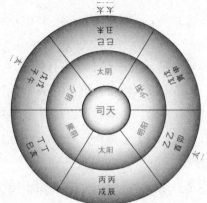

岁会

天干会合于五方正位，谓之"岁会"（如木运临卯，土运临四季等）。一个甲子(六十年)出现八次。为平气之年。

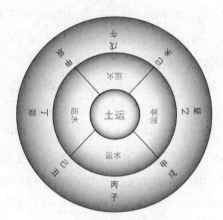

太一天符

既是天符，又是岁会，谓之"太一天符"（如一九七八年为戊午年，该年运、气、天干同属火，为太一天符年）。一个甲子（六十年）出现十二次。为太过之年。

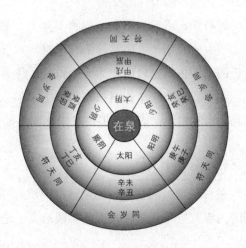

止。这就是六气第一个周期终始的具体时间。

乙丑年，第一气于二十六刻开始，于一十二刻半终止；第二气于一十二刻六分开始，于漏水下百刻终止；第三气于漏水下一刻开始，于八十七刻半终止；第四气于八十七刻六分开始，于七十五刻终止；第五气于七十六刻开始，于六十二刻半终止；第六气于六十二刻六分开始，于五十刻终止。这就是六气第二个周期终始的具体时间。

丙寅年，第一气于五十一刻开始，于三十七刻半终止；第二气于三十七刻六分开始，于二十五刻终止；第三气于二十六刻开始，于一十二刻半终止；第四气于一十二刻六分开始，于漏水下百刻终止；第五气于漏水下一刻开始，于八十七刻半终止；第六气于八十七刻六分开始，于七十五刻终止。这就是六气第三个周期的终始具体时间。

丁卯年，第一气于七十六刻开始，于六十二刻半终止；第二气于六十二刻六分开始，于五十刻终止；第三气于五十一刻开始，于三十七刻半终止；第四气于三十七刻六分开始，于二十五刻终止；第五气于二十六刻开始，于一十二刻半终止；第六气于一十二刻六分开始，于漏水下百刻终止。这就是六气第四个周期终始的具体时间。紧接着下面的戊辰年的第一气于漏水下一刻开始，于八十七刻半终止等等，按照甲子年到丁卯年的次序周而复始，循环不停。

黄帝说：我很想听您再谈一谈以年为单位，应该如何进行推算呢。岐伯回答说：您问得真是详细啊！太阳运行第一周时，六气于漏水下一刻开始；太阳运行第二周时，六气于漏水下二十六刻开始；太阳运行第三周时，六气于漏水下气交指的是天地阴阳二气相互感应而交合的过程。地气上升，升至极点就会转而下降；天气下降，降至极点就转而上升。正是由于天气和地气的相互感应和交合，才有了自然界的变化和四时节气的交替。

运行第三周时，六气于漏水下五十一刻开始；太阳运行第四周时，六气于漏水下七十六刻开始；太阳运行第五周时，六气又于漏水下一刻开始。由此可知，太阳运行四周，也就是以四年为一个轮回，称为一纪。所以，六气终始的具体时间在寅年、午年、戌年三年相同；在卯年、未年、亥年三年相同；在辰年、申年、子年三年相同；在巳年、酉年、丑年三年相同。如此往复循环，周而复始。

六气的作用

黄帝说道：我很想听先生再谈一谈六气有什么作用。岐伯回答说：要谈论关于天的内容就应当从六气入手，要谈论关于地的内容就应当从六气主时的步位入手，要谈论人体的生命活动就应当从天地之气相交对人体产生的影响入手。黄帝问道：天地之气相交指的是什么呢？岐伯回答说：天气居上而下降，地气居下而上升，天气与地气相交之处，叫做气交，为人类所居之所。气交，就像是天气与地气的枢纽，因此又叫天枢。所以说，天枢以上的空间，为天气所主管，天枢以下的空间，为地气所主管，气交之处，人类居之，世界万物也由此而产生，说的就是这个道理。黄帝又问道：什么叫初气和中气呢？岐伯回答说：初气三十天有零，中气同初气一样。黄帝问道：为什么要对初气和中气进行区分呢？岐伯回答说：是为了用它们来区别天气与地气。黄帝说道：希望您讲得再具体一点。岐伯回答说：初气是指地气，中气是指天气。

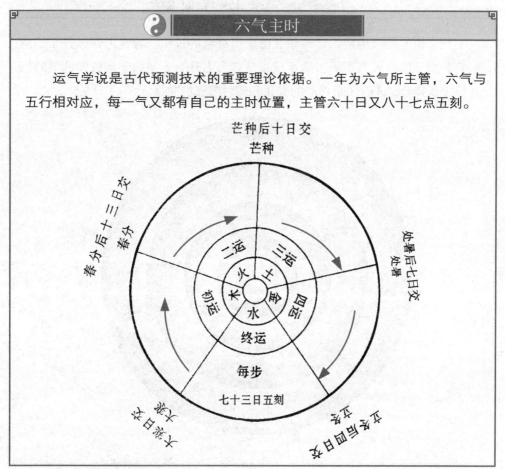

六气主时

运气学说是古代预测技术的重要理论依据。一年为六气所主管，六气与五行相对应，每一气又都有自己的主时位置，主管六十日又八十七点五刻。

芒种后十日交
芒种

每步

七十三日五刻

六气的变化

黄帝问道：气是怎样升降的呢？岐伯回答说：气的上升和下降是天气与地气

交替作用的结果。黄帝说：我很想听您谈一谈天气和地气是如何作用的。岐伯回答说：地气上升，但上升到了极点就会转而下降，下降是天气的作用，天气下降，但下降到了极点就会又转而上升，上升是地气的作用。天气向下降，其气就流布于地，地气向上升，其气就上腾于天。由于天气和地气相互感召，升降相互为因，所以自然界的变化就产生了。

黄帝说：讲得好。天地之间寒与湿相逢，燥与热相遇，风与火相会，其中有没有异常变化呢？岐伯回答说：六气有胜气，也有复气。胜气与复气的不断交替出现、相互作用，便产生了六气的特征和各种不同的作用以及异常的变化，异常的变

☯ 气交与节气的变化

气交指的是天地阴阳二气相互感应而交合的过程。地气上升，升至极点就会转而下降；天气下降，降至极点就转而上升。正是由于天气和地气的相互感应和交合，才有了自然界的变化和四时节气的交替。

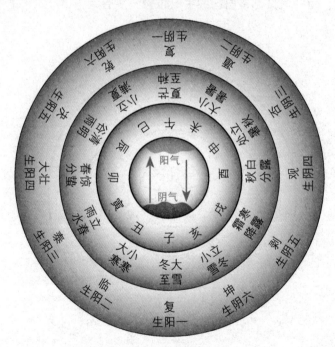

胜气、复气

胜是强胜的意思，复是报复的意思。胜复之气，即一年中之上半年若有太过的胜气，下半年当有与之相反的复气。如上半年热气偏盛，下半年当有寒气以报复之。

☯ 生化规律在自然界中的存在

　　升、降、出、入是万事万物存在和运行的基本形式，是自然界能维持生机的根本原因。正因为有了升降出入，才有了植物的生、长、化、收、藏，才有了动物和人类生、长、壮、老、死，才有了天地宇宙的和谐与安宁。

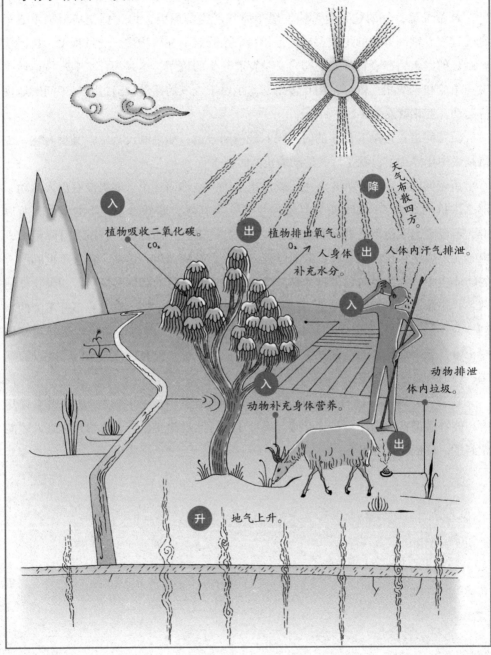

降　天气布散四方。

入　植物吸收二氧化碳。CO_2

出　植物排出氧气 O_2

出　人体内汗气排泄。

人身体补充水分。

入

入　动物补充身体营养。

动物排泄体内垃圾。

出

升　地气上升。

化就容易招致邪气。黄帝问道：邪气是如何产生的呢？岐伯回答说：自然界万物的新生都是生化作用的结果，万物生长到极点就要变，变与化的相互斗争，是任何事物成功和衰败的根本原因。所以说气有往有复，作用有快有缓，由于往、复、快、缓的不同作用，便形成自然界变与化的过程，因而就产生了既能滋养万物又能毁损万物的风气。

黄帝说道：气的往、复、快、缓是风气产生的原因，由化到变是事物由盛至衰的过程。世间万物的生成和消亡是相互联系的。但在事物生成的过程中，也潜伏着衰亡的因素，在衰亡开始之初，又孕育着新生的因子，这是为什么呢？岐伯回答说：生成和衰败相互依存，相互转化，这是由于六气的运动。通过六气不间断地进行运动，变化就发生了。

黄帝问道：运动有静止的时候吗？岐伯回答说：如果既没有生，又没有化，也就是说生化停止了，就是六气运动静止的时候了。

黄帝问道：六气在静止时生化就停止了吗？岐伯回答说：如果没有出入活动，那么生机就毁灭了，如果升降活动停止了，真气就会即刻陷入危险的境地。所以说，若没有出入运动，就不能形成生、长、壮、老、死的过程；若没有升降运动，也不能形成生、长、化、收、藏的过程。所以，升降和出入运动，存在于世间所有的物体当中，因而也可以说物体是升降和出入运动进行的载体和场所。如果物体消散了，生命运动也就随之停息了，所以没有不出不入的事物，也没有不升不降的事物，只不过是生化活动有大有小，其时间有长有短。升降运动和出入运动重在保持正常，若出现反常的情况，就会引发灾害。所以说，没有形体的东西，才没有祸患，说的就是这个意思。

黄帝说：讲得好。有不受生化规律影响的人吗？岐伯回答说：您问得真详尽呀！能够遵循自然规律，与其保持一致且适应自然规律变化的，恐怕只有真人才能做到了。黄帝说：讲得好。

气交变大论篇

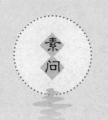

本篇主要论述五运在气交过程中太过、不及的变化对自然界和人类的影响。

黄帝说道：五运之气，相互更替主事，上与六气相应，阴阳消长而往复，寒来暑往而迎随不息，真气与邪气相互斗争，致使人体内外阴阳之气不协调，六经血气动荡不定，五脏血气失去平衡，因而五气的运行有太过和不及之分，表现出专胜、兼并等现象。我很想知道怎样推算五运的太过与不及，以及在人体中所出现的疾病，您可以给我讲讲吗？岐伯再次行礼而后回答说：您问得太好了，这是很高深的理论，为历代帝王所重视，是我的老师传授给我的，我虽然不聪明，但也曾经到老师那里去听他讲过这些道理。

黄帝说：我曾听人说高深的理论若遇到合适的人而不教给他，就会使这个理论失传，这叫做失道；若把重要的理论教给不适当之人，就是学术态度不严肃。我诚然德才菲薄，不符合接受高深理论的资格，但是许多老百姓因疾病而不能享尽正常天命，希望先生为保全百姓性命和学问的永远流传，请把这个理论讲出来，由我来掌握这些理论，并切实按照规律加以推行，您认为可以吗？岐伯说：请让我详细地讲一讲吧！《上经》上说，高深的理论，可以用来上测天文，下明地理，中晓人事，并要保持长久流传，讲的就是这个意思。

黄帝说：为什么这样说呢？岐伯说：核心问题就是要推求天、地、人三气的位置，所谓天气的位置，就是天文学；地气的位置，就是地理学；通达人气变化就是人事。若气候先于时令而到来，就称为"太过"；气候晚于时令而到来，就称为"不及"。运气有常有变，人体的生理病理也随之而产生相应的变化。

大宇宙和小宇宙

五运学说包罗万象，是宇宙万物存在的基础。五运学说可以用来推测大至宇宙，小至自然界的天文、地理、人事。

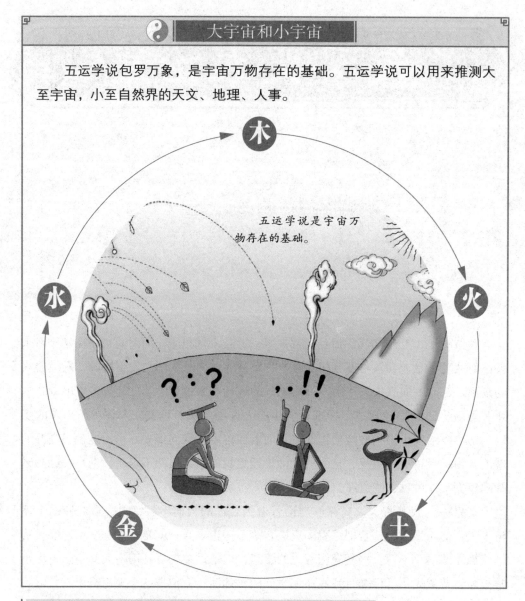

五运学说是宇宙万物存在的基础。

五运气化太过对自然界和人的影响

黄帝问道：五运气化太过，会出现什么变化呢？岐伯回答说：木运太过，就会有风气大流行，脾土易受到邪气的侵害，人们多有水谷不化的泄泻、饮食量减少、肢体沉重、心中烦闷、肠鸣腹胀等症状，而且天上相应的木星就显得光亮增强，严重的甚至人们会出现神情恍惚、易怒和头晕目眩等症状。这是土气不能发挥正常的作用，而木气独胜的现象。肝木功能独胜，天空中云雾飞腾，地上草木也不能安宁，甚至枝叶败落，引起人体的胁肋疼痛、剧烈呕吐。如果冲阳脉败竭，多为不治之症，天上的星就显得光亮增强。

火运太过，就会有炎热大流行，肺金就会受到邪气的侵害，人们多有疟疾、气少、咳喘、口鼻出血、便血、水泻、咽喉干燥、耳聋、胸中热、肩背部发热等症，而且天上相应的荧惑星，就显得光亮增强。严重的甚至人们会胸中疼痛、胁肋胀满疼痛，胸中、膺部、背部、肩胛部均疼痛，两臂内胀满疼痛，身体发热，皮肤疼痛，以及患浸淫疮。这是肺金不能发挥正常的作用，而心火功能独胜的现象。水复母仇，就会出现雨冰霜寒降临，天上的水星就显得光亮增强。假若又遇少阴君火或少阳相火司天，火热之气就会更严重，致使水泉干涸、万物枯槁。人就会出现谵语妄言、狂躁、咳嗽喘气、呼吸有声、便血不止等症状，若肺经的太渊脉败竭。多为不治之症，天上的火星就显得光亮增强。

土运太过，就会有雨湿之气大流行，肾水就要受到邪气的侵害，人们多有腹痛、手足冷、精神不爽、肢体沉重、心中烦闷等症状，而且天上相应的镇星就显得光亮增强。甚至人们会肌肉萎缩，两足痿弱不能行走，时常抽筋，脚底疼痛，或者患水饮病，腹中胀满，食欲减退，四肢不能举动。土旺四季，为得位时病变，肾水不能发挥作用，脾土功能独胜而过分地制约水气，使水的潜藏功能受到破坏，而导致泉水上涌，河水泛滥，干涸的池塘中也出现了鱼类，急风暴雨，堤防崩溃，鱼类在陆地上漫游。人们多腹部胀满，大便稀溏，肠鸣，甚至严重泄泻而不止。若肾经的太溪脉败竭，多为不治之症。木复母仇，天上相应的木星就显得光亮增强。

金运太过，就会有燥气大流行，肝木就要受到邪气的侵害，人们多出现两胁肋下及小腹部疼痛、双目肿痛、眼角溃烂、耳聋等症状。燥气过盛，就会出现肢体沉重、心中烦闷、胸痛牵引背部、两胁肋胀满疼痛而且牵引小腹部等症状，天上相应的金星就显得光亮增强。严重时人们就会咳嗽，喘气，气逆，肩背部疼痛，尾骶、臀部、大腿、膝关节、髋关节、小腿肚、腿胫以及足等部位发生病变。火复母仇，天上相应的火星就显得光亮增强。肺金峻烈，肝木被抑，于是草木呈现收敛不长的现象，苍老干枯凋零，人们多有胁肋暴痛、不能转身、咳嗽气喘、血外溢等症状，若肝经的太冲脉败竭，多为不治之症。天上相应的金星就显得光亮增强。

水运太过，就会有寒气大流行，心火就要受到邪气的侵害，人们多有身体发热、心中烦闷、躁动、心悸、厥冷、谵语、心痛等症状，寒冷之气过早地到来，天上相应的水星就显得光亮增强。甚至出现腹部胀大、腿胫浮肿、咳嗽气喘、睡则汗出、恶风等症状。土复母仇，所以导致大雨不止，尘雾朦胧，天上的土星就显得光亮增强。若又遇上太阳寒水司天，水寒之气就会更加严重，导致冰雹霜雪不时而降，万物受过分的水湿之气而改变形态。人们多有腹满、肠鸣、大便稀溏、饮食不消化、口渴、眩晕、神志不清等症状，若心经的神门脉败竭，多为不治之症，天上相应的火星的光亮就减弱，水星的光亮就增强。

五运气化不及对自然界和人的影响

黄帝说：讲得好！五运不及会出现什么样的情况呢？岐伯回答说：您问得真详细啊！木运不及，它所胜的燥气就会流行，生发之气不能应时来临，所以草木繁荣的时间也会推迟。若燥金之气肃杀过甚，那么坚硬的树木的枝条就会折断、枯萎，天上相应的金星就显得光亮增强。人们多有腹中冷、胠胁部疼痛、小腹疼痛、肠鸣、溏泻等症状。在气候方面表现为时常下冷雨，天上相应的金星光亮增强，谷物色青而不能成熟。若又逢阳明燥气司天，那么燥气更胜，春生之气不能发挥作用，土气旺盛，致使草木再度繁茂，开花、结果的过程急迫，天上相应的金星、土星就显得光亮增强，属于木气的青色植物会过早地凋零。火复母仇，就将出现炎暑流行，湿润的万物变得干燥，柔嫩脆弱的草木枝叶焦枯，从根部重新长出枝叶，并开花、结果。人体多有发热恶寒、疮疡、痱疹、痈痤等症状，天上的火星显得光亮增强，而金星的光亮减弱，谷物也因金气受到制约而不容易成熟。露水提前下降，收敛肃杀之气流行，寒冷的雨水连绵不断而损伤万物，味甜色黄的物类常遭到虫害。脾土受到邪气的侵害，火气迟发，属于火的赤色植物，生化的时间较晚，人的心火旺盛的时间也较晚，火气胜金，肺气受到抑制，属于金的白色植物受到抑制，稻谷不能成熟，人体多出现咳嗽、流鼻涕等症状。天上相应的火星光亮增强，而金星光亮减弱。

火运不及，它所胜的寒冷之气大流行，夏天生长之气不能发挥正常作用，植物的枝叶就会由繁茂而走向凋零，寒凉过甚，阳气不能化育，于是万物的美丽状态就会被摧毁，天上相应的水星的光亮增强。人们多胸中疼痛，两胁下胀满疼痛，胸膺部、背部、肩胛之间以及两臂内侧均感到疼痛，抑郁昏沉，心痛，声音嘶哑，胸腹胀大，胁下与腰背牵引疼痛，甚至不能伸屈，髋部与股部好像要分离一样，天上相应的火星的光亮减弱，水星的光亮增强，与火气相应的红色的谷物不能成熟。土复母仇，就会有土郁湿蒸，大雨时降。肾气受到抑制，人体多大便稀溏，腹部胀满，饮食不化，腹中寒凉，肠鸣，泄泻，腹痛，筋脉拘急，或出现痿病、痹病、双脚不能支撑躯体等病证。天上相应的水星的光亮减弱，土星的光亮增强，与水气相应的黑色的谷物不能成熟。

土运不及，它所胜的风气大流行，长夏化气不能发挥正常的作用，植物的枝叶虽然繁荣茂盛，然而由于动摇太过，所以很多植物只开花而不能结果实。天上相

五运气化太过对自然界和人体的影响

气化太过就是不应至之气提前到来，五运气化太过就像人的手指伸开而不能弯曲一样。给自然界带来灾害导致万物折损，各季节对应的人体五脏就会单独旺盛起来，出现一些疾病。

❶ 风气流行：天空云雾飞腾，地上草木不宁。　❷ 炎热流行：水泉干涸，万物枯槁。

❸ 湿气流行：疾风暴雨，河水泛滥。　❹ 燥气流行：草木呈现收敛不长的现象，苍老干枯。

❺ 寒气流行：大雨不止，尘雾朦胧。

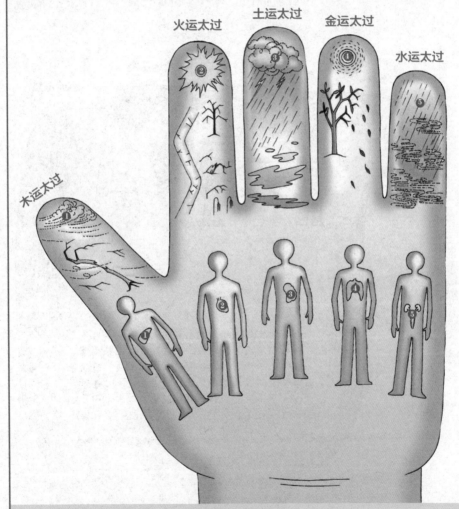

❶ 肝气独盛：泄泻腹胀、肢体沉重、心中烦闷等。

❷ 心火独盛：疟疾、咳喘、咽喉干燥、胸中热、肩背部发热等。

❸ 脾土独盛：腹痛、手足冷、肢体沉重、心中烦闷等。

❹ 肺金独盛：肢体沉重、心中烦闷、两胁肋下及小腹部疼痛等。

❺ 肾水独盛：身体发热、心中烦闷、心痛等。

五运气化不及对自然界和人体的影响

　　气化不及就是应至之气不至，五运气化不及就像人的手指不能伸直。自然界出现与季节不相宜的现象，这种情况也会反映到人的五脏，使人体出现一些疾病。

❶燥气流行：生发之气不来，草木繁荣时间推迟。
❷寒气流行：生发之气不能发挥作用，植物凋零。
❸风气流行：化气不能发挥作用，草木生长太过。
❹炎热流行：生长之气专胜，万物繁茂，气候干旱。
❺湿气流行：万物生化过程加速，气候炎热，热雨频降。

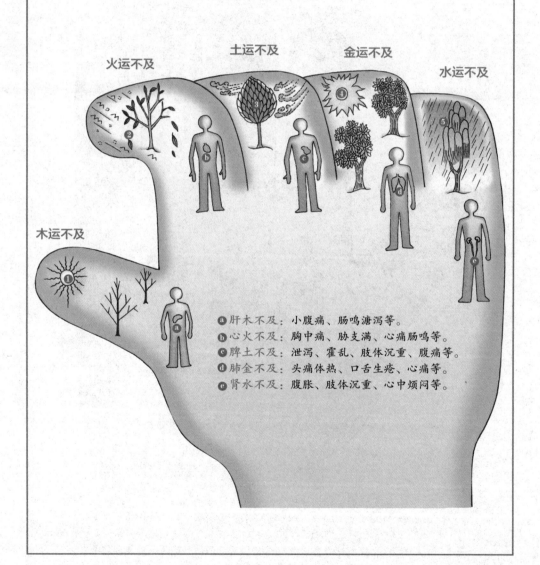

土运不及

金运不及

火运不及

水运不及

木运不及

ⓐ肝木不及：小腹痛、肠鸣溏泻等。
ⓑ心火不及：胸中痛、胁支满、心痛肠鸣等。
ⓒ脾土不及：泄泻、霍乱、肢体沉重、腹痛等。
ⓓ肺金不及：头痛体热、口舌生疮、心痛等。
ⓔ肾水不及：腹胀、肢体沉重、心中烦闷等。

卦气消息图

　　"卦气"是汉代易学的术语，其意在用"周易"解释一年的节气变化，其组成是由乾坤二卦相互推移而形成的十二卦，依阴阳消息的次序排列而成。《黄帝内经》认为，自然界十二月阴阳消长的变化与人体五脏六腑的功能是相联系的，人体疾病亦与之相关。

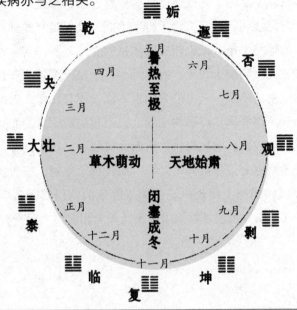

应的木星的光亮增强。人体多有水谷不化的泄泻、霍乱、肢体沉重、腹痛、筋骨动摇、肌肉酸痛跳动、易怒等症状，由于土气不及而不能制约水气，寒气过早执事，虫类提前蛰伏在土里，人体多患寒病。天上相应的土星的光亮减弱，木星的光亮增强，与土气相应的黄色的谷物不能成熟。金复母仇，金气峻急，收敛之气严峻，树木凋零。人体就会胸胁猝然疼痛，并向下牵引小腹，频频叹气。味甜色黄的食物常遭受虫害，邪气侵袭人体脾脏，黄色谷物减少，致使人们多有饮食量减少、食而无味等症状。青色的谷物受到损害，天上相应的木星的光亮减弱，金星的光亮增强。若又遇上厥阴风木司天，则下半年寒冷，流水不会结冰，蛰伏的虫类又出来活动，水脏不能发挥作用，金气不能复胜，天上相应的木星的光亮不变，人们健康无疾病。

　　金运不及，炎热之气大流行，肝木发挥作用，夏长之气专胜，因而万物繁茂，但气候会有干燥炎热之害。天上相应的火星的光亮增强，人体多肩背沉重、流鼻涕、打喷嚏、便血、泻下如注。秋收之气迟于时令而到，使白色的谷物不能成熟，天上相应的金星的光亮减弱。水复母仇，于是寒雨暴至，冰雹霜雪降落，损害万物，人体多出现阴寒盛于下部，而格拒阳气，阳气上浮，致使头后部疼痛并延及头顶，身体发热，天上相应的水星的光亮增强。水盛火衰，与火气相应的红色的谷物不能成熟，人体多口舌生疮，甚至心痛。

水运不及，土湿之气大流行，水气衰而不能制约火气，火气返并发挥其作用，使万物生化过程加速，气候炎热，热雨频降，天上相应的土星的光亮增强。人体常腹部胀满，肢体沉重，水泻，阴疮流脓清稀如水，腰部和股部疼痛，下肢运动不便利，心中烦闷，两足痿弱，手足清冷，脚底疼痛，甚至足背浮肿。冬藏之气不能发挥作用，肾气不能保持平衡，天上相应的水星的光亮减弱，与水气相应的黑色谷物不能成熟。若又遇上太阴湿土司天，寒湿大盛，于是严寒屡次侵袭，虫类也提前蛰伏，地面凝结成坚硬的冰块，天上的太阳也不能发挥其作用。人们多有下部寒冷的症状，严重的出现腹部胀满、浮肿的症状。天上相应的土星的光亮增强。而与土气相应的黄色植物得以成熟。木复母仇，因而大风暴发，草木倒卧，枝叶凋零，生长不繁盛。人的面部颜色变得萎黄而无光泽，筋骨拘急疼痛，肌肉抽搐，双目视物不清，甚至出现复视，肌肉上出现风疹。如果邪气向内侵袭于膈中，心腹部便会疼痛。木气盛而土气受损，黄色谷物得以成熟。天上相应的木星光亮增强。

五常政大论篇

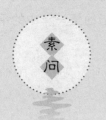

素问

本篇主要论述五运六气的变化对自然界和人类的影响；不同地区、地势的高低都会影响人的健康和治病规律；六气的变化对疾病治疗和用药原则的影响。

五运的平气、不及和太过

黄帝说道：太空广阔无垠，五运周流运转不息，由于其有太过和不及之别，所以人体也有损益盛衰的区别。我很想听您谈谈五运中的平气是如何称呼的，它又有哪些标志和表现呢？岐伯回答说：您问得真高明啊！木运的平气，有敷布和气的作用，所以叫做"敷和"；火运的平气，有推动阳气上升使光明显露的作用，所以叫做"升明"；土运的平气，有广布生化的作用，所以叫做"备化"；金运的平气，有收敛清静的作用，所以叫做"审平"；水运的平气，有清静柔顺的作用，所以叫做"静顺"。这就是五运中平气的名称。

黄帝又问道：五运不及又是如何称呼的呢？岐伯回答说：木运不及，不能正常地敷布和气，所以叫做"委和"；火运不及，不能使阳气上升，所以叫做"伏明"；土运不及，土低凹而生化作用减弱，所以叫做"卑监"；金运不及，从顺革易而收敛坚硬的作用衰弱，所以叫做"从革"；水运不及，源流干涸而不通，所以叫做"涸流"。这就是五运不及的名称。

黄帝又问道：五运太过又是如何称呼的呢？岐伯回答说：木运太过，能宣发旺盛的生发之气，所以叫做"发生"；火运太过，炎热之气过盛，所以叫做"赫曦"；土运太过，化生之气过盛，土高而厚，所以叫做"敦阜"；金运太过，收敛之气过盛，众物成熟而坚硬，所以叫做"坚成"；水运太过，水气满溢而外流，所以叫做"流衍"。这是五运太过的名称。

五运三气之纪

下图形象地说明了运气的变化对气候和人的影响。如水运太过之年名"流衍"，表示水满出堤坝而妄流的情形；水运平气之年名"静顺"，好像我们在堤岸上漫步，河水在静静地顺着河道流淌的安宁景象；水运不及之年用"涸流"，是形容河水减少或出现断流的样子（三气指的是一年中的平气、太过与不及三种情况）。

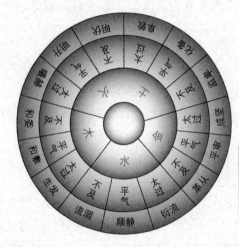

张介宾《类经图翼》三气歌

敷和发生委和木，升明赫曦伏明火。
审平坚成从革金，备化敦阜卑监土。
静顺流衍涸流水，平气太过不及数。

不同地区的发病规律与治疗原则

黄帝问道：西北方的阳气不足，所以北方寒冷而西方凉爽；东南方的阴气不足，所以东方温和而南方炎热，这是为什么呢？岐伯回答说：这是各个不同的区域内阴阳盛衰不同、地势高低有别所形成的。东南方属于阳，在属阳的区域内，阳精自上而降于下，所以南方炎热而东方温和；西北方属于阴，在属阴的区域内，阴精自下而奉于上，所以西方凉爽而北方寒冷。所以地势有高有低，气候有温有凉，地势高的区域则气候寒凉，地势低的区域则气候温热。所以中原人到西北方寒凉的地区去时，容易出现腹胀的症状；若到东南方温热的地区去，就容易出现皮肤疮疡之类的症状。腹胀病，用泻下法治疗可愈；疮疡病，用发汗法治疗可痊。这是人体肌肤腠理开闭的一般规律，无非太过与不及的差异而已。

黄帝问道：上面所说的这些情况对人体寿命的长短会有什么影响呢？岐伯回答说：西北方阴精上奉，阳气周密而不外泄，所以在那里生活的人们多寿命长；东南方阳精下降，阳气容易发泄而不周密，所以在那里生活的人们多寿命短。

地理位置影响人的发病

　　生活在不同地区的人，由于地理环境不同、气候不同、饮食习惯不同，所产生的疾病也不一样，治疗方法也有别。

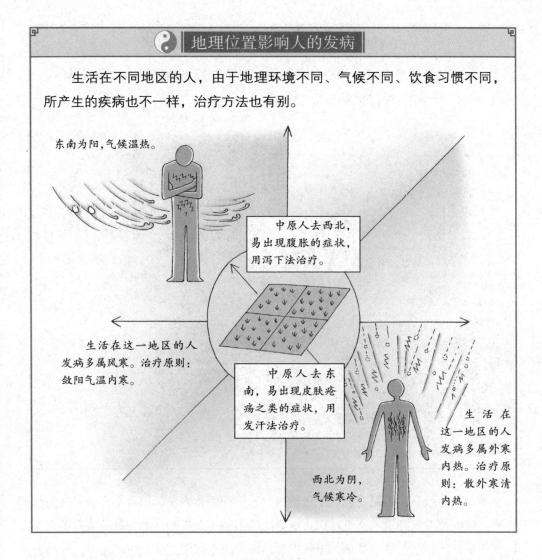

东南为阳,气候温热。

中原人去西北,易出现腹胀的症状,用泻下法治疗。

生活在这一地区的人发病多属风寒。治疗原则:敛阳气温内寒。

中原人去东南,易出现皮肤疮疡之类的症状,用发汗法治疗。

西北为阴,气候寒冷。

生活在这一地区的人发病多属外寒内热。治疗原则:散外寒清内热。

　　黄帝说：讲得好！那么在不同的地区发生的疾病应当如何进行治疗呢？岐伯回答说：西北方天气寒冷，人们发生的疾病多属于外寒内热证，可用散外寒清内热的方法进行治疗；东南方天气温热，人们发生的疾病多属于风寒证，可外用收敛阳气，内用温其内寒的方法进行治疗，这就是所说的同病异治的道理。所以说，在气候寒冷的地方，病多为外寒内热，治疗时，可服用凉药以清其内热，外用药汤浸泡散其外寒。在气候温热的地方，病多为阳气外泄而内寒，治疗时，可服用温热药以温内寒，强守于内，使阳气固守于内而不外泄。总之，治疗的措施，必须与该地区的气候一致，才可以达到平衡协调。如果出现了真寒假热证，或真热假寒证，就应当采用相反的方法进行治疗。

☯ 地势高低对人寿命的影响

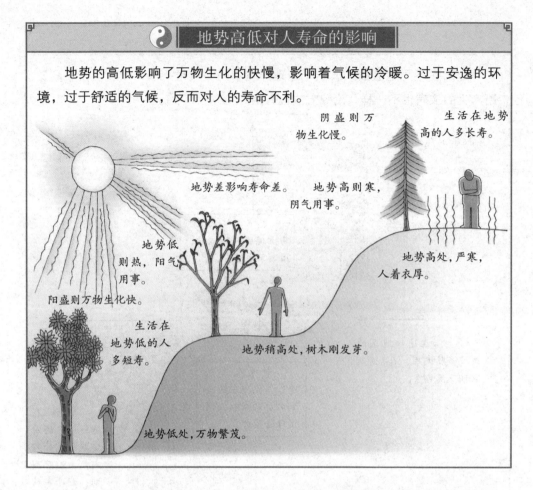

地势的高低影响了万物生化的快慢，影响着气候的冷暖。过于安逸的环境，过于舒适的气候，反而对人的寿命不利。

阴盛则万物生化慢。

生活在地势高的人多长寿。

地势差影响寿命差。 地势高则寒，阴气用事。

地势低则热，阳气用事。

地势高处，严寒，人着衣厚。

阳盛则万物生化快。

生活在地势低的人多短寿。

地势稍高处，树木刚发芽。

地势低处，万物繁茂。

　　黄帝说：很好。但是在同一个区域内，人们的生化寿命长短各不相同，这是什么原因呢？岐伯回答说：这也是因为地势高低不同所造成的。地势高的地方多寒，阴气用事，地势低的地方多热，阳气用事。阳气用事则阳气盛，所以时令气候与万物的生化皆早于时令而来；阴气用事则阴气盛，所以时令气候与万物的生化皆迟于时令而来。这是地势高低不一，万物生化有迟有早的正常规律。

地势高低对人寿命的影响

　　黄帝又问道：万物生化的迟早对人的寿命长短也有影响吗？岐伯回答说：生活在地势高的人多长寿，生活在地势低的人寿命较短。地势高低相差的程度不一样，对人们寿命影响的大小也不一样。地势高低相差小的，寿命长短的差别也小；地势高低相差大的，寿命长短的差别也大。因此作为治病医生，必须搞清楚自然规律、地理环境、阴阳的盛衰、六气的先后、人们寿命的长短以及生化的时期等情况，才可以了解人的形体与阳气是否协调一致，从而判断疾病的性质，确定治疗的措施。

六气的变化与疾病的治疗

所以说，司天、在泉之气不及所引起的虚证，治疗时应当采用补法，即顺其味而补。司天、在泉之气有余所引起的实证，治疗时应当采用泻法，即逆其味而治。根据疾病所在的部位和寒热之气盛衰的性质来进行调理，所以说无论是从上治、从

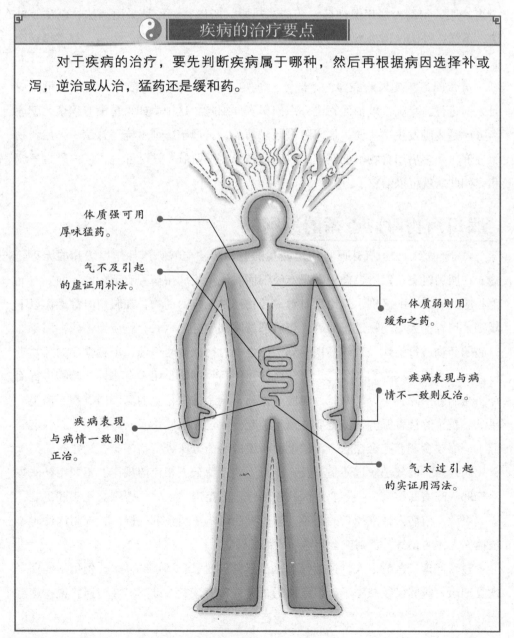

疾病的治疗要点

对于疾病的治疗，要先判断疾病属于哪种，然后再根据病因选择补或泻，逆治或从治，猛药还是缓和药。

体质强可用厚味猛药。

气不及引起的虚证用补法。

体质弱则用缓和之药。

疾病表现与病情不一致则反治。

疾病表现与病情一致则正治。

气太过引起的实证用泻法。

下治、从内治、从外治等各种治法，使用时总要先探求到六气的太过与不及。还要依据病人的体质，对于身体壮实能够耐受剧烈药物的，就用性味厚且作用峻猛的药物进行治疗，对于身体虚弱不能耐受峻猛药物的，就用性味薄且作用缓和的药物进行治疗，说的就是这个道理。若疾病出现了假象，病气与六气相反，就应当采用反治法进行治疗，病在上的从下治，病在下的从上治，病在中央的从四旁治。治热性病用寒性药，药应当温服；治寒性病用热性药，药应当凉服；治温病用凉性药，药应当冷服；治清冷病用温性药，药应当热服。所以，无论是采用消法、削法、吐法、下法、补法、泻法当中的哪一种方法进行治疗，不分新病、久病，都遵循这个原则。

黄帝问道：如果病在体内，既不饱满也不坚实，时聚时散，针对这类情况应当如何进行治疗呢？岐伯回答说：您问得真详细呀！这种病如果是没有积聚，就应当考虑是内脏发生了病变，从内脏去寻求病因，若属于虚证就施用补法，先用药物驱逐邪气，之后用食物辅助调理，或者用药汤浸洗肌肤，祛除邪气，使内外之气调和，如此病就可以治愈了。

服用药物时应遵循的原则

黄帝问道：对于气味厚且作用峻猛的有毒药物与气味薄且作用缓和的无毒药物，在服用时有一定的遵循规则吗？岐伯回答说：疾病按病程有新久的不同，方剂也相应的有大小的区别。无论是有毒的药物还是无毒的药物，在服用时都遵循以下规则：用毒性大的药物进行治病，当病邪祛除到十分之六时，就应当停药；用毒性一般的药物进行治病，当病邪祛除到十分之七时，就应当停药；用毒性小的药物进行治病，当病邪祛除到十分之八时，就应当停药；即使是用没有毒性的药物进行治疗，当病邪祛除到十分之九时，也应当停药。剩余的未祛除的病邪用五谷、肉类、果品、蔬菜等饮食调养，但也要注意不能吃得太过，以防伤了人体的正气。假若病邪不能靠饮食调养完全祛除，再按上面所说的给药方法进行治疗。在治疗时，必须首先明确当年岁气是太过还是不及，注意不要违背天人相应的规律。不要用补法去治疗邪气旺盛的疾病，也不要用泻法去治疗正气空虚的疾病，否则会使实邪更盛，正气更虚，给病人带来死亡的灾难。施用补法时不要招致邪气侵入，施用泻法时不要损伤人体的正气，否则就会断送病人的性命。

黄帝问道：久病之人，经治疗后，虽然其气血已经调理顺畅了，但仍不能完全恢复健康，病邪已经祛除了，但身体仍很衰弱，应该怎么办呢？岐伯回答说：这是只有圣人才能提出来的问题啊！天地运气主生化的规律，是人力所无法取代的，四时阴阳的变迁，是人力所不能违背的。所以，病人只要经络畅通了，血气和顺，不足的正气慢慢地恢复，要和健康人的养生方法一样，注意调养精神，心平气和地等待时序之气，谨慎地守护人体的真气，不使它受到损耗。如此，病人虚弱的形体就能日渐健壮，生气也会慢慢地增长，这就叫圣王。所以《大要》上说，人力不能代替天地的生化，养身千万不可违背四时阴阳的变迁次序，必须补养调和，耐心地等待正气的恢复，就是这个意思。黄帝说：讲得好！

服用药物时应遵循的规则

药可以用来治病，但要适可而止，对于不同毒性的药物，要在适当的时候及时停药，否则，就会对人体造成伤害。

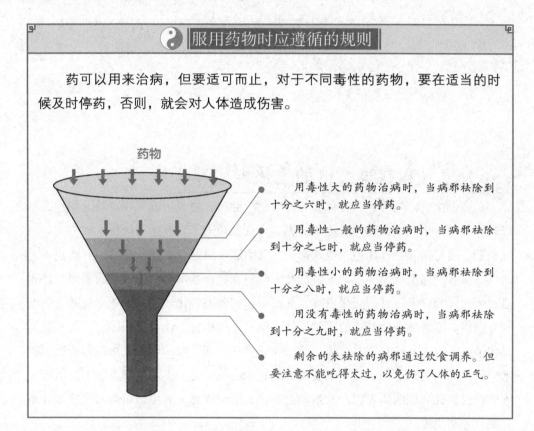

药物

用毒性大的药物治病时，当病邪祛除到十分之六时，就应当停药。

用毒性一般的药物治病时，当病邪祛除到十分之七时，就应当停药。

用毒性小的药物治病时，当病邪祛除到十分之八时，就应当停药。

用没有毒性的药物治病时，当病邪祛除到十分之九时，就应当停药。

剩余的未祛除的病邪通过饮食调养。但要注意不能吃得太过，以免伤了人体的正气。

六元正纪大论篇

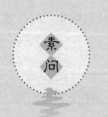

本篇详细论述了五运六气的变化对养生的影响，分析了司天之气和在泉之气的变化规律，讲述了五运之气运行与主岁之年常数的生成和疾病的治疗、五运六气变化时所出现的现象、六气的相互作用和盈虚变化、治疗疾病时的用药原则等。

司天之气和在泉之气的变化规律

黄帝说道：六气的正常变化和异常变化，胜气、复气、邪气和平气之间的关系以及甘、苦、辛、咸、酸、淡化生的先后，我已知道了。五运的气化，或与司天之气相顺，或与司天之气相逆，或从司天之气而逆在泉之气，或从在泉之气而逆司天之气，或客气与主气相顺应，或客气与主气相克制。我不明白这其中的道理，想知道司天之气和在泉之气的变化道理，从而调和五运的气化，使上下相互协调，而不相互损伤，不破坏天地升降的正常规律，使五运的运转不违背其职能。这就要根据具体情况，运用五味来调其逆顺，请您详细地谈一谈。岐伯叩头连续跪拜两次说：您问得真高明啊！这是天地之气变化的纲领和运气变化的本源，如果您不是圣帝，谁能探讨如此高深的道理呢？我虽领会不深，请让我陈述其中的道理，使其永远不灭绝，长期流传。

黄帝说道：希望先生进一步加以推演，使其更加有条理，根据天干、地支的类别和次序，分析六气、司天、在泉所主的部位，分辨出每年中主岁和各部之气，明确司天、中运所属的气数，以及其正化等。岐伯回答说：必须先确立一年的干支，以明确主岁之气，金、木、水、火、土五行的运行之数，风、火、寒、热、燥、湿六气的主从变化，这样自然规律就会比较清楚地体现出来了，人们就可按照这个规律调理气机，阴阳的消长也浅近易知而不迷惑了，也能推算气运之数，请让我详尽地说说！

司天之气和在泉之气的规律

　　司天之气和在泉之气，总是阴阳相对上下相交的。其规律是：如阳司天则阴在泉，阴司天则阳在泉。其中少阴与阳明、太阴与太阳、厥阴与少阳，又是相合而轮转的。如厥阴司天，必定是少阳在泉；少阴司天，必定是阳明在泉。司天和在泉的左右方，是司天的左间右间和在泉的左间右间。如此每年有一次转换，六年中就有六个不同的司天在泉之气。

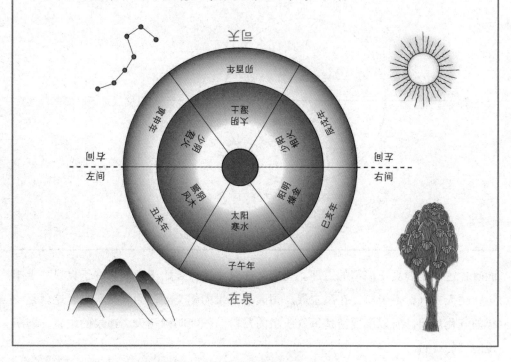

六气运行与相应、不相应的判断

　　黄帝说：很好！先生讲得很详尽，但是怎样判断相应和不相应？岐伯说：您问得真清楚呀！六气的运行，都有一定的次序、方位，所以观察时要在每年正月初一的平旦，看气位所在，就能看出相应、不相应。中运太过时，气先于时令而来临；中运不及时，气后于时令而来临。这是自然规律，也是正常的六气运行情况。中运既不是太过，也不是不及，这就是"正岁"，这时气的来临恰好和时令相合。

　　黄帝问道：自然界经常存在胜气和复气，怎样预测灾害的产生？岐伯回答说：灾害就是不正常的气化。

　　黄帝问道：司天、在泉的气数终止情况是怎样的？岐伯回答说：您问得真全

司天、在泉之气的变化

这幅图表现了一年内的运气变化规律，具体如何表现还要看这一年内司天、在泉之气是什么气。

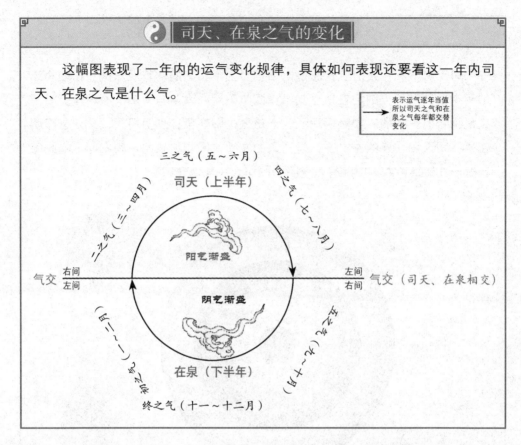

表示运气逐年当值所以司天之气和在泉之气每年都交替变化

面呀！这才是要真正搞清的道理。司天、在泉之数，是始于司天，终于在泉。上半年，司天主气；下半年，在泉主气。司天、在泉的相交处，为气交所主，这就是一年的气化规律。所以说要清楚每气所主的月份，就能明确司天、在泉的位置，即所说的气的终始。

黄帝问道：我主管这项工作，并按照这个原则去推行，但有时不完全符合实际的情况，这是什么原因呢？岐伯回答说：六气的作用有多有少，六气与五运的化合有盛有衰，是因为有多少、盛衰的差异，所以就有同化的存在。黄帝问道：同化又是怎样的呢？岐伯回答说：春天的气化与风温相同，夏天的气化与炎热沉闷相同，复气与胜气的同化也相同，秋天的气化与干燥清凉的烟露之气相同，长夏的气化与云雨尘埃昏蒙相同，冬季的气化与寒气霜雪冰雹相同。这就是自然界五运六气的气化及相互为用的一般规律。

时令与药性的选择

黄帝又说道：您说用寒药时，要避开寒气所主的时令；用热药，要避开热气所主的时令。为什么要这样？请您谈一谈怎样才算避开。岐伯回答说：用热药不要触犯热的气候；用寒药不要触犯寒的气候。顺从这一原则就平和，违背就产生疾病，所以在治疗时，应避开主时之六气，这就是随时序而起的六步之气的方位。

黄帝又问道：温凉之性次于寒热，应怎样运用？岐伯回答说：主时之气是热时，不要用热药触犯；主时之气是寒时，不要用寒药触犯；主时之气是凉时，不要用凉药触犯；主时之气是温时，不要用温药触犯。间气与主气相同的，在用药时不要触犯；间气与主气略有不同的，在用药时可稍有触犯。这就是所说的"四畏"，诊断时务必慎重考察。

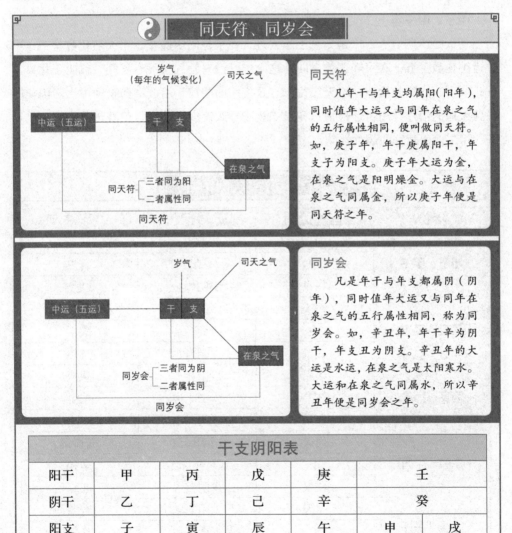

同天符、同岁会

同天符

凡年干与年支均属阳(阳年)，同时值年大运又与同年在泉之气的五行属性相同，便叫做同天符。如，庚子年，年干庚属阳干，年支子为阳支。庚子年大运为金，在泉之气是阳明燥金。大运与在泉之气同属金，所以庚子年便是同天符之年。

同岁会

凡是年干与年支都属阴（阴年），同时值年大运又与同年在泉之气的五行属性相同，称为同岁会。如，辛丑年，年干辛为阴干，年支丑为阴支。辛丑年的大运是水运，在泉之气是太阳寒水。大运和在泉之气同属水，所以辛丑年便是同岁会之年。

干支阴阳表

阳干	甲	丙	戊	庚	壬	
阴干	乙	丁	己	辛	癸	
阳支	子	寅	辰	午	申	戌
阴支	丑	卯	巳	未	酉	亥

黄帝说：讲得好！如果触犯了会怎么样？岐伯回答说：气候与主时之气不合时，以主时之气为准则。客气胜过主气时，可触犯，以达到平衡协调为准则，不能太过，这是针对邪气胜过主气而说的。所以不要违逆了自然时令和六气，不要帮助胜气，也不要扶助复气，这就是最好的治疗原则。

五运之气与主岁之年的常数

黄帝说：很好！五运之气运行和主岁之年有常数吗？岐伯回答说：请让我依次讲一讲吧！

甲子、甲午年

司天是少阴君火，中是太宫土运太过，在泉是阳明燥金。司天热化数是二，中土运雨化数是五，在泉燥化数是四。这两年既没有胜气又没有复气，就叫正化日。气化所引起疾病的治疗，司天热化所导致疾病的治疗，用咸寒药物；中土运雨化所导致疾病的治疗，用苦热药物；在泉燥化所导致疾病的治疗，用酸热药物。这是甲子、甲午两年适宜的药食性味。

☯ 不同年份疾病的治疗

年份	运气位置	所属运气	疗法
甲子、甲午	司天	少阴君火	咸寒
	中	太宫土运	苦热
	在泉	阳明燥金	酸热
乙丑、乙未	司天	太阴湿土	苦热
	中	少商金运	酸平
	在泉	太阳寒水	甘热
丙寅、丙申	司天	少阳相火	咸寒
	中	太羽水运	咸温
	在泉	厥阴风木	辛凉
丁卯、丁酉	司天	阳明燥金	苦微温
	中	少角木运	辛和
	在泉	少阴君火	咸寒
戊辰、戊戌	司天	太阳寒水	苦温
	中	太徵火运	甘平
	在泉	太阴湿土	甘温

五行常数的生成

　　五行生成数的依据是可以追溯到河图和洛书。八卦与河图洛书的结合实际上也将五行与河图洛书结合了起来，从而有了五行生成数。

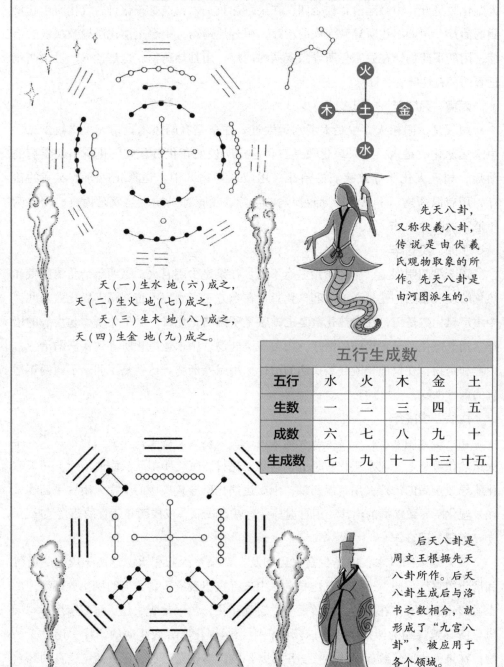

天（一）生水 地（六）成之，
天（二）生火 地（七）成之，
天（三）生木 地（八）成之，
天（四）生金 地（九）成之。

先天八卦，又称伏羲八卦，传说是由伏羲氏观物取象的所作。先天八卦是由河图派生的。

五行生成数

五行	水	火	木	金	土
生数	一	二	三	四	五
成数	六	七	八	九	十
生成数	七	九	十一	十三	十五

后天八卦是周文王根据先天八卦所作。后天八卦生成后与洛书之数相合，就形成了"九宫八卦"，被应用于各个领域。

乙丑、乙未年

司天是太阴湿土，中是少商金运不及，在泉为太阳寒水。这两年热化的胜气和寒化的复气相同，因为出现胜气、复气，就叫邪气化日，在西方七宫出现灾害。司天湿化数是五，中金运清化数是四，在泉寒化数是六，这是正化日。气化所引起疾病的治疗，司天温化所导致疾病的治疗，用苦热药物；中金运清化所导致疾病的治疗，用酸平药物；在泉寒化所导致疾病的治疗，用甘热药物。这是乙丑、乙未两年适宜的药食性味。

丙寅、丙申年

司天是少阳相火，中是太羽水运太过，在泉是厥阴风木。司天火化数是二，中水运寒化数是六，在泉风化数是三，这是所说的正化日。其气化所引起疾病的治疗，司天火化所导致疾病的治疗，用咸寒药物；中水运寒化所导致疾病的治疗，用咸温药物；下风化所导致疾病的治疗，用辛凉药物。这就是丙寅、丙申两年适宜的药食性味。

丁卯、丁酉年

司天是阳明燥金，中为少角木运不及，在泉是少阴君火。这两年清化的胜气和热化的复气相同，就是所说的邪气化日，在东方三宫出现灾害。司天燥化数是九，中木运风化数是三，在泉热化数是七，就是所说的正化日。其气化所引起疾病的治疗，司天燥化所导致疾病的治疗，用苦微温药物；中木运风化所导致疾病的治疗，用辛和药物；在泉热化所导致疾病的治疗，用咸寒药物。这就是丁卯、丁酉两年适宜的药食性味。

戊辰、戊戌年

司天是太阳寒水，中是太徵火运太过，在泉是太阴湿土。司天寒化数是六，中火运热化数是七，在泉湿化数是五，这是正化日。气化所引起疾病的治疗，司天寒化所导致疾病的治疗，用苦温药物；中火运热化所导致疾病的治疗，用甘平药物；在泉湿化所导致疾病的治疗，用甘温药。这就是戊辰、戊戌两年适宜的药食性味。

己巳、己亥年

司天是厥阴风木，中是少宫土运不及，在泉是少阳相火。这两年风化的胜气和清化的复气相同，这是邪气化日，在中央五宫出现灾害。司天的风化数是三，中土运湿化数是五，在泉的火化数是七，这是正化日。气化所引起疾病的治疗，司天风化所导致疾病的治疗，用辛凉药物；中土运湿化所导致疾病的治疗，用甘平药物；在泉火化所导致疾病的治疗，用咸寒药物。这就是己巳、己亥两年适宜的药食性味。

不同年份疾病的治疗（续表）

年份	运气位置	所属运气	疗法
己巳、己亥	司天	厥阴风木	辛凉
	中	少宫土运	甘平
	在泉	少阳相火	咸寒
庚午、庚子	司天	少阴君火	咸寒
	中	太商金运	辛温
	在泉	阳明燥金	酸温
辛未、辛丑	司天	太阴湿土	苦热
	中	少羽水运	苦平
	在泉	太阳寒水	苦热
壬申、壬寅	司天	少阳相火	咸寒
	中	太角木运	酸平
	在泉	厥阴风木	辛凉
癸酉、癸卯	司天	阳明燥金	苦微温
	中	少徵火运	咸温
	在泉	少阴君火	咸寒

庚午、庚子年

司天是少阴君火，中是太商金运太过，在泉是阳明燥金。司天的热化数是七，中金运清化数是九，在泉燥化数是九，就是正化日。气化所引起疾病的治疗，司天热化所导致疾病的治疗，用咸寒药；中金运清化所导致疾病的治疗，用辛温药物；在泉燥化所导致疾病的治疗，用酸温药物。这是庚午、庚子两年适宜的药食性味。

辛未、辛丑年

司天是太阴湿土，中是少羽水运不及，在泉是太阳寒水。这两年雨化的胜气和风化的复气相同，就是邪气化日，在北方一宫出现灾害。司天的雨化数是五，中水运寒化数是一，就是所说的正化日。气化所引起疾病的治疗，司天雨化所导致疾病的治疗，用苦热药物；中水运寒化所导致疾病的治疗，用苦平药物；在泉寒化所导致疾病的治疗，用苦热药物。这是辛未、辛丑两年适宜的药食性味。

壬申、壬寅年

司天是少阳相火，中太角木运太过，在泉是厥阴风木。司天火化数是二，中木运风化数是八，就是所说的正化日。气化所引起疾病的治疗，司天火化所导致疾病

不同年份疾病的治疗（续表）

年份	运气位置	所属运气	疗法
甲戌、甲辰	司天	太阳寒水	苦热
	中	太宫土运	苦温
	在泉	太阴湿土	苦温
乙亥、乙巳	司天	厥阴风木	辛凉
	中	少商金运	酸平
	在泉	少阳相火	咸寒
丙子、丙午	司天	少阴君火	咸寒
	中	太羽水运	咸热
	在泉	阳明燥金	酸温
丁丑、丁未	司天	太阴湿土	苦温
	中	少角木运	辛温
	在泉	太阳寒水	甘热
戊寅、戊申	司天	少阳相火	咸寒
	中	太徵火运	甘平
	在泉	厥阴风木	辛凉

的治疗，用咸寒药物；中木运风化所导致疾病的治疗，用酸平药物；在泉风化所导致疾病的治疗，用辛凉药物。这是壬申、壬寅两年适宜的药食性味。

癸酉、癸卯年

司天是阳明燥金，中少徵火运不及，在泉是少阴君火。这两年寒化的胜气和雨化的复气相同，就是所说的邪气化日，在南方九宫出现灾害。司天燥化数是九，中火运热化数是二，就是所说的正化日。气化所引起疾病的治疗，司天燥化所导致疾病的治疗，用苦微温药物；中火运热化所导致疾病的治疗，用咸温药物；在泉热化所导致疾病的治疗，用咸寒药物。这是癸酉、癸卯两年适宜的药食性味。

甲戌、甲辰年

司天是太阳寒水，中太宫土运太过，在泉是太阴湿土。司天寒化数是六，中土湿化数是五，这是所说的正化日。气化所引起疾病的治疗，司天寒化所导致疾病的治疗，用苦热药物；中土运湿化所导致疾病的治疗，用苦温药物；在泉湿化所导致疾病的治疗，也用苦温药物。这是甲戌、甲辰两年适宜的药食性味。

不同年份疾病的治疗（续表）

年份	运气位置	所属运气	疗法
己卯、己酉	司天	阳明燥金	苦微温
	中	少宫土运	甘平
	在泉	少阴君火	咸寒
庚辰、庚戌	司天	太阳寒水	苦热
	中	太商金运	辛温
	在泉	太阴湿土	甘热
辛巳、辛亥	司天	厥阴风木	辛凉
	中	少羽水运	苦平
	在泉	少阳相火	咸寒
壬午、壬子	司天	少阴君火	咸寒
	中	太角木运	酸凉
	在泉	阳明燥金	酸温
癸未、癸丑	司天	太阴湿土	苦温
	中	少徵火运	咸温
	在泉	太阳寒水	甘热

乙亥、乙巳年

司天是厥阴风木，中少商金运不及，在泉是少阳相火。这两年热化的胜气和寒化的复气相同，就是所说的邪气化日，在西方七宫出现灾害。司天风化数是八，中金运清化数是四，在泉火化数是二，就是所说的正化日。气化所引起疾病的治疗，司天风化所导致疾病的治疗，用辛凉药物；中金运清化所导致疾病的治疗，用酸平药物；在泉火化所导致疾病的治疗，用咸寒药物。这是乙亥、乙巳两年适宜的药食性味。

丙子、丙午年

司天是少阴君火，中太羽水运太过，在泉是阳明燥金。司天热化数是二，中水运寒化数是六，在泉清化数是四，这是正化日。气化所引起疾病的治疗，司天热化所导致疾病的治疗，用咸寒药物；中水运寒化所导致疾病的治疗，用咸热药物；在泉清化所导致疾病的治疗，用酸温药物。这是丙子、丙午两年适宜的药食性味。

丁丑、丁未年

司天是太阴湿土，中少角木运不及，在泉是太阳寒水。这两年清化的胜气和热

☯ 不同年份疾病的治疗（续表）

年份	运气位置	所属运气	疗法
甲申、甲寅	司天	少阳相火	咸寒
	中	太宫土运	咸平
	在泉	厥阴风木	辛凉
乙酉、乙卯	司天	阳明燥金	苦微温
	中	少商金运	苦平
	在泉	少阴君火	咸寒
丙戌、丙辰	司天	太阳寒水	苦热
	中	太羽水运	咸温
	在泉	太阴湿土	甘热
丁亥、丁巳	司天	厥阴风木	辛凉
	中	少角木运	辛平
	在泉	少阳相火	咸寒
戊子、戊午	司天	少阴君火	咸寒
	中	太徵火运	甘寒
	在泉	阳明燥金	酸温

化的复气相同，这是邪气化日，在东方三宫出现灾害。司天的雨化数是五，中木运风化数是三，在泉寒化数是一，这是正化日。气化所引起疾病的治疗，司天雨化所导致疾病的治疗，用苦温药物；中木运风化所导致疾病的治疗，用辛温药物；在泉寒化所导致疾病的治疗，用甘热药物。这是丁丑、丁未两年适宜的药食性味。

戊寅、戊申年

司天是少阳相火，中太徵火运太过，在泉是厥阴风木。司天火化和中运火化数都是七，在泉风化数是三，这是正化日。气化所引起疾病的治疗，司天火化所导致疾病的治疗，用咸寒药物；中火运火化所导致疾病的治疗，用甘平药物；在泉风化所导致疾病的治疗，用辛凉药物。这是戊寅、戊申两年适宜的药食性味。

己卯、己酉年

司天是阳明燥金，中少宫土运不及，在泉是少阴君火。这两年风化的胜气和清化的复气相同，这是邪气化日，在中央五宫出现灾害。司天清化数是九，中土运雨化数是五，在泉热化数是七，这是正化日。气化所引起疾病的治疗，司天清化所导致疾病的治疗，用苦微温的药物；中土运雨化所导致疾病的治疗，用甘平药物；在泉热化所导致疾病的治疗，用咸寒药物，这是己卯、己酉两年适宜的药食性味。

庚辰、庚戌年

司天是太阳寒水，中太商金运太过，在泉是太阴湿土。司天寒化数是一，中金运清化数是九，在泉雨化数是五，这是正化日。气化所引起疾病的治疗，司天寒化所导致疾病的治疗，用苦热药物；中金运清化所导致疾病的治疗，用辛温药物；在泉雨化所导致疾病的治疗，用甘热药物。这是庚辰、庚戌两年适宜的药食性味。

辛巳、辛亥年

司天是厥阴风木，中少羽水运不及，在泉是少阳相火。这两年雨化的胜气和风化的复气相同，这是邪气化日，在北方一宫出现灾害。司天风化数是三，中火运寒化数是一，在泉火化数是七，这是正化日。气化所引起疾病的治疗，司天风化所导致疾病的治疗，用辛凉药物；中水运寒化所导致疾病的治疗，用苦平药物；在泉火化所导致疾病的治疗，用咸寒药物，这是辛巳、辛亥两年适宜的药食性味。

壬午、壬子年

司天是少阴君火，中太角木运太过，在泉是阳明燥金。司天热化数是二，中木运风化数是八，在泉清化数是四，这是正化日。气化所引起疾病的治疗，司天热化所导致疾病的治疗，用咸寒药物；中木运风化所导致疾病的治疗，用酸凉药物；在泉清化所导致疾病的治疗，用酸温药物。这是壬午、壬子两年适宜的药食性味。

癸未、癸丑年

司天是太阴湿土，中少徵火运不及，在泉是太阳寒水。这两年寒化的胜气和雨化的复气相同，这是邪气化日，在南方九宫出现灾害。司天的雨化数是五，中火运火化数是二，在泉寒化数是一，这是正化日。气化所引起疾病的治疗，司天雨化所导致疾病的治疗，用苦温药物；中火运火化所导致疾病的治疗，用咸温药物；在泉寒化所导致疾病的治疗，用甘热药物。这是癸未、癸丑两年适宜的药食性味。

甲申、甲寅年

司天是少阳相火，中太宫土运太过，在泉是厥阴风木。司天火化数是二，中土运雨化数是五，在泉风化数是八，这是正化日。气化所引起疾病的治疗，司天火化所导致疾病的治疗，用咸寒药物；中土运雨化所导致疾病的治疗，用咸平药物；在泉风化所导致疾病的治疗，用辛凉药物。这是甲申、甲寅两年适宜的药食性味。

乙酉、乙卯年

司天是阳明燥金，中少商金运不及，在泉是少阴君火。这两年热化的胜气和寒化的复气相同，这是邪气化日，在西方七宫出现灾害。司天的燥化数是四，中金运的清化数是四，在泉的热化数是二，这是正化日。气化所引起疾病的治疗，司天燥化所导

不同年份疾病的治疗（续表）

年份	运气位置	所属运气	疗法
己丑、己未	司天	太阴湿土	苦热
	中	少宫土运	甘平
	在泉	太阳寒水	甘热
庚寅、庚申	司天	少阳相火	咸寒
	中	太商金运	辛温
	在泉	厥阴风木	辛凉
辛卯、辛酉	司天	阳明燥金	苦微温
	中	少羽水运	苦平
	在泉	少阴君火	咸寒
壬辰、壬戌	司天	太阳寒水	苦温
	中	太角木运	酸平
	在泉	太阴湿土	甘温
癸巳、癸亥	司天	厥阴风木	辛凉
	中	少徵火运	咸平
	在泉	少阳相火	咸寒

致疾病的治疗，用苦微温药物；中金运清化所导致疾病的治疗，用苦平药物；在泉热化所导致疾病的治疗，用咸寒药物。这是乙酉、乙卯两年适宜的药食性味。

丙戌、丙辰年

司天是太阳寒水，中太羽水运太过，在泉是太阴湿土。司天寒化数是六，在泉雨化数是五，这是正化日。气化所引起疾病的治疗，司天寒化所导致疾病的治疗，用苦热药物；中水运寒化所导致疾病的治疗，用咸温药物；在泉雨化所导致疾病的治疗，用甘热药物。这是丙戌、丙辰两年适宜的药食性味。

丁亥、丁巳年

司天是厥阴风木，中少角木运不及，在泉是少阳相火。这两年清化的胜气和热化的复气相同，这是邪气化日，在东方三宫出现灾害。司天风化数是三，在泉火化数是七，这是正化日。气化所引起疾病的治疗，司天风化所导致疾病的治疗，用辛凉药物；中木运风化所导致疾病的治疗，用辛平药物；在泉火化所导致疾病的治疗，用咸寒药物。这是丁亥、丁巳两年适宜的药食性味。

戊子、戊午年

司天是少阴君火，中太徵火运太过，在泉是阳明燥金。司天热化数是七，在泉清化数是九，这是正化日。气化所引起疾病的治疗，司天热化所导致疾病的治疗，用咸寒药；中火运热化所导致疾病的治疗，用甘寒药物；在泉清化所导致疾病的治疗，用酸温药物。这是戊子、戊午两年适宜的药食性味。

己丑、己未年

司天是太阴湿土，中少宫土运不及，在泉是太阳寒水。这两年风化的胜气和清化的复气相同，此即邪气化日，在中央五宫出现灾害。司天雨化数是五，在泉寒化数是一，这是正化日。气化所引起疾病的治疗，司天雨化所导致疾病的治疗，用苦热药物；中土运雨化所导致疾病的治疗，用甘平药物；在泉寒化所导致疾病的治疗，用甘热药物。这是己丑、己未两年适宜的药食性味。

庚寅、庚申年

司天是少阳相火，中太商金运太过，在泉是厥阴风木。司天火化数是七，中金运清化数是九，在泉风化数是三，这是正化日。气化所引起疾病的治疗，司天火化所导致疾病的治疗，用咸寒药物，中金运清化所导致疾病的治疗，用辛温药物；在泉风化所导致疾病的治疗，用辛凉药物。这是庚寅、庚申两年适宜的药食性味。

辛卯、辛酉年

司天是阳明燥金，中少羽水运不及，在泉是少阴君火。这两年雨化的胜气和风化的复气相同，这是邪气化日，在北方一宫出现灾害。司天的清化数是九，中水运寒化数是一，在泉热化数是七，这是正化日。气化所引起疾病的治疗，司天清化所导致疾病的治疗，用苦微温药物；中水运寒化所导致疾病的治疗，用苦平药物；在泉热化所导致疾病的治疗，用咸寒药物。这是辛卯、辛酉两年适宜的药食性味。

壬辰、壬戌年

太阳寒水司天，中太角木运太过，在泉是太阴湿土。司天寒化数是六，中木运风化数是八，在泉雨化数是五，这是正化日。气化所引起疾病的治疗，司天寒化所导致疾病的治疗，用苦温药物；中木运风化所导致疾病的治疗，用酸平药物；在泉雨化所导致疾病的治疗，用甘温药物。这是壬辰、壬戌两年适宜的药食性味。

癸巳、癸亥年

司天是厥阴风木，中少徵火运不及，在泉是少阳相火，这两年寒化的胜气和雨化的复气相同，这是邪气化日，在南方九宫出现灾害。司天的风化数是八，在泉的火化数是九，这是正化日。气化所引起疾病的治疗，司天风化所导致疾病的治疗，用辛凉药物；中火运火化所导致疾病的治疗，用咸平药物；在泉火化所导致疾的治

复气的产生

五运之气的郁积（太过）和不及都会导致复气的产生，所以复气的暴发有早有晚，有急暴有徐缓。五运太过，发作急暴；五运不及，发作徐缓。发作急暴，则病情严重，发作徐缓，则疾病持续时间长。

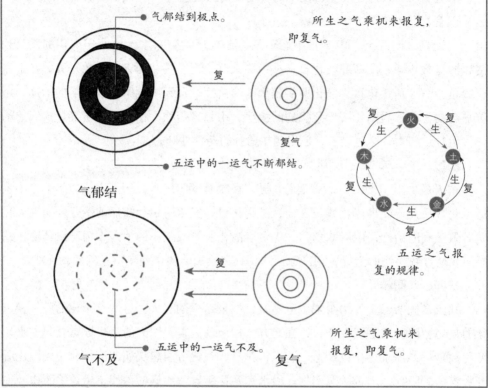

气郁结到极点。

所生之气乘机来报复，即复气。

复

复气

五运中的一运气不断郁结。

气郁结

五运之气报复的规律。

复

复气

五运中的一运气不及。

气不及

复气

所生之气乘机来报复，即复气。

疗，用咸寒药物。这是癸巳、癸亥两年适宜的药食性味。

只要是以上定期纪年的，胜化、复化、正化都有一定常规，要认真地考察。因为掌握了其中的要领，一句话就可说清楚，没有掌握其中要领，说起来就漫无边际，讲的就是这个道理。

复气发作时的现象和征兆

黄帝说：很好！五运之气也有复气吗？岐伯回答说：五运之气郁结过久就产生复气，到了一定的时期复气就会发作。黄帝说：请问这是什么道理？岐伯回答说：五运有不同的太过和不及，复气暴发有早有晚。黄帝说：想听您详细地讲讲。岐伯回答说：五运太过，发作急暴；五运不及，发作徐缓。发作急暴，病情严重，发作徐缓，疾病持续。黄帝说道：太过与不及的数又是怎样的？岐伯回答说：太过的是

五运之气郁结而发作时的征象

　　复气产生的原因之一是五运之气郁结至极所致，下图所示为五气郁结时自然界所出现的现象。

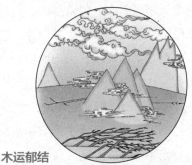

木运郁结

　　尘埃弥漫，天、山混为一色分辨不清，天上云气变幻无常，草在广阔的原野上倒卧不起，高山谷底松鸣虎啸，这都是木郁将要发作的先兆。木郁发作时，大风暴起，树木折毁。

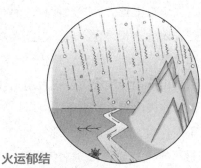

火运郁结

　　花开时节水反而凝聚成冰，山川出现冰雪，中午时湖泽中出现烟雾，这是火郁发作的先兆。火郁发作时，天空昏蒙不清。

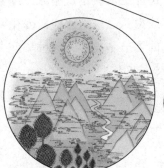

水运郁结

　　阴霾之气在空中积满，白色浑浊之气遮蔽天空，这都是水郁将发的现象。水郁发作时，冰雹霜雪下降。

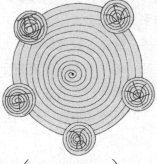

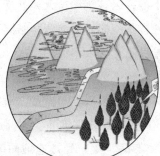

金运郁结

　　山泽枯竭，夜降白露，森林间会发出凄惨的声音，这些都表明金郁将要暴发。金郁发作时，天地明净清爽，草木焦枯。

土运郁结

　　云奔雨府，霞拥朝阳，山泽间尘埃昏蒙，这表明土郁将要暴发。土郁发作时，常有暴风骤雨。

成数，不及的是生数，土总是用生数。

黄帝问道：五气被郁结而发作的情况是怎样的？岐伯回答说：土郁发作的时候，山谷震惊，隆隆雷声在气交之中震动，尘埃昏蒙，天地黑暗。水湿化成白气，高山深谷有暴风骤雨，山石击破，空中飞碎石，暴发漫溢川谷的洪水，大水退后，无数巨石在田野上耸立，就像被牧放的马匹。而后湿土之气敷布，时常降雨，自然万物于是开始生、长、化、成。因此人易出现腹部胀满、肠鸣、大便次数增多、心痛、胁肋撑胀、呕吐、霍乱、痰饮、水泻、浮肿、身重之类的症状。云向雨府奔，霞拥朝阳，山泽间尘埃昏蒙，这表明土郁将要暴发，发作的时间多在四时之气当令之时，浮云在天山横着，飘浮、游动、产生、散失，这都是郁结将要发作的先兆。

金郁发作时，天气清爽，地气明朗，风清气爽，清凉产生，草木上烟雾缭绕，燥气流行，雾气弥漫，肃杀之气降临，草木焦枯，秋声时鸣，因此人会咳嗽、气逆、心胁胀满牵引腹中，经常会突然疼痛、身体不能左右转动、咽喉干燥、尘土蒙面、面色败坏。山泽枯竭、地面上凝结像霜一样的白色盐卤，这些都表明金郁将要暴发，并多在五气当令之时发作。如果夜间降下白露，森林间会发出凄惨的声音，就是金郁将发的先兆。

水郁发作时，阳气退避，阴气暴起，大寒降临，川泽之水凝结成坚冰，寒雾结成霜雪，甚至黄黑昏暗的水气在气交之中流行，形成肃杀之气，水应时变化。因此人多出现寒证，症见心痛、腰痛、臀部疼痛、大的关节不灵活、屈伸不利、经常四肢逆冷、腹部痞满坚硬、阳气不发挥作用等症状。阴霾之气在空中积满，白色浑浊之气遮蔽天空，这都是水郁将发的现象，发作时其气经常在君、相二火的前后出现。太空高深玄远，其气象如散麻一样无绪，隐约可见，色黑、微黄，这是水郁将发的先兆。

木郁发作时，天空昏蒙不清，云雾扰动，大风暴起，屋顶被掀开，折断树木，草木变异。因此人们容易出现胃脘疼痛、上连两胁胀满、咽喉阻塞不通、饮食物吞咽不下，甚至出现耳鸣、头晕目眩、认人不清等症状，常常突然僵仆倒地。尘埃弥漫在天空中，天、山混成一色分辨不清，或者污浊之气混为一团，颜色黄黑，像横亘天空的云但不下雨。将发时，天上云气变幻无常，草在广阔的原野上倒卧不起，柔弱的树叶翻转而背部向上，高山谷底松鸣虎啸，这都是木郁将要发作的先兆。

火郁发作时，天空中昏蒙不清，太阳光被遮蔽而不明显，炎热流行，暴暑来临，山泽间如火燎烤，因蒸烤树木流出汁液，房屋上烟雾升腾，地面上凝结出白色如霜的盐卤，聚积的水逐渐减少，枯萎焦黄的藤草漫生，风热妄行。伤及心神，人言语惑乱，随后产生湿的气化。因此人多少气，疮疡，痈肿，胁肋胸腹、背、面部、四肢胀满不适，生疮疡、痱子，呕逆，筋脉抽搐，骨痛，关节抽动，泻下如注，温疟，腹中突然疼痛，血外流不止，精液减少，目赤，心热，甚至心中烦闷，昏晕，容易引起突然死亡。一日百刻将结束之时，气温升高、汗流满面。大多在四气之时发作。动到极点转静，阳极转阴，因而湿气乃化乃成。花开时节水反而凝聚成冰，山川出现冰雪，中午时湖泽中出现烟雾，这些是火郁发作的先兆。

先有五气之郁相应，之后才能产生报复之气，必须仔细观察，郁到极点时，复气才产生。木郁的发作没有固定时间，水郁发作常在君火、相火主时的前后。注意观察其发作的时间，就能预测疾病的发生，如果失去正常的时令、岁气，五行之气就不能依照规律运行，生化收藏也就失常了。

黄帝问道：冰雹霜雪在水郁发作时出现，暴雨在土郁发作时出现，树木折毁出现在木郁发作时，明净清爽出现在金郁发作时，黄赤昏暗出现在火郁发作时，这些现象是什么气引起的？岐伯回答说：五行之气有多与少的不同，五郁的发作有轻重的差异。发作轻微是正当本气，发作重不仅是有本气，而且还兼有其下承之气，只要观察到其下承之气的情况，就可以知道发作的轻重。

黄帝说：很好！五气不是在所主的时令郁结而发作，这是什么原因？岐伯回答说：是因为时间的差异。黄帝说道：这种差异是否有一定的日数？岐伯回答说：一般是三十天多一些。

黄帝说道：主时之气来临时有先后，这是什么原因？岐伯回答说：如果运太过，主时之气就先于时令来临；运不及，主时之气就后于时令来临。这是气候的一般规律。黄帝又问道：为什么气有在正当时令时来临的？岐伯回答说：这是由于五运既非太过又非不及，所以主时之气正当时令来临，如果不这样，就有灾害出现。黄帝说：很好！为什么气有不是在其所主的时令而化的？岐伯回答说：气太过表明正当其时而化，气不及则在己所胜的季节而化。

四时之气时间和位置的测定

黄帝问道：怎样去测知四时之气到来的早、晚、高、低、左、右的不同？岐伯说：气的运行有逆、顺，气的到来有迟、速，所以气太过就先于天时来临，气不及就后于天时来临。黄帝说道：想听您谈谈气怎么运行。岐伯回答说：春气的运行是由东向西，夏气的运行是由南向北，秋气的运行是由西向东，冬气的运行是由北向南。春气由下而升，因此春气始于下；秋气由上而降，因此秋气始于上；夏气由中而布外，因此夏气始于中；冬气由表而内藏，因此冬气始于表。面南而立，春气生于东，所以说始于左；秋气生于西，所以说始于右；冬气生于北，所以说始于后；夏气生于南，

四时之气的运行

气到来的早、晚、高、低等与季节的变化，地势的高低有关。下图所示为四时之气的运行规律。

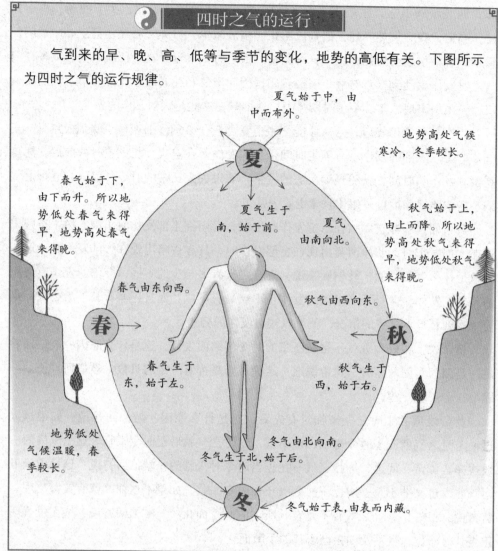

夏气始于中，由中而布外。

地势高处气候寒冷，冬季较长。

春气始于下，由下而升。所以地势低处春气来得早，地势高处春气来得晚。

夏气生于南，始于前。

夏气由南向北。

秋气始于上，由上而降。所以地势高处秋气来得早，地势低处秋气来得晚。

春气由东向西。

春气生于东，始于左。

秋气由西向东。

秋气生于西，始于右。

地势低处气候温暖，春季较长。

冬气由北向南。

冬气生于北，始于后。

冬气始于表，由表而内藏。

所以说始于前。这是一年四季的正常气化。所以至高的地方气候寒凉，冬季较长；低凹的地方气候温暖，春季较长。要仔细观察。黄帝说：讲得好。

五运六气变化呈现出的物象

黄帝问道：五运六气变化会呈现怎样的物象，它的正常气化和异常变化各会怎样？岐伯回答说：六气的正纪，有正化、有变化、有胜气、有复气、有正常的作用、有病气，所有这些的征象都不一样，您想了解哪方面的？黄帝说：希望您全面地讲讲。岐伯回答说：请让我详尽地谈谈六气。厥阴风木之气的来临是和煦的，少阴君火之气的来临是温和的，太阴湿土之气的到来是湿润的，少阳相火之气的到来是炎热的，阳明燥金之气的到来是清凉迅疾的，太阳寒水之气的到来是寒冷的，这是正常的四时之气化。

厥阴之气的到来，为风所聚，万物破土萌芽；少阴之气的到来，为火所聚，万物舒展繁荣；太阴之气的到来，为雨所聚，万物周全丰满；少阳之气的到来，为热所聚，气化布达于外；阳明之气的到来，为肃杀所聚，万物更替；太阳之气的到来，为寒气所聚，万物归藏。这是主化的一般规律。厥阴到来时，万物萌生，风摇不定；少阴到来时，万物荣美，形体外现；太阴到来时，万物化育，为云雨；少阳到来时，万物长养，繁茂鲜艳；阳明到来时，万物收获，雾露降临；太阳到来时，万物闭藏，阳气固密。这是六气气化的一般常规。

厥阴之气到来时，风气产生，最终为肃静；少阴之气到来时，热气产生，最终为寒冷；太阴之气到来时，湿气产生，最终为降雨；少阳之气到来时，火气产生，最终为湿热；阳明之气到来时，燥气产生，最终为清凉；太阳之气到来时，寒气产生，最终为温热。这是六气获得生化的一般规律。

厥阴之气来时，毛虫化育；少阴之气来时，羽虫化育；太阴之气来时，裸虫化育；少阳之气来时，薄而透明羽翼类虫化育；阳明之气来时，介虫化育；太阳之气来时，鳞虫化育。这是六气化育虫类的一般规律。

厥阴之气来时，万物生发；少阴之气来时，万物欣欣向荣；太阴之气来时，万物湿润；少阳之气来时，万物繁茂；阳明之气来时，万物坚实；太阳之气来时，万物闭藏。这是六气作用的一般规律。

厥阴之气来时，狂风怒吼，气候大凉；少阴之气来时，大热大寒；太阴之气来时，出现雷霆、暴雨、大风；少阳之气来时，出现旋风、炎热、霜凝；阳明之气来时，草木凋零，气候温和；太阳之气来时，出现寒雪、冰雹，地面出现白色尘埃。这是六气变化的一般规律。

厥阴之气来时，万物扰动，随风飘摇；少阴之气来时，火焰高明，空中出现红、黄两色火光；太阴之气来时，阴气下沉，白色尘埃弥漫，晦暗不明；少阳之气来时，光辉显明，云呈红色，红黄之气在空中出现；阳明之气来时，出现尘埃、严霜，凉风劲急，秋声凄凉；太阳之气来时，刚强坚固，锋芒尖利。这是六气行令的一般规律。

厥阴之气来时，筋脉拘急；少阴之气来时，出现疡疹、身热；太阴之气来时，水饮积滞、痞阻不通；少阳之气来时，打喷嚏、呕吐、生疮疡；阳明之气来时，肌肤肿胀；太阳之气来时，关节屈伸不利。这是六气为病的一般规律。

厥阴之气来时，两胁支撑疼痛；少阴之气来时，惊惧、疑惑、恶寒战栗、说

六气循环图

六气的循环变化产生了自然界的阴阳寒暑交替、一年二十四节气的更迭，也就有了春生、夏长、秋收、冬藏规律。

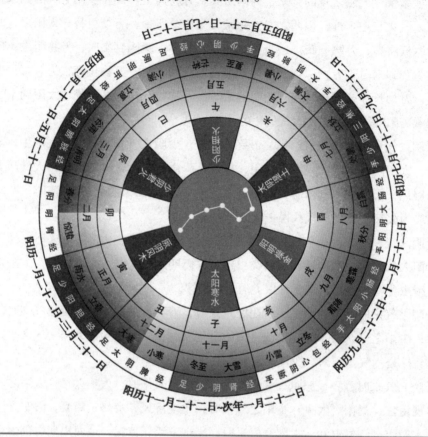

胡话；太阴之气来时，腹部胀满；少阳之气来时，惊恐躁动、昏闷、发病突然；阳明之气来时，鼻、坐骨、大腿、臀部、膝部、小腿肚、胫骨等处发病；太阳之气来时，腰痛。这也是六气为病的一般规律。

厥阴之气来时，筋脉软弱收缩；少阴之气来时，易悲、妄言、衄血；太阴之气来时，腹中胀满、霍乱、吐下；少阳之气来时，喉痹、耳鸣、呕吐；阳明之气来时，皮肤干燥皲裂；太阳之气来时，睡卧出汗。这也是六气为病的一般规律。

厥阴之气来时，胁痛、呕吐、泄泻；少阴之气来时，多语善笑；太阴之气来时，身重浮肿；少阳之气来时，突然泄泻、肌肉跳动、筋脉抽搐；阳明之气来时，鼻塞、打喷嚏；太阳之气来时，二便不通。这也是六气为病的一般规律。

从上面六气的十二种变化可以看出，万物与六气的变化相应。六气位置高，

六气致病的一般规律

一般情况下，万物与六气的变化相应。六气在人体的变化也是如此。

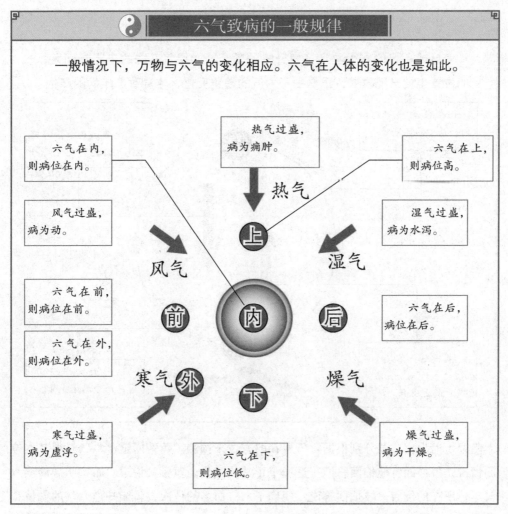

热气过盛，
病为痈肿。

六气在内，
则病位在内。

六气在上，
则病位高。

风气过盛，
病为动。

湿气过盛，
病为水泻。

六气在前，
则病位在前。

六气在后，
病位在后。

六气在外，
则病位在外。

寒气过盛，
病为虚浮。

燥气过盛，
病为干燥。

六气在下，
则病位低。

那么病位高；六气位置低，那么病位低；六气位置在后，那么病位在后；六气位置在前，那么病位在前；六气位置在中，那么病位在中；六气位置在外，那么病位在外。这都是六气致病位置的一般规律。因此，过盛的风气就产生动的病证，过盛的热气就产生痈肿病证，过盛的燥气就产生干燥的病证，过盛的寒气就产生虚浮的病证，过盛的湿气就产生水泻的病证，甚至水气闭阻而浮肿。应根据六气所在的部位来讨论其变化。

六气的相互作用和六气的盈虚

黄帝说：想听您谈谈六气的作用。岐伯回答说：六气的作用分别归之于其所胜的气而为气化。因此，太阴湿土加于太阳寒水而为化，太阳寒水加于少阴君火而为化，少阴君火加于阳明燥金而为化，阳明燥金加于厥阴风木而为化，厥阴风木加于

六气的盈虚变化

气盛或不足的多少决定了气升降的差距。如果气升降的差距特别大，气交的位置也就出现改变，正是由于六气的趋避变化，才导致了疾病的产生。

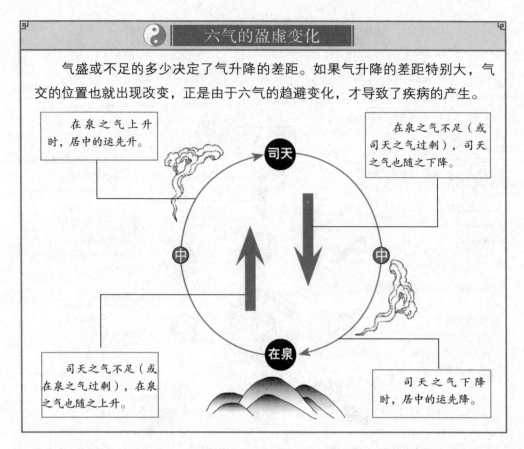

在泉之气上升时，居中的运先升。

在泉之气不足（或司天之气过剩），司天之气也随之下降。

司天之气不足（或在泉之气过剩），在泉之气也随之上升。

司天之气下降时，居中的运先降。

太阴湿土而为化。要分别根据六气所在的方位来预测。黄帝问道：六气自得其本位的情况是怎样的？岐伯回答说：这属于正常的气化。黄帝又说道：希望听您谈谈六气本位所在的位置。岐伯回答说：明确了六气命名的位次，就能知道六气的方位和时间。

黄帝问道：六步之气的盈虚情况是怎样的？岐伯回答说：六步之气有太过和不及的差异。六气太过，其气来时急暴容易消散；六气不及，其气来时缓慢且持久。黄帝问道：司天之气和在泉之气的盈虚又是怎样的情况？岐伯回答说：司天之气不足，在泉之气也随之上升；在泉之气不足，司天之气也随之下降。在天地气交之时的中运，在泉之气上升时，居中的运先升；司天之气下降时，居中的运先降。厌恶其不胜之气，归属同和之气，随着运的归属而产生各种疾病。因此司天之气过盛，天气就下降；在泉之气过盛，地气就上升。根据气盛的多少决定升降的差距，相生微小差距就小，相生较大差距就大。如果相生的特别严重，位置就出现移动，气交的位置也出现改变，就产生大变动，于是就形成了疾病。《大要》上说，相生大的年份差别五分，相生小的年份差别七分，这样差别就清楚可见，就是这个道理了。

郁滞严重的疾病的治疗

对于郁滞严重的疾病的治疗原则是：太过则泻之，不及则补之。

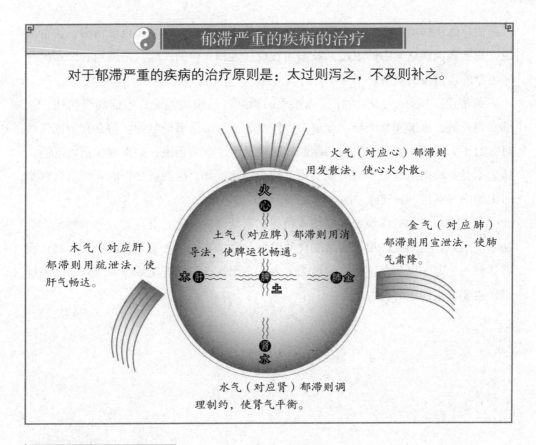

火气（对应心）郁滞则用发散法，使心火外散。

土气（对应脾）郁滞则用消导法，使脾运化畅通。

金气（对应肺）郁滞则用宣泄法，使肺气肃降。

木气（对应肝）郁滞则用疏泄法，使肝气畅达。

水气（对应肾）郁滞则调理制约，使肾气平衡。

用药的原则

黄帝说：很好！前面说过，用热药不可触犯热的气候，用寒药不可触犯寒的气候。要是既不想避开热的气候，又不想避开寒的气候，该怎么办？岐伯回答说：您问得真全面！发表不必避开热，攻里不必避开寒。黄帝又问道：既不是发表，又不是攻里，触犯了主时的寒，或主时的热，该怎么办？岐伯回答说：如果寒热伤害内脏，那么病情就加重。黄帝又说道：想听您谈谈不避寒热对无病的人会有什么影响。岐伯回答说：如用药不避开寒热，会使无病的人生病，有病的人疾病加重。黄帝又问道：产生怎样的疾病？岐伯回答说：不避开主时之热，产生热性病；不避开主时之寒，产生寒性病。寒性病，病人出现腹部坚硬、痞阻胀满、拘急疼痛、下利等症状。热性病，病人出现身热、吐下、霍乱、痈疽、疮疡、昏昧、泄泻、肌肉跳动、抽搐、肿胀、呕吐、鼻衄、头痛、骨节变化、肌肉疼痛、吐血、便血、小便不畅等症状。黄帝问道：该怎样治疗？岐伯回答说：必须顺应四时之气。但是如果触犯了，就用相生的药物来治疗。

黄帝问道：妇人怀孕时怎样运用毒药？岐伯回答说：如果因为孕妇患了要用

毒药治疗的疾病而用之，那么服用毒药后对母体没伤损，对胎儿也没伤害。黄帝又说：想听您谈谈这其中的道理。岐伯回答说：大积大聚的疾病，是能用有剧毒的药来治疗的，但当疾病治好一大半时就要停药，一旦用药太过就会导致死亡。

黄帝说：很好！怎样治疗郁滞很重的疾病？岐伯回答说：木郁滞当畅达，火郁滞当发散，土郁滞当消导，金郁滞当宣泄，水郁滞当调理制约。但是在调理气机时，对于太过的，就用相生的药调制，这就是泻。黄帝问道：如果有假借之气的，该怎么办？岐伯回答说：这时就不用遵循"用寒远寒，用热远热"的原则，这就是所说的主气不足，客气胜之的非时之气。

黄帝说：圣人的学说的确是博大精深！天地间的气化，五运运行的节律，六气加临的纲纪，阴阳的作用，寒暑变化的时令，除了先生以外谁还能搞清楚！请让我将这些理论藏于灵兰之室中，题名为《六元正纪》，不经过斋戒就不随意拿出来展示，也要慎重地传给后人。

至真要大论篇

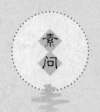

本篇主要论述六气变化所产生的影响，包括六气司天、在泉、胜气、复气等的变化对自然界和人的影响；分析了三阴三阳划分的依据、药物的阴阳和配方原则等。

六气主岁时的情况

黄帝问道：我已经知道了五运之气交相配合，太过、不及交替出现的道理。那六气分别主管司天与在泉，其气来临时的情况是怎样的？岐伯跪拜了两次站起来回答说：您问得真详细！这是天地之气变化的纲领，并和人的神机相通。黄帝说道：希望听您谈谈是怎样上合天道之明显，下合造化之隐微。岐伯回答说：这是医学理论中的主要内容，也是一般医生所疑惑不解的。

黄帝说：希望听您谈谈其中的道理。岐伯回答说：厥阴司天，气从风化；少阴司天，气从热化；太阴司天，气从湿化；少阳司天，气从火化；阳明司天，气从燥化；太阳司天，气从寒化。这都是根据六气临脏的位置，来确定疾病的名称。黄帝又问道：在泉的气化是怎样的？岐伯回答说：与司天之气相同，间气也是这样。黄帝又问道：什么是间气？岐伯回答说：间气是分别主管司天、在泉之气左右的。黄帝又问道：怎样区别间气和司天、在泉之气的作用？岐伯回答说：间气主每一步的气化，司天、在泉之气主一年的气化。

黄帝说：很好！一年中主气的情况是怎样的？岐伯回答说：厥阴司天，气从风化；在泉，味从酸化；在主岁运时，从苍化；在间气，从动化。少阴司天，气从热化；在泉，味从苦化；它不主岁运；在间气，从灼化。太阴司天，气从湿化；在泉，味从甘化；在主岁运时，从黄化；在间气，从柔化。少阳司天，气从火化；在泉，味从苦化；在主岁运时，从赤化；在间气，从明化。阳明司天，气从燥化；在泉，味从辛化；在主岁运时，为白化；在间气，从青化。太阳司天，气从寒化；在

六气的阴阳

六气指的是风、寒、暑、湿、燥、热，它们又被称为自然界的六淫。这六气因其所产生的位置不同，又有阴阳之别。

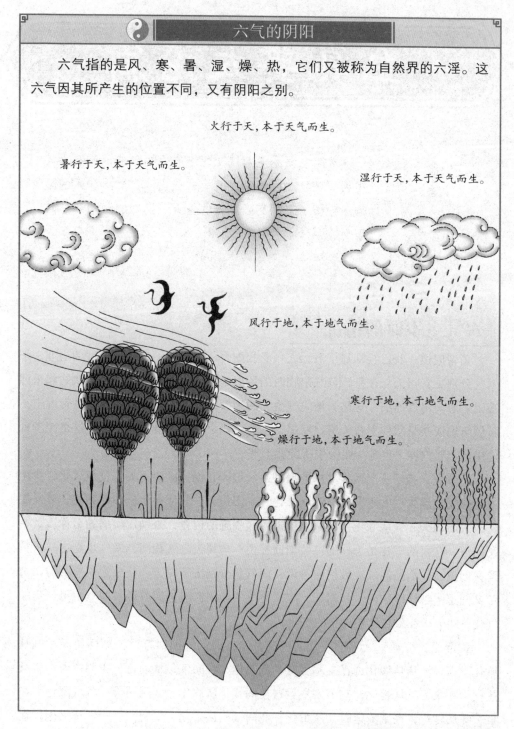

火行于天，本于天气而生。

暑行于天，本于天气而生。

湿行于天，本于天气而生。

风行于地，本于地气而生。

寒行于地，本于地气而生。

燥行于地，本于地气而生。

泉，味从咸化；在主岁运时，从黑化；在间气，从藏化。所以医生在治病的时候，必须了解六气所主司的气化作用，五味、五色之所生，五脏之所宜，然后才可谈论气的太过、不及和疾病的产生等问题。

风化的运行与疾病的治疗

黄帝说：以前我就知道厥阴在泉，其味从酸化，但风化的运行又是怎样的？岐伯回答说：风行于地，这是本于地气而为风化，其他五气也是这样的。因为本属于天气而化的，是天气；本属于地气而化的，是地气。天地之气相互交合，一年内六步分治各时，万物才能生化不息。所以说必须谨慎地观察六气主时之宜，不要贻误病机，就是这个意思。黄帝又问道：那么主治疾病的药物是怎样的？岐伯回答说：根据每年的司岁之气来采备其所生化的药物，那么药物就不会有遗漏了。黄帝问道：为什么要采用岁气所生化的药物？岐伯回答说：因为岁气所生化的药物获得了天地之气，气味纯厚，药力精专。黄帝又问道：司岁运的药物是怎样的？岐伯回答说：司岁运的药物和司岁气的药物相同，然而有太过与不及的区别。黄帝问道：不是司岁的药物又是怎样的？岐伯回答说：不是司岁的药物其力量比较分散，因此虽然性质相同但力量不完全一样。气味有厚、薄的不同，性有躁、静的区别，疗效有好、坏的差异，生化效力有深、浅的分别，就是这个道理。

黄帝问道：主岁之气伤害五脏应怎样说明？岐伯回答说：以脏气所不胜之气来说明，就是这个问题的要领。黄帝又问道：应当怎样治疗？岐伯回答说：如果司天之气过于亢盛而六经生病的，就用所胜之气来调和；如果在泉之气过于亢盛而五脏生病的，就用所胜之气来治疗。黄帝说：很好！岁气平和的年份又是怎样的？岐伯回答说：应仔细地考察三阴三阳所在的位置而加以调理，以达到平和的目的。正病就用正法治，反病就用反法治。

黄帝说：先生所说应仔细地考察三阴三阳所在的位置而加以调理，但医论中却说人迎脉和寸口脉相应，脉象如牵引绳索，大小相等，就是平脉。那么阴脉在寸口的表现是怎样的？岐伯回答说：观察岁气是属于北政还是南政就能知道。黄帝说：想听您详尽地谈谈。岐伯回答说：北政主岁，少阴在泉，寸口脉不应指；厥阴在泉，右手寸口脉不应指；太阴在泉，左手寸口脉不应指。南政主岁，少阴司天，寸口脉不应指；厥阴司天，右手寸口脉不应指；太阴司天，左手寸口脉不应指。只要是上述不相应的脉，反其诊，那么脉就相应了。黄帝又问道：尺部的脉是怎样的？岐伯回答说：北政主岁，三阴在泉，寸口脉不应指；三阴司天，尺部脉不应指。南政主岁，三阴司天，寸口脉不应指；三阴在泉，尺部脉不应指，左右手脉相同。所以说，掌握这其中的要领，一句话就能说完，没掌握这其中的要领，谈论就漫无边际，说的就是这个道理。

主政者与阴脉的表现

主政者的变化会影响脉搏的变化，导致其中一手寸口的脉不应指。如果出现这种不应指的脉，反其诊即可，即左手不应诊右手，右手不应诊左手。

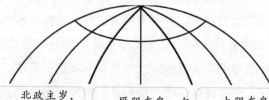

南政主岁，三阴司天，寸口脉不应指；
三阴在泉，尺部脉不应指，左右手脉相同。

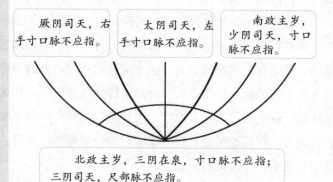

北政主岁，少阴在泉，寸口脉不应指。

厥阴在泉，右手寸口脉不应指。

太阴在泉，左手寸口脉不应指。

厥阴司天，右手寸口脉不应指。

太阴司天，左手寸口脉不应指。

南政主岁，少阴司天，寸口脉不应指。

北政主岁，三阴在泉，寸口脉不应指；
三阴司天，尺部脉不应指。

名词解释

南政、北政

在北则南面而布北方之政，是谓北政，天气自北而南升。在南则北面而布南方之政，是谓南政，天气自南而北升。唐代王冰认为，木火金水四运为北政，土运为南政。清代著名医学家黄元御则认为，天地之气，东西对待，南北平分，何南政之少而北政之多也？……则十二年中，三年在北，三年在东，三年在南，三年在西。这种观点比较合理。

六气过盛导致的疾病与治疗方法

黄帝说道：六气过盛是怎样的？岐伯回答说：厥阴气过盛，会导致耳鸣、头晕目眩、烦乱想吐、胃和膈中有寒气；大风常起，裸类虫子不能生长；人们胸部和胁肋部之气积聚不散，进一步郁而化热，小便黄赤、胃脘和心口疼痛、两胁胀满、肠鸣、泻下不消化的食物、小腹疼痛、泻下赤白、甚至呕吐、膈和咽喉阻塞不通。

少阴气过盛，会导致心下烦热、善饥、脐下跳动、热气在三焦弥漫；炎暑来临时，树木的汁液外溢，草枯萎；人们易患呕逆烦躁、腹部胀满、疼痛、大便稀薄、转变成尿血、血痢等。

六气过盛所致疾病的治疗

六气太过时，会对自然界造成折损，会使人出现烦闷、心口疼等疾病，对于六气过盛所致的疾病进行治疗时，要根据司天之气的特点选用不同性味的药物。

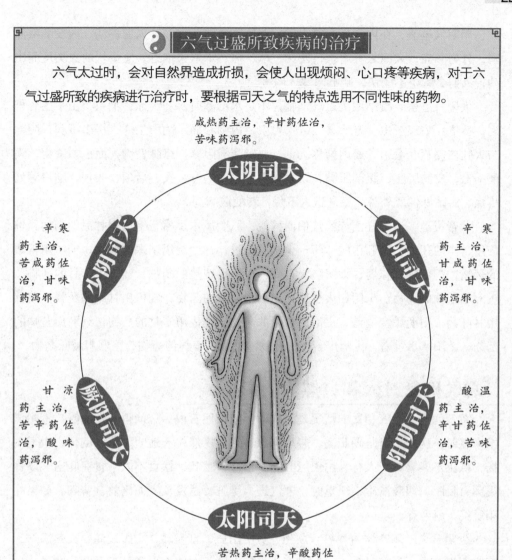

咸热药主治，辛甘药佐治，苦味药泻邪。

太阴司天

辛寒药主治，苦咸药佐治，甘味药泻邪。

少阴司天

辛寒药主治，甘咸药佐治，甘味药泻邪。

甘凉药主治，苦辛药佐治，酸味药泻邪。

厥阴司天

酸温药主治，辛甘药佐治，苦味药泻邪。

阳明司天

太阳司天

苦热药主治，辛酸药佐治，咸味药泻邪。

太阴气过盛，内郁滞火气，会导致疮疡生于内，火气流散于外，病在胸膺、胁肋部位，甚至心痛、上阻滞热气、头痛、喉痹、颈项僵硬不舒服，湿气独胜，郁积滞于内，寒湿之气迫于下焦，会导致头顶疼痛同时牵引眉间也疼痛、胃部胀满；经常下雨，呈现湿化现象；人们易患小腹部胀满、腰椎沉重、僵硬、腹内不舒服、大便泄泻、脚下温暖、头重、足胫浮肿，水饮产生于内，脸上见浮肿。

少阳气过盛，热气在胃中停留，会导致心烦、心痛、目赤、想要呕吐、并呕吐酸水、容易饥饿、耳痛、尿赤，也容易引发惊恐、谵语；暴热灼烧万物，草木枯萎，水干涸，介类虫子屈伏不伸；人们会小腹疼痛、下痢赤白。

阳明气过盛，在内产生清凉之气，左侧胸膺胁肋疼痛、大便稀溏、内发咽喉滞塞、外为瘄疝；大凉之气肃杀，使花、草、树、木繁荣推迟，应蛰伏的虫类反而出动；人们会胸中不畅快，咽喉阻塞，咳嗽。

太阳气过盛，凝结凛冽之气来临，不是水结冰时水却结冰，羽虫类虫子生育推迟；痔疮、疟疾产生，寒冷之气进入胃中，内则心痛，阴中生疮，房事不利，阴部与大腿内侧相互牵引，筋肉拘急沉重，血脉凝滞阻塞，络脉盛满，面色如蒙尘，大便下血，皮肤肿胀，腹部胀满，饮食减少，热气上行，头、后项、头顶、脑户等处疼痛，眼睛好像要外脱，寒气进入下焦，转变成濡泻。

黄帝说道：该怎样治疗？岐伯回答说：厥阴风木过盛，主治用甘凉的药物，辅佐用苦辛的药物，泻邪用酸味药；少阴君火过盛，主治用辛寒的药物，辅佐用苦咸的药物，泻邪用甘味药；太阴湿土过盛，主治用咸热的药物，辅佐用辛甘的药物，泻邪用苦味的药物；少阳相火过盛，主治用辛寒的药物，辅佐用甘咸的药物，泻邪用甘味药；阳明燥金过盛，主治用酸温的药物，辅佐用辛甘的药物，泻邪用苦味的药物；太阳寒水过盛，主治用苦热的药物，辅佐用辛酸的药物，泻邪用咸味药物。

六气相复对人和自然界的影响

黄帝问道：六气相复的情况是怎样的？岐伯回答说：您问得真全面呀！厥阴风木来复时，病人小腹坚硬胀满、腹里拘急、突然疼痛。天地间，草木倒仆，尘土飞扬，裸虫不能繁育。人容易出现厥心痛、出汗、呕吐、饮食不入、食而吐出、筋骨震颤、目眩、四肢清冷，严重时，邪气进入脾脏，诱发食入而出的食痹病。如果冲阳脉绝，就会死亡。

少阴君火来复，体内烦热、烦躁、鼻中出血、打喷嚏、小腹绞痛、火热燔灼、咽喉干燥，大小便有时利下、有时停止，气发动于左侧而上逆行于右侧，咳嗽、皮肤疼痛、声音突然嘶哑、心口疼痛、神志昏昧不知人事，继而出现恶寒战栗、胡言乱语，寒战后又出现发热、口渴想喝水、少气、骨骼痿弱、肠道阻塞、大便不通、浮肿、嗳气。少阴火化之令后行，天地间流水不结冰、热气大行、介虫不能蛰藏。此时人容易患痈、疮疡、痈疽、痤疮、痔疮等病，如果邪气过甚进入肺脏，人会出现咳嗽、鼻塞流涕等症状。如果天府脉绝，就会死亡。

太阴湿土来复，就会产生湿气的病变，身体沉重、腹中胀满、饮食物不能消化、阴寒之气上逆、胸中不舒畅、水饮发于内、咳嗽、喘息有声。天常下大雨，鳞虫在陆地上出现。人容易头项痛而且沉重，严重的抽搐颤抖、呕吐、只想静静地待着、呕吐清涎，如果邪气过甚进入肾中，泻不能止。如果太溪脉绝，就会死亡。

六气相复对自然界和人的影响

六气运行时会出现太过，所以就会有报复之气产生。六气来复时，会对自然界和人类造成影响，如图所示。

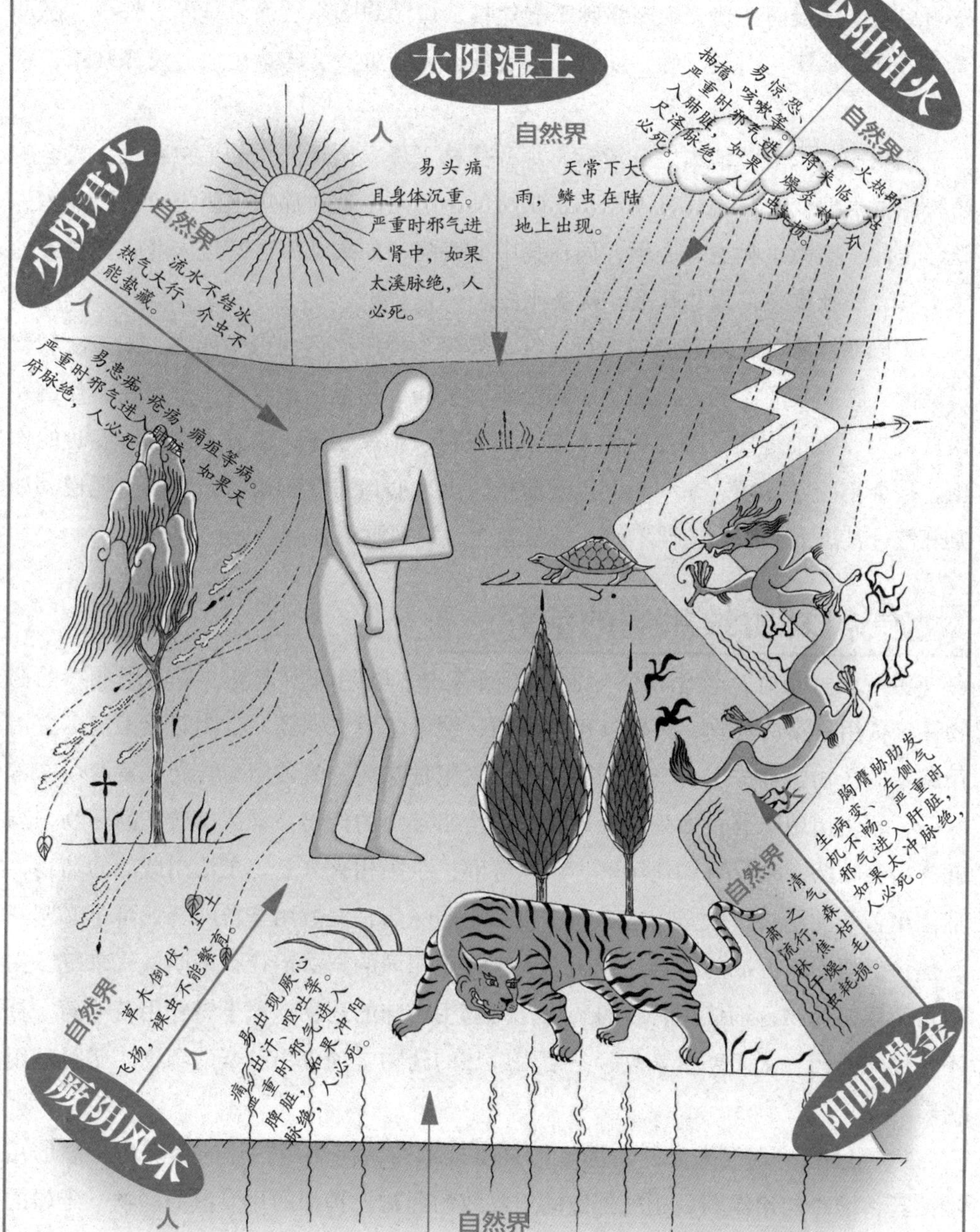

太阴湿土

人
自然界
易头痛且身体沉重。严重时邪气进入肾中，如果太溪脉绝，人必死。

自然界
天常下大雨，鳞虫在陆地上出现。

少阳相火

人
抽搐、易惊恐、突然谵妄，严重时邪气进入肺脏，如果尺泽脉绝，人必死。

自然界
火热来临，焦灼、中暑、暴死、疮疡。

少阴君火

自然界
流水不结冰，介虫不能热藏，热气大行。

人
易悲痛、疮病、痈疽等病，严重时邪气进入肺脏，如果天府脉绝，人必死。

厥阴风木

自然界
草木倒伏、尘土飞扬，裸虫不能繁育等。

人
易出现腹胀、心痛、呕吐等。严重时邪气进入脾脏，如果冲阳脉绝，人必死。

阳明燥金

自然界
清气大流行，森林焦枯、干燥、虫类耗损。

人
胸膈胁肋发生病变，左侧气机不畅，严重时邪气进入肝脏，如果太冲脉绝，人必死。

太阳寒水

人
易心和胃口寒冷、心痛等。严重时邪气进入心脏，如果神门脉绝，人必死。

自然界
寒气厥逆上行，气水凝聚为雨成冰，羽虫多死亡。

少阳相火来复，火热即将来临，枯燥炎热，介虫耗损。人容易惊恐、抽搐、咳嗽、鼻衄、心热、烦躁、频频小便、恶风、气机厥逆上行、面部如蒙灰尘、眼睛跳动、火气发于内、口舌糜烂、上逆而呕吐，甚至吐血、衄血、便血、疟疾、恶寒、鼓颔战栗、寒极而变热、咽喉络脉干燥焦枯、口渴想喝水、面色黄赤、气少、脉萎弱，转化成水病，出现浮肿，如果邪气过甚进入肺脏，会咳嗽出血。尺泽脉绝，就会死亡。

阳明燥气来复，清肃之气流行，森林焦枯干燥，出现严重的毛虫耗损。人会胸膺胁肋发生病变、左侧气机不舒、喜叹长气，甚至出现心痛痞阻胀满、腹胀泄泻、呕吐苦汁、咳嗽、呃逆、心烦，病在膈中，头痛，如果邪气过甚进入肝脏，导致惊恐不安、筋脉拘急。太冲脉绝，就会死亡。

太阳寒水来复，寒气厥逆上行，气水凝聚为雨成冰，羽虫多死亡。人多心和胃口寒冷、胸和膈肌不利、心痛、痞塞胀满、头痛、易悲伤、时常头晕目眩、仆倒、饮食减少、腰椎疼痛、腰部屈伸不便。地冻裂、结冰坚厚，阳光不能发挥温暖的作用。人会小腹部疼痛，牵引睾丸以及腰椎，上冲心口，吐出清水，嗳气，呃逆，如果邪气过甚进入心脏，记性不好，常常悲伤。神门脉绝，就会死亡。

六气相复所致疾病的治疗

黄帝说：很好！该怎样治疗？岐伯回答说：厥阴风木来复，主治用酸寒的药物，辅佐用甘辛的药物，泻邪气用酸味药，缓挛急用甘味药；少阴君火来复，主治用咸寒的药物，辅佐用苦辛的药物，泻邪气用甘味药，收敛用酸味药，发散用辛苦味药，软坚用咸味药；太阴湿土来复，主治用苦热的药物，辅佐用酸辛的药物，泻邪气用苦味药，治疗宜燥化湿邪，渗泄湿邪；少阳相火来复，主治用咸冷的药物，辅佐用苦辛的药物，软坚用咸味药，收敛用酸味药，发散用辛苦味药，可不必避开天热，但要忌用温凉的药物；少阴君火来复用相同的方法治疗；阳明燥气来复，主治用辛温的药物，辅佐用苦甘的药物，泻邪用苦味的药物，通下燥邪用苦味药，补不足用酸味药；太阳寒水来复，主治用咸热的药物，辅佐用甘辛的药物，坚肾气用苦味药。

六气过盛，六气来复的治法是：只要是寒的就用热药，热的用寒药，温的用清凉药，清冷的用温药，正气外散的用收敛的药物，抑郁的用发散的药物，干燥的用濡润的药物，拘急的用甘缓的药物，病气坚实的用软坚的药，气脆弱的用固本的药，衰弱的用补益的药，邪亢的用泻下的药。分别安定各脏之气，使五脏之气清静，病气就会自然衰退，分别回归于所属之处，这就是治疗的总体原则。

六气来复所致疾病的治法

六气对于太过之气的报复，会影响到人，对六气来复所致疾病的治疗要遵循以下原则：

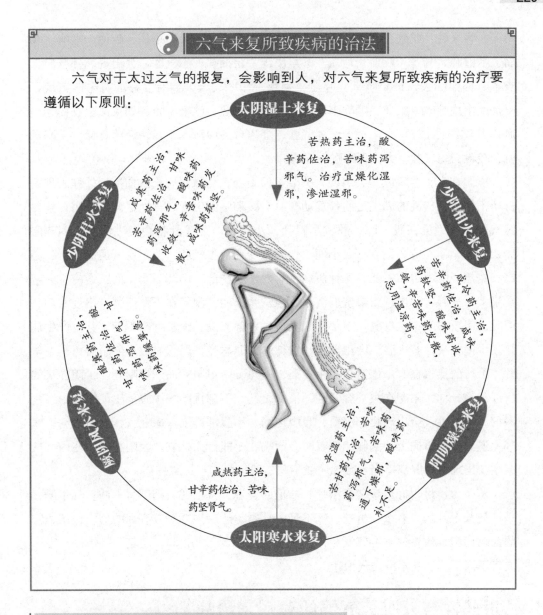

太阴湿土来复：苦热药主治，酸辛药佐治，苦味药泻邪气。治疗宜燥化湿邪，渗泄湿邪。

少阴君火来复：咸寒药主治，苦辛药佐治，甘味药泻邪气收敛，辛苦味药软坚，咸味药软坚。

厥阴风木来复：酸寒药主治，酸辛药佐治，甘味药泻邪气，中辛药泻邪气，咸味药缓事急。

少阳相火来复：咸冷药主治，苦辛药佐治，咸味药软坚，酸味药收敛，辛苦味药发散，忌用温凉药。

阳明燥金来复：辛温药主治，苦甘药佐治，苦味药泻邪气，苦味药通下燥邪，酸味药补养不足。

太阳寒水来复：咸热药主治，甘辛药佐治，苦味药坚肾气。

客主相胜时出现的疾病与治疗

黄帝问道：客主相胜会出现什么样的病状？岐伯回答说：厥阴司天，客气胜，会出现耳鸣、头晕目眩、肢体颤动，甚至咳嗽；主气胜，会出现胸胁疼痛、舌僵难以言语。少阴司天，客气胜，会出现鼻塞、打喷嚏、颈项僵硬不舒服、肩背部闷热、头痛、气少、发热、耳聋、眼睛视物不清，甚至浮肿、出血、疮疡、咳嗽、喘气；主气胜，会出现心热、烦躁，甚至胁肋疼痛、支撑胀满。太阴司天，客气胜，会出现头面部浮肿、呼吸气喘；主气胜，会出现胸腹部胀满、食后心绪纷乱。少阳司天，客气胜，肌肤会出现红疹，进一步形成丹毒，还会有疮疡、呕逆、喉痹、头痛、咽喉肿、耳聋、吐血、衄血，甚至出现手足抽搐；主气胜，会出现胸部胀满、咳嗽、仰面呼吸，甚至咳嗽、吐血、手热。阳明司天，内有复盛而有余的清气，于是就出现咳嗽、衄血、咽喉阻塞、心与膈中发热、咳嗽不止，如果面色苍白、出血，大多数是死证。太阳司天，客气胜，会出现胸中滞塞不畅、流清鼻涕，受寒邪就会咳嗽；主气胜，会出现咽喉中鸣响。

厥阴在泉，客气胜，会出现大关节屈伸不利、筋脉僵硬拘急抽搐，外在表现是行动不便；主气胜的表现是筋骨摇动挛急，腰和腹部出现经常性疼痛。少阴在泉，客气胜，腰、尻、股、膝、髋、小腿肚、小腿骨、足等处都会发生病变，闷热酸痛、浮肿、不能持久站立、大小便出现异常变化；主气胜，会出现气逆而上行、心痛、发热、膈中阻滞不通、各种痹病、病发于胁肋部、出汗不止、四肢逆冷。太阴在泉，客气胜，会出现双脚痿弱沉重、经常大小便，湿邪在下焦停留，出现水泻、浮肿、房事不利；主气胜，下部寒气上逆、腹部胀满、饮食吞咽不下，甚至产生疝气。少阳在泉，客气胜，会出现腰和腹部疼痛、恶寒，严重时大小便呈白色；主气胜，上行的热气在心中停留，心中疼痛、发热、中焦阻塞而产生呕吐。少阴在泉的病证和这一样。阳明在泉，客气胜，清冷之气在下部扰动，小腹部坚硬胀满、经常泄泻；主气胜，会出现腰部沉重、腹中疼痛、小腹部产生寒凉之气、大便稀溏，寒气上逆到肠，再向上冲到胸，严重时会气喘、不能持久站立。太阳在泉，在内寒气有余，出现腰和尻部疼痛、腰部屈伸不利，股、胫、足、膝疼痛。

黄帝说：讲得好！该怎样治疗？岐伯回答说：气上逆，抑制其上冲；气下陷，举之使其上升。气有余，折损；气不足，补益。然后佐以对其有利的药物，用适宜的药物调和，使主气、客气安和，调适寒温。主客之气相同，逆其胜气治疗；主客之气不同，就从其不胜之气治疗。

用药性与五脏、五气的关系来治病

黄帝说：我已经知道治寒病用热药，治热病用寒药，主客之气相顺就逆其胜气治疗，主客之气相逆就从其不胜之气治疗，但怎样运用药物的性味与五脏、五气的关系来治病呢？岐伯回答说：厥阴风木主气胜所引起的病证，泻用酸味药，补用辛味药；少阴君火、少阳相火主气胜所引起的病证，泻用苦味药，补用咸味药；太阴湿土主气胜所引起的病证，泻用苦味药，补用甘味药；阳明燥金主气胜所引起的病证，泻用辛味药，补用酸味药；太阳寒水主气胜所引起的病证，泻用咸味药，补用苦味药；厥阴客气胜所引起的病证，补用辛味药，泻用酸味药，缓解挛急用甘味药；少阴客气胜所引起的病证，补用咸味药，泻用甘味药，收敛用酸味药；太阴客气胜所引起的病证，补用甘味药，泻用苦味药，缓解挛急用甘味药；少阳客气胜所引起的病证，补用咸味药，泻用甘味药，软坚用咸味药；阳明客气胜所引起的病证，补用酸味药，泻用辛味药，发泄邪气用甘味药；太阳客气胜所引起的病证，补用苦味药，泻用咸味药，坚其气用苦味药，润其干燥用辛味药。这些方法都是为了疏通肌肤的腠理，布散津液，宣通气血。

药物的性味与五脏、五气的关系

五脏、五气和五味都有一一对应的关系（如图所示），治疗疾病时要以此为依据进行补和泻。

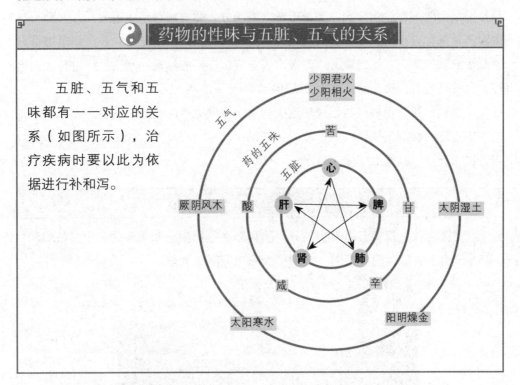

三阴三阳划分的依据与治病准则

黄帝说：很好！想听您说说阴阳各三种的道理。岐伯回答说：因为阴阳之气有多少的不同，作用也就各有差异。黄帝说道：为什么叫"阳明"？岐伯回答说：因为太阳和少阳这两阳合明。黄帝又问道：为什么叫"厥阴"？岐伯回答说：因为太阴和少阴这两阴交尽。

黄帝说：阴阳之气有多少的不同，疾病有盛衰的差异，治疗有缓急之分，方剂有大小之别，想听您谈谈这其中有什么样的准则。岐伯回答说：病气有不同的高下，病位有远近的差别，病证有内外之分，所以治疗有轻重的差别，总之要以使药物达到病之所在为准则。《大要》上说，奇方之制是君药一味，臣药两味；偶方之制是君药两味，臣药四味。奇方之制是君药两味，臣药三味；偶方之制是君药两味，臣药六味。因此在治疗时，病位近的用奇方，病位远的用偶方；发汗不用奇方，攻下不用偶方；补和治疗上部用缓方，补和治疗下部用急方。急方的药物气、味都厚，缓方的药物气、味均薄，制方用药要恰到病处，就是指这而说的。病位太远但是中道药物气味不足，就不能达到病位，应考虑在食前或食后用药，不能违反这个规定。正是因为这样，所以平调病气的原则是：病位近，无论用奇方或偶方，制方服量都应该小；病位远，无论用奇方或偶方，制方服量都应该大。方大则药味少而药量重，方小则药味多而药量轻。多就是九味药，少就是两味药。如果用奇方不能治愈就用偶方，这是重方；如果用偶方疾病还不能治愈，就用反佐用药法去治疗，也就是用寒、热、温、凉性质的药物顺从疾病的某些症状进行治疗。

黄帝说：讲得很好！我已经知道疾病生于六气之本的治疗方法了，那么生于三阴三阳之标的疾病怎样治疗呢？岐伯回答说：和本病相反的，就是标病，与本病治疗方法相反的，就是治疗标病的方法。

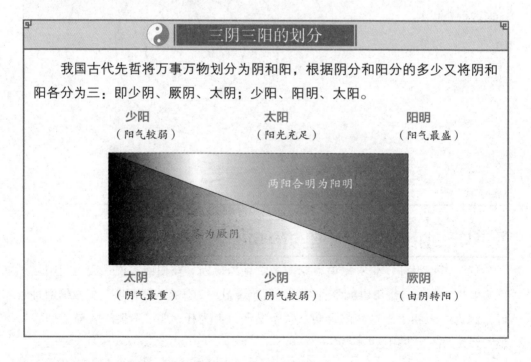

三阴三阳的划分

我国古代先哲将万事万物划分为阴和阳，根据阴分和阳分的多少又将阴和阳各分为三：即少阴、厥阴、太阴；少阳、阳明、太阳。

少阳
（阳气较弱）

太阳
（阳光充足）

阳明
（阳气最盛）

两阳合明为阳明

两阴交尽为厥阴

太阴
（阴气最重）

少阴
（阴气较弱）

厥阴
（由阴转阳）

六气的变化对发病和治病的影响

黄帝说：讲得好！怎样去观察六气的胜气？岐伯回答说：乘六气来临之时进

行观测。清凉之气来临，表明燥气胜，燥气胜风木受到邪气的侵袭，于是就产生肝病；热气来临时，表明火气胜，火气胜燥金受到邪气的侵袭，于是就产生肺病；寒气来临时，表明水气胜，水气胜火热受到邪气的侵袭，于是就产生心病；湿气来临时，表明土气胜，土气胜寒水受到邪气的侵袭，于是就产生肾病；风气来临时，表明木气胜，木气胜湿土受到邪气的侵袭，于是就产生脾病。这就是受了相生的邪气所导致疾病的规律。如果遇上岁运不及之年，邪气就更甚；如果岁气和四时之气不和，邪气就更甚；如果遇上月廓残缺之时，邪气也会甚；如果重新受邪气，病情就会危重。有胜气存在就一定会产生复气。

黄帝问道：六气导致疾病的脉象是怎样的呢？岐伯回答说：厥阴之气到来，脉弦；少阴之气到来，脉钩；太阴之气到来时，脉沉；少阳之气到来时，脉大而浮；阳明之气到来，脉短而涩；太阳之气到来，脉大而长。气至而脉和平是正常的现象，气至而脉象变盛表明有病，气至而脉象表现相反是有病，气至而脉不至是有病，气未至而脉已至是有病，阴阳脉错位则病情危重。

观察六气，判断病位

六气的变化与发病规律有一定对应关系，所以，人体的发病是有规律可循的。下图所示为通过观察六气判断病位的方法。

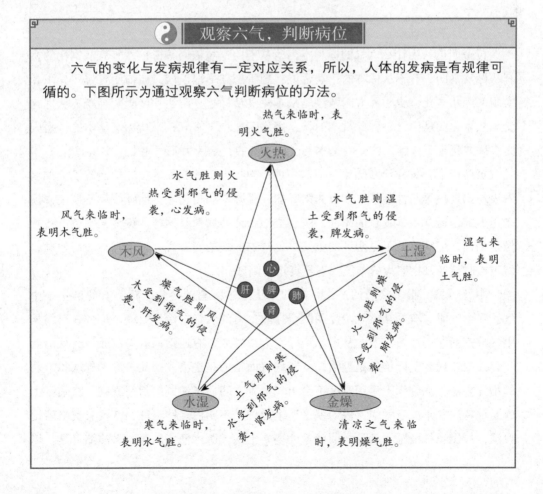

热气来临时，表明火气胜。

火热

水气胜则火热受到邪气的侵袭，心发病。

木气胜则湿土受到邪气的侵袭，脾发病。

风气来临时，表明木气胜。

木风

土湿

湿气来临时，表明土气胜。

燥气胜则风木受到邪气的侵袭，肝发病。

火气胜则金受到邪气的侵袭，肺发病。

土气胜则寒水受到邪气的侵袭，肾发病。

心 肝 脾 肺 肾

水湿

金燥

寒气来临时，表明水气胜。

清凉之气来临时，表明燥气胜。

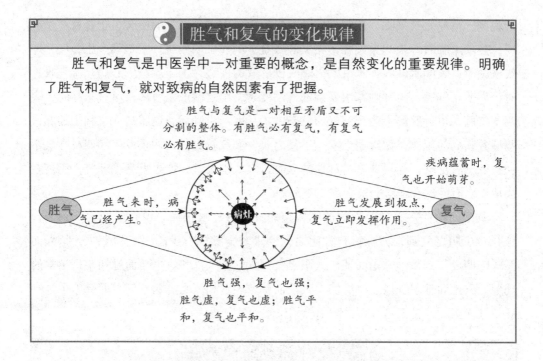

胜气和复气的变化规律

胜气和复气是中医学中一对重要的概念，是自然变化的重要规律。明确了胜气和复气，就对致病的自然因素有了把握。

胜气与复气是一对相互矛盾又不可分割的整体。有胜气必有复气，有复气必有胜气。

疾病蕴蓄时，复气也开始萌芽。

胜气来时，病气已经产生。

胜气发展到极点，复气立即发挥作用。

胜气　病灶　复气

胜气强，复气也强；胜气虚，复气也虚；胜气平和，复气也平和。

黄帝问道：为什么六气的标和本，所从不同？岐伯回答说：六气有从本化的，有从标从本的，有不从标本的。黄帝说：想听您详尽地谈谈。岐伯回答说：少阳和太阴两经从本化，少阴和太阳两经既从本化又从标化，阳明和厥阴两经既不从标化又不从本化而从中气。因此从本的，是因疾病化生于本气；既从标又从本的，是因为疾病或化生于标气，或化生于本气；从中气的，是因为疾病化生于中气。

黄帝问道：怎样诊断脉象看似与病情一致，但实际相反的？岐伯回答说：如病人表现出发热等阳性症状，脉也为阳脉的，是脉与病情相顺，但脉按后不鼓指，搏动无力的，这并不是真正的阳证，所有类似阳证的病都是这样。黄帝又问道：各种像是阴证，但实际并不是阴证的脉又是怎样的？岐伯回答说：脉来时与病情相顺，但重按时脉搏鼓指盛大的，这并不是真正的阴证。

由此可见，很多疾病的产生，有的产生于本，有的产生于标，有的产生于中气。在治疗时，有的从本气治疗而取得疗效，有的从标气治疗而取得疗效，有的从中气治疗而取得疗效，有的从标本治疗而取得疗效。有逆治而获得疗效，有从治而获得疗效。逆病气而治的是顺治，从其病气而治的是逆治。因此掌握了标病和本病的治疗方法，在临床上运用时就不会出现危害；明白了逆顺的治疗原则，在临床上大胆地应用，不要有顾虑，说的就是这个道理。不明白这些道理，就没有资格谈论诊法，反倒会扰乱医学理论。因此《大要》上说，医术低劣的医生常沾沾自喜，以为完全掌握了医学理论。但结合具体病人，他议论是热病的话音未落，病人却显现出寒象来。不明白受同一种病邪会出现不同的病证，于是胡乱诊断，说的就是这个意思。标本的理论，简要而广博，从小可以见大，通过一点就能知道许多疾病的危害。掌握了标和本，就容易正确地治疗疾病而不会使病人受到伤害，考察本和标，就能使气机调达，明确胜气和复气，就能成为许多医生的榜样，这样对于自然变化规律就彻底地清楚了。

药物的阴阳和配方原则

黄帝说：很好！药物的五味，阴阳作用是怎样的？岐伯回答说：辛、甘的药物具有发散的作用，性质属阳；酸、苦的药物具有涌泄的作用，性质属阴；咸味药物也具有涌泄的作用，性质属阴；淡味药物具有渗泄的作用，性质属阳。这六种性味的药物，有的可收敛，有的可发散，有的可濡润，有的可软坚，有的可坚实。看对病情是否有利而加以选用，调和其气，从而使其达到平和协调。

黄帝问道：有些疾病不是用调气法就能治愈的，那该怎么治呢？有毒的药和无毒的药，哪种先用，哪种后用，想听您讲讲其中的道理。岐伯回答说：选用有毒的

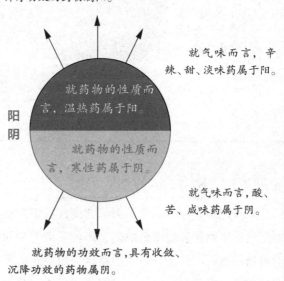

药物的阴阳属性

阴阳是中国传统文化中一对重要的概念，万事万物都能划分出阴和阳，图中所示为对药物阴阳属性的划分，从不同的角度，有不同的划分方式。

就药物的功效而言，具有发散、升浮功效的药物属阳。

就气味而言，辛辣、甜、淡味药属于阳。

就药物的性质而言，温热药属于阳。

就药物的性质而言，寒性药属于阴。

就气味而言，酸、苦、咸味药属于阴。

阳
阴

就药物的功效而言，具有收敛、沉降功效的药物属阴。

或无毒的药，要以能够治疗疾病为依据，然后根据病情制定大方或小方。

黄帝说：请您谈谈制方的原则。岐伯回答说：小方的组方原则是君药一味，臣药两味；中方的组方原则是君药一味，臣药三味，佐药五味；大方的组方原则是君药一味，臣药三味，佐药九味。寒病用热药治疗；热病用寒药治疗。病情轻的，就逆其征象而治，病情严重表现有假象的，就顺从假象而治。病属坚实的，祛除停留于体内的邪气，温养劳倦所致的，疏散郁结的，攻伐滞留于体内的，濡润枯燥的，缓解拘急的，收敛耗散的，温补劳损的，疏通安逸过度而致停滞的，平定惊恐的。总之，要么升举，要么降逆，要么按摩，要么浴洗，要么迫邪外出，要么劫夺病邪，要么用开泄，要么用发散，总之要以适合病情为准则。

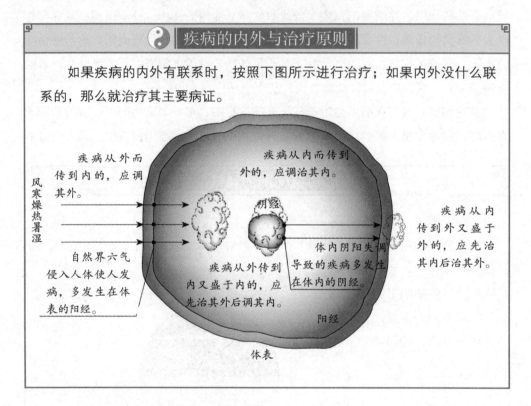

疾病的内外与治疗原则

如果疾病的内外有联系时，按照下图所示进行治疗；如果内外没什么联系的，那么就治疗其主要病证。

逆治、从治、反治

黄帝问道：什么是逆从治病法则？岐伯回答说：逆的是正治，从的是反治。要根据病情来确定从治用药的多少。黄帝进一步问道：什么是反治？岐伯回答说：反治是指用热药治疗某些发热的症状，用寒药治疗某些发寒的症状，用补法治疗某些表现有壅塞症状的疾病，用通下的药物治疗某些表现有泻下症状的疾病。想制伏其主病，就必须先找出致病的原因。在运用反治法时，开始药物性质似乎与疾病的某些症状相同，但最终是药物性质与疾病的性质不同。可以用此来攻破积滞，消溃坚积，调和血气，治愈疾病。黄帝说：讲得好！怎样治疗六气调和而患病的？岐伯回答说：治法的基本原则是或逆治，或从治，或先逆治后从治，或先从治后逆治，疏通血气，使其平和畅达。

黄帝说：讲得很好！怎样治疗一些内外相互有关系的疾病？岐伯回答说：疾病从内而传到外的，应调治其内；从外而传到内的，应调其外；从内传到外又盛于外的，应先治其内后治其外；从外传到内又盛于内的，应先治其外后调其内。如果内外没什么联系的，那么就治疗其主要病证。

黄帝说：讲得很好！火热之气来复，为什么会出现恶寒、发热，像疟疾一样，有的一日一发，有的间隔数日一发？岐伯回答说：胜气复气相会时，阴阳之气有多少的不同，如果阴气多阳气少，发作间隔的日数长；反过来，阳气多阴气少，发作间隔的日数短。胜气和复气相互搏斗，发作间隔的日数短。这是胜气和复气相互纠结，阴阳盛衰的节律所导致的，疟疾的道理也和这相同。

黄帝说道：医论中说，用热药治寒病，用寒药治热病，医生不能摒弃这个原则而改用他法。但是有出现发热证状的，用寒药治疗发热更甚；有出现寒冷症状的，用热药治疗寒冷更甚。这样不但寒病或热病依然存在，而且又出现了新的病证，该怎样治疗？岐伯回答说：只要是用苦寒药物治疗发热的疾病而热加重的，就应甘寒滋阴；只要是用辛热药物治疗寒冷疾病而寒加重的，就应甘温补阳。这是探求疾病根本属性的一种治法。黄帝说：讲得好！服寒药发热，服热药而反寒冷，是什么缘故？岐伯回答说：因为这只是治疗了偏旺的气，所以得到了相反的结果。黄帝进一步问道：有时不是治疗偏旺的气也同样出现了这一现象，这是什么原因？岐伯回答说：问得真详细啊！这是因为在治疗时没有考虑五味的属性而导致的。五味进入胃后，分别先归于其所喜之脏，如酸味先进肝脏，苦味先进心脏，甘味先进脾脏，辛味先进肺脏，咸味先进肾脏。五味的进入达到一定程度，就会增强脏气，这是五味化生的一般规律。但是如果过久地偏好某一味，就会使脏气偏盛，出现相反的结果。

君药、臣药、使药

黄帝说：讲得很好！制方分君药、臣药，是什么意思？岐伯回答说：君药是对疾病起主要治疗作用的药物，臣药是辅佐君药发挥治疗作用的药物，使药是协助臣药的药物，并不是指药物的上、中、下三品。黄帝进一步问道：三品是指什么？

岐伯回答说：三品是针对药物毒性大小而言的。黄帝说：讲得很好！怎样治疗疾病的内外证？岐伯回答说：调气的方法，必须首先分辨阴阳，确定疾病是属内还是属外，各守其位，病在内则内治，病在外则外治。病情轻微的进行调理，稍重的则平治，较严重的则劫夺。在表的用汗法治疗，在里的用下法治疗。根据疾病寒、热、温、凉偏胜的不同，应用不同属性的药物治疗。总之，要选用对疾病有利的治疗方法。谨慎遵循上述治疗方法，就会万治万全，从而使人血气平和，寿命长久。黄帝说：讲得真好。

药物的君、臣、佐、使

　　君、臣、佐、使是《黄帝内经》提出的中医药处方原则，是对处方用药规律的高度概括，是从众多方剂的用药方法、主次配伍关系等因素中总结出来的带有普遍意义的处方指南。

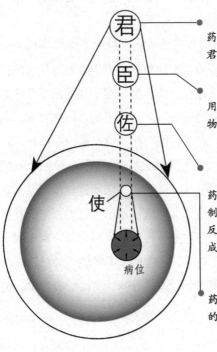

君药就是在治疗疾病时起主要作用的药。其药力居方中之首，用量也较多。在一个方剂中，君药是首要的、不可缺少的药物。

臣药有两种含义，一为辅助君药发挥治疗作用的药物；二为针对兼病或兼证起治疗作用的药物。

佐药有三种含义，一为佐助药，即协助君臣药加强治疗作用，或直接治疗次要兼证；二为佐制药，即消除或减缓君臣药的毒性和烈性；三为反佐药，即与君药性味相反而又能在治疗中起相成作用。

使药有两种含义，一为引经药，即将各药的药力引导至患病部位；二为调和药，即调和各药的作用。

疏五过论篇

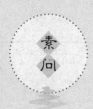

本篇主要论述医生在诊治疾病时容易出现的五种过失，强调在诊治疾病时必须结合四时阴阳变化，病人的生活环境、身体状况、情绪变化等多方面进行综合分析。

黄帝说：哎呀！真深奥啊！医学理论博大精深，探讨起来犹如视深渊、观浮云一样，视深渊还可测量，观浮云就不知边际了。圣人的医学理论，是万民学习的典范，评价人，必有法则，只有遵循医学的常规法则，才能辅助万民生存。您知道医学中有"五过"和"四德"吗？雷公离开席位跪拜了两次回答说：我年纪小，见识不多，愚笨蒙昧，没听过有"五过"和"四德"的说法，只能从疾病的名称和症状上比类，虚引一些经文，而内心还是不明白如何对答。

避免治病中的五种过失

黄帝说：只要在诊断疾病时，询问病人的社会地位是否有变迁，如果以前很尊贵，后来卑贱，虽没受外邪，但疾病从体内产生，这种病叫"脱荣"；如果以前很富裕，后来贫困，这种疾病叫"失精"。以上两种疾病，都是由于情怀不舒、血气郁结导致的。有种病，在医生诊断时，病位不在脏腑，外在的身体形态没有变化，所以诊断出现了疑问，分辨不出疾病的类别，病人身体日渐消瘦、气血亏虚、病情渐重、精气耗竭、畏冷、时常惊恐不宁。病情深重时，卫气在外耗损，荣气伤损于内。医术高明的医生之所以失误是因为没有仔细地询问病情，这是治疗中的第一种过失。

只要诊断疾病，就必须询问病人的饮食、居处环境等情况。情志上突然欢乐、痛苦，或是先欢乐后痛苦，这些都会损耗人体精气，精气败竭，形体毁损。突然大

避免疾病治疗中的过失

　　要避免疾病治疗中的过失，应尽可能全面地了解病人的情况，除了切脉、察看病人的面色和听病人的声音之外，还要详细地了解病人以下方面的情况。此外，对于一些特殊的疾病，还要比类辨别，详细地分析。

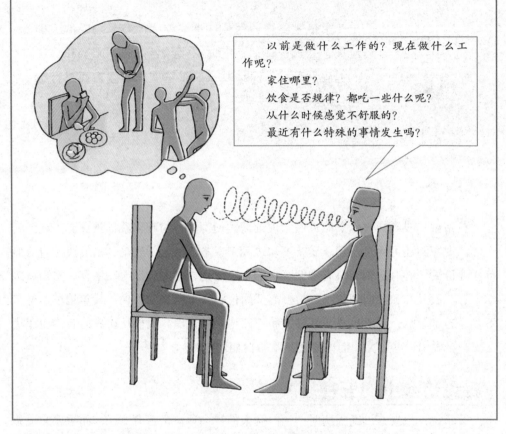

以前是做什么工作的？现在做什么工作呢？

家住哪里？

饮食是否规律？都吃一些什么呢？

从什么时候感觉不舒服的？

最近有什么特殊的事情发生吗？

　　怒，就会损耗人体的阴气；突然大喜，也会损耗人体的阳气。厥逆之气上行，导致经脉胀满，形体消瘦。愚昧的医生在治疗时，不知道是应补还是应泻，不知疾病的情况，导致病人的精气日渐衰脱，邪气逐渐积聚。这是治疗中的第二种过失。

　　善于诊断疾病的医生，肯定会将一些特殊的疾病比类辨别，从容地分析，如果医生不知道这种方法，那么他的诊断技术是不值得称道的，这是治疗中的第三种过失。

　　诊断疾病时要了解病人的贵贱、贫富、喜乐三方面情况。比如原先是封君拜侯，后来罢官削职，即原先尊贵有势，后来卑贱失权了，虽然没受外邪侵袭，但精神上却受打击，因而身体败坏，甚至会导致死亡。如果原先很富裕，后来贫穷，虽然没受病邪，也会导致皮毛焦枯、筋脉拘急，出现痿、躄之病。像这类疾病，如果医生的态度不严肃，不劝病人改换精神状态，反而软弱地随从病人的意愿，就是失掉医疗的法度，疾病得不到较好的治疗，也不会有好的治疗效果，这是治疗中的第四种过失。

只要诊断疾病，就必须了解疾病初起和目前的病状，更要掌握疾病的全过程，在诊脉问症时，要注意病人的性别是男是女，生离死别导致的抑郁、忧愁、恐惧、喜怒等情志的变化，都能使五脏精气空虚，血气偏离常轨。如果医生不知道这些情况，就不用谈诊治技术。比如病人曾经受过大伤、筋脉断绝，身体虽然恢复到能够行动，但津液不能滋生，所以形体损伤、血气郁结，归属于阳分，脓液蓄积，形成寒热。庸医在治疗时，如果针刺阴阳经脉，会导致病人身体懈怠、四肢筋脉拘急，从而使病人的死亡加速。医生不能明辨，又不询问发病的原因，只会说死亡的日期，这也只是庸医而已。这是治疗中的第五种过失。

以上的五种过失，都是由于医生学医不精、不懂人情事理而造成的。因此高明的医生在治疗疾病时，必须了解天地阴阳的变化，四时寒暑的变迁，经脉的分布、联属，五脏、六腑阴阳表里的关系，针、灸、毒药、砭石各种治疗方法所对应的病证，从容地审察人情事理，以明了经论的道理。病人的贵贱贫富、品质标格都不相同。应从年龄长幼，分析病人的性格是勇是怯，审察病位，分析疾病初起情况，然后可以参照八风正气、九候脉象来全面分析。如此就称得上完备无缺的诊断了。

治疗疾病的关键，是从营卫血气的虚实去探求疾病。如果还是诊察不清楚，过失就在认识不清表里的关系。治疗时应根据各经血气的多少、针刺的浅深等常规，不要违背了取穴的理法。如果一个医生能遵循以上的原则，他一生都不会误诊。如果不了解取穴的理法，乱用灸刺，就会导致五脏郁热、六腑痈肿。诊断时不仔细地审察，叫失去常规。如果能谨慎地遵循这些诊治的原则，那么就与经旨相合了。《上经》《下经》二书记载了《揆度》《阴阳》《奇恒》等书相关的内容。五脏的疾病，可以从明堂的气色诊察。能了解疾病的终始，在治疗上便无往而不胜了。

徵四失论篇

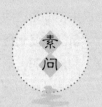

本篇主要分析了医生在治疗疾病时容易引起失败的四个原因。医生在诊治疾病时，要善于将天地阴阳结合起来，掌握诊治疾病的要点，从容不迫地分析、比类，只有这样，才能减少治疗过程中的失误。

黄帝坐在明堂之上，雷公侍坐在一旁。黄帝说：先生读医书，从事医疗工作已经很久了，请您谈谈学习和医疗工作中的成功与失败，为什么会成功或失败？雷公回答说：我在遵循经典行医时，书上都说能得到十全的效果，但在实际工作中常会出现一些过失，希望能听听您的解释。黄帝说：是因为你年纪轻，知识还不够呢，还是对各家的学说不能理解运用？十二经脉，三百六十五络脉，这是人人都明白的事情，是医生必须遵循并加以运用的，治疗之所以不能得到十全的疗效，是因为精神不能集中，思路没有条理，不能结合起来分析色脉，因此会经常出现过失。

治病失败的四个原因

治疗中失败的第一个原因是在诊治疾病时不知道阴阳逆从的道理。治疗中失败的第二个原因是从师学习还没有终止，学业未精，却妄自使用旁门杂术，把错误的言论当做真理，变更名目，乱用针石，给自己遗留下过错。治疗中失败的第三种原因是不理解贫富贵贱所处的各种不同生活环境、脾土的厚薄、形体的寒温，不理解饮食的宜否，不能区别性情上的勇敢和怯弱，不知道分析时要用比类的方法，像这样就容易使自己的思想产生混乱，不能完全使自己的头脑保持清醒。治疗中失败的第四种原因是诊病不问疾病初起的情况，如精神因素、饮食失去节制、生活起居超越常规，或者是中了毒邪，不先询问清楚这些情况，突然诊察病人的脉象，能看准什么病？信口雌黄，乱定病名，便会由于粗心大意而陷入困境。

☯ 从医必须有严肃的态度

　　遇到一个好老师是一个人走向成功的助推器。从医必须态度严肃，认真将老师所教的知识学扎实，学精通。如果态度不严肃，还没将老师所教学精，就自以为掌握了医理的全部精髓，就去学习旁门杂术，将错误当做真理，将一说成二，胡乱治疗，在治疗时是很容易失败的。

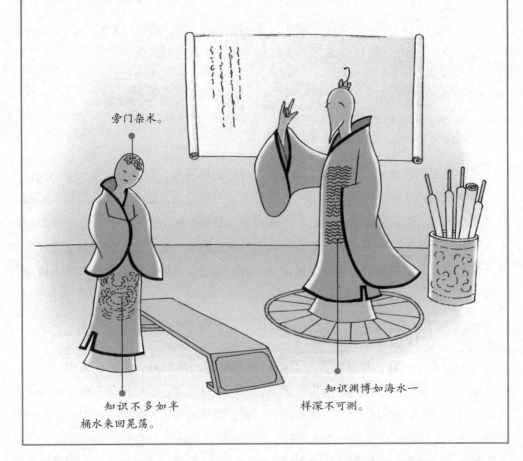

旁门杂术。

知识不多如半桶水来回晃荡。

知识渊博如海水一样深不可测。

　　因为这样，所以世人喜欢高谈阔论，注意远的而忽略近的。在诊治疾病时，要学会参考人事，掌握诊治疾病的要领，善于从容地比类。只会诊察寸口脉，既不能切中五脏之脉，又不知许多疾病产生的缘由，起初埋怨自己学业不精，继而归咎于老师传授不清楚。这样治疗疾病不遵循医学理论，就在市面上开业行医，有时在胡乱治疗中偶尔获得一点疗效，就自鸣得意。唉，医学理论是多么深奥，又有谁能彻底、清楚地明白其中的道理。医学理论的广博，可与天地、四海相比，如果不明确医学理论的重要性，即使得到了名师的指点，仍是不能十分明白的。

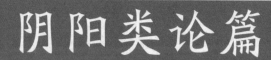

阴阳类论篇

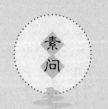

本篇主要讲述三阴三阳之间的关系和脉象、三阴三阳经脉雌雄的含义和作用、发病时的表现。

立春这天，黄帝安闲地坐着，眼望着八方，测察从八方而来的风气，于是问雷公：根据阴阳的分别、经脉的理论、五脏所主之时等方面来分析，您认为哪一脏最为重要？雷公回答说：春季属甲乙木，色为青，是肝脏所主之时，肝气旺于春季的七十二日，也是肝脉所主之时，所以我认为肝脏最重要。黄帝说：我根据《上经》《下经》的有关内容和阴阳比类等理论来分析，您所认为最重要的，从实质上讲是最次要的。

三阴三阳经脉的脉象

雷公斋戒了七日，早晨坐在一旁听黄帝的教诲。黄帝说：三阳统领阳分，是经；二阳络于前后，是纬；一阳出入于二阳之间，是游部。这样推演，就可以知道五脏之气的终始。三阳是表，二阴是里，一阴是阴尽阳生即朔晦相交之时，这与阴阳的道理完全符合。雷公说：我虽然听了您的讲解，但还没有完全弄明白。

黄帝说：所说的三阳指的是太阳经，太阳经的脉气到达手太阴寸口，其脉弦浮不沉，这时要用一般规律推测，细心地体察，结合阴阳理论分析，从而判断疾病的轻重。所说的二阳指的是阳明经，阳明经的脉气到达手太阴寸口，其脉象弦而沉、急而不鼓指，等火热之气来临时，病人就会死亡。一阳指的是少阳经，少阳经的脉气到达手太阴寸口，上连人迎，其脉象弦急、悬而不绝，这是少阳经的病变，如果有阳无阴，就会死亡。三阴是太阴经，即三阴三阳六经的主宰，其脉气交会于手太阴寸口，脉象沉、伏，鼓动而不浮，上连心脉。二阴是少阴经，脉气到肺，下归于

寸口为人体经脉之大汇

寸口包括寸、关、尺三部，各有浮、中、沉三候，共九候。十二经脉贯穿全身，最后在手太阴的寸口部位聚合，所以，寸口为人体经脉之大汇，通过切寸口脉就可以诊断全身疾病。

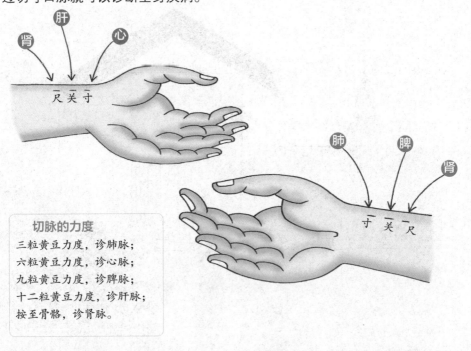

切脉的力度

三粒黄豆力度，诊肺脉；
六粒黄豆力度，诊心脉；
九粒黄豆力度，诊脾脉；
十二粒黄豆力度，诊肝脉；
按至骨骼，诊肾脉。

膀胱，外连于脾胃。一阴是厥阴，其气独至于手太阴寸口，这时经气已绝，脉象浮而不鼓指，脉钩而滑。以上六脉，有的是阴脏见阳脉，有的是阳脏见阴脉，互相交错而与五脏相通，与阴阳相应，只要是先到达寸口的脉就是主，后到达寸口的脉就是客。

三阴三阳经脉的雌雄

雷公说：我已完全听懂您的意思，您以前传授给我的经脉学知识以及从前我所诵读的《从容》这本书的理论，同您今天讲的内容相同。但我还是不十分明白其阴阳雌雄的含义。黄帝说：三阳指的是太阳经，位高至尊，就像父亲；二阳指的是阳明经，能抵御邪气的侵袭，就像护卫；三阳指的是少阳经，出入二阳之间，就像枢纽。三阴指的是太阴经，性柔善养，就像母亲；二阴指的是少阴，性静内守，就像雌性；一阴指的是厥阴经，阴尽阳生，交通阴阳，就像使者。二阳一阴发病，阳

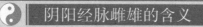

阴阳经脉雌雄的含义

人体三阴三阳经脉根据其属性，有雌雄之别。下图是以一家人为例，对阴阳经脉做了一个形象的比喻。

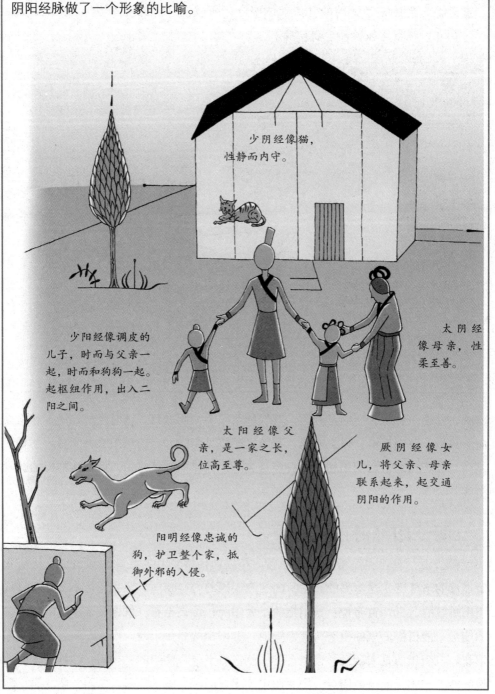

少阴经像猫，性静而内守。

少阳经像调皮的儿子，时而与父亲一起，时而和狗狗一起。起枢纽作用，出入二阳之间。

太阴经像母亲，性柔至善。

太阳经像父亲，是一家之长，位高至尊。

厥阴经像女儿，将父亲、母亲联系起来，起交通阴阳的作用。

阳明经像忠诚的狗，护卫整个家，抵御外邪的入侵。

明主病，二阳不胜一阴，阳明功能失常、九窍滞塞不通；三阳一阴发病，太阳经脉气胜，一阴不能静止，内使五脏之气混乱，外则出现惊惧；二阴二阳发病，病在肺，少阴脉沉，火邪胜肺伤脾，外伤四肢；二阴二阳交互发病，病位在肾，病人叫骂奔走，出现癫狂；二阴一阳发病，病出于肾，阴气上逆行于心脘，下部空窍闭塞不通，四肢就像离开形体一样不受人支配；一阴一阳的脉象代绝，这是阴气上逆于心，上下无定处，饮食失常、二便失禁、咽喉干燥，病在脾土。二阳三阴，至阴的脉都到寸口，阴气不能胜过阳气，阳气也不能控制阴气，阴阳相互阻隔。阳气浮于外，内为血瘕病，阴气沉于内，外痈疡溃烂。如果阴阳二气都壮实，病气下行，出现男女生殖器的病变。脉象的阴阳，上合昭昭的天象，下合冥冥的地理，判断病人死生日期，必须结合一年中六气以什么为气首来推求。

方盛衰论篇

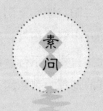

本篇主要论述人体阴阳之气、脉象的逆顺表现与所主的生死。诊断疾病时要综合考察，要度脉、度脏、度肉、度筋、度俞等，要保持头脑清醒、观察上下八方之气、诊察病人的脉象、观察病人的生活情况，进而判断疾病的逆顺。

阴阳脉象的逆顺与生死

雷公问道：阴阳二气盛衰的多少，怎么样是逆，怎么样是顺？黄帝回答说：阳气的多少表现在左是顺，表现在右是逆；阴气的多少表现在右是顺，表现在左是逆。老年人表现在上是顺，青年人表现在下是顺。因此，春季夏季的病变，出现阳证阳脉的就生；秋季冬季的病变，出现阳证阳脉的就死；反过来，秋季冬季的病变，出现阴证阴脉的就生。因而无论气多还是气少，只要出现不顺就是厥病。雷公又问道：气有余也会成厥吗？黄帝回答说：气逆行于上而不下，足胫寒冷到达膝关节，如果是年轻人，这个病又出现在秋冬季，就会死亡；如果是老年人，这种病在秋冬季出现，就有生存的可能。气逆行于上而不下，会导致头痛和头顶疾病，这种厥病，既不表现出阳热证，又不表现出阴寒证，五脏之气相互隔绝，好像置身于空旷的原野之中，又好像居于空空的房间内，其生气欲绝，死期将至。所以气虚所引起的厥病，使人恶梦连连，达到极点时，会使人神志不清。

三阳脉悬绝，三阴脉微，这是少气的脉象。因此肺气虚，于是便梦见白色的东西，或梦见杀人流血、尸横遍野，如果到秋季就会梦见兵战；肾气虚，于是便梦见船，或梦见水淹死人，如果到冬季就会梦见潜伏水下非常恐惧；肝气虚，于是便梦见草木之类的事物，如果到春季就会梦见人伏卧树下而不敢站起；心气虚，便梦见救火及雷电，如果到夏季就会梦见大火焚烧；脾气虚，便梦见饮食不足，如果到长夏就梦见筑墙盖屋。这些都是五脏气虚、六腑的阳气过盛、五脏阴精亏损而导致的。治疗时当参合五脏病证，调和阴阳，这些方法在《经脉篇》中都有记载。

诊断疾病的"五度"

有五种诊断疾病的方法，这五种方法为脉度、脏度、肉度、筋度、俞度，这五种方法，概括了人身阴阳之理，所以人身疾病也就全部见于其中。脉的搏动本身并无常规，如果脉阴阳散乱，或偏于阴盛，或偏于阳盛，或脉搏不明显，诊断上又没常规，诊断时就必须上达人迎下及趺阳，还必须考虑病人是庶民还是君卿。如果从师则还没有毕业，则医术不高明，临床之中就不能辨别逆证、顺证，治疗时非常盲目，或者补阳伤阴，或者补阴损阳，不知道分析时全面收集资料，因此诊断上就不明确，这种方法如果传于后世，其缺点就会自然地显露。

阴虚时，天气败竭而不降；阳盛时，地气微弱而不升。使阴阳之气相互交通，这是高明医生所能够做到的事情，阴阳之气相互交通，一般是阳气先、阴气后。所以高明的医生诊断疾病的方法，是诊脉时掌握阴阳的先后、结合《奇恒之势》六十首的有关内容、综合病人的各种细微表现、考察阴阳变化、明确五脏病情、掌握其中的重要论述、熟悉虚实纲要和五度的方法，了解了这些内容，就能诊断疾病。因此诊断疾病切阴而不能知其阳，这种诊法就得不到流传；只知其阳而不解其阴，是医术不高明。知左而不知右，知右而不知左，知上而不知下，知先而不知后，因此这种治疗就不能长久。要知道坏的和好的，要知道有病的和没有病的，要知道病位高的和病位下的，要知道坐着和站着的情况，要知道行走和静止时的情况。这样在运用时就有条理了，诊法的理论也就完备了，也就永远不会出错了。

名词解释

《奇恒之势》六十首
　　指古代医经《奇恒》中所载的六十首诊法，具体为何种诊法，现在已经遗失。

列举有余的一面，就可以知道不足的一面，揣度病情的上下，那么脉诊就可以穷究其道理了。因此形体不足气又虚弱的会死亡，形气都过盛但脉气不足的也会死亡，如果脉气过盛但形气不足的会生存。诊断疾病有大法，起、坐都有常规，举止、行为要有规矩，要善于思考，头脑要保持冷静，要冷静地观察上下，分辨八方之正邪，观察邪气侵入五脏中的哪一脏，诊察脉的动静，揣摩尺肤滑涩寒温的变化，观察大小便的变化，结合疾病的症状，进而判断疾病的逆顺，就可以知道病名，这样诊断就能获得十全的成效，也不会失掉病人之情。因此在诊断时，或观察病人的呼吸，或观察病人的精神，都不可以失去条理。医理高明，诊断正确，这样医道才能长久地流传。不知道这个道理，就会违背经旨，使医理失传，临床时便会夸夸其谈，乱下诊断，这叫"失道"。

诊断疾病要十度

　　诊断疾病要十度（度：通过诊断确定病位），本书只提到其中五度，不管是十度还是五度，都是要求对患者的病情进行全面了解和把握，以求对疾病做出正确的诊断。

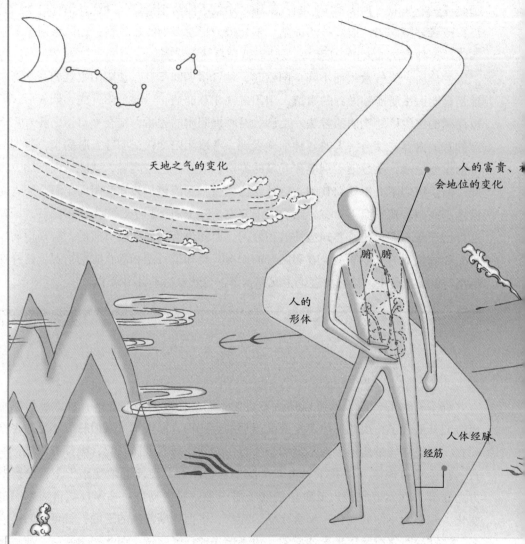

天地之气的变化

人的富贵、社会地位的变化

腑　腑

人的形体

人体经脉

经筋

度君：考察人的社会地位，找出生活环境对人发病的影响。
度民：考察人的富贵变化，找出引起身体发病的缘由。
度卿：考察人的社会地位变化，找出引起疾病发生的原因。
度阴阳气：诊察脏腑表里阴阳之气确定病之所在。
度筋：诊察三阴三阳之筋是否有病变。

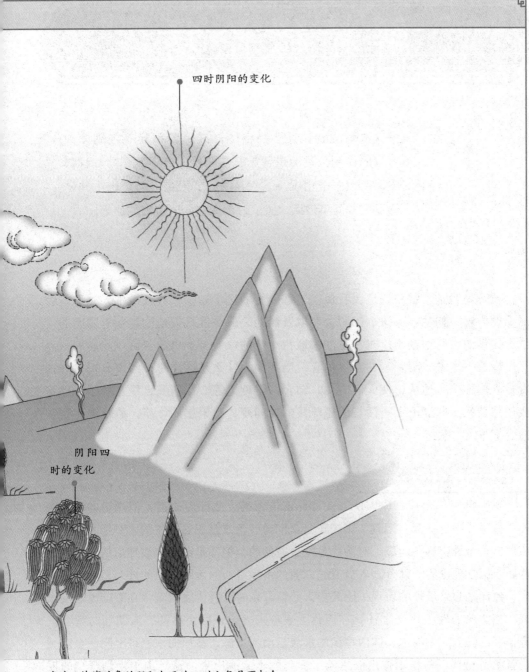

四时阴阳的变化

阴阳四
时的变化

度脉：诊察脉象的阴阳与天地四时之气是否相合。
度脏：诊察五脏之奇恒逆从。
度肉：诊察人的形与气是否相合。
度俞：诊察俞穴以考察脏腑和各经脉气血。
度上下：考察天地之气的变化确定发病的原因。

解精微论篇

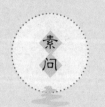
素问

本篇主要论述了涕泪的形成。肾精起着控制体内水液的作用，流泪是肾志悲伤所致。涕泪属于同一种物质，所以一般情况下，哭泣时，涕泪会一起流出。并分析了哭泣而不流泪、哭泣时涕泪不同时流出的原因。

黄帝坐明堂。雷公说道：我接受了您传授的医学知识，再教给别人，都是经论上的内容，如从容形法、阴阳灸刺以及汤药之所滋等。但他们当中有聪明的，也有愚笨的，所以在治疗时不可能都取得十分的疗效。您以前告诉过我悲哀、喜怒、燥湿、寒暑、阴阳、妇女等内容。当我问为什么是这样时，您说分析贫贱富贵、人的形体所适从、使人们明白、结合医学理论等，这些我已经了解了。现在我还想请教一些经论上所没有的愚昧浅陋的问题，希望您谈一谈。黄帝说：这些内容都很重要啊！

涕、泪的形成

雷公问道：是什么原因使人哭泣而不流泪的，或即使流泪、但涕少的？黄帝说：在医经中这些都有记载。雷公于是又问道：泪水是怎么产生的？鼻涕是怎么形成的？黄帝说：这些问题，对治疗是没有益处的，但都是医生应该知道的，因为这些属于医学理论的一部分。人身五脏六腑的主宰是心，两眼是心的外窍，面部的光华、色泽是心荣于外的表现，因此当人心情舒畅时，喜悦之情就会在眼睛里表现出来；当人失意时，忧伤之怀就在面色上表现出来。正因为这样，人悲痛时就会哭泣，哭泣时就产生泪水，体内蓄积的水液是泪的本源。蓄积的水液是至阴，至阴又是肾脏的精气。蓄积于体内的水液平衡时就不会流出来，这是由于受到肾精的控制，精气将水液约束着、包裹着，所以水液不能随便外流。

水的精气是志，火的精气是神，水火相互感应，神志都感觉到悲伤，所以就产生泪水。所以，心神、肾志都悲伤时，神气传到心精，而不是下传到肾志，于是肾志单独悲伤，所以就有泪水流出来。涕泣又属于脑，脑是阴，脑髓充养于骨，所以脑髓渗溢就化成涕。肾志是骨的主宰，泪水出而鼻涕也随之流出，是因为涕、泪属于同一类。鼻涕和眼泪就像人的兄弟，同生死共患难。如果肾志悲哀，涕泪就会一起流出来。人的鼻涕、眼泪一起外流而相伴，是因为涕、泪属于同类物质。

雷公说：您讲的理论真是博大精深呀！请问为什么有人哭泣时没有眼泪，或眼泪很少，也没有鼻涕随着一起流出来？黄帝说：哭泣而不流眼泪，是因为心里不太悲伤。不哭是因为心神没有被感动，心神没有被感动，所以肾志就不悲。心神肾志相持，阴阳不相感应，眼泪就不会单独地流出来。肾志悲哀，悲戚冲击阴气，阴气受到冲击，那么肾志便离开眼睛，于是神不能守精，如果精与神都离开了眼睛，鼻涕眼泪就会一起流出来。难道您没有阅读医经上所说的吗？气相厥逆，眼睛就看不清东西。厥逆时，阳气聚集到人体的上部，阴气聚集到人体的下部。阳气聚集于上部，那么上部阳气就亢盛。阴气聚集于下部，那就会出现足部寒冷，足部寒冷就出现胀满，这是因为一水不能胜二火，因此眼睛看不清东西。迎风而流泪不止的，是因为风邪伤到了眼睛。阳气内守于精，火气燔灼于目，所以迎风会流泪，就像火热炽盛时才能有雨一样，和这是相类似的。

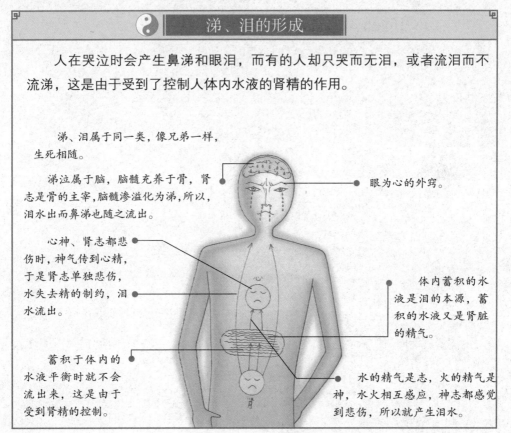

涕、泪的形成

人在哭泣时会产生鼻涕和眼泪，而有的人却只哭而无泪，或者流泪而不流涕，这是由于受到了控制人体内水液的肾精的作用。

涕、泪属于同一类，像兄弟一样，生死相随。

涕泣属于脑，脑髓充养于骨，肾志是骨的主宰，脑髓渗溢化为涕，所以，泪水出而鼻涕也随之流出。

心神、肾志都悲伤时，神气传到心精，于是肾志单独悲伤，水失去精的制约，泪水流出。

蓄积于体内的水液平衡时就不会流出来，这是由于受到肾精的控制。

眼为心的外窍。

体内蓄积的水液是泪的本源，蓄积的水液又是肾脏的精气。

水的精气是志，火的精气是神，水火相互感应，神志都感觉到悲伤，所以就产生泪水。

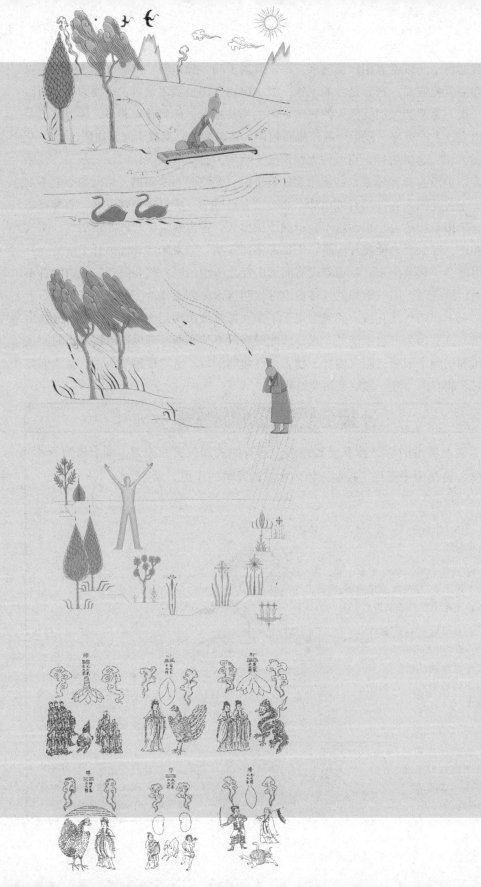

灵枢

《灵枢》是论述经络、针灸的一部书籍。原名为『九卷』或『针经』，而『灵枢』之名，系唐代王冰所改。王冰热衷于道家，自起道号『启玄子』，他把道藏中的『玉枢』『神枢』『灵轴』等名称，加以改造，故有『灵枢』之名，其含义蕴涵着深刻的道家思想。

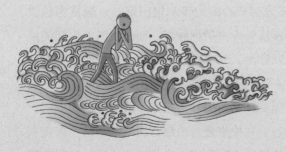

九针十二原

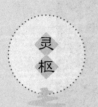

灵枢

本篇主要论述了九针和脏腑十二原穴，介绍了九针各自的名称、形状和功用，九针在虚实补泻上的应用，十二经脉的原穴；分析了经气的变化和针刺手法的选用；介绍了井、荥、输、原、经、合穴的概念及针刺时的注意要点。

黄帝对岐伯说：我爱护万民，亲养百官，向他们征收钱粮赋税。我怜悯百姓生活不能自给，还不断发生疾病。我想不用药物和砭石的治法，而通过微针疏通经脉、调理气血、调节经脉气血的逆顺出入来达到治疗的目的。要想使这种疗法流传后世，必须明确提出使用法则。要想使它长久保留，永不失传，便于运用又不会被忘记，就必须建立条理清晰的体系，分出不同的篇章，区别表里层次，明确气血终而复始的循行规律。要把各种针具的形态及其用途交代清楚，我认为应首先制定一部针经。我想听听您对这个问题的看法。

岐伯回答说：让我尽自己所知道的，从小针开始，直到九针，依次说说其中的道理。

经气的变化与针刺

小针治病的要点，容易掌握，但要达到精妙的地步却很困难。一般技术粗浅的医生只知道拘泥于观察病人的形体，仅从外表来辨别病情，而高明的医生则能根据病人的神气盛衰和气血虚实变化来加以针治。气血循行于经脉，出入有一定的门户，病邪也能从这些门户侵入体内。若不详细了解病情，认清疾病的本质，怎么能知道疾病发生的原因而给以正确的治疗呢？针刺的微妙关键在于疾徐手法的运用。粗劣的医生只知道死守与症状相对应的若干穴位来进行治疗，而高明的医生却注重观察病人经络中气机的变化，并以此为依据来选取相应的穴位进行治疗。经气的循行离不开穴位孔窍，这些穴位孔窍中气机的变化细小而微妙。当邪气正盛时，切

刺手与压手

　　刺手即用来持针并刺皮肤的手，压手即用来按压皮肤的手。刺手与压手互相配合，协同进针是针刺时常用的一种手法。

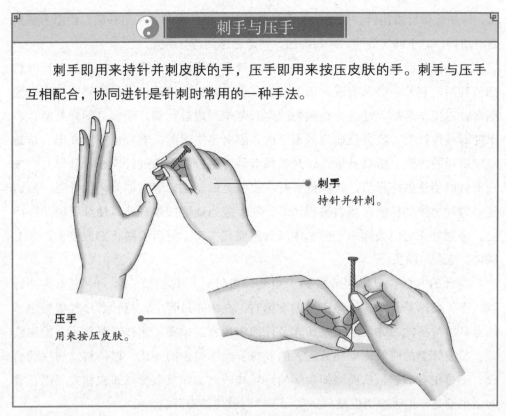

刺手
持针并针刺。

压手
用来按压皮肤。

不可迎而用补法；当邪气已去时，不宜追而用泻法。懂得依据经气虚实变化而施治的医生，不会有毫发差错；不懂得经气虚实变化道理的人，就如同扣在弦上的箭，不能及时准确地射出一样。只有掌握经气往来逆顺的变化，才能把握住针刺的正确时机。劣医对此昏昧无知，只有高明的医生才能体察到其中的奥妙。

　　经气的逆顺：气去的，脉虚而小为逆；气来的，脉平而和为顺。明白经气往来逆顺的变化，就可以大胆地施行针法。迎着经脉的循行方向进针，与其来势相逆，施用泻法，邪气就会由实转虚；随着经脉的循行方向进针，与其去势相顺，施用补法，正气就会由弱变强。因此，正确掌握迎随的补泻方法，用心体察气机虚实变化的奥妙，掌握了这个关键，针刺的道理也就大体完备了。

虚实补泻的原则

　　一般针法的运用原则是：虚证用补法，实证用泻法，气血瘀结的则用破血行气法，邪气盛的则用攻邪法。《大要》说：徐缓进针而急速出针，则能使正气充实，这是补法；急速进针而徐缓出针，则能使邪气随针外泄，这是泻法。针下有气的为实，针下无气的为虚。通过考察病情的缓急，决定补泻的先后顺序。根据气的虚实，来决定留针或出针。所谓实与虚，就是对于正气虚的，采用补法，使患者感到若有所得；对于邪气盛的，采用泻法，使患者感到若有所失。

虚实补泻的要点，以运用九种不同的针具和手法最为奇妙，补泻的合适时机都可利用针刺的手法来实现。所谓泻法，就是要很快持针刺入，而得气后要缓慢地将针退出，并摇大针孔，在属阳的体表部位，通过针刺，使邪气随针外泄。若出针时按住针孔，就会使血气蕴蓄于内，郁血不能泄散，邪气也不能外出，这是一般所说的内温。所谓补法，就是指顺着经脉循行的方向进针，在行针导气、按穴下针时手法熟练轻巧，就像蚊虫叮在皮肤上的感觉，似有似无。出针时，要迅速，像箭离弦那样快，当右手出针时，左手应当随即按住针孔，使经气因此而留止，像把外面的门关起来一样，中气自然就充实了。应当要防止瘀血停留，若有瘀血，应及时除去。

持针的方法，以紧握针柄最为重要。进针时用右手拇、食、中三指夹持针具，下针要端正直刺，针体不可偏左偏右。在操作过程中，持针者精神要集中，注意针下的感觉，并留意观察病人，仔细审视血脉虚实，这样针刺就不会发生危险。将要针刺的时候，要注意病人的双目及面部神色的变化，以体察其神气的盛衰，不可稍有疏忽，从而测知疾病的好坏和转归。如果血脉横布在腧穴周围，看起来很清楚，用手按切也感到坚实，下针时就应该避开它。

九针及其功用

九针的名称和形状都各不相同：第一种叫做"镵针"，长一寸六分；第二种叫做"圆针"，长一寸六分；第三种叫做"锓针"，长三寸五分；第四种叫做"锋针"，长一寸六分；第五种叫做"铍针"，长四寸，宽二分半；第六种叫做"圆利针"，长一寸六分；第七种叫做"毫针"，长三寸六分；第八种叫做"长针"，长七寸；第九种叫做"大针"，长四寸。

九针的功用：镵针，头大而针尖锐利，适用于浅刺，以泻皮肤肌表的阳热；圆针，针头卵圆，用以按摩肌肉，既不会损伤肌肉，又能疏泄肌肉之间的邪气；锓针，针尖像黍粟米粒一样圆而微尖，主要用来按压经脉，流通气血，但不会深陷皮肤之内，所以可以引正气而祛邪气；锋针，针锋锐利，三面有刃，用以治疗顽固的宿疾；铍针，针尖像剑锋一样锐利，可以用来刺痈排脓；圆利针，针尖如长毛，圆而锐利，针的中部稍粗，可以用来治疗急病；毫针，针尖纤细像蚊虫的嘴，可以轻缓地刺入皮肤，轻微提针而持久留针，正气因而得到充养，邪气尽散，出针后加以调养，用以治疗痛痹；长针，针尖锋利而针身细长，可以治疗经久不愈的痹病；

持针的方法

　　针刺时，持针的姿势很重要，一般根据用指的多少，又分为二指持针法、三指持针法、四指持针法。

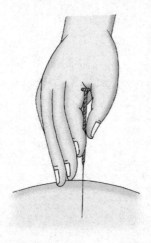

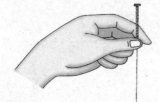

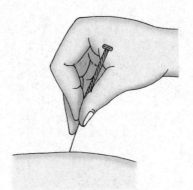

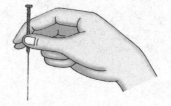

二指持针

　　用右手拇食两指指腹执持针柄，针身与拇指呈90°。一般用于短毫针针刺浅层腧穴。

三指持针

　　用右手拇指、食指、中指指腹执持针柄。一般用于长针深刺。

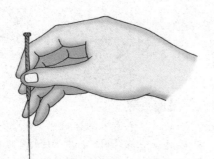

四指持针

　　用右手拇指、食指、中指、无名指指腹执持针柄，小指指尖抵于针旁皮肤，支持针身垂直。一般用于长针深刺。

☯ 三棱针（锋针）的刺法

　　三棱针即九针中的第四针——锋针。根据病情及部位的需要，有以下几种常用的刺法。

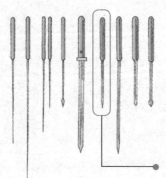

三棱针即九针中的"锋针"。

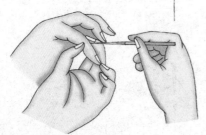

点刺法

　　推按被刺穴位，使血液积聚于针刺部位，用左手夹紧被刺部位，右手持针，对准穴位迅速刺入，随即将针退出，轻轻挤压针孔周围，使出血少许。多用于高热、昏迷、中暑等。

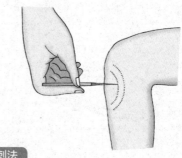

散刺法

　　是由病变外缘呈环形向中心点刺的一种方法。多用于局部瘀血、肿痛、顽癣等。

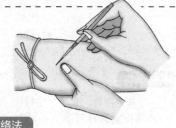

刺络法

　　先用带子结扎在针刺部位上端（近心端），左手拇指压在被针刺部位下端，右手持针对准针刺部位的络脉，刺入两三毫米后立即将针退出，使其流出少量血液。多用于急性吐泻、中暑、发热等。

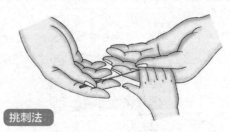

挑刺法

　　用左手按压针刺部位两侧，或捏起皮肤，使皮肤固定，右手持针迅速刺入皮肤，随即将针身倾斜挑破皮肤，使之出少量血液或少量黏液。常用于肩周炎、支气管哮喘、血管神经性头痛等。

大针，身粗而巨，针尖略圆，针形如杖，可以用来泻去关节积水。九针的名称、形状与主治作用，大致就是如此了。

邪气对人体的伤害与针刺原则

大凡邪气侵入了人体经脉，风热阳邪常侵犯上部，食积秽浊之气往往停留在中部，清冷寒湿邪气常侵犯下部。因此，在针刺的时候，上部取筋骨陷中的腧穴，可以祛除风热之邪；针刺中部阳明经合穴，可以祛除胃肠浊气。但如果病在浅表而针刺太深，则会引邪入里，邪气随之深入而加重病情。所以说，皮、肉、筋、脉，各有一定的部位，而每种病也各有与之相适应的治疗方法。九针的形状都不相同，各有其相适应的病证，要根据病情适当选用，实证不可以用补法，虚证不可以用泻法。如果正气不足反用泻法或邪气有余反用补法，就会加重病情。精气不足的病人，如果误泻五脏阴经之气，就会使病人阴虚而死亡；阳气不足的病人，如果误泻六腑阳经之气，就会使病人正气衰弱而精神错乱。总之，误泻阴经，使脏气耗竭，就会导致死亡；误泻阳经，耗伤了六腑阳气，则会使人发狂，这些都是误用补泻的害处。

下针后，如果没有得气，不管次数多少，都应当施行手法以候经气的到来；下针如果得气，就可以出针，不必再行针刺和留针了。九针各有不同的功用，针的形状不同，适用的部位也不相同，要根据病情选用，这是针刺的要点。针下得气，表明有疗效。疗效显著的，就像风吹云散，重见天日一样，针刺的道理就是这样的。

脏腑之经气所出

黄帝说道：我想听你讲讲五脏六腑的经气所出的情况。岐伯回答说：五脏各有其自己的经脉，每条经脉各有井、荥、输、经、合五个腧穴，五条经脉共计二十五个腧穴；六腑也各有其自己的经脉，每条经脉各有井、荥、输、原、经、合六个腧穴，六条经脉共计三十六个腧穴。脏腑共有十二条经脉，每条经脉又各有一络脉，加上任脉、督脉和脾之大络，共有十五络脉，十二经加十五络，这二十七脉之气上下循行于全身。

脉气所发出的地方，如同泉水的源头，叫做"井"；脉气所流过的地方，像刚从泉眼流出的微小水流，叫做"荥"；脉气所灌注的地方，像水流汇聚，而能转输运行，叫做"输"；脉气所行走的地方，像大的水流迅速流过一样，叫做"经"；脉气所进入的地方，像百川汇合入海，叫做"合"。十二经脉和十五络脉的二十七气出入流注运行的地方，就是在这井、荥、输、经、合的五输穴之中。人体关节交

五脏六腑之经气所出

人体每条经脉都有井、荥、输、原、经、合六种特定穴，如同自然界之水流、江河、湖海。

脉气所发出的地方，如同泉水的源头，叫做"井"。

脉气所流过的地方，像刚从泉眼流出的微小水流，叫做"荥"。

脉气所灌注的地方，像水流汇聚，而能转输运行，叫做"输"。

脉气所进入的地方，像百川汇合入海，叫做"合"。

脉气所行走的地方，像大的水流迅速流过一样，叫做"经"。

接部位，共有三百六十五个会合处，如果掌握了它的特点，懂得了其中的要领，用一句话就可以说明；如果不懂得其中的要领，就会漫无边际抓不住头绪，从而对这么多腧穴也就无法完全了解。需要指出的是，这里所说的关节部位的空隙处，是指神气游行出入的地方，不是指皮肉筋骨的局部形态。

针刺时的注意要点

在进行针刺时，医生必须观察病人的气色，注意病人的眼神，从而了解病人的精神及正气是处于涣散状态还是有所恢复。辨别病人形体的强弱，听声音的变化，就可以了解邪正虚实的情况。然后右手进针，左手扶持针身，等到针下得气，即可出针。

凡是在针刺之前，医生必须先诊察脉象，知道了脏气的虚实，才可以制定相应的治疗措施。如果五脏的阴经在里面已经竭绝了，反用针补在外的阳经，则阳愈盛阴愈虚，这叫做重竭，重竭必然会致人死亡，但病人死亡时的表现是安静的。形成重竭的主要原因，是医者误治，违反了脏气阴虚理应补脏的原则，而取腋下和胸部脏气所出的腧穴促使脏气愈趋虚竭。如果五脏的阳气在外面已经虚竭了，反用针补在内的阴经，则阴愈盛阳愈虚了，引起四肢厥冷，叫做逆厥，逆厥也必然致人死亡，但病人死亡时表现得很烦躁。这也是由于医者误治，违反了阳气已虚理应补阳的原则，反而取四肢末端的穴位，促使阳气虚竭所致。

针刺已刺中病邪要害而不出针，反而会使精气外泄；没有刺中病邪要害而出针，就会使邪气留滞不散。如果出针太迟，损耗了精气，病情就会加重，甚至造成形体衰败；如果出针太快，邪气就会留滞，使肌肤上发生痈疡。

脏腑之十二原穴

五脏之表有六腑，六腑有十二原穴，十二原穴多出自两肘两膝的四肢关节部位。四肢肘膝关节原穴可以主治五脏疾病，所以五脏有病就应当取十二个原穴来治疗。因为这十二个原穴是五脏汇聚输布到全身三百六十五穴的气血，渗灌到表里相通之处。所以五脏有病，其变化往往会反映到十二个原穴的部位上，而十二原穴也各有所属的内脏，了解原穴的性质，观察它们的反应，就可以知道五脏的病变情况了。五脏中的心肺位于膈上，膈上属阳。就心肺而言，肺是阳部的阴脏，故为阳中之少阴，其原穴出于太渊，左右共二穴；心是阳部的阳脏，故为阳中之太阳，其原穴出于大陵，左右共二穴。五脏中的肝、脾、肾三脏位于膈下，膈下属阴。三脏对比而言，肝是阴部的阳脏，故为阴中之少阳，其原穴出于太冲，左右共二穴；脾是阴部的阴脏，故为阴中之至阴，其原穴出于太白，左右共二穴；肾居最下，是阴部

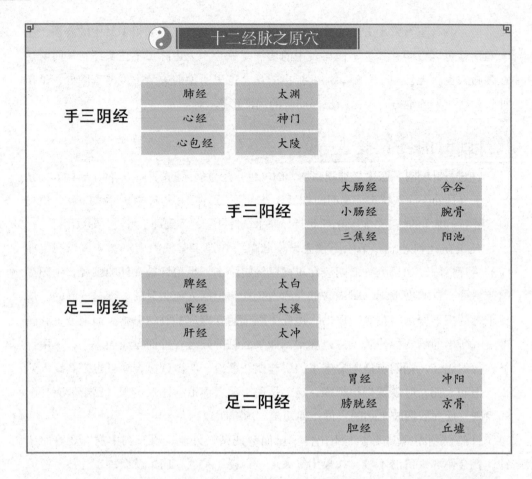

十二经脉之原穴

手三阴经	肺经	太渊
	心经	神门
	心包经	大陵

手三阳经	大肠经	合谷
	小肠经	腕骨
	三焦经	阳池

足三阴经	脾经	太白
	肾经	太溪
	肝经	太冲

足三阳经	胃经	冲阳
	膀胱经	京骨
	胆经	丘墟

名词解释

原穴

　　十二经脉在腕踝关节附近各有一个重要经穴，是脏腑原气经过和留止的部位，又名"十二原"。"原"为本原、原气（元气）之义。

　　的阴脏，故为阴中之太阴，其原穴出于太溪，左右共二穴。膏的原穴，出于胸部之鸠尾，属任脉，只有一穴。肓的原穴，出于小腹之气海，也只有一穴。

　　以上五脏共十穴，加上膏和肓的各一穴，合计十二穴。这十二个原穴，都是脏腑经络之气输注于体表的部位，所以可以用它们来治疗五脏六腑的各种疾病。凡是腹胀的病，都应当取足的三阳经经穴进行治疗；不化的泄泻，应当取足的三阴经经穴进行治疗。

　　五脏有病，就好比人的身上扎了刺，物体上有了污点，绳子上打了结，江河中遭淤塞一样。刺扎的时间虽然很久，但还是可以拔除的；污垢沾染的日子虽然很久，但还是可以洗掉的；绳子打上结扣的时间虽然很久，但还是可以解开的；江河淤塞的日子虽然很久，但还是可以疏通的。有人认为病久了就不能治愈，这种说法是不对的。善于用针的医生，其治疗疾病，就好像拔除扎刺、洗去污垢、解开绳结、疏通淤塞一样。病的时间虽然很久，但依然能够治愈。说久病不能治的人，是因为没有掌握针刺的技术。

针刺治疗各种热病，应当浅刺快刺，就好像用手去试探沸腾的汤水一样，一触即起；针刺治疗阴寒疾病，应当深刺留针，就好像旅人留恋着家乡，不愿走开那样。阴分出现热象的病人，应当取用阳明经的足三里穴进行治疗，准确刺入而不要懈怠，邪气退了便应出针，如果邪气不退，则应继续针刺。疾病出现在上部而属于在内的脏病，可取足太阴脾经的阴陵泉穴进行治疗；疾病出现在上部而属于在外的腑病，可取足少阳胆经的阳陵泉穴进行治疗。

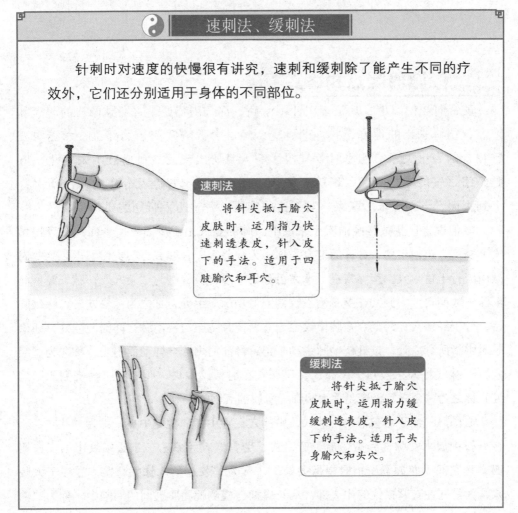

速刺法、缓刺法

针刺时对速度的快慢很有讲究，速刺和缓刺除了能产生不同的疗效外，它们还分别适用于身体的不同部位。

速刺法

将针尖抵于腧穴皮肤时，运用指力快速刺透表皮，针入皮下的手法。适用于四肢腧穴和耳穴。

缓刺法

将针尖抵于腧穴皮肤时，运用指力缓缓刺透表皮，针入皮下的手法。适用于头身腧穴和头穴。

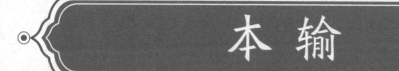

本 输

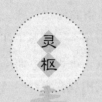

灵枢

　　了解经脉的循行是针刺时达到最佳疗效的基础。本篇主要介绍了十二经脉的循行路线，以及循行路线上的一些重要穴位，着重介绍了十二经脉的起点和终点；介绍了一些重要穴位的具体位置。

十二经脉的起点和终点

　　黄帝向岐伯说道：凡是运用针刺治病，都必须精通十二经脉循行的起点和终点，络脉别出的地方，井、荥、输、经、合五输穴留止的部位，六腑与五脏相合的表里关系，四季时令气候影响人身所出现的气血盛衰出入变化，五脏经络之气的流行灌注，经脉、络脉、孙络的宽窄程度及分布的深浅情况，上到头面、下至肢末的联系，对于这些问题，我想听一听您的讲解。

　　岐伯说：让我按各经的次序来说吧。肺的脉气出于少商穴，少商穴在手拇指末节桡侧，距指甲角一分许的地方，称之为"井穴"，在五行归类中属木；脉气尚微而流行于鱼际穴，鱼际穴在手掌大鱼际的中后方，称之为"荥穴"；脉气渐盛而汇注于太渊穴，太渊穴在腕掌侧横纹桡侧，动脉应手处，称之为"输穴"；脉气旺盛，行于经渠穴，经渠穴在腕横纹上一寸，桡骨茎突与桡动脉之间的凹陷处，即诊脉时中指所着之处，该处桡动脉跳动不止，像江河水流一样动而不止，称之为"经穴"；脉气壮大，入归于尺泽穴，尺泽穴在肘横纹中央，肱二头肌腱桡侧的凹陷处，称之为"合穴"。这是手太阴肺经所属的五输穴。

　　心的脉气出于心包经的中冲穴，中冲穴在手中指的尖端中央，称为"井穴"，在五行中属木；脉气尚微，流于劳宫穴，劳宫穴在手掌心，掌心横纹中第三、第四掌骨之间（即握拳屈指时中指尖处），称为"荥穴"；脉气渐盛，灌注于大陵穴，大陵穴在腕掌横纹的中央部，掌长肌腱与桡侧腕屈肌腱间的凹陷中，称为"输

经脉在人体的走向

人体十二经脉都有一定的循行方向，如图所示：手三阳经由手到头，足三阳经由头至足，手三阴经由胸到手，足三阴经由足到腹到胸。

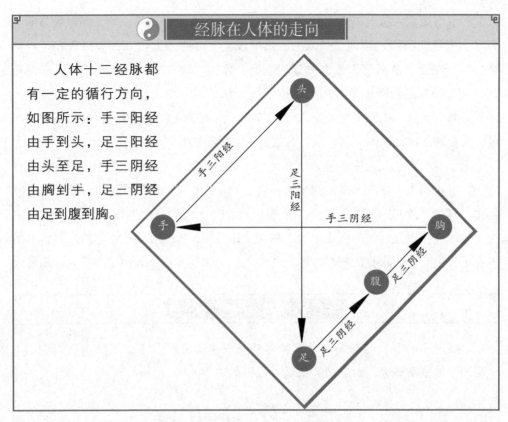

穴"；脉气旺盛，行于间使穴，间使穴在腕后三寸内侧两筋之间的凹陷中（即腕横纹上三寸，当掌长肌腱与桡侧腕屈肌腱之间），当本经有病时，此处脉气会出现一定的反应，无病则脉气平静，称为"经穴"；脉气大盛，入于曲泽穴，曲泽穴在肘内侧凹陷中（即肘横纹中，肱二头肌腱的尺侧缘），屈肘可得，称为"合穴"。这是手少阴心经的五输穴。

肝的脉气出于大敦穴，大敦穴在足大趾外侧与三毛中间（足大趾外侧，距趾甲角一分许的地方），称为"井穴"，在五行中属木；脉气尚微，流于行间穴，行间穴在足大趾与第二趾的趾缝间，称为"荥穴"；脉气渐盛，灌注于太冲穴，太冲穴在行间穴后二寸处的凹陷中（足第一、第二跖骨连接部位之前的凹陷中），称为"输穴"；脉气旺盛，行于中封穴，中封穴在内踝前一寸五分处的凹陷中（内踝前方，在商丘与解溪二穴连线之间），针刺该穴时，如果违逆经气运行的方向，就会使气血瘀滞，如果顺应经气运行的方向，就会使气血通畅，伸足可得此穴，称为"经穴"；脉气壮大，入于曲泉穴，曲泉穴在股骨内侧髁之下，大筋之上（膝关节内侧横纹头上方），屈膝才能取准此穴，称为"合穴"。这是足厥阴肝经的五输穴。

脾的脉气出于隐白穴，隐白穴在足大趾末节外侧，距趾甲角一分许，称为"井穴"，五行属木；脉气尚微，流于大都穴，大都穴在足内侧缘，第一跖趾关节前下方赤白肉际凹陷处，称为"荥穴"；脉气渐盛，灌注于太白穴，太白穴在足内侧缘，第一跖趾关节后下方赤白肉际凹陷处，称为"输穴"；脉气旺盛，行于商丘穴，商丘穴在足内踝前下方的凹陷中，舟骨结节与内踝尖连线之中点，称为"经穴"；脉气大盛，入归于阴陵泉穴，阴陵泉穴在小腿内侧，胫骨内侧髁后下方凹陷处，伸足取之即得，称为"合穴"。这是足太阴脾经的五输穴。

肾的脉气出于涌泉穴，涌泉穴在足心（足心前三分之一的凹陷中），称为"井穴"，五行属木；脉气尚微，流于然谷穴，然谷穴在足内侧缘，足舟骨粗隆下缘凹陷中，称为"荥穴"；脉气渐盛，灌注于太溪穴，太溪穴在足内踝后跟骨上方凹陷中（足内踝与跟腱之间的凹陷中），称为"输穴"；脉气旺盛，行于复溜穴，复溜穴在太溪上二寸，跟腱的前缘，称为"经穴"；脉气大盛，入归于阴谷穴，阴谷穴

脚底保健

脚底不同部位与脏腑有一定的对应关系（如图所示），了解这些对应关系并经常按摩脚底，对脏腑的保健有很好的效果。

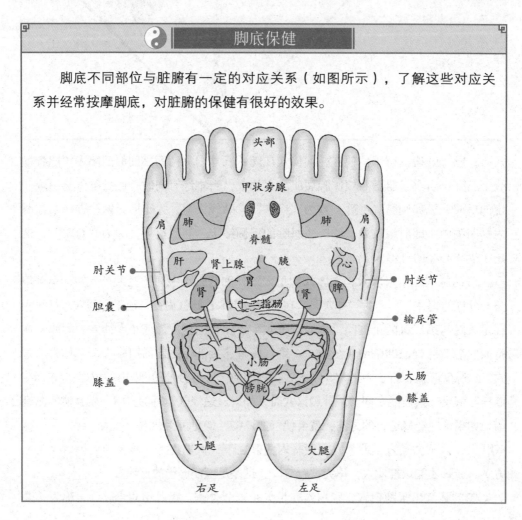

在腘窝内侧，半腱肌肌腱与半膜肌肌腱之间，按它有动脉跳动应手，屈膝即可取此穴，称为"合穴"。这是足少阴经的五输穴。

　　膀胱的脉气出于至阴穴，至阴穴在足小趾末节外侧，距趾甲角一分许，称为"井穴"，五行属金；脉气尚微，流于足通谷穴，足通谷穴在足外侧，足小趾本节前方的凹陷中，称为"荥穴"；脉气渐盛，注于束骨穴，束骨穴在足外侧，足小趾本节后的凹陷中，称为"输穴"；脉气通过京骨穴，京骨穴在足外侧，第五跖骨粗隆下方，称为"原穴"；脉气旺盛，流于昆仑穴，昆仑穴在足外踝后方、跟骨上方，称为"经穴"；脉气大盛，入于委中穴，委中穴在膝弯中央，称为"合穴"，俯卧屈膝才能取准它的位置。这是足太阳膀胱经的五输穴和原穴。

　　胆的脉气出于足窍阴穴，足窍阴穴在足第四趾末节外侧，距离趾甲一分许的地方，称为"井穴"，五行属金；脉气尚微，流于侠溪穴，侠溪穴在足背外侧，足小趾与第四趾之间，称为"荥穴"；脉气渐盛，注于足临泣穴，足临泣穴在侠溪上一寸半处凹陷中，称为"输穴"；脉气通过丘墟穴，丘墟穴在足外踝前下陷中，称为"原穴"；脉气旺盛，行于阳辅穴，阳辅穴在足外踝上四寸，腓骨前缘稍前方，称为"经穴"；脉气大盛，入于阳陵泉穴，阳陵泉穴在膝下一寸处，腓骨头前下方的凹陷中，称为"合穴"，要伸展下肢才能取准此穴。这是足少阳胆经的五输穴和原穴。

　　胃的脉气出于厉兑穴，厉兑穴在足第二趾末节外侧，距趾甲角一分许，称为"井穴"，五行属金；脉气尚微，流于内庭穴，内庭穴在足背，第二趾与第三趾之间赤白肉际处，称为"荥穴"；脉气渐盛，灌注于陷谷穴，陷谷穴在足二趾和三趾之间，内庭上二寸，本节后方的凹陷中，称为"输穴"；脉气通过冲阳穴，冲阳穴在足背最高处，自趾缝向上约五寸凹陷中（即足背动脉搏动处），取穴时要摇动足部，称为"原穴"；脉气旺盛，行于解溪穴，解溪穴在冲阳后一寸半，足背与小腿交界处横纹中央的凹陷中，称为"经穴"；脉气大盛，入于下陵穴，下陵穴即足三里穴，位于膝下三寸胫骨外缘，称为"合穴"。在足三里穴下三寸，是上巨虚穴，大肠脉气寄于此穴；从上巨虚穴再下行三寸，是下巨虚穴，小肠脉气寄于此穴。由于大肠小肠在体内联属于胃腑之下，因而在经脉上也有联属足阳明胃脉之处。这是足阳明胃经的五输穴和原穴等。

　　三焦的脉气，上合手少阳经，其脉气出于关冲穴，关冲穴在手无名指末节尺侧，距指甲角一分许，称为"井穴"，五行属金；脉气尚微，流于液门穴，液门穴在手背，小指与无名指之间，称为"荥穴"；脉气渐盛，注于中渚穴，中渚穴在手背，掌指关节的后方，第四、第五掌骨间凹陷处，称为"输穴"；脉气通过阳池穴，阳池穴在手腕背侧横纹的凹陷中，称为"原穴"；脉气旺盛，行于支沟穴，支沟穴在腕背横纹上三寸，两骨之间的凹陷中，称为"经穴"；脉气大盛，入于天井

手掌保健

人的手掌与脚底一样，不同的部位对应一定的脏腑器官，对于手掌的保健可以练习拍手功。拍手功是一种非常简单的保健方式，通过拍手可以提高免疫力，改善一些慢性病，对经常感冒的人效果非常好。

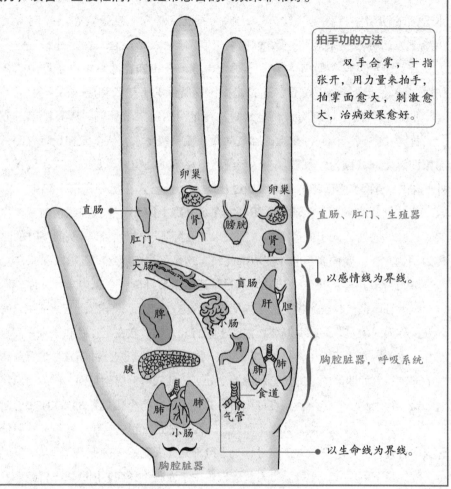

拍手功的方法

双手合掌，十指张开，用力量来拍手，拍掌面愈大，刺激愈大，治病效果愈好。

穴，天井穴在臂外侧，屈肘时肘尖直上一寸处的凹陷中，称为"合穴"，屈肘时取穴。三焦经有一个与它脉气相通，位于足部的下合穴，其脉气在足太阳膀胱经之前，足少阳胆经之后，出于腘窝外侧两筋间的凹陷处，为委阳穴。委阳穴也是足太阳膀胱经的络穴及络脉所别出的地方。这是手少阳三焦经的五输穴、原穴和下合穴。三焦经的脉气和足少阳、太阳两经并行，自足踝上方五寸处入腿肚，再从委阳穴出于体表，并由此进入足太阳膀胱经的本经，然后进入腹腔内与膀胱相连，以约束下焦。因此，三焦的实证，会出现小便不通的癃闭病；三焦的虚证，会出现小便

人体按摩方向

人体经脉都有一定的循行方向，按摩时也要循这些经脉走向才能起到事半功倍的效果，图中所示为人体前面和背面的按摩方向。由于脾胃为气血之海，任脉、督脉为阴阳脉之海，所以在按摩时要着重按摩脾、胃、肝、肾、任、督六经脉。

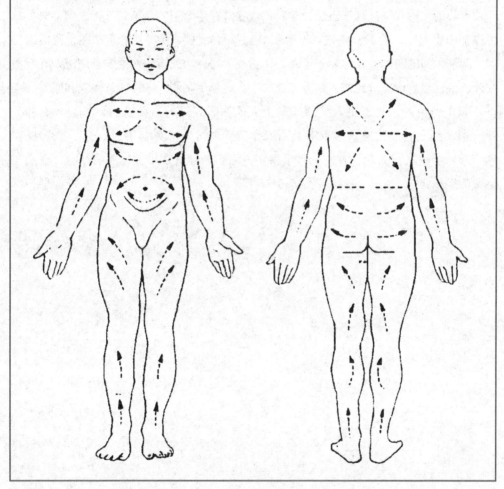

失禁的遗尿病。属虚的当用补法治之，而属实的当用泻法治之。

小肠，上合手太阳经脉，其脉气出于少泽穴，少泽穴在手小指末节尺侧，距指甲角一分许，称为"井穴"，五行属金；脉气尚微，流行于前谷穴，前谷穴在手小指外侧本节前的凹陷中，称为"荥穴"；脉气渐盛，灌注于后溪穴，后溪穴在手小指外侧本节后的凹陷中，称为"输穴"；脉气由此通过腕骨穴，腕骨穴在手外侧腕骨前方（腕前方，三角骨的前缘，赤白肉际处），称为"原穴"；脉气旺盛，行于阳谷穴，阳谷穴手腕尺侧，尺骨茎突与三角骨之间的凹陷中，称为"经穴"；脉气大盛，由此进入小海穴，小海穴在肘内侧，尺骨鹰嘴与肱骨内上髁之间的凹陷中，取穴时要伸展手臂，称为"合穴"。这就是手太阳小肠经的五输穴和原穴。

大肠，上合手阳明经脉，其脉气出于商阳穴，商阳穴在手食指末节桡侧（距指甲角一分许），称为"井穴"，五行属金；脉气尚微，流行于二间穴，二间穴在第二掌指关节前桡侧凹陷中，称为"荥穴"；脉气渐盛，由此灌注于第二掌指关节后的三间穴，称为"输穴"；脉气通过合谷穴，合谷穴在手背第一、第二掌骨之间，第二掌骨桡侧的中点处，称为"原穴"；脉气旺盛，经行于阳溪穴，阳溪穴在腕背横纹桡侧、两筋之间的凹陷中，称为"经穴"；脉气大盛，由此行于曲池穴，曲池穴在肘横纹外侧端，屈肘横肱取此穴，称为"合穴"。这是手阳明大肠经的五输穴和原穴。

以上所说的就是五脏六腑的脉气出入流注所经过的主要腧穴。五脏各有井、荥、输、经、合五个输穴，五五共有二十五个输穴；六腑各有井、荥、输、原、经、合六个腧穴，六六共有三十六个腧穴，六腑的脉气都出于足三阳经脉，在上与手三阳经相合。

邪气脏腑病形

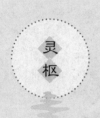

灵枢

本篇主要论述邪气侵犯脏腑时的病变表现与治疗，介绍了邪气侵入经脉后的变化、侵入五脏后对人体的伤害、五脏六种脉象变化与疾病表现、五脏六腑合穴的名称与取穴技巧、六腑发生病变时的表现与治疗。

黄帝问岐伯说：外邪侵袭人体的情况是怎样的？岐伯答道：外邪伤人，多侵犯人体的上部。

黄帝又问：邪气侵袭人体部位的高下有什么标准呢？岐伯说：上半身发病的，多是受了风寒等外邪的侵袭；下半身发病的，多是受了湿邪所致。所以说，外邪侵袭人体，没有一定的规律。邪气侵袭了五脏的阴经，也会流传到六腑；邪气侵袭了阳经，也可能会流传到本经而发病。

邪气侵入经脉后的变化

黄帝说：阴经和阳经，虽然名称不同，但都同属一类，它们分别在人体的上部或下部相会合，经络之间相互贯通，就好像圆环一样没有端点。外邪侵袭人体时，有的侵袭阴经，有的侵袭阳经，又或上或下，或左或右，没有固定的部位，这是什么道理呢？

岐伯说：所有的阳经都会聚于头面部。邪气侵袭人体，往往是在人体正气不足、有虚可乘的时候，或劳累用力后，或因吃饭而出了汗，以致腠理开泄的时候。由于足三阳经的循行通路，都是由头至足，自上而下的，所以邪气侵袭了面部，就会沿阳明经脉下传；邪气侵袭了项部，就会沿太阳经脉下传；邪气侵袭了颊部，就会沿少阳经脉下传。如果外邪并没有侵袭人的头面部而是直接侵袭了胸部、脊部、两胁，也会分别侵入上述三阳经并在其各自所属的循行通路上发病。

黄帝说：邪气侵入阴经会怎样呢？岐伯说：外邪侵入阴经，通常是从手臂和足

邪气侵入足三阳经经脉后的走向

足三阳经经脉的循行路线，都是由头至足、自上而下的。所以，邪气侵袭人体后，都是沿着所侵入的经脉向下运行的。

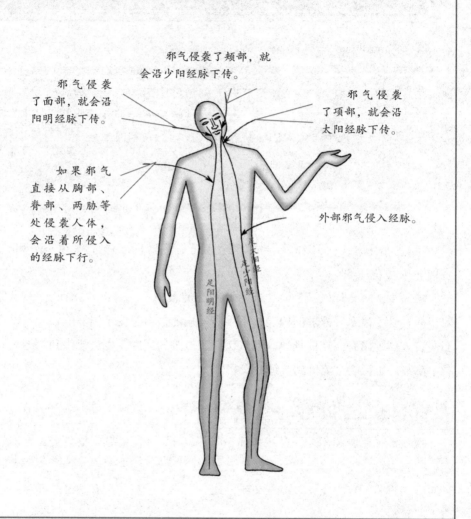

邪气侵袭了颊部，就会沿少阳经脉下传。

邪气侵袭了面部，就会沿阳明经脉下传。

邪气侵袭了项部，就会沿太阳经脉下传。

如果邪气直接从胸部、脊部、两胁等处侵袭人体，会沿着所侵入的经脉下行。

外部邪气侵入经脉。

足太阳经少阳经

足阳明经

胫开始。因为手臂和足胫内侧的皮肤较薄，肌肉也较为柔软，所以全身各部同样受风时，只有阴经最容易受邪而发病。

黄帝又问：外邪侵袭了阴经，会使五脏受到伤害吗？岐伯答道：身体受了外邪，不一定会影响五脏。这是因为邪气侵入阴经，如果五脏之气充实，即使邪气侵入了，也不能够在此停留，而只能从五脏退回到六腑。所以，阳经感受了邪气，就会流注于本经而发病；而阴经感受了邪气，就会流注于六腑而发病。

邪气侵入五脏对人体的伤害

　　黄帝问：邪气侵袭人体五脏的情形是怎样的呢？岐伯答：忧愁、恐惧等精神因素会使心脏受伤。形体受寒，又喝冷水，因为同时感受两种寒邪，使在内的肺脏和在外的皮毛都受到损害，所以会导致肺气上逆。如果从高处坠落跌伤，瘀血就会积留体内，若此时又有大怒的情绪刺激，就会导致气上冲而不下行，血气郁结在胁下，就使肝脏受伤。如果受到击打或跌伤，或酒醉后行房，汗出后受风着凉，就会使脾脏受伤。如果提举重物用力过度，或房事过度，出汗后又用冷水淋浴，就会使肾脏受伤。

　　黄帝又问：五脏为风邪所伤的情况是怎样的呢？岐伯答：五脏内有所伤，又受到外邪的侵袭，只有在这样内外俱伤的情况下，风邪才能侵入五脏。黄帝说：你讲得很好！

诊断疾病要综合考察

　　黄帝问岐伯说：我听说通过观察病人气色的变化，就知道病情的，叫做"明"；通过切脉而知道病情的，叫做"神"；通过询问病情而知道病痛部位的，叫做"工"。我希望听一听，望色就能知道病情，切脉就能晓得病情变化，问病就可以彻底了解病痛所在，这些怎么样才能做到呢？

　　岐伯回答说：病人的气色、脉象、尺肤都与疾病有一定的相应关系，这种相应的关系，就像用木槌击鼓，随后就能听到响声一样；也如同本和末、根和叶的关系，树根死了，树叶也就随之枯萎了。因此，病人的面色、脉象以及形体肌肉的变化，也是相一致的。在察色、切脉、诊尺肤这三方面中，知其一的仅仅是一般的医生，称为工；掌握了其中两者的就可以称为神；能够完全掌握这三方面并参合运用的医生就可以称为神明了。

　　黄帝说：我希望听你详细地谈谈有关这方面的道理。岐伯回答说：一般疾病，色和脉是相应的。若病程中呈现出的面色是青色，则与它相应的脉象应该是直而长的弦脉；如果出现红色，脉象应该是钩脉；如果出现黄色，脉象应该是代脉；如果出现白色，脉象应该是毛脉；如果出现黑色，脉象应该是石脉。如果诊察到了面色，却不能切到相应的脉象，反而切到相克的脉象，这表示病危或是死亡；若切到相生之脉，表明即使有病也会很快痊愈。

　　黄帝问岐伯道：五脏所发生的疾病，它的内在变化及反映到体表的症状是怎样的呢？岐伯回答说：首先要确定五色和五脉所主的疾病及其相应的关系，这样五脏

病人面色与脉象的生克关系

　　如果诊断疾病时，诊察到的面色与切到的脉象一致，则病人会很快痊愈；如果诊察到的面色与切到的脉象相生，病人预后良好；如果诊察到的面色与切到的脉象相克，病人就很危险了。

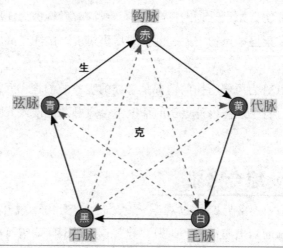

　　病人面色发青，切到的脉象为弦脉，则病人很快会痊愈。
　　病人面色发黄，切到的脉象为钩脉，则病人的病情正在好转。
　　病人面色发黑，切到的脉象为代脉，则病人很危险。

的病情就可以辨别了。

　　黄帝问：确定了气色和脉象，怎么就能够判别五脏的病变呢？岐伯答：只要诊察出脉的缓急、脉象的大小、脉势的滑涩等情况，病变就可以确定了。

　　黄帝说：诊察这些脉象的方法是怎样的呢？岐伯回答说：脉搏急促的，尺部皮肤也显得紧急；脉搏徐缓的，尺部皮肤也显得弛缓。脉象小的，尺部皮肤也显得瘦薄而少气；脉象大的，尺部皮肤也大而隆起。脉象滑的，尺部皮肤也显得滑润；脉象涩的，尺部皮肤也显得枯涩。这六种变化，有轻有重，有显著的也有不甚显著的。所以善于诊察尺肤的医生，不必等待诊察寸口的脉象；善于诊察脉象的医生，不必等待观察面色。能够将色、脉、尺肤这三者相互配合而进行诊断的医生，就可以称为高明的医生，十个病人他能治好九个；能运用其中两种方法诊察的医生，为中等的医生，十个病人他能治愈七个；只会用一种方法诊察的医生，称为下等医生，十个病人他只能治愈六个。

五脏脉象的六种变化

黄帝问：缓、急、小、大、滑、涩六种脉象所对应的病状情形是怎样的？岐伯答：我先谈一下五脏所对应这些脉象的病变吧。

另外，古医书中还有脉大、脉小之说，但脉象的"大"和"小"只是一个"状物"的形容词，因为除了细、微、濡之外，其他脉象都可以区分大小。心脉急甚的为寒伤血脉，会发生筋脉痉挛牵引的病；心脉微急的为邪微，会发生心痛牵引后背、饮食不下。心脉缓甚的为心气热，会有神散而狂笑不止的症状；微缓的为气血凝滞成形，伏于心胸之下的伏梁病，其气上下窜行，能升能降，有时出现唾血。心脉大甚的为心火上炎，喉中如有物阻而梗塞不利；微大的为心脉不通的心痹，心痛牵引肩背，心脉上连目系，并时时流出眼泪。心脉小甚的为阳气虚，胃寒气上逆，呃逆时作；微小的为血少津枯，故发消瘅病。心脉滑甚的为阳盛有热，血热而燥，会时时口渴；微滑的为热在下，会见到热在于下的心疝牵引脐痛，并有小腹部肠鸣。心脉涩甚的为心气少，病人喑哑而不能说话；微涩的会有血溢而出现吐血、衄血、四肢厥冷、耳鸣和头部疾病。

肺脉急甚的为风气盛，是癫疾的脉象表现；微急的为肺有寒热，表现为倦怠乏力、咳嗽、唾血，咳时牵引胸部和腰背部疼痛，或是鼻中有息肉而导致鼻腔阻塞不通、呼吸不畅等症状。肺脉缓甚的为表虚不固，故经常出汗；微缓的则肺热叶焦，有手足软弱无力的痿病、痿瘘病、半身不遂以及头部以下汗出不止的症状。肺脉大甚的为火盛阴伤，会见到足胫部肿胀；微大的为烦满喘息而呕吐的肺痹病，其发作时会牵引胸背作痛，且怕见日光。肺脉小甚的为气虚，气虚不摄，所以引发腑气不固的泄泻；微小则出现善食善饥的消瘅病。肺脉滑甚的为实热，会见到喘息气急、肺气上逆；微滑的为热伤血络，会见到口鼻与二阴出血。肺脉涩甚的为血滞不行，会见到呕血；微涩的为气滞而形成的鼠瘘病，多生于颈项和腋下，难以支撑上部重压，所以下肢常常会感到酸软无力。

肝脉急甚的为肝气旺盛，表现为恶语伤人、易怒少喜；微急的为肝气积于胁下所致的肥气病，其状隆起如肉，又好像倒扣着的杯子。肝脉缓甚的为热气上逆，会见到时时呕吐；微缓的为水积胸胁而小便不利的水瘕痹病。肝脉大甚的为肝气郁盛而内发痈肿，经常呕血和衄血；微大的则为肝痹病，其病会见到阴器收缩，咳嗽时牵引小腹部作痛。肝脉小甚的为血少而口渴多饮；微小的为阴虚血燥，故发消瘅病。肝脉滑甚的为热壅于经，故表现为阴囊肿大的㿉疝病；微滑的为肝火在下，故发遗尿病。肝脉涩甚的为气血阻滞，是水湿溢于肢体的溢饮病；微涩的为气血不

脉象（1）

脉象学说，是我国医学中一门独特的技术。古代医学家在医疗实践中，总结出了丰富的脉象知识，通过不同的脉象来反映人体脏腑的健康状态。

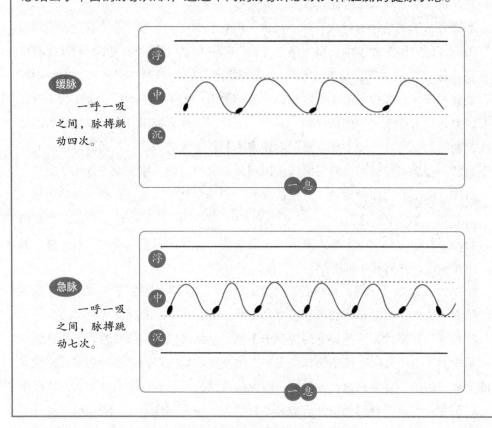

足，筋脉拘挛不舒，故出现抽搐或挛急的筋瘁病。

脾脉急甚的为手足抽搐；微急的为脾阳虚，是膈中病，脾不运化，会因脾气不能上通而致饮食入胃后又吐出，大便多泡沫。脾脉缓甚的为脾热，四肢痿软无力而逆冷；微缓的为风痿病，四肢痿废不用，因病在肌肉而不在内脏，所以神志清楚，好像没病一样。脾脉大甚的为阳气亢逆，病状表现为猝然昏倒；微大的为疝气病，其病乃是由脾气壅滞而导致的，腹中有大脓血且在肠胃之外。脾脉小甚的为中阳不足，故发寒热；微小的为内热消瘅。脾脉滑甚的为湿热内盛，故发阴囊肿大和小便不通的病证；微滑的则湿热郁久生虫，故肠内有蛔虫等寄生虫，虫毒引起腹部发热。脾脉涩甚的为气滞血伤，表现为大肠脱出；微涩的则会出现肠内溃脓，故大便时会便下脓血。

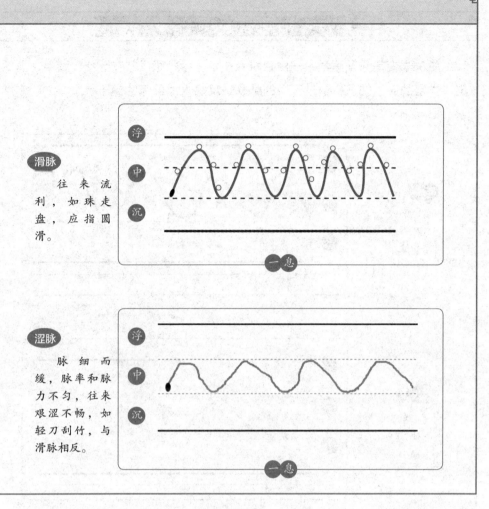

滑脉

　　往来流利，如珠走盘，应指圆滑。

浮
中
沉

一息

涩脉

　　脉细而缓，脉率和脉力不匀，往来艰涩不畅，如轻刀刮竹，与滑脉相反。

浮
中
沉

一息

　　肾脉急甚的为病邪深入于骨，发为骨癫病；微急的为肾寒，故出现肾气沉滞以致失神昏厥的症状，以及肾脏积气的奔豚，两足难以屈伸，大小便不通。肾脉缓甚的为阴不足，故腰脊疼痛不可仰；微缓的为肾气虚，故大便洞泄，或是食物下咽之后，还未消化便吐出。肾脉大甚的为阴虚火旺，故发阴痿不起；微大的为石水病，从脐以下至小腹部胀满，有重坠感，若肿满上达胃脘部，则为不易治疗的死证。肾脉小甚的是元气虚衰，故发洞泄病；微小的是精血不足，故出现消瘅病。肾脉滑甚的为有热，故发小便癃闭，阴囊肿大；微滑的为肾虚内热，其病患者能坐而不能起，站起则两眼昏花，视物不清。肾脉涩甚的为气血阻滞，会见到气血阻滞以致外发大痈；微涩的为气血不利，故出现妇女月经不调，或痔疮经久不愈。

脉象（2）

脉象学说是我国医学中一门独特的技术。古代医学家在医疗实践中，总结出了丰富的脉象知识，通过不同的脉象来反映人体脏腑的健康状态。

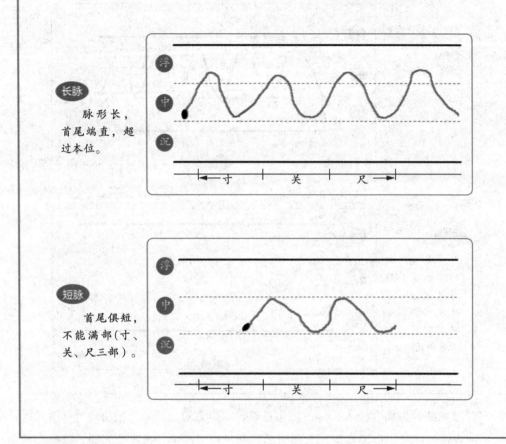

长脉

脉形长，首尾端直，超过本位。

短脉

首尾俱短，不能满部（寸、关、尺三部）。

脏腑的合穴

黄帝说：我听说五脏六腑的脉气，都出于井穴，流注于荥、输、经穴而入归于合穴，那么，这些脉气是从什么通路进入合穴的？注入后又和哪些脏腑经脉相连属呢？我想听你讲讲其中的道理。岐伯回答说：这就是手足各阳经从别络入于体内而连属于六腑的道理。

黄帝问：荥、输与合穴，在治疗上各有一定的作用吗？岐伯答：荥、输的脉气都浮显在较浅部位，可以治疗外部经脉的病；合穴的脉气深入于内，故可治疗内部

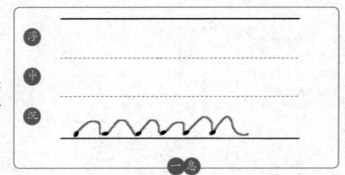

伏脉

　　重手推筋按骨始得，甚则伏而不见。

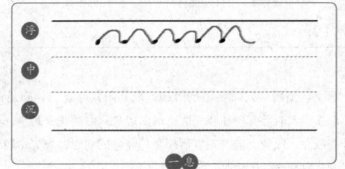

濡脉

　　浮而形细，势软，搏动力弱，不能重按，按之则无。

六腑的病。

　　黄帝问：六腑的病该怎样治疗呢？岐伯答：当取六腑之气下合于足三阳经的穴位（即下合穴）来治疗。

　　黄帝问：六腑下合穴都有名称吗？岐伯答：足阳明胃经的下合穴在本经的足三里穴；手阳明大肠经的腑气合于足阳明经的上巨虚穴；手太阳小肠经的腑气合于足阳明经的下巨虚穴；手少阳三焦经的腑气合于足太阳经的委阳穴；足太阳膀胱经的下合穴是本经的委中穴；足少阳胆经的下合穴是本经的阳陵泉穴。

　　黄帝问：这些合穴该怎样取呢？岐伯答：取足三里穴时要正坐屈膝，足背低

阴阳经脉的连属

人体经脉因其连属不同的脏腑器官而有阴阳之分。手三阳经、手三阴经、足三阴经、足三阳经就是我们常说的十二经脉。

经脉循行到手的叫手经，包括手太阴肺经、手少阴心经、手阳明大肠经等。

五脏属阴，在内，它连属的经脉是阴经。

经脉循行到足的叫足经，包括足太阳膀胱经、足阳明胃经、足太阴脾经等。

六腑属阳，在外，它连属的经脉是阳经。

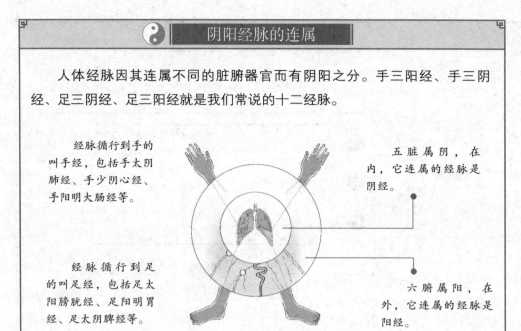

平；取上、下巨虚穴时要将足抬起；取委阳穴时要屈伸腿足，认真探寻，作出判断；取委中穴时要身蹲屈膝而取；取阳陵泉穴时要正身蹲坐，使两膝齐平，在委阳的外侧取之；取荥、输各穴以治疗在外经脉的病时，应先牵拉伸展四肢，而使经脉舒展，气血流通，然后取穴。

六腑病变的表现与治疗

黄帝说：想听你讲一下六腑的病变情况。岐伯回答说：足阳明经脉行于面，面部发热是足阳明经胃腑发生病变的反映。手阳明经脉行于鱼际之后，内络太阴，故手鱼际部络脉出现瘀血的，是手阳明大肠腑发生病变的反映。两足背上的冲阳脉，出现坚实或虚陷的现象，是足阳明腑病变的反映，因足阳明经属胃脉。

大肠腑病变的症状，表现为肠中急痛，因水气在肠中往来冲激而发出肠鸣。如果冬天再受寒邪，就会立即引起泄泻，并在脐周发生疼痛，其痛难忍，痛时不能久立，因大肠与胃相连，故与胃同候，所以应该取用大肠腑的下合穴，即足阳明胃经的上巨虚穴，来进行治疗。

胃腑病变的症状，表现为腹部胀满、胃脘部的心窝处疼痛、两胁作痛、胸膈和

六腑合穴在全身的分布

六腑之气下合于下肢足三阳经的腧穴，称为"下合穴"，又称"六腑下合穴"。

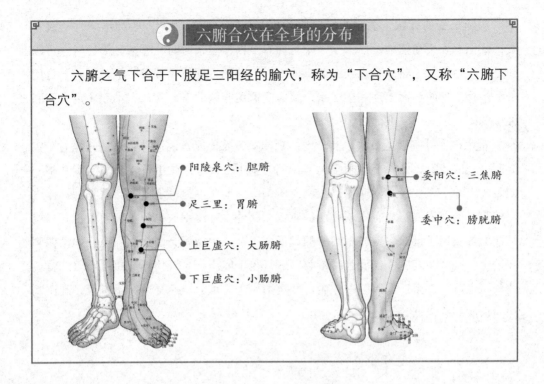

阳陵泉穴：胆腑

足三里：胃腑

上巨虚穴：大肠腑

下巨虚穴：小肠腑

委阳穴：三焦腑

委中穴：膀胱腑

咽部阻塞不通、饮食不能下咽，治疗可取胃腑的下合穴，即本经（足阳明胃经）的足三里穴。

小肠腑病变的症状，表现为小腹疼痛、腰脊牵引睾丸作痛，有时出现小便窘急以及大小便不利的情况，出现耳前发热、或耳前发冷、或肩上发热、手小指与无名指之间发热、或脉络虚陷不起，这都属于小肠腑病变的症状表现，治疗时可取小肠腑在下肢的下合穴，即足阳明胃经的下巨虚穴。

三焦腑病变的症状，表现为腹气胀满，小腹部尤为满硬坚实，小便不通而甚感急迫。小便不通则导致水道不利，水道不利则导致水液无所出，如果水溢于皮下则会水肿，如果水停留在腹部则会形成水胀病。诊察此病，可观察足太阳膀胱经外侧大络的变化，此大络在足太阳膀胱经与足少阳胆经之间，若此处脉出现赤色，治疗时应取三焦腑在下肢的下合穴，即足太阳膀胱经的委阳穴。

膀胱腑病变的症状，表现为小腹部偏肿、疼痛，若用手按压痛处，就会产生尿意，却又尿不出来。由于膀胱经脉起于足小趾外侧，循胫踝上行于肩背，所以当足小趾外侧、胫踝及肩部发热，或是这些部位的经脉循行处陷下不起时，可以取用膀胱腑的下合穴，即本经（足太阳膀胱经）的委中穴，来进行治疗。

胆腑病变的症状，表现为经常叹长气、口苦、呕吐胆汁、心神不宁、心跳不安，好像有人要逮捕他一样，咽喉中也像有东西梗阻，时时吐唾沫。治疗时，可以在足少阳经循行通路的起点处或终点处取穴。若循行部位出现经脉陷下不起，可用灸法治疗。如胆病而出现寒热往来，就应当取用胆腑的下合穴，即本经（足少阳胆经）的阳陵泉穴，来进行治疗。

黄帝说：针刺以上各穴，有一定的规律吗？岐伯回答说：针刺这些穴位时一定要刺中气穴才行，而不能只刺中肉节。因为刺中气穴，医生手下才会感觉到针尖好像游于空巷之内，经脉就能得以疏通。若刺中肉节，不但医生手下会感觉到针体进出涩滞，而且患者也会有皮肤疼痛的感觉。此外，补泻手法也要正确使用，若当用补法的却反用了泻法，或当用泻法的却反用了补法，疾病会因此而加重。如果误刺在筋上，就会使筋脉受伤而弛缓不收，邪气也不能出，与人体真气相互斗争，就会使气机逆乱，甚至还会深陷于体内，使病情更加严重，这都是用针不审慎，乱用刺法而造成的后果。

根 结

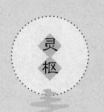

灵
枢

本篇通过讲述人体十二经脉的起始与终止，阐述针刺的道理。诊断疾病时叫以从经脉搏动次数来了解脏气盛衰的情况。

十二经脉的起止

　　岐伯说：天与地相互感应，寒与暖交相推移，阴与阳消长如何，谁多谁少，大自然自有其规律。阴阳属性不同，阴为偶数，阳为奇数。较之四季为：春夏属阳，秋冬属阴。病发于春夏季节，阴气少而阳气多，因阴阳之气不相协调所致的疾病，在治疗时，该如何施行补法和泻法呢？病发于秋冬季节，阳气少而阴气多，此时由于阳气衰少阴气充盛，草木茎叶干枯，水湿下渗于根部，针对阴阳之气相移所生的病证，又该如何施行补泻呢？不正之邪气与反常之气候所生疾病侵入脏腑，流传不定，其病证数不胜数，若不懂得经脉根结本末的含义，则五脏六腑的机关折损，枢机败坏，脏腑开阖失常而真气走泄，阴阳之气大伤，病就难治了。九针的妙用，主要在于明白经脉的起始与终止。懂得经脉的起止，则针刺的道理一说就清楚了；若不懂得经脉的起止，针刺的道理也就难以懂得了。

　　从足小趾外侧的至阴穴到面部的命门，是为足太阳膀胱经。所谓"命门"，即内眼角的睛明穴。从足大趾和食趾端的厉兑穴到额角的颡大，是为足阳明胃经。所谓"颡大"，即钳束于耳的上方、额角部位的头维穴。从足小趾端的窍阴穴到耳部的窗笼，是为足少阳胆经。所谓"窗笼"，即耳孔前面、耳屏之前凹陷中的听宫穴。太阳主表为开，阳明主里为阖，少阳介于表里之间而为枢。所以太阳主开的功能受损，则皮肤肌肉干枯消瘦而引发暴病，对此暴病的治疗，可取用足太阳膀胱经，视病况而泻其有余，补其不足。所谓"渎"，乃皮肉瘦弱憔悴的意思。阳明主

十二经脉的起始

　　井穴为十二经脉的起始，这些穴位都分布在手指或脚趾的顶端（如图所示）。了解这些穴位并经常按摩，可以有效改善体内血液循环，是一种很好的保健方式。

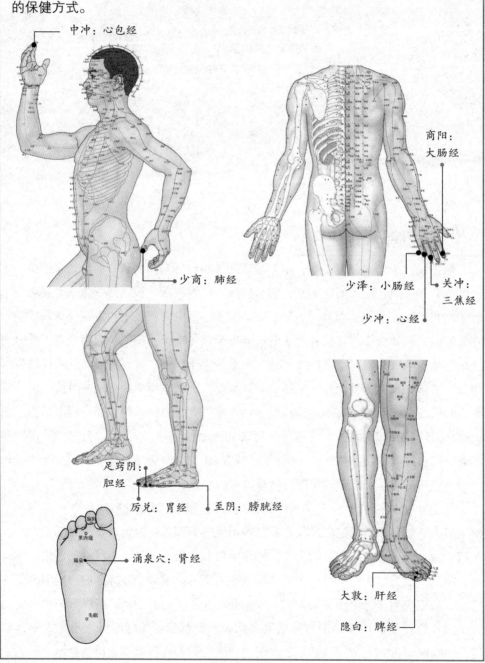

中冲：心包经

少商：肺经

商阳：大肠经

少泽：小肠经

少冲：心经

关冲：三焦经

足窍阴：胆经

厉兑：胃经

至阴：膀胱经

涌泉穴：肾经

大敦：肝经

隐白：脾经

十二经脉的终止

人体十二经脉都是从一定穴位（井穴）流出，最后又各自注入一定的穴位（合穴），日夜不息，循行于体内。

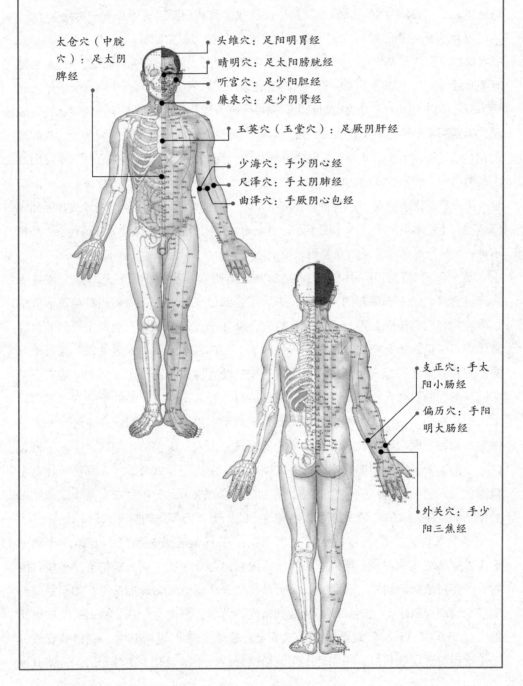

太仓穴（中脘穴）：足太阴脾经

头维穴：足阳明胃经

睛明穴：足太阳膀胱经

听宫穴：足少阳胆经

廉泉穴：足少阴肾经

玉英穴（玉堂穴）：足厥阴肝经

少海穴：手少阴心经

尺泽穴：手太阴肺经

曲泽穴：手厥阴心包经

支正穴：手太阳小肠经

偏历穴：手阳明大肠经

外关穴：手少阳三焦经

阖的功能失常，则阳气无所止息而发生痿病，对痿疾的治疗，可取用足阳明胃经，视病况而泻其有余，补其不足。所谓"无所止息"，是指正气运行不畅，邪气盘踞而不去。少阳主枢失掉功能，就会诱发骨繇病而站立不稳，所以骨繇病的治疗，可取用足少阳胆经，视病况而泻其有余，补其不足。所谓"骨繇"，即骨节弛缓不收的意思。上述各病，都应该根据其具体症状找出致病根源，进行正确的治疗。

从足大趾内侧的隐白穴到上腹部的太仓穴，是为足太阴脾经。从足心的涌泉穴到喉部的廉泉穴，是为足少阴肾经。从足大趾外侧的大敦穴到胸部的玉英穴，是为足厥阴肝经，其向下联络于膻中穴。太阴主表为开，厥阴主里为阖，少阴介于表里之间而为枢。所以若太阴主开的功能受损，则导致脾胃运化功能降低而不能转输水谷，表现在上则膈塞不通，在下则直泻无度。对膈塞洞泄之病，可取用足太阴脾经，视病况泻其有余，补其不足。所以说太阴主开的功能受到损伤，就会因阴中之阳气不足而发生此类疾病。厥阴主阖的功能失常，则导致肝气不畅而易生悲哀，治疗此症，可取用足厥阴肝经，视病况而泻其有余，补其不足。少阴主枢的功能失掉，则导致肾经脉气郁结而大小便不利。治疗大小便不通，可取用足少阴肾经，视病况而泻其有余，补其不足。凡是经脉结滞不通的，都可采取上述方法治疗。

足太阳膀胱经的下端根部在本经的井穴至阴穴，溜行于原穴京骨穴，灌注于经穴昆仑穴，上入于颈部的天柱穴，下入于足部的飞扬穴。足少阳胆经的下端根部在本经的井穴窍阴穴，溜行于原穴丘墟穴，灌注于经穴阳辅穴，上入于颈部的天容穴，下入于足部的光明穴。足阳明胃经的下端根部在本经的井穴厉兑穴，溜行于原穴冲阳穴，灌注于合穴足三里穴，上入于颈部的人迎穴，下入于足部的丰隆穴。手太阳小肠经的根部在本经的井穴少泽穴，溜行于经穴阳谷穴，灌注于合穴小海穴，上入于头部的天窗穴，下入于臂部的支正穴。手少阳三焦经的根部在本经的井穴关冲穴，溜行于原穴阳池穴，灌注于经穴支沟穴，上入于头部的天牖穴，下入于外关穴。手阳明大肠经的根部在本经的井穴商阳穴，溜行于原穴合谷穴，灌注于经穴阳溪穴，上入于颈部的扶突穴，下入于偏历穴。这就是手足三阳经左右共十二条经脉的根、溜、注、入的部位，有络脉盛满现象的，都可用泻法刺这些穴位。

经脉气血周行于人体，一昼夜五十次，以营运五脏的精气。若循环次数非五十，则属不正常现象，叫做"狂生"。经气运行五十次，则五脏都能得到精气的营养，还可根据诊切寸口脉象，计算搏动次数来了解脏气盛衰的情况。如果脉搏跳动五十次而无歇止，说明五脏都能受到精气的营养，皆健全；四十次而有一次歇止的，说明其中一脏精气衰败；三十次而有一次歇止的，说明其中二脏精气衰败；二十次而有一次歇止的，说明其中三脏精气衰败；十次而有一次歇止的，说明其中

从经脉运行规律与脉搏来诊察五脏精气

正常情况下，经脉气血周行于人体，一昼夜五十次，以营运五脏的精气。所以，正常的脉搏为五十次而无止歇。

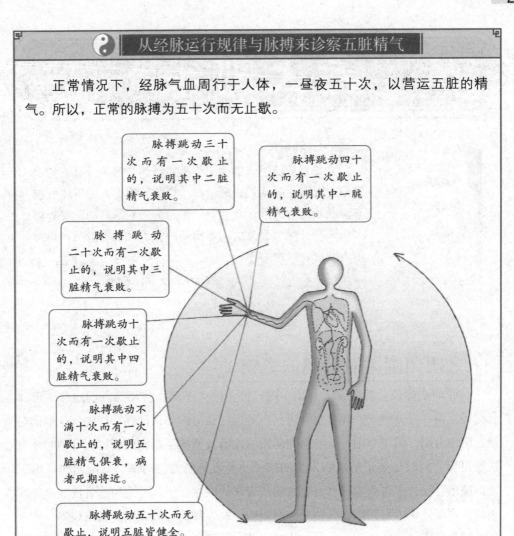

脉搏跳动三十次而有一次歇止的，说明其中二脏精气衰败。

脉搏跳动四十次而有一次歇止的，说明其中一脏精气衰败。

脉搏跳动二十次而有一次歇止的，说明其中三脏精气衰败。

脉搏跳动十次而有一次歇止的，说明其中四脏精气衰败。

脉搏跳动不满十次而有一次歇止的，说明五脏精气俱衰，病者死期将近。

脉搏跳动五十次而无歇止，说明五脏皆健全。

四脏精气衰败；脉跳不满十次而有一次歇止的，则说明五脏精气俱衰，据此可推断病者死期将近。所谓脉搏跳动五十次而无歇止的，这是五脏正常的脉象，可以借此测知此人寿命长。而将死之人的脉象，其脉搏跳动忽快忽慢。

寿夭刚柔

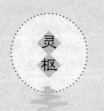

灵枢

本篇主要论述人的阴阳刚柔对针刺的影响，针刺的次数要根据得病时间的长短选择；介绍了根据人的形体气血与寿命长短的关系，刺营分、刺卫分、刺寒痹的三种针刺方法，营分病、卫分病、寒痹病的症状表现与治疗，药熨的方法。

人之阴阳刚柔对针刺的影响

黄帝问少师说：我听说人在出生时，性情刚柔不同，体质有强弱之分，形体有高矮之别，且分男女，我很想知道，在施用针法时应如何区别对待呢？少师回答说：阴中有阴，阳中有阳，只有熟知阴阳的性情及掌握了阴阳的规律，针刺时才有法度可循。同时还要了解疾病发生的根源，及发病所处的时节，对症对时准确下针。施用针法，于体内要符合五脏六腑所表现的症状，于体外要与筋骨皮肤之证候相应。不仅人体内有阴阳，人体外亦有阴阳。在人体内五脏属阴，六腑属阳；在人体外筋骨属阴，皮肤属阳。因而治疗时，病在五脏者，可针刺阴经的荥穴和输穴；病在皮肤者，可针刺阳经的合穴；病在筋骨者，可针刺阴经的经穴；病在六腑者，可针刺阳经的络穴。所以说，病在体表的称为"风"，病在体内的称为"痹"，表里阴阳俱病的，称为"风痹"。如果人体表形体有病状而内脏无疼痛症状，多属于阳证；体表形体无病状而内脏有疼痛症状的，多属于阴证。是阴证者，应当急治其内脏，不要误攻其体表；是阳证者，应当速治其体表，不要误攻其内脏。如果表里同时有病，症状有时表现于体表，有时表现于内脏，加之病人烦躁不安，则内脏病甚于体表病，此时可说病邪既不单单在表，也不仅仅在里，属于表里同病，预示着其不久将会死亡。

针刺次数的选择

黄帝问伯高说：我听说人之外在形体和内存脏气在发病时先后不同，这当中的情况是怎样的呢？伯高回答说：风寒邪气先伤害人的外在形体，病人担忧愤怒，伤及筋脉，筋脉乃病；风寒进而又伤及其体内脏气，体内脏气进一步伤害其五脏，而使五脏染病。这就是人之外在形体和内存脏气之疾病发生的先后关系。

黄帝又问：根据得病时间的长短，又怎样施用针刺治疗呢？伯高回答说：得病九天的，针刺三次就可以了。得病时间为一个月的，针刺十次也就差不多了。无论得病时间长短，都可以依据病三天针一次的规律来推算需要针刺的次数。如果疾病长久地存留在人体内而不离开，可仔细观察其发病部位的血络，针刺相应血络去其瘀血即可。

黄帝再问：人体内与体外之疾病，在治疗时有难治、易治的不同，此情况是怎样的呢？伯高回答说：外在形体先染病而未侵入其内脏的，针刺的次数可以根据已病的日数减半，再依据病三日针一次的规律来计算。如果内脏先受病，进而形体受到影响的，针刺的次数则应当为得病的天数加倍，再依规律推算。这就是说疾病发

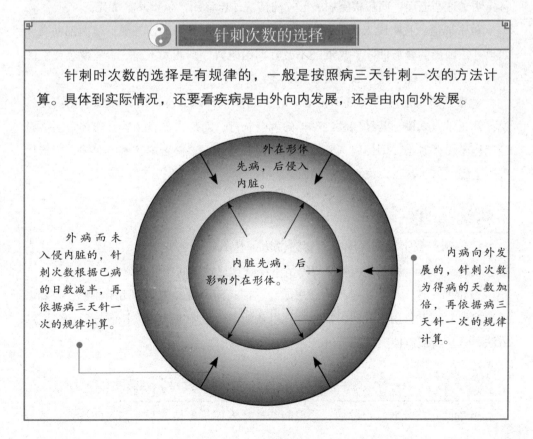

针刺次数的选择

针刺时次数的选择是有规律的，一般是按照病三天针刺一次的方法计算。具体到实际情况，还要看疾病是由外向内发展，还是由内向外发展。

外在形体先病，后侵入内脏。

内脏先病，后影响外在形体。

外病而未入侵内脏的，针刺次数根据已病的日数减半，再依据病三天针一次的规律计算。

内病向外发展的，针刺次数为得病的天数加倍，再依据病三天针一次的规律计算。

生的部位有内外之分，而在治疗上也相应有难易之别。

寿命长短与形体气血的关系

黄帝问伯高说：我听说人有形体缓急之分，血气盛衰之别，骨节大小不一，肌肉坚脆不同，皮肤厚薄相异，怎样从这些方面来推测人的寿命长短呢？伯高回答说：形体与血气相称，内外平衡的则多长寿，反之则多夭折。皮肤与肌肉相适应的则多长寿，反之则多夭折。内在气血经络满盛胜过外在形体的则多长寿，反之则多夭折。

黄帝问：什么叫做形体的缓急呢？伯高回答说：外在形体充实且皮肤滑顺的多长寿，外在形体充实而皮肤紧缩的多夭折。外在形体充实且脉象坚定有力的多康顺，外在形体充实而脉象柔弱无力的多气衰，气衰的生命就危险了。如果外在形体充实而颧骨低平不突起的，为骨节小，骨节小的多夭折。外在形体充实且肌肉坚实、肤纹清楚的多长寿，外在形体充实而肌肉柔弱、肤纹不清楚的多夭折。此均为人的先天禀赋不同所致，根据这些形气的不同可推测人的寿命长短。做医生的必须首先明了这些道理，而后根据病人形气的情况作出诊断，以推测其生死。

黄帝说道：我听说人长寿或夭折，是很难测度的。伯高回答说：就面部而言，如果耳边四周的骨骼凹陷，高度还不及耳前的肌肉，则此人不满三十岁就会死亡。若再加上患有其他疾病，其不到二十岁就会死亡。

黄帝问道：形体与经气不相适应时，怎样来推断人寿命的长短呢？伯高回答说：就正常人来说，若经气胜过形体的就会长寿。对病人而言，若其形体之肌肉已经消瘦不堪而脱陷，即使经气胜过形体，也必将死亡；倘若形体肌肉脱陷，但形体胜过了经气的，其生命也是危险的。

刺法三变

黄帝问：我听说刺法中有三变的说法，什么叫做三变呢？伯高回答说："三变"是指刺营分、刺卫分、刺寒痹停留于经脉这三种不同的针刺方法。

黄帝问：这三种刺法是如何运用的呢？伯高回答说：刺营分用出血法，点刺以外泄瘀血；刺卫分用出气法，摇大针孔以疏泄卫气；刺寒痹用火针或针后加药熨的方法，针后药熨以使热气纳于内。

营分病、卫分病、寒痹病的表现与治疗

黄帝问：营分病、卫分病、寒痹病的症状表现是怎样的呢？伯高回答说：营分

寿命长短与形体气血的关系

通过形体与气血的对比，可以了解一个人的健康状况，进而推测这个人的寿命长短。这种方法也可以用来了解病人身体健康状况的走向。

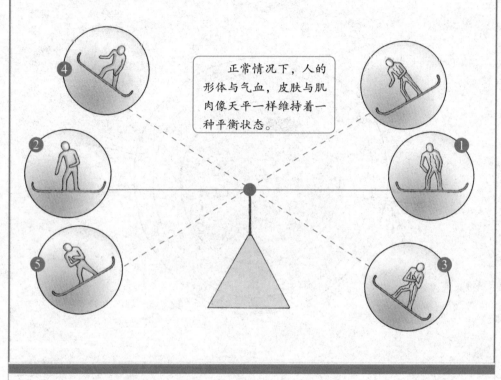

正常情况下，人的形体与气血，皮肤与肌肉像天平一样维持着一种平衡状态。

① 人的形体与血气相称，内外平衡则多长寿，反之则多夭折。

② 人的皮肤与肌肉相适应则多长寿，反之则多夭折。

③ 对常人来说，内在经气胜过形体会长寿，反之则多夭折。

④ 对病人而言，若其形体肌肉已经消瘦不堪，即使经气胜过形体，也必将死亡。

⑤ 若病人形体肌肉已经脱陷，但形体胜过了经气的，其生命则危险。

病，多表现为身发寒热、呼吸气短、血上下妄行。卫分病，多表现为经气疼痛时有时无、胸腹憋闷或者窜动作响，此乃风寒侵袭肠胃所致。寒痹病，多表现为久病难去、肌肉时常疼痛、皮肤麻木失去知觉。

黄帝问：刺寒痹时使热气内入的方法是怎样的呢？伯高回答说：对平民百姓等体质较好的病人，可用烧红的火针刺治；而对于那些王公贵族等体质较差的病人，则多用药熨。

刺法三变

刺法三变指的是，根据疾病的不同针刺时要达到的三种不同效果：刺营分要出血，刺卫分要出气，刺寒痹要使其产生内热。

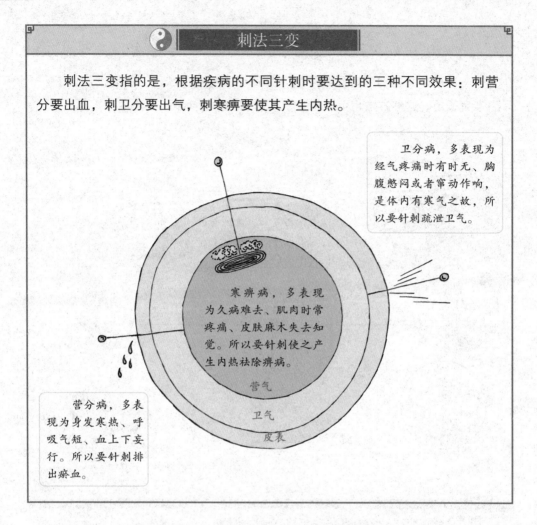

卫分病，多表现为经气疼痛时有时无、胸腹憋闷或者窜动作响，是体内有寒气之故，所以要针刺疏泄卫气。

寒痹病，多表现为久病难去、肌肉时常疼痛、皮肤麻木失去知觉。所以要针刺使之产生内热祛除痹病。

营气

卫气

皮表

营分病，多表现为身发寒热、呼吸气短、血上下妄行。所以要针刺排出瘀血。

黄帝问：药熨的方法是怎样的呢？伯高回答说：取用醇酒二十升，蜀椒、干姜、桂心各一斤，共四种。将后三种药料捣碎后浸泡在醇酒中，再取丝绵一斤，细白布四丈，一并浸泡在酒中。然后用泥将盖密封至不漏气，放酒器于燃烧着的干马粪内煨。五天五夜后取出细布和丝绵晒干，晒干后再浸入酒内，重复此方法直至将药酒浸干为止。每次必须浸泡一整天，然后拿出来晒干。等酒浸干后，将布做成夹袋，此夹袋是将双层的布对折而制成的，每个长六到七尺，共做成六七个，将药渣和丝绵装入袋内。使用时先将夹袋放在生桑炭火上面烘热，然后熨敷于寒痹所针刺的部位，使热气深透于病处，夹袋凉了再将它烘热，如此熨敷三十次后停止。每次熨敷都使病人出汗，出汗后用毛巾擦身，也需要三十次。并让病人在没有风的室内行走。每次针刺后必须配合药熨，照此做病就能治好。这就是所说的用药熨使热气内入的方法。

官针

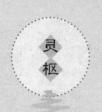

灵枢

本篇主要论述九针的选用，即根据不同的病证选用不同的针具。

各种针具的正确使用方法

根据病况以选用符合规格的针具是施用针治的关键。九种针具长短大小不一、作用不同，各有其不同的施用对象。用针不当，疾病就不能除去。病情轻微而针刺深，就会伤及内部未染疾病的肌肉，同时导致外部皮肤发生痈肿；病情严重而针刺浅，邪气不能全部外泄，皮肤上也会出现大的脓肿。小病而用大针，外泄太多而大伤元气，致使病情加重；大病而用小针，邪气不能全部外泄，也未能产生好的效果。选用不符合规格的针具往往是宜用小针而误用了大针，就会损伤元气；宜用大针而误用了小针，就不能祛除病邪。已经说了错用针具的害处，那就让我再来谈谈各种针具的正确使用方法吧。

疾病在皮肤浅表游走不定，没有固定部位的，当取用镵针针刺于患处，若患处的皮肤苍白而无红肿充血的现象，则说明热血已去，就不能使用此法；病在肌肉之间的，当取用圆针针刺于患处；病在经络，属于顽固性的痹病，当取用锋针进行治疗；病在经脉，属气虚不足应施用补法的，当取用鍉针按压井、荥、输等穴位；病属于脓疡之类且较严重的，当取用铍针进行治疗；病属痹病且急性发作的，当取用圆利针针刺于患处；病属痹病且疼痛日久不愈的，当取用毫针进行治疗；病在体内的，当取用长针治疗；因患水肿病而在关节间积水以致关节不通利的，当取用大针治疗；病在五脏久而不愈的，当取用锋针，在井、荥、输等穴行用泻法刺治，并依据四时与腧穴的关系来进行选穴。

古代九针的长度、形状和用途

　　九针是指具有九种不同形状的金属针具，各有不同的治疗用途。一般认为，九针是在青铜器时代开始萌芽，到铁器时代才制作成功的。是在承袭"砭石、针石、镵石"的基础上，不断改进，逐渐完善而成的。

针名	长度	形状	用途
镵针	长一寸六分	似箭头，末端十分尖锐	浅刺皮肤泻血，治头身热证等
圆针	长一寸六分	针身圆柱形，针头卵圆	按摩体表，治分肉间气滞，不伤肌肉。为按摩工具
锟针	长三寸半	针头如黍粟状，圆而微尖	按压经脉，不能深入，为按压穴位用具
锋针	长一寸六分	针身圆柱形，针头锋利，呈三棱锥形	点刺泻血，治痈肿、热病等
铍针	长四寸，宽二分半	形如剑	痈脓外证割治用，为外科用具
圆利针	长一寸六分	针头微大，针身反细小，圆而利，能深刺	痈肿、痹病，深刺
毫针	长三寸六分	针身细如毫毛，常用针具	通调经络，治寒热、痛痹等
长针	长七寸	针身细长锋利	深刺，治"深邪远痹"
大针	长四寸	针身粗圆	泻水，治关节积液等，后人用作火针等

本 神

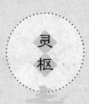

灵枢

本篇主要论述五脏所藏之神血、脉、营、气、精、神，以及情志变化会对五脏所藏之神产生的影响，介绍了各脏发生病变时人体所表现出的病证。

黄帝问岐伯说：施用针刺的一般法则，首先必须以神气为依据。血、脉、营、气、精、神皆被五脏所藏，如果有人奢淫无度，恣意耗伤，则神就离其五脏而致精气散失，魂魄飘荡，意志恍惚，丧失智慧和思想，这是什么原因造成的呢？是上天加罪于我们还是我们自己的过错呢？什么叫德、气、生、精、神、魂、魄、心、意、志、思、智、虑？请问其中的原委。

岐伯回答说：上天赋予我们的为"德"，大地赋予我们的为"气"，同时拥有天地之馈赠的称为"生"；化生为命的叫做"精"；阴阳两精结合而成的生命活力谓之"神"；伴随着神往来的叫做"魂"；与精同时出入的叫做"魄"；支配人的意识，主宰生命活动的叫做"心"；心有所回忆并形成欲念的叫做"意"；坚持并努力实现其所成欲念的，叫做"志"；为实现志向而反复考虑的，叫做"思"；基于思而预测未来的，叫做"虑"；考虑到未来而妥善对待当前事物的，叫做"智"。所以智者的养生之道，必定是顺应四时之气候的冷暖变化，坦然面对喜怒并安然处之，调节阴阳刚柔使之平衡，如此，则邪气不侵，能够永葆青春且长寿。

惊恐过度和思虑太多易伤神气，神气损伤则恐惧倍增，经气流散不止。因悲伤过度而伤及内脏的，经气耗竭以致丧失生命，喜乐过度则神气外散而体内不藏，忧愁过度则血气阻塞而不通，大怒不止则神志迷惑而难以治疗，恐惧过度则神气散失而体内无存。

心因惊恐过度或思虑太多而伤及所藏之神，神伤则恐慌畏惧而难以自控。长此以往则肌肉消瘦凹陷，毛发断落，气色苍白，到冬季水旺时就会受克而死。脾因忧愁而无法解脱，则伤及所藏之意，意伤则心胸憋闷，四肢无力，毛发断落，气色苍

294

五脏所藏

人体的精神气都被五脏所藏，具体到五脏，所藏也有不同。治疗疾病时要想达到预期的效果，必须以此为依据。

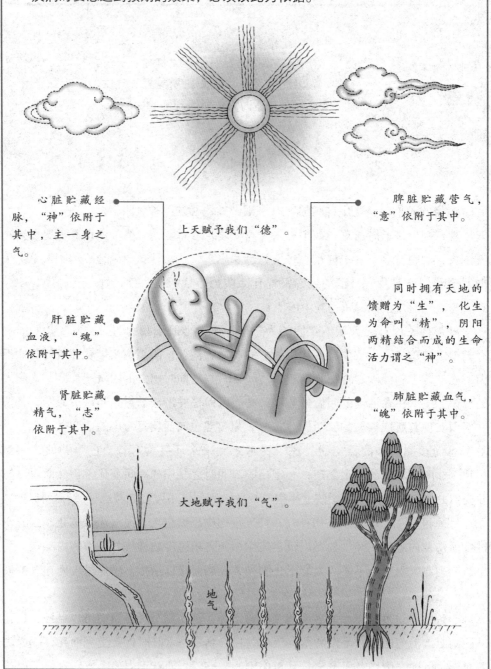

心脏贮藏经脉，"神"依附于其中，主一身之气。

上天赋予我们"德"。

脾脏贮藏营气，"意"依附于其中。

肝脏贮藏血液，"魂"依附于其中。

同时拥有天地的馈赠为"生"，化生为命叫"精"，阴阳两精结合而成的生命活力谓之"神"。

肾脏贮藏精气，"志"依附于其中。

肺脏贮藏血气，"魄"依附于其中。

大地赋予我们"气"。

地气

白，到春季木旺时就会受克而死。肝因悲伤过度而伤及所藏之魂，魂伤则使人狂妄而无精神，精神不振则行动失常，进而前阴萎缩，筋脉拘挛，两胁肋骨疼痛，毛发断落，气色苍白，到秋季金旺时就会受克而死。肺因狂喜狂乐而伤及所藏之魄，魄伤则人会发狂，发狂之人意识丧失，皮肤干燥，毛发断落，气色苍白，到夏季火旺时就会受克而死。肾因大怒不止而伤及所藏之志，志伤则易遗忘曾经说过的话，腰脊活动困难，毛发断落，气色苍白，到长夏土旺时就会受克而死。

恐惧不安而不得解脱则伤精，精伤则骨节酸痛、痿弱，四肢发冷，精液不时外流。所以说，五脏是精气在人体内的主要藏留之所，不得损伤，五脏损伤则所藏之精外泄而致阴不足，阴虚则不能化生阳气，阳气不能化生，生命就将停止。因此施用针刺治病时，应仔细观察病人的神情与病态，基于此进而了解其精、神、魂、魄、意、志的得失情况，若五脏精气耗失殆尽，就不可再用针刺治疗了。

肝脏主要用以贮藏血液，魂依附在肝脏之血液中，肝气虚则易生恐惧，肝气盛则易发怒。脾脏主要用以贮藏营气，意依附在脾脏之营气中，脾气虚则四肢不能活动，五脏缺少滋养也不能安和，脾气壅实则导致腹中胀满，小便不利。心脏主要用以贮藏经脉，神依附在心脏之经脉中，心气虚则易生悲哀，心气盛则大笑不止。肺脏主要用以贮藏血气，魄依附在肺脏之血气中，肺气虚则发生鼻塞，呼吸困难，肺气壅实则喘促胸闷，仰面呼吸。肾脏主要用以贮藏精气，志依附在肾脏之精气中，肾气虚则手足厥冷，肾气壅实则小腹作胀，五脏也不安和。所以治病时必须先仔细观察五脏疾病的症状，以了解经气的虚实情况，然后谨慎地加以调理。

终 始

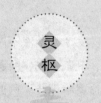

本篇主要讲述了通过人迎脉和寸口脉的对比来判断病变所发生的经脉的方法。还介绍了十二种禁止针刺的情况，以及误刺后所导致的不良后果。

关于针刺法的所有原理和方法，都可以在《终始》篇中找到。彻底了解掌握了《终始》中所记载的内容，并以五脏为纲纪，则阴阳各经的关系就确定了。阴经为五脏所主，阳经为六腑所主。阳经内的脉气来自于四肢末端，阴经内的脉气来自于体内五脏。所以在采用泻法刺针时，要迎着脉气的流动方向进针；在采用补法刺针时，要顺着脉气流动的方向进针。掌握迎随补泻的方法，可使阴阳之气调和。掌握了何时逆针何时顺针的规律，就可以使脉气得以调和。调和脉气的方法的根本就在于必须通晓阴阳的规律，五脏属阴，六腑属阳。将这些刺法理论传给后代之前，必须歃血为盟，决不篡改，认真地对待它，刻苦地钻研它，使其发扬光大，若不重视它，就会使其散失，甚至消亡。如果无依据地按照自己的想法去运用它，则必会危及患者的生命，带来严重的后果。

比较人迎脉和寸口脉，判断六经病变

谨慎地遵循自然界万物的演变规律的，当首选《终始》。《终始》篇内的所有内容，皆以人体之十二经脉为纲纪，诊察脉口与人迎两处，借以了解五脏六腑之阴阳的虚实盛衰及平衡情况，如此这般，就大体上掌握了自然界的演变规律。所谓"平人"，即为没有得病的正常人。平人的脉口和人迎两处的脉象都是与四季的阴阳盛衰相适应的，气血在经脉内上下流通，往来不息，六经经脉内气血的运行既不结涩也不躁动。内在脏气与外在肢体，在四时寒温气候变化中，都能够保持均衡相称。经气空虚的病人，其脉口和人迎两处的脉象均软弱无力，并且其长度也达不到

比较寸口脉、人迎脉，判断六经病变

诊脉是判断疾病的重要途径，切寸口是一种常用的方法，但是如果把寸口和人迎脉象进行比较，会得出更加确切的结果。

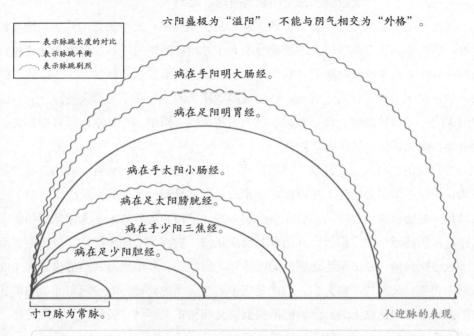

六阳盛极为"溢阳"，不能与阴气相交为"外格"。

表示脉跳长度的对比
表示脉跳平衡
表示脉跳剧烈

病在手阳明大肠经。

病在足阳明胃经。

病在手太阳小肠经。

病在足太阳膀胱经。

病在手少阳三焦经。

病在足少阳胆经。

寸口脉为常脉。

人迎脉的表现

人迎脉与寸口脉的脉长都大于平时四倍以上时，为阴阳俱盛，互相格拒，叫做"关格"，为不治之症。

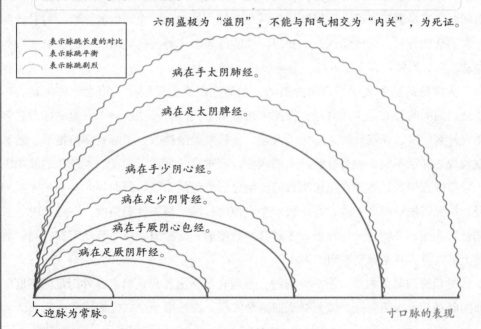

六阴盛极为"溢阴"，不能与阳气相交为"内关"，为死证。

表示脉跳长度的对比
表示脉跳平衡
表示脉跳剧烈

病在手太阴肺经。

病在足太阴脾经。

病在手少阴心经。

病在足少阴肾经。

病在手厥阴心包经。

病在足厥阴肝经。

人迎脉为常脉。

寸口脉的表现

应有的尺寸。此种情况是由阴阳皆不足而引起的，单补其阳，则会导致阴气衰竭；单泻其阴，则阳气无所依附而脱泄。针对这种情况，只能用甘味的药物来慢慢调补，不可用大补大泻的汤剂去进行治疗，千万不能施用针灸。假使因为疾病日久未愈而采用泻法，就可能造成五脏之气受到损伤。

人迎脉的脉象大于寸口脉一倍的，病在足少阳胆经；大一倍且一并出现躁动症状的，病在手少阳三焦经。人迎脉的脉象大于寸口脉两倍的，病在足太阳膀胱经；大两倍且一并出现躁动症状的，病在手太阳小肠经。人迎脉的脉象大于寸口脉三倍的，病在足阳明胃经；大三倍且一并出现躁动症状的，病在手阳明大肠经。人迎脉的脉象大于寸口脉四倍，且脉象跳动剧烈的现象叫"溢阳"，其原因是六阳盛极，而不能与阴气相交，又称为"外格"。

寸口脉的脉象大于人迎脉一倍的，病在足厥阴肝经；大一倍且一并出现躁动症状的，病在手厥阴心包经。寸口脉的脉象大于人迎脉两倍的，病在足少阴肾经；大两倍且一并出现躁动症状的，病在手少阴心经。寸口脉的脉象大于人迎脉三倍的，病在足太阴脾经；大三倍且一并出现躁动症状的，病在手太阴肺经。寸口脉的长度大于人迎脉四倍，且脉象跳动剧烈的现象叫"溢阴"，其原因是六阴盛极，而不能与阳气相交，又称为"内关"，内关是阴阳表里隔绝的死证。人迎脉与寸口脉的脉象都大于平时四倍以上的，此时阴阳俱盛，互相格拒，叫做"关格"，出现关格之脉象，意味着阴阳不通，患者很快就会死亡。

人迎脉的脉象大于寸口脉一倍的，是病在足少阳胆经，治之应当外泻足少阳经而同时补其足厥阴肝经，按照泻法取两个穴位，补法取一个穴位的标准，每日针刺一次。在施针时，必先切人迎、寸口两处的脉象，了解其病势情形，若脉象表现为躁动不安，当针刺其上部穴位，直至脉气平和了为止。

人迎脉的脉象大于寸口脉两倍的，是病在足太阳膀胱经，治之当外泻足太阳膀胱经而同时补其足少阴肾经，按照泻法取两个穴位，补法取一个穴位的标准，每两天针刺一次。在施针时，必先切人迎、寸口两处的脉象，了解其病势情形，若脉象表现为躁动不安，也当针刺其上部穴位，直至脉气平和了为止。人迎脉的脉象大于寸口脉三倍的，是病在足阳明胃经，治之当外泻足阳明胃经而同时补其足太阴脾经，按照泻法取两个穴位，补法取一个穴位的标准，每天针刺两次。在施针时，必先诊察人迎、寸口两处的脉象，了解其病势情形，若脉象表现为躁动不安，当针刺其上部穴位，直至脉气平和了为止。

寸口脉的脉象大于人迎脉一倍的，是病在足厥阴肝经，治之当外泻足厥阴肝经而同时补其足少阳胆经，按照补法取两个穴位，泻法取一个穴位的标准，每天针刺一次。在施针时，必先切人迎、寸口两处的脉象以了解其病势情形，若脉象表现为躁动不安，当针刺其上部穴位，直至脉气平和了为止。寸口脉的脉象大于人迎脉两倍的，是病在足少阴肾经，治之当外泻足少阴肾经而同时补其足太阳膀胱经，按照补法取两个穴位，泻法取一个穴位的标准，每两天针刺一次。在施针时，必先切人迎、寸口两处的脉象以了解其病势情形，若脉象表现为躁动不安，当针刺其上部穴位直至脉气平和了为止。寸口脉的脉象大于人迎脉三倍的，是病在足太阴脾经，治之当外泻足太阴脾经而同时补其足阳明胃经，按照补法取两个穴位，泻法取一个穴位的标准，每天针刺两次。在施针时，必先切人迎、寸口两处的脉象以了解其病势情形，若脉象表现为躁动不安，当针刺其上部穴位，直至脉气平和了才停止。之所以每天可针刺两次，是因为足太阴脾经与足阳明胃经的脉气都来自于被称之为"水谷之海"的胃，故多气多血。人迎脉与寸口脉的脉象都比平时大三倍以上的，叫做"阴阳俱溢"，此时阴阳俱盛，若不加以治疗，则血脉闭塞，气血无法流通，盛溢于体内肌肉中，就会导致五脏俱伤。在这种情况下，施用针灸，就可能病上加病引发其他的病证。

针刺的禁忌

所有施用针刺的禁忌有：行房事不久的不可针刺，针刺不久的不可行房事；喝醉酒的人不可针刺，针刺不久的不可醉酒；刚发过怒的人不能针刺，针刺不久的不能发怒；刚刚劳累的人不可针刺，针刺不久的人不能过度疲劳；刚吃饱饭的人不可针刺，针刺不久的人不能吃得过饱；饥饿之人不可针刺，针刺不久的人不可太饥饿；太渴的人不可针刺，针刺不久的人不可受渴；刚刚大惊大恐，不可马上刺之，必须先定其神再针刺之；乘车远道而来的，要躺下来休息一会儿，大概一顿饭的工夫再针刺之；步行来的也要坐下来休息大约走十里路的时间，再行针刺。

凡是属于上述十二种针刺禁忌的患者，他们的脉气错乱，正气分散，营卫失调，经气不能依次运行于全身，如果在此情况下为其针刺，则会导致阳经的病邪深入内脏，阴经的病邪传入阳经，使邪气更盛而病情加重。草率的医生不顾及这些禁忌而肆意行针，可以说是在摧残病人的身体，使得病人形体消瘦，正气耗散，甚至脑髓消耗，津液不能化生，同时丧失饮食五味所化生的神气，这就是所谓的"失气"。

手足太阳二经脉血气将绝时，病人眼睛上视而不能转动，角弓反张，手足抽搐，面色苍白，皮肤败绝且汗流不止，绝汗一出，病人就快要死亡了。手足少阳二经脉血气将绝时，病人表现为耳聋，全身骨节松弛无力，眼球后连于脑的脉气断绝而使眼珠不能转动，此现象出现大约一天半病人就要死亡了。临死之时，其面色青

人体舌息图

中医认为，心开窍于舌，即"舌为心之苗"，心和舌之间有着密切的关系。了解舌不同部位和脏腑的对应关系，可以更好地掌握自身的健康状况。

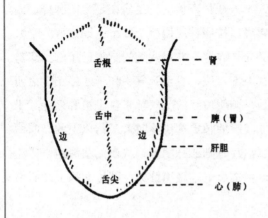

老年人要常做舌操

老年人常做舌操，可以预防舌麻和舌体不灵活。另一方面，通过做舌操可促进心脑的血液循环，使冠心病、脑供血不足等病情得到一定的缓解。具体做法是：

1.先闭目调息，全身放松；

2.把舌头伸出又缩回，反复做三十次；

3.把舌头向左右口角来回摆动三十次，再把舌头向口腔顶部做上翘、伸平三十次，再做几次顺、逆时针搅拌。

白。手足阳明二经脉血气将绝时，病人会出现口眼抽动、容易惊慌且胡言乱语、面色发黄等症状，手阳明经所属之动脉在上，足阳明经所属之动脉在下，当上下两处的动脉出现躁动而盛的脉象时，就表明病人血气不行，就要死亡了。手足少阴二经脉血气将绝时，病人面色发黑，牙齿变长且多污垢，腹部憋胀，经气阻塞而上下运行不通，病人就要死亡了。手足厥阴二经脉血气将绝时，病人体内发热，喉咙干燥，小便频繁且心中烦闷，甚至舌头卷曲，睾丸上缩而致死亡。手足太阴二经脉血气将绝时，病人腹部胀满、呼吸困难、嗳气、喜呕吐、呕时经气上逆，经气上逆则面部发赤，若气不上逆，就因经气上下运行不通而面部发黑，皮毛焦枯而死亡。

经 脉

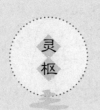

灵枢

本篇主要论述了人体十二经脉的循行路线、各经脉发生病变时的表现与治疗方法；介绍了人体十五络脉的名称、循行路线和各络脉发病时病人的表现。

雷公问黄帝道：《禁服》篇上说，要掌握针刺治病的原理，首先应了解经脉系统，明白它运行的终始，知道它的长短，懂得经脉内与五脏相联，外与六腑相通的关系。希望听您详尽地讲解一下其中的道理。

黄帝说：人在开始孕育的时候，首先是源自父母的阴阳之气会合而形成精，精形成之后再生成脑髓，此后人体才会逐渐成形，以骨为支柱，以经脉作为营运气血的通道，以筋膜来约束骨骼，肌肉像墙一样护卫机体，到皮肤坚韧、毛发生长，人形即成。人出生以后，五谷入胃，化生精微而濡养全身，就会使全身的脉道得以贯通，从此血气才能在脉道中运行不息，濡养全身，而使生命维持不息。雷公说：我希望能够完全了解经脉的起始循行情况。黄帝说：经脉不但能够运行气血，濡养周身，而且还可以用来决断死生、诊断百病、调和虚实、治疗疾病，所以不能不通晓有关它的知识。

手太阴肺经的循行路线、病变与治疗

肺的经脉叫做"手太阴经"，起始于中焦胃脘部，向下行，联属于与本经相表里的脏腑——大肠腑，然后自大肠返回，循行环绕胃的上口，向上穿过横膈膜，联属于本经所属的脏腑——肺脏，再从气管横走并由腋窝部出于体表，沿着上臂的内侧，在手少阴心经与手厥阴心包经的前面下行，至肘部内侧，再沿着前臂的内侧、桡骨的下缘，入寸口动脉处，前行至鱼际部，沿鱼际部边缘，出拇指尖端。另有一条支脉，从手腕后方分出，沿着食指桡侧直行至食指的前端，与手阳明大肠经相接。

手太阴肺经循行路线

手太阴肺经的循行路线：起于中焦（1），下络大肠，还循胃口（2），上膈（3），属肺（4）。从肺系横出腋下（5），下循臑内（6）行少阴、心主之前，下肘中（7），循臂内上骨下廉（8），入寸口（9），上鱼（10），循鱼际（11），出大指之端（12）。另外，手太阴肺经还有一分支：从腕后，直出次指内廉，出其端。

此经脉联系的脏腑：肺、胃、大肠、肾。

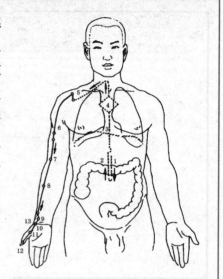

名词解释

肺系

指喉咙。

臑内

指上臂。屈侧称臑内，即肱二头肌部；伸侧称臑外，即肱三头肌部。

心主

指手厥阴心包经。

廉

指侧边而言。

由于外邪侵犯本经而发生的病变，为肺部气膨胀满、咳嗽气喘、缺盆部疼痛，在咳嗽剧烈的时候，病人常常会交叉双臂按住胸前，并感到眼花目眩、视物不清。这是臂厥病，由肺经之经气逆乱所导致的一种病证。

本经所主的肺脏发生病变，可见咳嗽、呼吸急促、喘声粗急、心中烦乱、胸部满闷、上臂部内侧前缘疼痛厥冷，或掌心发热。本经经气有余时，就会出现肩背部遇风寒而疼痛、自汗出而易感风邪、以及小便次数增多而尿量减少等症状。本经气虚，可见肩背疼痛、气短、小便颜色不正常等症状。治疗上面这些病证时，属于经气亢盛的就要用泻法，属于经气不足的就要用补法；属于热的就要用速针法，属于寒的就要用留针法；属于阳气内衰以致脉道虚陷不起的就要用灸法；既不属于经气亢盛也不属于经气虚弱，而仅仅只是经气运行失调的，就要用本经所属的腧穴来调治。本经气盛，寸口脉比人迎脉大三倍；而属于本经经气虚弱的，其寸口脉的脉象反而会比人迎脉的脉象小。

手阳明大肠经的循行路线、病变与治疗

大肠的经脉叫"手阳明经"，起始于食指的指端，沿食指的上缘，通过第一、二掌骨间的合谷穴，上入腕上两筋凹陷处，沿前臂上方至肘外侧，再沿上臂外侧前缘，上肩，出肩峰前缘，上出于背，与诸阳经会合于大椎穴上，再向前入缺盆联络肺，下膈又联属大肠。另有一条支脉，从缺盆处向上走至颈部，并贯通颊部，而进入下齿龈中，其后再从口内返出而绕行至口唇旁，左右两脉在人中穴处相交会，相交之后，左脉走到右边，右脉走到左边，再上行挟于鼻孔两侧，而在鼻翼旁的迎香穴处与足阳明胃经相接。

由于外邪侵犯本经而发生的病变，为牙齿疼痛、颈部肿大。手阳明大肠经上的腧穴主治津液不足的疾病，其症状是眼睛发黄、口中干燥、鼻塞或流鼻血、喉头肿痛以致气闭、肩前与上臂疼痛、食指疼痛而不能活动。气有余的实证，为在本经脉循行所过的部位上发热而肿；本经经气不足时，就会出现发冷颤抖、不易恢复体温等病象。这些病证，属实的就用泻法，属虚的就用补法；属热的就用速刺法，属

手阳明大肠经循行路线

手阳明大肠经的循行路线：起于大指次指之端（1），循指上廉，出合谷两骨之间，上入两筋之中（2），循臂上廉（3），入肘外廉（4），上臑外前廉（5），上肩（6），出髃骨之前廉（7），上出于柱骨之会上（8），下入缺盆（9），络肺（10），下膈（11），属大肠（12）。另外，手阳明经还有一分支：从缺盆上颈（13），贯颊（14），入下齿中（15）；还出挟口，交人中左右，上挟鼻孔（16）。

此经脉联系的脏腑：大肠、肺。

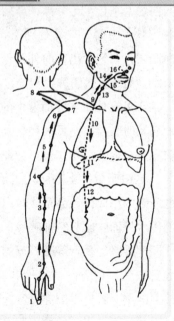

名词解释

两筋

　　指拇长伸肌腱、拇短伸肌腱的过腕关节处。

髃骨

　　髃读隅，角的意思。此指肩峰部。

会上

　　指大椎，为六阳经所聚会，也就是锁骨。

寒的就用留针法；脉虚陷的就用灸法，不实不虚的从本经取治。属于本经经气亢盛的，其人迎脉的脉象要比寸口脉的脉象大三倍；而属于本经经气虚弱的，其人迎脉的脉象反而会比寸口脉的脉象小。

足阳明胃经的循行路线、病变与治疗

胃的经脉叫"足阳明经"，起于鼻旁，由此上行，左右相交于鼻梁上端凹陷处，缠束旁侧的足太阳经脉，至目下睛明穴，由此下行，沿鼻外侧，入上齿龈，复出环绕口唇，相交于任脉的承浆穴，再沿腮部后方的下缘，出大迎穴，沿耳下颊上行至耳前，过足少阳经的客主人穴，沿发际至额颅部。它有一条支脉，从大迎穴的前方，向下走，行至颈部的人迎穴处，再沿喉咙进入缺盆，向下贯穿横膈膜而联属于本经所属的脏腑——胃腑，并联络于与本经相表里的脏腑——脾脏；其直行的经脉，从缺盆下走乳内侧，再向下挟脐，入毛际两旁的气冲部。另有一条支脉，起始于胃的下口处（即幽门，大约相当于下脘穴所在的部位），再沿着腹部的内侧下行，到达气街的部位，而与前面所讲的那条直行的经脉相会合，再由此下行，沿着大腿外侧的前缘到达髀关穴处，而后直达伏兔穴，再下行至膝盖，并沿小腿胫部外侧的前缘，下行至足背部，最后进入足次趾的外侧间（即足中趾的内侧部）。再有一条支脉，自膝下三寸处别出，向下行入足中趾外侧。又有一条支脉，从足背面（冲阳穴）别行而出，向外斜走至足厥阴肝经的外侧，进入足大趾，并直行到大趾的末端，而与足太阴脾经相接。

由于外邪侵犯本经而发生的病变，为发寒战抖、好呻吟、频频打哈欠、额部暗黑。病发时会有厌恶见人和火光、听到击木的声音就会惊怕、心跳不安、喜欢关闭门窗独居室内等症状，甚至会登高唱歌、脱掉衣服乱跑，且有肠鸣腹胀，这叫"骭厥"。足阳明胃经上的腧穴主治血所发生的疾病，如高热神昏的疟疾，温热之邪淫胜所致的出大汗、鼻塞或鼻出血、口角歪斜、口唇生疮、颈部肿大、喉部闭塞、腹部因水停而肿胀、膝部肿痛，足阳明胃经沿着胸膺、乳部、气街、大腿前缘、伏兔、胫部外缘、足背等处循行的部位都发生疼痛，足中趾不能屈伸等。本经气盛，胸腹部发热，胃热盛则容易饥饿、小便色黄。本经经气不足时，就会出现胸腹部发冷而战栗；若胃中阳虚有寒，以致运化无力，水谷停滞中焦，就会出现胀满的病象。这些病证，属实的就用泻法，属虚的就用补法；属热的就用速刺法，属寒的就用留针法；脉虚陷的就用灸法，不实不虚的从本经取治。属于本经经气亢盛的，其人迎脉的脉象要比寸口脉的脉象大三倍；气虚，人迎脉反小于寸口脉。

足太阴脾经的循行路线、病变与治疗

脾的经脉叫"足太阴经"，起始于足大趾的末端，沿大趾内侧红色肉和白色肉的分界处，通过足大趾本节后方的核骨，上行至足内踝的前面，再上行入小腿肚内侧，沿胫骨后方，穿过足厥阴经，复出足厥阴之前，此后再上行经过膝部、大腿内侧的前缘，进入腹内，属脾络胃，再上穿过横膈膜，挟行咽喉，连舌根，散于舌下。它的支脉，在胃腑处分出，上行穿过膈膜，注入心中，而与手少阴心经相接。

由于外邪侵犯本经而发生的病变，为舌根运动不柔和、食后就呕吐、胃脘部疼痛、腹胀、经常嗳气，排出大便或矢气后，就觉得轻松如病减轻一样，但全身仍感觉沉重。足太阴脾经上的腧穴主治脾脏所发生的疾病，这些疾病会出现舌根疼痛、身体不能动摇、饮食不下、心烦、心下掣引作痛、大便稀薄或下痢，或小便不通、黄疸、不能安卧，勉强站立时，就会出现股膝内侧经脉所过之处肿胀而厥冷的病象。此外，还有足大趾不能活动等症状。这些病证，属实的就用泻法，属虚的就用补法；属热的就用速刺法，属寒的就用留针法；脉虚陷的就用灸法，既不属于经气亢盛也不属于经气虚弱，而仅仅只是经气运行失调的，就要用本经所属的腧穴来调治。本经气盛，寸口脉比人迎脉大三倍；而属于本经经气虚弱的，其寸口脉的脉象反而会比人迎脉的脉象小。

手少阴心经的循行路线、病变与治疗

心的经脉叫"手少阴经"，起于心中，由心的络脉而出，向下通过膈膜，联络小肠。它的支脉，从心的脉络向上走行，并挟行于咽喉的两旁，此后再向上行而与眼球联络于脑的脉络相联系。直行的脉，从心与他脏相联系的脉络上行至肺，横出胁下，沿上臂内侧后缘，行手太阴经和手厥阴经的后面，下行肘内，沿臂内侧后缘，到掌内小指侧高骨尖端，入手掌内侧，沿小指内侧至尖端，与手太阳经相接。

手少阴心经之经气发生异常的变动，就会出现咽喉干燥、头痛、口渴而想要喝水等症状，这叫做"臂厥病"。

本经所主的心脏发生病变，为眼睛发黄，胁肋胀满疼痛，上臂和下臂内侧后缘疼痛、厥冷，或掌心热痛。治疗上面这些病证时，属于经气亢盛的就要用泻法，属虚的就用补法；属热的就用速刺法，属寒的就用留针法；脉虚陷的就用灸法，不实不虚的从本经取治。属于本经经气亢盛的，其寸口脉的脉象要比人迎脉的脉象大两倍；气虚，寸口脉反小于人迎脉。

手少阴心经循行路线

手少阴心经的循行路线：心手少阴之脉，起于心中，出属心系（1），下膈，络小肠（2）。其支者：从心系（3），上挟咽（4），系目系（5）。其直者：复从心系，却上肺，下出腋下（6），下循臑内后廉，行手太阴、心主之后（7），下肘内，循臂内后廉（8），抵掌后锐骨之端（9），入掌内后廉（10），循小指之内，出其端（11）。

此经脉联系的脏腑器官：心、小肠、肺。

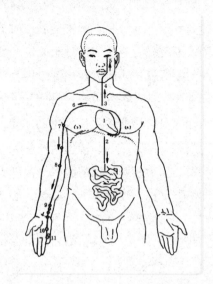

名词解释

心系
    指心与各脏相连的组织。

目系
    指眼后与脑相连的组织。

手太阳小肠经的循行路线、病变与治疗

小肠的经脉叫"手太阳经"，起于小指外侧的尖端，沿着手外侧的后缘循行而向上，到达腕部，过腕后小指侧高骨，直向上沿前臂后骨的下缘，出于肘后内侧两筋的中间，再向上沿上臂外侧后缘，出肩后骨缝，绕行肩胛，再前行而相交于肩上，继而进入缺盆，深入体内而联络于与本经相表里的脏腑——心脏，沿咽喉下行，穿过膈膜至胃，再向下联属于本腑小肠。它的支脉，从缺盆沿颈上颊，至眼外角，转入耳内。它的另一条支脉，从颊部别行而出，走入眼眶下方，并从眼眶下方到达鼻部，然后再至内眼角，最后再从内眼角向外斜行并络于颧骨，而与足太阳膀胱经相接。

由于外邪侵犯本经所发生的病变，为咽喉疼痛、颔部肿、头项难以转侧回顾、肩痛如被扯拔、臂痛如被折断。本经主治所发生的病变，则出现耳聋，眼睛发黄，颊肿，颈、颔、肩、臑、肘、臂后侧疼痛等症状。治疗上面这些病证时，属于经气亢盛的就要用泻法，属虚的就用补法；属热的就用速刺法，属寒就用留针法；脉虚

手太阳小肠经循行路线

手太阳小肠经的循行路线：起于小指之端（1），循手外侧上腕，出踝中（2），直上循臂骨下廉，出肘内侧两筋之间（3），上循臑外后廉（4），出肩解（5），绕肩胛（6），交肩上（7），入缺盆（8），络心（9），循咽（10），下膈（11），抵胃（12），属小肠（13）。其支者：从缺盆（14）循颈（15），上颊（16），至目锐眦（17），入耳中（18）。其支者：别颊上䪼，抵鼻（19），至目内眦，斜络于颧（20）。

本经脉联系的脏腑器官：胃、心、小肠。

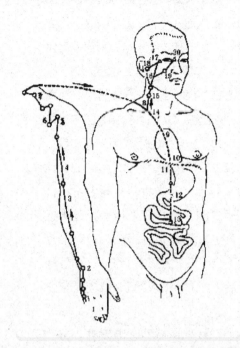

名词解释

踝
　　此指手腕后方小指侧的高骨。

肩解
　　指肩关节。

䪼
　　音拙。眼眶的下方，包括颧骨内连及上牙床的部位。

陷的就用灸法，不实不虚的从本经取治。属于本经经气亢盛的，其人迎脉的脉象要比寸口脉的脉象大两倍；气虚，人迎脉反小于寸口脉。

足太阳膀胱经的循行路线、病变与治疗

膀胱的经脉叫"足太阳经"，起于眼内角的睛明穴，上行额部，交会于头顶。它的一条支脉，从头顶下行至耳的上角。它直行的经脉，从头顶向内深入而联络于脑髓，然后返还出来，再下行到达颈项的后部，此后就沿着肩胛的内侧，挟行于脊柱的两旁，抵达腰部，再沿着脊柱旁的肌肉深入腹内，而联络于与本经相表里的脏腑——肾脏，并联属于本经所属的脏腑——膀胱腑。又一支脉，从腰部下行挟脊通

足太阳膀胱经循行路线

足太阳膀胱经的循行路线：起于目内眦（1），上额（2），交巅（3）。其支者：从巅至耳上角（4）。其直者：从巅入络脑（5），还出别下项（6），循肩髆内，挟脊（7）抵腰中（8），入循膂（9），络肾（10），属膀胱（11）。其支者：从腰中，下挟脊、贯臀（12），入腘中（13）。其支者：从髆内左右，别下贯胛，挟脊内（14），过髀枢（15），循髀外从后廉（16）下合腘中（17）以下贯踹内（18），出外踝之后（19），循京骨（20）至小指外侧（21）。

本经联系的脏腑器官：膀胱、肾、心。

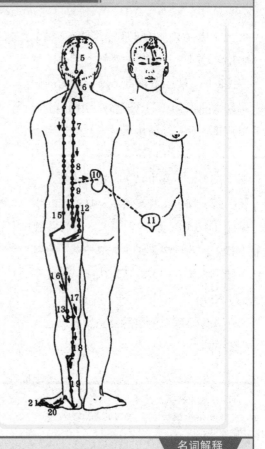

挟脊

指挟行脊柱两旁。

膂

挟脊两旁的肌肉。

髀枢

髀骨外侧的凹陷部分。也称髀臼。

京骨

指突出的第五趾骨粗隆部，京骨穴在其下方。

肩髆

指肩胛区。

过臀部，直入腘窝中。还有一条支脉，从左右的肩胛骨处分出，向下贯穿肩胛骨，再挟着脊柱的两侧，在体内下行，通过髀枢，然后再沿着大腿外侧的后缘下行，而与先前进入腘窝的那条支脉在腘窝中相会合，由此再向下行，通过小腿肚的内部，出于外踝骨的后方，再沿着足小趾本节后的圆骨，到达足小趾外侧的末端，而与足少阴肾经相接。

由于外邪侵犯本经所发生的病变，为气上冲而头痛、眼球疼痛像脱出似的、项部疼痛像被扯拔、脊背疼痛、腰痛像被折断、大腿不能屈伸、腘窝部像被捆绑而不能随意运动、小腿肚疼痛如裂，这叫做踝厥病。足太阳膀胱经上的腧穴主治筋所发生的疾病，如痔疮、疟疾、狂病、癫病，囟门部与颈部疼痛，眼睛发黄，流泪，鼻塞或鼻出血，项、背、腰、尻、腘、小腿肚、脚等部位都发生疼痛，足小趾不能活动。这些病证，属实的就用泻法，属虚的就用补法；属热的就用速刺法，属寒的就用留针法；脉虚陷的就用灸法，不实不虚的从本经取治。属于本经经气亢盛的，其人迎脉的脉象要比寸口脉的脉象大两倍；气虚，人迎脉反小于寸口脉。

足少阴肾经的循行路线、病变与治疗

肾的经脉叫"足少阴经"，起于足小趾下，斜走足心，出内踝前大骨的然谷穴

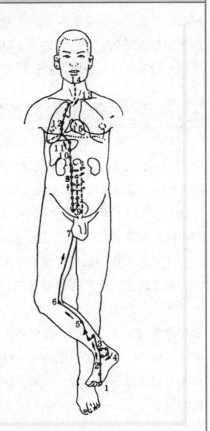

☯ 足少阴肾经循行路线

足少阴肾经的循行路线：起于小指之下，邪走足心（1），出于然谷之下（2），循内踝之后（3），别入跟中（4），以上踹内（5），出腘内廉（6），上股内后廉（7），贯脊属肾（8），络膀胱（9）。其直者：从肾（10），上贯肝、膈（11），入肺中（12），循喉咙（13），挟舌本（14）。其支者：从肺出，络心，注胸中（15），

本经脉联系的脏腑器官：肾、膀胱、肝、肺、心。

名词解释

邪走

"邪"通斜。

下方，沿内侧踝骨的后面转入足跟，由此上行经小腿肚内侧，出腘窝内侧，再沿大腿内侧后缘，贯穿脊柱，联属肾脏，联络与本脏相表里的膀胱。其直行的经脉，从肾脏向上行，贯穿肝脏和横膈膜，而进入肺脏，再从肺脏沿着喉咙上行并最终挟于舌的根部。另有一条支脉，从肺脏发出，联络于心脏，并贯注于胸内，而与手厥阴心包经相接。

由于外邪侵犯本经所发生的病变，为虽觉饥饿而不想进食、面色黑而无华、咳吐带血、喘息有声、刚坐下就想起来、两目视物模糊不清、心像悬吊半空而不安。气虚不足的，就常常会有恐惧感，发作时，患者心中怦怦直跳，就好像有人追捕他一样，这叫做"骨厥病"。

本经脉所主的肾脏发生病变，则出现口热，舌干，咽部肿，气上逆，喉咙发干而痛，心内烦扰且痛，黄疸，痢疾，脊背、大腿内侧后缘疼痛，足部痿软而厥冷，好睡，或足心发热而痛。治疗上面这些病证时，属于经气亢盛的就要用泻法，属于经气不足的就要用补法；属热的就用速刺法，属寒的就用留针法；脉虚陷的就用灸法，不实不虚的从本经取治。要使用灸法的患者，应当增加饮食以促进肌肉生长，同时还要进行适当的调养，放松身上束着的带子，披散头发而不必扎紧，从而使全身气血得以舒畅。本经气盛，寸口脉比人迎脉大两倍；而属于本经经气虚弱的，其寸口脉的脉象反而会比人迎脉的脉象小。

手厥阴心包经的循行路线、病变与治疗

心包主的经脉叫"手厥阴心包经"，起于胸中，出属心包络，下膈膜，依次联络上、中、下三焦。它的一条支脉，从胸中横出至胁部，再走行到腋下三寸处，此后再向上循行，抵达腋窝部，然后再沿着上臂的内侧，在手太阴肺经与手少阴心经这两条经脉的中间向下循行，进入肘中，再沿着前臂内侧两筋的中间下行，入于掌中，再沿着中指直达其末端。又一支脉，从掌内沿无名指直达指尖，与手少阳经相接。

手厥阴心包经的经气发生异常的变动，就会出现掌心发热、臂肘关节拘挛、腋下肿胀等症状，甚至胸胁胀满、心悸不宁、面赤、眼黄、嬉笑不止。手厥阴心包经上的腧穴主治脉所发生的疾病，其症状是心中烦躁、心痛、掌心发热。这些病证，属实的就用泻法，属虚的就用补法；属热的就用速刺法，属寒的就用留针法；脉虚陷的就用灸法，不实不虚的从本经取治。属于本经经气亢盛的，其寸口脉的脉象要比人迎脉的脉象大一倍；而属于本经经气虚弱的，其寸口脉的脉象反而会比人迎脉的脉象小。

手少阳三焦经的循行路线、病变与治疗

三焦的经脉叫"手少阳经"，起于无名指尖端，上行小指与无名指中间，沿手背上行腕部，出前臂外侧两骨中间，穿过肘，沿上臂外侧上肩，交出足少阳经的后面，入缺盆，行于两乳之间的膻中，与心包联络，下膈膜，依次联属于上、中、下三焦。它的一条支脉，从胸部的膻中处上行，出于缺盆，并向上走行到颈项，挟耳后，再直上而出于耳上角，并由此环曲下行，绕颊部，而到达眼眶的下方。又一支脉，从耳后进入耳中，复出耳前，过足少阳经客主人穴的前方，与前一条支脉交会于颊部，由此再上行至外眼角，而与足少阳胆经相接。

由于外邪侵犯本经所发生的病变，为耳聋、喉咙肿、喉痹。手少阳三焦经上的腧穴主治气所发生的疾病，其症状是自汗出，外眼角疼痛，面颊疼痛，耳后、肩部、上臂、肘部、前臂等部位的外缘处都发生疼痛，无名指不能活动。这些病证，属实的

手厥阴心包经循行路线

手厥阴心包经的循行路线：起于胸中，出属心包络（1），下膈（2），历络三焦（3）。其支者：循胸（4）出胁，下腋三寸（5），上抵腋下（6），循臑内，行太阴、少阴之间（7），入肘中（8），下臂，行两筋之间（9），入掌中（10），循中指，出其端（11）。其支者：别掌中，循小指次指，出其端（12）。

本经联系的脏腑：心包、三焦。

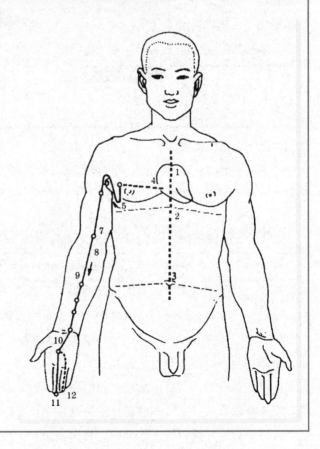

手少阳三焦经循行路线

手少阳三焦经的循行路线：起于小指次指之端（1），上出两指之间（2），循手表腕（3），出臂外两骨之间（4），上贯肘（5），循臑外（6），上肩（7），而交出足少阳之后（8），入缺盆（9），布膻中，散落心包（10），下膈，循属三焦（11）。其支者：从膻中（12），上出缺盆（13），上项（14），系耳后，直上（15）出耳上角（16），以屈下颊至𩒺（17）。其支者：从耳后入耳中，出走耳前，过客主人，前交颊（18），至目锐眦（19）。

本经联系的脏腑：三焦、心包、肺。

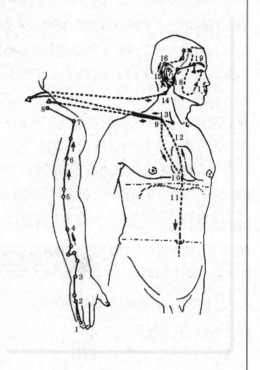

名词解释

客主人
即上关穴之异名。

就用泻法，属虚的就用补法；属热的就用速刺法，属寒的就用留针法；脉虚陷的就用灸法，不实不虚的从本经取治。属于本经经气亢盛的，其人迎脉的脉象要比寸口脉的脉象大一倍；而属于本经经气虚弱的，其人迎脉的脉象反而会比寸口脉的脉象小。

足少阳胆经的循行路线、病变与治疗

胆的经脉叫"足少阳经"，起于外眼角，上行到额角，再折向下转至耳后，沿着颈部，行于手少阳经的前面，到达肩上，再交叉行至手少阳经的后面，入于缺盆。它的一条支脉，从耳后进入耳中，再出行至耳的前方，到达外眼角的后方。又一支脉，从外眼角处分出，下走大迎穴，会合手少阳经至眼眶下方，再下行经颊车，于颈部与本经前入缺盆之脉相合，然后向下进入胸中，穿过膈膜，与本经互为表里的肝脏相联络，联属于胆腑，再沿胁内下行，经小腹两侧的气街，绕阴毛处，横行进入环跳穴。其直行的经脉，从缺盆部下行至腋部，再沿着胸部经过季胁，与前一支脉会合于环跳穴所在的部位，再向下沿着大腿的外侧到达膝外侧后，下行经腓骨前方，直至外踝上方之腓骨末端的凹陷处，再向下出于外踝的前方，沿着足背进入足第四趾的外侧端。又一支脉，从足背分出，沿第一、第二跖骨之间，行至足大趾末端，又返回穿过爪甲，出爪甲后的三毛（大敦）与足厥阴经相接。

足少阳胆经之经气发生异常的变动，就会出现口苦、时常叹气、胸胁部作痛以致身体不能转动等症状。病重的面色灰暗无光泽，全身皮肤枯槁，足外侧发热，这叫做"阳厥"。足少阳胆经上的腧穴主治骨所发生的疾病，其症状是头痛，颔部疼痛，外眼角痛，缺盆肿痛，腋下肿胀，腋下或颈部病发瘰疬，自汗出而战栗怕冷，疟疾，胸、胁、肋、大腿、膝盖等部位的外侧直至小腿外侧、绝骨、外踝前等部位以及胆经经脉循行所经过的各个关节都发生疼痛，足第四趾不能活动。这些病证，属实的就用泻法，属虚的就用补法；属热的就用速刺法，属寒的就用留针法；脉虚陷的就用灸法，不实不虚的从本经取治。属于本经经气亢盛的，其人迎脉的脉象要比寸口脉的脉象大一倍；而属于本经经气虚弱的，其人迎脉的脉象反而会比寸口脉的脉象小。

☯ 足厥阴肝经循行路线

足厥阴肝经的循行路线：起于大指丛毛之际（1），上循足跗上廉（2），去内踝一寸（3），上踝八寸，交出太阴之后（4），上腘内廉（5），循股阴（6），入毛中（7），过阴器（8），抵小腹（9），挟胃，属肝，络胆（10），上贯膈（11），布胁肋（12），循喉咙之后（13），上入颃颡（14），连目系（15），上出额（16），与督脉会于巅（17）。其支者：从目系下颊里（18），环唇内（19），其支：复从肝（20），别贯膈（21），上注肺（22）。

本经联系的脏腑：肝、胆、肺、胃、肾。

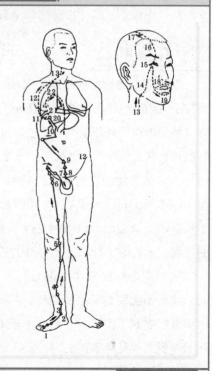

颃颡　　　　　　　　　　　　　　　　　　　　　　　　**名词解释**

音"杭嗓"，此指喉头和鼻咽部。喉咙则指下连气管部分。

足厥阴肝经的循行路线、病变与治疗

肝的经脉叫"足厥阴经"，起于足大趾二节间三毛的边缘，沿足背上缘行至内踝前一寸，再至踝上八寸，交出于足太阴经的后面，上走腘内缘，沿大腿内侧入阴毛中，左右交叉，环绕阴器，向上抵小腹，挟行于胃的两旁，联属肝脏，络于与本经相表里的胆腑，向上穿过膈膜，散布于胁肋，再沿喉咙后面，绕到面部至喉咙的上窍，连目系，出额部，与督脉相会于头顶的百会。它的一条支脉，从眼球联络于脑的脉络处别行而出，向下行至颊部的里面，再环绕口唇的内侧。又一支脉，从肝别出穿膈膜，注于肺中，与手太阴经相接。

足厥阴肝经之经气发生异常的变动，就会出现腰部作痛以致不能前后俯仰、男子患疝病、女子小腹肿胀。病情严重时，还会出现喉咙干燥、面部像蒙着灰尘一样暗无光泽等症状。本经所主的肝脏发生病证，出现胸中满闷、呕吐气逆、泄泻完谷不化、狐疝、遗尿或小便不通等症状。这些病证，属实的就用泻法，属虚的就用补法；属热的就用速刺法，属寒的就用留针法；脉虚陷的就用灸法，不实不虚的从本经取治。属于本经经气亢盛的，其寸口脉的脉象要比人迎脉的脉象大一倍；而属于本经经气虚弱的，其寸口脉的脉象反而会比人迎脉的脉象小。

十五络脉

手太阴心经别出的络脉，名叫"列缺"。它起始于手腕上部的分肉之间，由此而与手太阴肺经的正经并行，直入于手掌内侧，并散布于鱼际的部位。此络脉发病，邪气盛的则腕后高骨及手掌发热；而其属于虚证的，就会出现张口哈欠、小便失禁或频数等症状。治疗时，取腕后一寸半的列缺穴，本络由此别出，联络手阳明经。

手少阴心经别出的络脉，名叫"通里"。它起于腕后内侧一寸处，本络由此别出，循本经上行，入于心中，再上行联系舌根，属于目系。倘若它发生病变，其属于实证的，就会出现胸膈间支撑不舒的症状；而其属于虚证的，就会出现不能言语的症状。治疗时，取掌后一寸处的通里穴，本络由此别出，联络手太阳经。

手厥阴心包经别出的络脉，名叫"内关"。它起于掌后腕上二寸处，出两筋间，本络由此别走于手少阳经，并循本经上行，系于心包，联络于心系。倘若它发生病变，其属于实证的，就会出现心痛的症状；正气虚的则心中烦乱。治疗时，取腕上内侧二寸处两筋间的内关穴。

手太阳小肠经别出的络脉，名叫"支正"。它起于腕上外侧五寸，向内注于手少阴心经，其别出向上过肘，联络于肩髃穴。倘若它发生病变，其属于实证的，就会出现骨节弛缓、肘关节萎废而不能活动等症状；正气虚的则气血不行，皮肤上生赘肉，所生赘肉之多如指间痂疥一样。对于以上这些病证，都可以取手太阳小肠经的络脉从其本经所别出之处的络穴——支正穴来进行治疗。

手阳明经的别出络脉，名叫"偏历"。它在手掌后方距离腕关节三寸的部位从本经分出，由此而别行并进入手太阴肺经的经脉。另一别行的支脉，由偏历穴处发出，沿臂上行至肩髃部，再上行到达曲颊，斜行到牙根部。另一别出的络脉，上入耳中，合于该部的主脉。倘若它发生病变，其属于实证的，就会发生龋齿、耳聋等病证；正气虚的则齿冷、膈间闭塞不畅。对于以上这些病证，都可以取手阳明大肠经的络脉从其本经所别出之处的络穴——偏历穴来进行治疗。

手少阳经的别出络脉，名叫"外关"。它在手掌后方距离腕关节两寸的部位从本经分出，由此而向外绕行于臂部，然后再向上走行，注于胸中，而与手厥阴心包经相会合。此络脉发病，邪气盛的则肘关节拘挛；而其属于虚证的，就会出现肘关节弛缓不收的症状。治疗时，取本经别出的络穴外关穴。

☯ 观察鱼际的络脉，判断身体病变

　　人体有经脉、络脉和孙脉，浮于体表肉眼可见的为络脉。通过观察手掌鱼际部络脉的颜色变化，可以了解自己身体的健康状况。

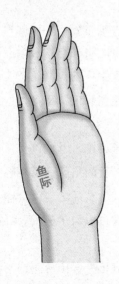

络脉颜色	所主病证
青	寒邪凝滞产生疼痛
赤	有热象
突然呈现出黑色	留滞已久的痹病
兼有赤、黑、青三色	寒热错杂的病证
颜色发青且脉络短小的	元气衰少的征象

　　足太阳经的别出络脉，名叫"飞阳"。它在足之上方距离外踝七寸的部位从本经分出，由此而别行并走入足少阴肾经的经脉。此络脉发病，邪气盛的则出现鼻塞不通、头背部疼痛；而其属于虚证的，就会出现鼻塞或鼻出血。治疗时，取本经别出的络穴飞阳穴。

　　足少阳经的别出络脉，名叫"光明"。它在足之上方距离外踝五寸的部位从本经分出，由此而别行并走入足厥阴肝经的经脉，然后再向下走行，而联络于足背部。此络脉发病，邪气盛的则四肢厥冷；而其属于虚证的，就会出现下肢痿软无力以致难以步行、坐下后就不能再起立等症状。治疗时，取本经别出的络穴光明穴。

　　足阳明经的别出络脉，名叫"丰隆"。它在足之上方距离外踝八寸的部位从本经分出，由此而别行，并走入足太阴脾经的经脉。其别出而上行的，沿着胫骨的外侧，络于头项，与该处其他诸经经气会合，向下绕络于咽喉。如果它的脉气向上逆行，就会导致咽喉肿闭、突然失音而不能言语等症状。邪气盛的则神志失常而发癫狂；而其属于虚证的，就会出现两足弛缓不收、小腿部肌肉萎缩等症状。治疗时，取本经别出的络穴丰隆穴。

　　足太阴经的别出络脉，名叫"公孙"。它在足大趾本节后方一寸远的地方从本经分出，由此而别行，并走入足阳明胃经的经脉。其别出而上行的，入腹络于肠胃。如果它的脉气厥逆上行，就会发生霍乱。邪气盛的则肠中剧烈疼痛；正气虚的则腹胀如鼓。对于以上这些病证，都可以取足太阴脾经的络脉从其本经所别出之处的络穴——公孙穴来进行治疗。

　　足少阴经的别出络脉，名叫"大钟"。它从足内踝的后方别行分出，由此再环绕足跟至足的外侧，而走入足太阳膀胱经的经脉。其别出而行的络脉与本经向上的经脉相并，走入心包络，然后向下贯穿腰脊。如果它的经脉发生病变，其属于实证的，就会出现二便不通的症状；正气虚的则腰痛。对于以上这些病证，都可以取足少阴肾经的络脉从其本经所别出之处的络穴——大钟穴来进行治疗。

　　足厥阴经的别出络脉，名叫"蠡沟"。它在足之上方距离内踝五寸的部位从本经分出，由此而别行，并走入足少阳胆经的经脉。其别出而上行的络脉，沿本经所循行路径达于睾丸，聚于阴经。如果它的经脉发生病变，其属于实证的，就会导致阴茎容易勃起；正气虚的则阴部暴痒。对于以上这些病证，都可以取足厥阴肝经的络脉从其本经所别出之处的络穴——蠡沟穴来进行治疗。

　　任脉的别出络脉，名叫"尾翳"。它起始于胸骨下方的鸠尾处，由此再向下散于腹部。此络脉发病，邪气盛的则腹部皮肤痛；而其属于虚证的，就会出现腹部皮

络脉的功能

　　络脉是人体经络系统的重要组成部分，络脉由阴经走向阳经，由阳经走向阴经，使得表里两经脉得以沟通和联系。络脉通过对其他小络的统率，加强了人体前、后、侧面的统一联系。从络脉分出的孙络和浮络遍布全身，将经脉的气血输送到全身。

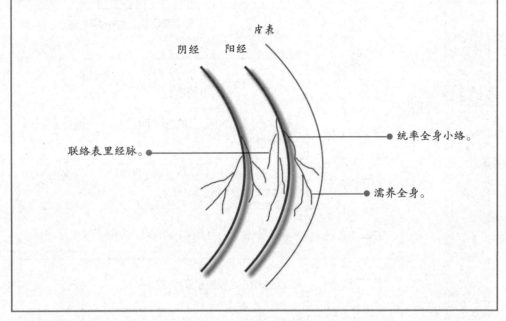

皮表

阴经　阳经

联络表里经脉。

统率全身小络。

濡养全身。

肤瘙痒的症状。治疗时，取本经别出的络穴——尾翳穴来进行治疗。

　　督脉的别出络脉，名叫"长强"。它起始于尾骨尖下方的长强穴处，由此再挟着脊柱两旁的肌肉向上走行到项部，并散于头上，然后再向下走行到肩胛部的附近，此后就别行走向足太阳膀胱经，并深入体内，贯穿脊柱两旁的肌肉。此络脉发病，邪气盛的则脊柱强直，不能俯仰；而其属于虚证的，就会出现头部沉重、摇动不定等症状。治疗时，取本经别出的络穴——长强穴来进行治疗。

　　脾脏的大络，名叫"大包"。它起始于渊腋穴下方三寸处，由此再散布于胸胁。倘若它发生病变，其属于实证的，就会出现全身各处都疼痛的症状；正气虚的则全身关节弛纵无力。此外，当它发生病变时，还会使大包穴附近出现网络状的血色斑纹。治疗时，如遇有瘀血凝滞的症状，都可取刺脾脏的大络从本经别出的络穴——大包穴来进行治疗。

人体经络系统

经络系统	经脉	十二经脉	手三阴经	手太阴肺经、手厥阴心包经、手少阴心经
			手三阳经	手阳明大肠经、手少阳三焦经、手太阳小肠经
			足三阴经	足太阴脾经、足厥阴肝经、足少阴肾经
			足三阳经	足阳明胃经、足少阳胆经、足太阳膀胱经
		奇经八脉	任脉、督脉、冲脉、带脉、阴跷脉、阳跷脉、阴维脉、阳维脉	
		十二经别	从十二经脉分出，分布于胸腹和头部，沟通表里两经并加强与脏腑联系的经脉	
		十二经筋	十二经脉的气血在所循行的肌肉筋腱部分的会合	
		十二皮部	十二经脉在体表皮肤的分区	
	络脉	十五络脉	列缺、通里、内关、支正、偏历、外关、尾翳、长强、大包、飞阳、光明、丰隆、公孙、大钟、蠡沟	
	孙络			
	浮络			

以上所说的十五条络脉，它们在发病时，凡是属于脉气壅盛所致之实证的，其脉络都必然会变得明显突出而容易看到；凡是属于脉气虚弱所致之虚证的，其脉络都必然会变得空虚下陷而不易看到。如果在皮表看不见，可在络脉的上下寻求。人的形体有高矮胖瘦的区别，因而其经脉就会有长短的不同，故其络脉所别行的部位也就多少会有一些差异，所以医者在诊察病情时，都应当灵活变通。

经 筋

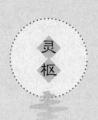

灵枢

本篇主要是对人体十二经筋的论述，介绍了人体十二经筋的循行路线，各经筋发生病变时病人的表现，治疗时对针具的选用、针刺方法的选择和穴位的选取。

足太阳经筋的循行路线、病变与治疗

足太阳经的经筋，起于足小趾的外侧，向上积聚于外踝，再斜行向上积聚于膝部，在下面的沿足外侧，积聚于足踵部，由踵部沿足跟上行积聚于腘窝内；该经筋的另一支，从外踝向上行，积聚于小腿肚的外侧，向上到达腘窝中部的内侧，与从足跟上行的一支并行向上，积聚于臀部，再沿着脊柱两侧上行至项部；由此分出的一条筋，另行入内结于舌根；另一条由项部分出的经筋直行向上积聚于枕骨，向上到达头顶，又沿着颜面下行，积聚于鼻；由此分出的一条支筋，像网络一样围绕上眼睑，然后向下积聚于颧骨处；有一条分支由挟脊上行的经筋别出，从腋窝后侧的外缘，上行积聚于肩髃部；另一条支筋，入腋窝下方，然后绕行到缺盆，向上积聚于耳后完骨部；另一支从缺盆分出，斜向上进入颧骨部分，与从颜面下行结于颧骨的支筋相合。

足太阳经的经筋发生的病变，可见足小趾掣引足跟部肿痛、膝腘拘挛、脊柱反张、项部拘急、肩臂不能上举、腋部引及缺盆部纠结作痛、不能左右摇动。治疗用火针，疾进疾出，病愈则止，以疼痛的部位为针刺的腧穴。这种病叫做"仲春痹"。

足少阳经筋的循行路线、病变与治疗

足少阳经的经筋，起于足第四趾端，向上行积聚于外踝，上沿胫骨外侧，向上积聚于膝部外缘；足少阳经筋的一条分支，从外辅骨处分出，向上行至大腿部，在此又分为两支。行于前面的一支，积聚在伏兔穴之上；行于后面的一支，积聚在

《易筋洗髓经》修练图：足三阳经筋

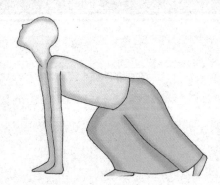

卧虎扑食势——足阳明经筋

（ 桩势要领 ）

图为左势，左足为虚步，重心在右足，双手十指并拢支地，双手与肩同宽，腰脊要直，头要抬，要有领起全身之意。注意，腰背要平，右膝不可过屈。

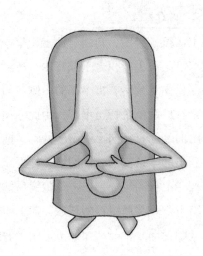

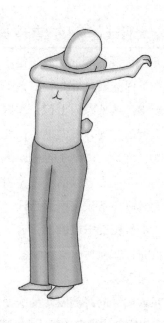

打躬势——足太阳经筋

（ 桩势要领 ）

图为右势，右足略前，重心在左足，双足相距约一横足宽。俯身下腰，双手十指交叉，手指交于对侧手的手背，置于头后，掌心向上。注意：双肘不要夹，要展开，前臂成一直线，腰脊要直，不可凸背，颈不可弯。

青龙探爪势——足少阳经筋

（ 桩势要领 ）

图为左势，左足在前，右足外摆，双足呈90°，右掌推向左侧，左手半握拳，置于左胯旁，头歪向左侧。注意：虽然是头歪的姿势，但颈部要保持正直。

尻部；其直行的，上行至胁下空软处与季肋部，再向上走腋部的前缘，横过胸旁，积聚于缺盆；它的另一直行支筋，出腋部，穿过缺盆，穿出后行于足太阳经筋的前面，沿耳后绕至上额角，交会于巅顶，从头顶侧面向下走至颔部，又转向上积聚于颧部；分出的支筋，积聚于眼外角，为眼的外维。

足少阳经的经筋发病时，见足第四趾掣引转筋、并牵扯膝部外侧转筋、膝部不能屈伸，腘窝部位筋脉拘急，前面牵引髀部疼痛，后面牵引尻部疼痛，向上则牵引胁下空软处及季肋部作痛，向上牵引缺盆、胸侧、乳部、颈部所维系的筋发生拘急。如果从左侧向右侧维络的筋拘急时，则右眼不能张开，因此筋上过右额角与跷脉并行，阴阳跷脉在此互相交叉，左右之筋也是交叉的，左侧的筋维络右侧，所以左侧的额角筋受伤，会引起右足不能活动，这叫做"维筋相交"。治疗这一病证应当用火针疾刺疾出的方法，针刺的次数以病愈为度，针刺的穴位就是感觉疼痛的地方。这种病证就叫做"孟春痹"。

足阳明经筋的循行路线、病变与治疗

足阳明经的经筋，起于足次趾与中趾，积聚于足背上，斜行的一支，从足背的外侧向上至辅骨，积聚于膝外侧，再直行向上积聚于髀枢，又向上沿着胁部联属于脊柱；其直行的，从足背向上沿胫骨，积聚于膝部；由此分出的支筋，积聚于外辅骨，与足少阳的经筋相合；其直行的，沿伏兔上行，结于髀部而聚会于阴器，再向上散布于腹部，上行积聚于缺盆部，再上颈部挟口，合于颧部，继而下结于鼻，从鼻旁上行与太阳经筋相合，太阳经的小筋网维于上眼皮，阳明经的小筋网维于下眼皮；另一从颔部发出的支筋，通过颊部积聚于耳前。

足阳明经的经筋发病，可见足中趾牵引胫部转筋，足部有跳动感并有强直的感觉，伏兔部转筋，髀前肿，阴囊肿大，腹部筋脉拘急、向上牵及缺盆与颊部，突然口角歪斜、筋拘急的一侧眼不能闭合，如有热则筋弛纵、而眼不能开；颊筋如果有寒就发生拘急、牵引颊部而致口角歪斜，有热则筋脉弛缓、收缩无力、口角歪向一侧。治疗方法，是用马脂熬成的油膏贴在拘急的一侧，以润养其筋；再以白酒调和桂末，涂在弛缓一侧的面颊上，使筋脉温通，然后再用桑钩钩住病人的口角，以调整其歪斜，使其复位，另用桑木炭火放在小壶中，壶的高度以病人坐着可得到暖气为宜。同时用马脂膏温熨拘急一侧的面颊，让患者喝一些酒，吃些烤肉之类的美味，不能饮酒的病人也要勉强喝一些，并再三地用手抚摩患处，以舒筋活络。其他病证的治疗，可采用火针疾刺疾出，针刺的次数以病愈为度，以疼痛的部位为针刺的穴位。这种病叫做"季春痹"。

《易筋洗髓经》修练图：足三阴经筋

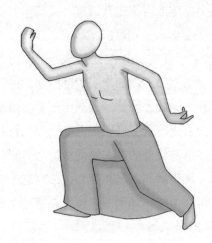

倒拽九牛尾势——足太阴经筋

桩势要领

图为左势，左足为虚步，足尖点地，足趾向左侧，足跟提起，重心在右足。右手拇指、食指指向自己的印堂，其余三指自然握拳，右手距头约一尺，右肘与肩同高。左手置于左胯后，小指、食指伸直，指向身后，中指、无名指回勾，拇指扣在食指指端，掌心向右。

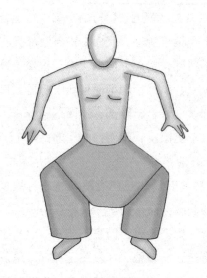

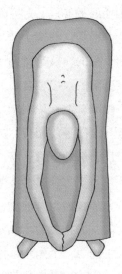

三盘落地势——足少阴经筋

桩势要领

图为右势，右足在左足前三寸许，双足之间相距约一足，双足成外八字。屈膝下蹲，收臀，腰脊要直，头要领起。双手置于两胯旁，五指自然张开，虎口向前，手心向下，双肘由后向外、向前翻拧，与双膝向后翻拧相对。右手比左手略向前寸许。

吊尾势——足厥阴经筋

桩势要领

图为左势，左足略在前三寸许，双足外分成180°，双足尖向外，足跟向里，双足跟相距约一足，弯腰，抬头，双手十指交叉，手指交于对侧掌心而非掌背，掌心向下。注意：膝不可弯屈，头不可低下。右势反之。

足太阴经筋的循行路线、病变与治疗

足太阴经的经筋，起于足大趾尖端的内侧，上行积聚于内踝；其直行的支筋，向上积聚于膝内侧辅骨，沿股内侧上行，积聚于髀部，继而积聚在前阴，再上行至腹部，积聚于脐部，沿腹内上行，然后结于两胁，散布于胸中；其行于内里的，附着于脊旁。

足太阴经的经筋发病，可见足大趾牵引内踝作痛，转筋，膝内辅骨疼，股内侧牵引髀部作痛，阴器像被扭转一样拘挛疼痛、并向上牵引脐部及两胁作痛、进而牵引胸及脊内作痛。治疗本病应采取火针疾刺疾出，针刺的次数以病愈为度，以病部的痛点为腧穴。这种病叫"孟秋痹"。

足少阴经筋的循行路线、病变与治疗

足少阴经的经筋，起于足小趾的下方，入足心，行于足的内侧，与足太阴经筋并行，再斜行向上，至内踝之下，积聚于足跟，向下与足太阳经筋相合，向上积聚于内辅骨下方，在此与足太阴经筋并行，向上沿大腿根部内侧积聚于阴器，再沿着脊柱旁肌肉上行至项部，积聚于头后部的枕骨，与足太阳经筋相合。此经筋发生的病证，为足下转筋，以及其经过的部位与积聚处，都疼痛抽筋。

足少阴经的经筋发生的主要病证有痫证、拘挛证、痉证等，病在背侧的不能前俯，病在胸腹侧的不能后仰，所以阳分有病的腰向后反折不能前俯。阴病腹部筋急，使身体向前俯，而不能后仰。治疗本病应采取火针疾刺疾出，针刺的次数以病愈为度，以病部的痛点为腧穴。病在胸腹内不宜针刺的，可用熨法，加以按摩导引以舒筋脉，并饮用汤药以养血。若本经的筋反折纠扭，且发作次数频繁，症状很重的，往往是不治的死证。这种病叫做"仲秋痹"。

足厥阴经筋的循行路线、病变与治疗

足厥阴经的经筋，起于足大趾之上，上行积聚于内踝之前，再向上沿着胫骨积聚于内侧辅骨之下，又沿着大腿根部的内侧上行积聚于前阴，并联络足三阴及足阳明各经筋。

足厥阴肝经的经筋发生病变，可见足大趾牵引内踝骨前疼痛、膝内辅骨痛、大腿内侧疼痛且抽筋、前阴痿弱不用，如果房室过度耗损了阴精，就会发生阳痿不举，如伤于寒则阴器缩入，如伤于热则阴器弛纵挺长而不缩。治疗本病应采用利水渗湿及清化湿热的方法调节厥阴经之气。若是转筋疼痛之类的病证，应采用火针疾

《易筋洗髓经》修练图：手三阳经筋

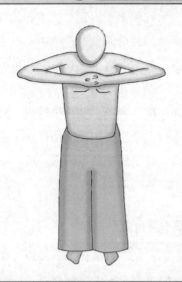

韦驮献杵第一势 —— 手阳明经筋

桩势要领

图为左势，双足立定外八字，夹角呈90°，左足在右足前方三寸许，双肘与肩同高，双手心斜向相对，约呈60°，左手比右手向前三寸许。站桩时背要裹圆，内腰脊要直。头领身松，目视前方。右势反之。

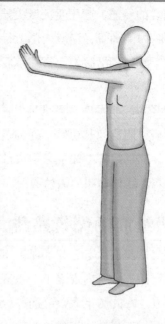

韦驮献杵第三势 —— 手少阳经筋

桩势要领

图为右势，丁八步，右足比左足前三寸许，双臂前平伸，双手心向内(向自己的颈部)，指尖向上，注意腰背要直。

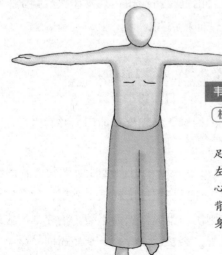

韦驮献杵第二势 —— 手太阳经筋

桩势要领

图为右势，双足并拢成外八字，右足比左足向前三寸许。上身前倾30°左右，头正，目平视、双臂侧平举，掌心向上。注意：身体倾时不可弯腰凸背，腰脊要直，是以髋关节为轴前倾上身的。

刺疾出，针刺的次数以病愈为度，以病部的痛点为腧穴。这种病叫"季秋痹"。

手太阳经筋的循行路线、病变与治疗

手太阳经的经筋，起于手小指上，积聚于手腕，沿着臂内侧上行，积聚于肘内高骨的后方。如果用手指弹此处的筋，小指会感觉酸麻，再上行入结于腋下；其支筋，向后走腋窝后缘，上绕肩胛，沿颈部走足太阳经筋之前，积聚于耳后完骨；由此又分出一条支筋，进入耳中；它的直行部分，从耳出，上行，又向下积聚于颌部，再折返向上行，联属外眼角。

手太阳经的经筋发生病变，表现为小指掣引肘内高骨后缘部疼痛、沿手臂内侧至腋下及腋下后侧的部位都感到疼痛、环绕肩胛并牵引到颈部也发生疼痛、并出现耳中鸣响疼痛，同时牵引颌部、眼部，眼睛必须闭合很久才能重新看清东西，如果颈部的筋拘急，可出现瘰疬、颈肿等症。寒热发生在颈部的，其治疗应采用火针疾刺疾出，刺的次数以病愈为度，以痛处为腧穴。假如伴有肿大，再用锐利的针刺治。这种病叫"仲夏痹"。

手少阳经筋的循行路线、病变与治疗

手少阳经的经筋，起于无名指靠近小指的侧端，上行积聚在腕部，再沿着手臂上行积聚于肘部，向上绕着大臂的外侧，经过肩部行至颈部，与手太阳经筋相合。从颈部分出的支筋，在曲颊部深入系于舌根；另一分支，向上走至颊车，沿着耳向前行进，联属外眼角，向上经过额部，最终积聚在额角。

手少阳经的经筋发病，在其所循行的部位上，可见掣引、抽筋和舌卷等症状。治疗时，应采用火针，采用疾刺疾出法，针刺的次数以病愈为度，以痛处为腧穴。这种病称为"季夏痹"。

手阳明经筋的循行路线、病变与治疗

手阳明经的经筋，起于食指靠近大指的侧端，积聚于手腕部，沿臂上行结于肘的外侧，沿手臂上行而结于肩髃；它的分支，绕过肩胛，挟于脊柱的两侧；它的直行部分，从肩髃上行至颈部，积聚于颧骨部；直行的筋向上出于手太阳经筋的前方，上至左额角，联络于头部而下行入右颌。

手阳明经的经筋发病，可见该经筋所循行和积聚的部位掣引、转筋及疼痛，肩部不能抬举，颈部不能左右回顾。治疗本病应采取火针疾刺疾出，针刺的次数以病愈为度，以病位的痛点为腧穴。这种病叫"孟夏痹"。

《易筋洗髓经》修练图：手三阴经筋

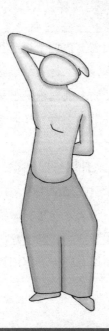

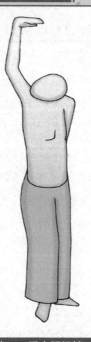

九鬼拔马刀势——手太阴经筋

桩势要领

　　图为左势，左足在右足前三寸许，右手置于头后，掌心向后，拇指侧在上，左手置于背后，拇指侧在下，掌心向前（向自身），腰脊要直，头面向左上方。注意：双肘向后背，不可松懈向前。

摘星换斗势——手少阴经筋

桩势要领

　　图为左势，左足向前三寸许，左手置于臀后，掌心向下，臂要伸直，右手置于头顶，掌心向上，臂要伸直，头面向右侧，下颌微抬起。右势反之。

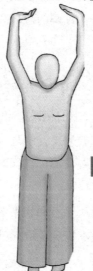

出爪亮翅势——手厥阴经筋

桩势要领

　　图为右势，右足在前三寸许。双手置于头顶，掌心向上，手指相对，右掌比左掌略在前寸许，腰脊要直，头要领，身要松。注意：双肩不可端，要沉肩。

手太阴经筋的循行路线、病变与治疗

手太阴肺经的经筋，起于手大指之端，沿指上行，积聚于手部鱼际之后，行于寸口的外侧，再沿手前臂上行，积聚在肘中，再上行至臂部的内侧，进入腋下，出于缺盆，积聚在肩髃之前，又返回，向上结于缺盆；自腋下行的一支进入胸中，结于胸内，散布于横膈部，与手厥阴经的经筋合于膈部，继而下行抵达季胁部位。

手太阴肺经的经筋发生病变，可见本经筋所循行和积聚的部位掣引、抽筋、疼痛，重者可成息贲病，胁肋拘急而吐血。治疗该病时，应采取火针，疾刺疾出，针刺次数以病愈为度，痛处为腧穴。这种病叫做"仲冬痹"。

手厥阴经筋的循行路线、病变与治疗

手厥阴心包经的经筋，起始于手中指端，沿指上行，通过掌后与手太阴经筋相并行，积聚于肘的内侧，上行臂的内侧而结于腋下，从腋下前后布散挟于胁肋；其支筋，入于腋下，散布胸中，结于贲门。

手厥阴心包经的经筋发病，可见本经筋所循行和积聚的部位掣引、转筋以及胸痛，成息贲病，出现呼吸急促、上逆喘息的症状。治疗本病应采用火针疾刺疾出，针刺的次数以病愈为度，以病部的痛点为腧穴。这种病叫"孟冬痹"。

手少阴经筋的循行路线、病变与治疗

手少阴心经的经筋，起于手小指的内侧，循指上行结于掌后小指侧高骨，再上行结于肘的内侧，上行入腋下，与手太阴经筋相交叉，挟行于乳内，结于胸中，沿贲部下行系于脐部。

手少阴心经的经筋发病，可见胸内拘急、心下有积块坚伏，名为"伏梁病"。上肢的筋有病，肘部牵急、屈伸不利。总的来说，手少阴经筋发病，可见本经筋所循行或积聚的部位掣引、转筋和疼痛。治疗本病应采用火针疾刺疾出，针刺的次数以病愈为度，以病部的痛点为腧穴。若病已发展成伏梁而出现吐脓血的，为脏气已损、病情加剧的死证。大凡经筋的病，遇寒则筋拘急而反折，遇热则筋弛缓不收，阳痿不举。背部的筋挛急，则脊背向后反张；腹部的筋挛急，则身体向前弯曲而不能伸直。焠刺的方法是用于因寒而筋急的病证，如因热而筋弛缓不收的，就不能用火针。这种病叫"季冬痹"。

足阳明经筋和手太阳经筋拘急，会发生口眼歪斜、眼角拘急、不能正常地视物。治疗这些症状，都应采用上述的焠针劫刺法。

骨 度

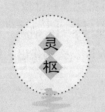

本篇以一个身高为七尺五寸的普通人为例，详细介绍了各部分骨节的长度以及通过骨节大小判断五脏大小的方法。

黄帝问伯高说：《脉度》篇中提到的人身经脉的长短，是依照什么标准来确定的呢？伯高回答说：先测量出各个骨节的大小、宽窄和长短，然后再根据这个标准来确定脉的长度。

人体骨节的长度

黄帝说：我想了解一般人骨度的情况，如果一个人的身高为七尺五寸，那其全身骨节的大小、长短该是多少呢？伯高说：头盖周围长应是二尺六寸，胸围是四尺五寸，腰围则是四尺二寸。头发覆盖的部分称为颅，从前发际到后发际，整个头颅长为一尺二寸，从前发际至腮的下部是一尺。五官端正的人，面部上、中、下三部分的长度相等。

从喉结到缺盆中央（指天突穴处）长四寸，从缺盆到胸骨剑突长九寸，如超过九寸为肺脏大，不足九寸为肺脏小。从胸骨剑突下到天枢穴之间（脐中）长八寸，如超过八寸为胃大，不足八寸为胃小。从天枢穴往下到横骨长六寸半，超过为大肠宽且长，不足的为大肠狭且短。横骨的长度是六寸半，从横骨上缘到股骨内侧下缘长一尺八寸。胫骨突起上缘至下缘长三寸半，胫骨突起的下缘到足内踝长一尺三寸，从内踝至地长三寸，从膝部的腘窝至足长一尺六寸，从足背至地三寸，所以骨围大的骨也随之粗大，骨围小的相应骨也细小。

测量人的侧面，额角至锁骨长一尺，锁骨向下至腋窝长四寸，腋窝至季胁长一尺二寸，季胁至髀枢长六寸，髀枢至膝长一尺九寸，膝至外踝长一尺六寸，外踝至京骨长三寸，京骨至足底长一寸。

骨度分寸

　　骨度是将人体的各个部位分别规定其折算长度，作为量取腧穴的标准。骨度分寸定位与指寸定位一样，一直被人们广泛应用。

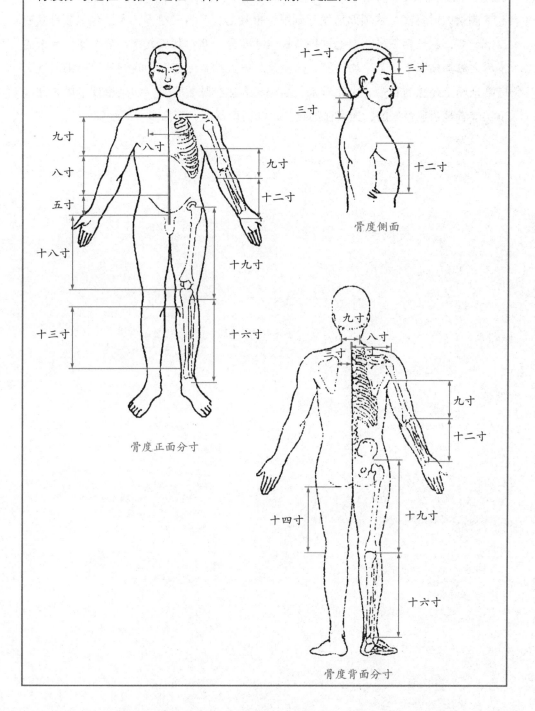

骨度侧面

骨度正面分寸

骨度背面分寸

　　耳后两高骨之间宽九寸，耳前两听宫间宽一尺三寸，两颧骨之间宽七寸，两乳之间宽九寸半，两髀之间宽六寸半。

　　足长为一尺二寸，宽为四寸半。肩端至肘长一尺七寸，肘至腕长一尺二寸半，手腕至中指掌指关节长四寸，掌指关节根部至手指尖长四寸半。

　　测量人的背部，从项部后发际到第一椎骨的长度为三寸半，大椎到尾骶骨共有二十一节，总长为三尺，上七椎每节长一寸四分一厘，共长九寸八分七厘，其余的不尽之数都在以下诸节平均计算。这就是一般人的骨度情况，我们就可以根据这个标准来确定经脉的长短。由此看来，当观察人体经脉的时候，如果呈现于体表浮浅坚实或者是明显粗大的，为多血的经脉；细而深伏的，则为多气的经脉。

脉 度

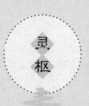

本篇主要介绍了人体各经脉的长度、五脏与七窍的对应关系，五脏精气的盛衰可以通过七窍来判断；介绍了人体奇经八脉之一的跷脉的循行路线、作用及跷脉度量长度时的男女之别。

经脉的长度

黄帝说：我想听你说说人体经脉的长度。岐伯回答说：人手的左右有六条阳经，从手到头，每条经脉的长度是五尺，六条经脉相加一共是三丈长。人手的左右有六条阴经，从手到胸中，每条经脉的长度是三尺五寸长，三六一丈八尺，五六三尺，那么六条相加则是二丈一尺长。人脚的左右六条阳经，从脚向上到头每条是八尺，六条经共为四丈八尺长。人脚的左右六条阴经，从脚到胸中，每条六尺五寸长，六六三丈六尺，五六三尺，六条共为三丈九尺长。人体的左右跷脉，每一条从脚至眼的长度为七尺五寸，二七一丈四尺，二五一尺，两条共为一丈五尺长。督脉、任脉各长四尺五寸，二四八尺，二五一尺，两条共为九尺。以上所有经脉加起来的总长度是一十六丈二尺，这就是人体营气通行的主要经脉通道。经脉循行于人体深部，从中分支出来并在经脉之间横行联络的叫做"络脉"，别出络脉的分支叫"孙络"。孙络中气盛而且有瘀血的，应马上用放血等方法快速地除去瘀血，邪气盛的用泻法治疗，正气虚的服用药物来调补。

五脏与七窍的对应

五脏精气的盛衰常常可以由内向外从人面部的七窍反映出来。肺气通于鼻，肺的功能正常，鼻子才能分辨出各种气味；心气通于舌，心的功能正常，舌头才能分辨出各种滋味；肝气通于眼，肝的功能正常，眼睛才能分辨出各种颜色；脾气通于口，脾的功能正常，口中才能分辨食物的各种味道；肾气通于耳，肾的功能正常，双耳才能听见各种声音。五脏之气不调和，与其对应的七窍就不能正常地发挥

经脉的长度

《黄帝内经》为了论述营卫之气在人体的昼夜运行次数，引入了经脉长度的概念，认为人体经脉的长度为十六丈二尺，营卫之气一昼夜在人体运行五十周次。

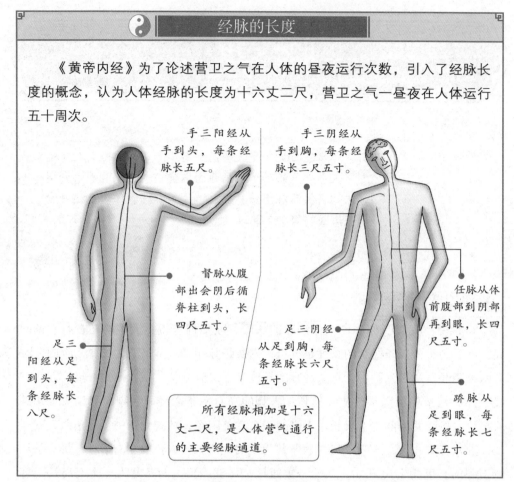

手三阳经从手到头，每条经脉长五尺。

手三阴经从手到胸，每条经脉长三尺五寸。

督脉从腹部出会阴后循脊柱到头，长四尺五寸。

任脉从体前腹部到阴部再到眼，长四尺五寸。

足三阳经从足到头，每条经脉长八尺。

足三阴经从足到胸，每条经脉长六尺五寸。

跻脉从足到眼，每条经脉长七尺五寸。

所有经脉相加是十六丈二尺，是人体营气通行的主要经脉通道。

作用；六腑之气不调和，那邪气就会滞留积聚而成痈。因此，如若邪气留在六腑之中，那阳脉就不能和顺通利；阳脉不和顺，阳气便会随之发生停歇、留滞；阳气留滞，就会相对偏盛。邪气留在五脏之中，阴脉就不能和顺通利；阴脉不通利，会导致血流停滞；血流停滞就会使阴气过盛。如果阴气过盛，就会影响阳气，使其不能营运入内与阴气相交，这就叫做"关"；如果阳气太盛，就会影响阴气，使其不能营运外出与阳气相交，这就叫做"格"；如果阴阳二气都过盛，表里相隔，不能相互营运相交，就叫做"关格"。关格是阴阳不相交通的表现，出现关格，便预示着病人不能尽其天年而早亡。

跻脉

黄帝说：跻脉起于哪里，又止于哪里呢？是哪一条经的经气像水一样地滋润、濡养而形成这一条经脉的呢？岐伯回答说：阴跻脉是足少阴肾经脉的别支，从然骨之后的照海穴起，向上经过足内踝的上方，再一直向上沿大腿内侧进入前阴，然后沿腹部向上到达胸部，进入缺盆，继续上行出于人迎的前面而进入颧骨，联属于内侧眼角，与足太阳经、阳跷脉会合而继续上行。阴阳跷脉二气并行回还，可以滋润双眼，如果脉气不能滋润眼睛，就会出现目张不合的现象。

黄帝说：阴跷之脉气只是在五脏之间运行，而不能运行于六腑，这是什么原因呢？岐伯回答说：脏气的运行是不停息的，就如同水的流动、日月的运行一样，永无休止。因此，阴跷脉荣养五脏的精气，阳跷脉荣养六腑的精气，就这样好像圆环一样，没有起点，也无法计算它的转流次数，周而复始地循环着。跷脉之气不停地流动运行着，在体内运行则滋养、灌溉五脏六腑，运行到体外则濡养、滋润肌肉皮肤。

黄帝说：跷脉有阴阳之分，那么究竟该依照哪一条来计算它的长度呢？岐伯回答说：男子依照其阳跷脉的长度来计算，而以阴跷为络；女子则依照其阴跷脉的长度来计算，而以阳跷为络。我们计算的跷脉的长度指的是经脉长度，而络脉的长度则不在计算之内。

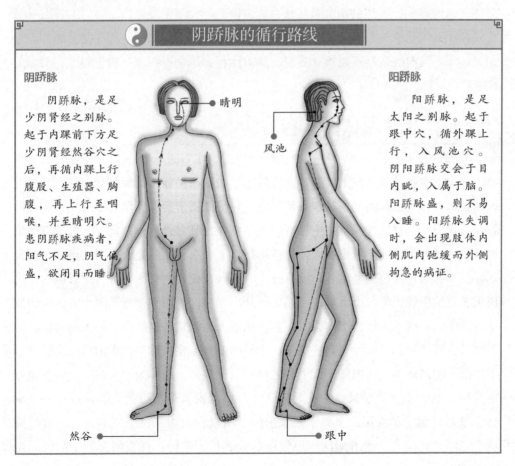

阴跷脉的循行路线

阴跷脉

阴跷脉，是足少阴肾经之别脉。起于内踝前下方足少阴肾经然谷穴之后，再循内踝上行腹股、生殖器、胸腹，再上行至咽喉，并至睛明穴。患阴跷脉疾病者，阳气不足，阴气偏盛，欲闭目而睡。

睛明

风池

阳跷脉

阳跷脉，是足太阳之别脉。起于跟中穴，循外踝上行，入风池穴。阴阳跷脉交会于目内眦，入属于脑。阳跷脉盛，则不易入睡。阳跷脉失调时，会出现肢体内侧肌肉弛缓而外侧拘急的病证。

然谷

跟中

营卫生会

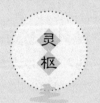

本篇主要论述了营卫之气的产生、营卫之气在人体的循行运转与会合，营卫之气在人体的循行与相会，是影响人睡眠质量的根本原因；介绍了三焦之气的发出部位和三焦的作用；分析了血气属于同一种物质的原因，以及治病时需要注意之处。

黄帝问岐伯：人体的精气是从什么地方得到的？阴阳是怎样交会的？什么气是营气？什么气是卫气？营气又是从哪里生成的？卫气又是怎样与营气交会的？老年人和壮年人气的盛衰是不同的，营卫二气的运行部位也不相同，我想知道它们是怎样会合的。

营卫二气在人体的运行与相会

岐伯回答说：人体的精气是由水谷产生的，水谷进入胃中，经过脾的消化吸收，化生为水谷精气并向上传至肺，再借肺气的输布功能传送到全身百脉，从而五脏六腑都可接受水谷精气。其水谷精气中，轻清而富于营养作用的是营气，重浊而剽悍的是卫气。营气在经脉之中循行，卫气则在经脉之外运行，营卫二气没有休止地在全身循行运转，一昼夜在人体内各运行五十周次，然后会合一次。由此，阴经阳经互相贯通，交替循环运转，没有终止。卫气在夜间循行于内脏二十五周次，在白天循行于阳经也是二十五周次，以此划分出昼夜。因而气循行到阳经时，人便醒来开始活动；夜间气循行于内脏时，人体就进入睡眠状态。所以，白天的时候，卫气都从内脏运转到了阳经；到了中午，阳经的卫气最盛，称为"重阳"；夜晚时，卫气都从阳经转运到了内脏；夜半时内脏的卫气最盛，而称为"重阴"。营气循行于脉中，起于手太阴经又终于手太阴肺经，因此说太阴主持营气的运行；卫气循行于脉外，起于足太阳经又终于足太阳经，所以说太阳主持卫气的运行。营气周流十二经，昼夜各二十五周次，卫气在白天循行于阳经，在夜间循行于阴经，也

营卫气血的循行对人睡眠质量的影响

营卫二气在体内不断循环，白天循行于阳经，夜晚循行于阴经，人才能正常作息。如果营卫二气失常，人的睡眠就会受到影响。

> 卫气在白天循行于阳经二十五周次。

中午

重阳

> 营卫二气在体内不断循环，一昼夜循行五十个周次，划分昼夜各半。

> 年轻人气血旺盛，气道通畅，营卫之气运行通畅，所以白天精力充沛，夜晚能呼呼大睡。

阴陇

中午

> 卫气在夜间循行于阴经二十五周次。

> 老人气血衰弱，气道不通畅，营气衰少，卫气内扰，所以白天的精力不充沛，夜晚也难以熟睡。

是各二十五周次，营卫二气各循行五十周次，划分昼夜各为一半。夜半阴气最盛为"阴陇"，夜半过后则阴气渐渐衰退，等到黎明的时候阴气已衰尽，而阳气渐盛。中午阳气最盛为"阳陇"，夕阳西下之时则阳气渐渐衰退，到黄昏的时候阳气已衰尽，而阴气渐盛。半夜的时候，营气和卫气都在阴分运行，是二者相互会合的时候，这时人们都已经入睡了，营卫二气在半夜会合，称为"合阴"。到第二天黎明的时候，阴气衰尽，而阳气开始运行。就是这样循环不息，如同天地日月运转一样有规律。

黄帝说：老人在夜里不能熟睡是什么原因造成的？年轻人白天精力充沛，夜晚熟睡难醒，又是什么原因？岐伯回答说：年轻力壮的人气血旺盛，肌肉滑利，气道通畅，营气和卫气就能很正常地运行，因此在白天能精力充沛、精神饱满，夜里就熟睡难醒。而老年人的气血已经衰弱，肌肉萎缩，其气道也就艰涩难通，五脏便不能相互沟通和协调，营气衰少，卫气内扰，营卫失调，不能以正常规律运行，因此使得白天的精力不充沛，夜里又难以熟睡。

三焦之气发出的部位

黄帝说：我想知道营气和卫气都是从什么地方发出的。岐伯回答说：营气是从中焦发出的，卫气是从上焦发出的。

黄帝说：我想再听您说说三焦从何而起，又是如何运行的。岐伯回答说：上焦起于胃的上口，沿着食道穿过膈膜并布散于胸中，经过腋下，沿手太阴经向下运行到手，再回到手阳明经，向上到达舌头，又向下交于足阳明经，循足阳明经运行。上焦之气常与营气并行于阳二十五周次，并行于阴也是二十五周次，一个昼夜是一个循环，共五十周次，而后又回到手太阴经，即循行全身一周。

黄帝说：人食用很热的饮食，刚刚吃下，还没有转化为水谷精气（即认为尚未转化为营卫之气）之时，就已经出汗了，有的是面部出汗，有的是背部出汗，有的是半身出汗，都不是按照卫气通常循行的路线，这是怎么回事呢？岐伯说：这是由于在外受到了风邪的侵袭，腠理开泄，毛孔张大而汗液蒸腾，卫气流泄于体表，也就不能按照原来的路线循行了。因为卫气的性质为剽悍滑利，行走迅速，遇到舒张的孔道就会从中流泄而出，这样一来就不能沿卫气本来循行的路线运行，这种情况就称为"漏泄"。

黄帝问：我想了解中焦之气是从什么部位发出的。岐伯回答说：也是出自胃的上口，在上焦之后，胃所受纳的水谷之气，经过排泄糟粕、蒸发津液，进而化生出精微的物质，向上传注于肺脉，同时将水谷化生的精微物质化为血液，以奉养全身，这种气是人体内最宝贵的物质，能够独自通行于经脉之中，我们称之为"营气"。

黄帝说：血和气，二者虽然名字不相同，但实际上却是同一类物质，这又怎样来理解呢？岐伯回答说：营气和卫气都是源自水谷精气，而血液也是水谷精气化生而成的，所以血与营卫之气，虽是不同名称，却是来源于同一类物质。因此说血液亏耗过度的人不能再使其发汗，因为脱汗则卫气亦伤；而脱汗伤卫气的人也不能再用放血疗法。所以如果既脱汗又失血则死，仅有脱汗或仅有失血则尚有生机。

黄帝说：想再听你谈谈下焦之气是从什么部位发出的。岐伯回答说：下焦分别清浊，将糟粕输送到回肠，然后将水液渗入到膀胱。所以，水谷同时进入胃

汗液的生成

汗液由体内的营卫之气转化而来，腠理开泄时，营卫之气就以汗液的形式排出体外。

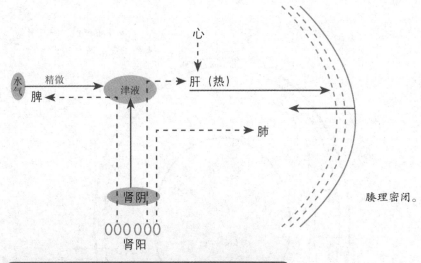

腠理密闭。

人体在没有汗液生成时，整个机体处于固摄状态。

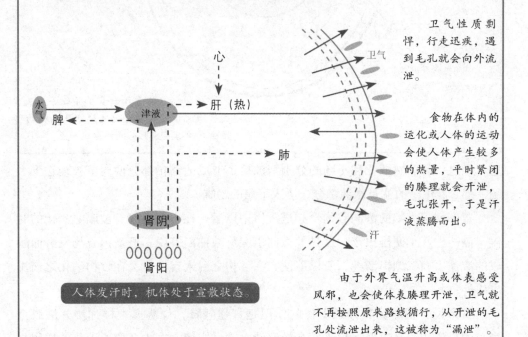

卫气性质剽悍，行走迅疾，遇到毛孔就会向外流泄。

食物在体内的运化或人体的运动会使人体产生较多的热量，平时紧闭的腠理就会开泄，毛孔张开，于是汗液蒸腾而出。

人体发汗时，机体处于宣散状态。

由于外界气温升高或体表感受风邪，也会使体表腠理开泄，卫气就不再按照原来路线循行，从开泄的毛孔处流泄出来，这被称为"漏泄"。

血、气的同一性

食物在胃里消化后被运化至全身，是机体活力的源泉。人体内的血、气都从此而来，它们实际都是同一种物质。

身体出汗时，处于体表的卫气也随之而出。

卫气

卫气运行于体表，捍卫人体。

营气

运化

运化

营气循行于体内，营养全身。

血液外流时，卫气也会随之而出。

所以，人体内汗出多了势必会伤卫气，血流多了也会使卫气受损。高明的医生在治疗疾病时必须注意这一点。

里，经过胃的腐熟消化和小肠的分别清浊后，形成的糟粕部分便向下被输送到大肠，那么其中清的就是水液部分，渗入下焦的膀胱。

黄帝问：人喝的酒与谷物一起进入胃中以后，在谷物还没有被腐熟消化的时候，酒却先从小便排出了，这是怎么回事呢？岐伯回答说：酒是由谷物发酵而酿成的液体，酒气剽悍清纯，所以即使它在谷物之后入胃，也会在食物消化之前排出体外。

黄帝说：很对。我知道上焦的作用是宣化蒸腾，像雾露一样弥漫并灌溉全身；中焦的作用是腐熟运化水谷，像沤渍食物一样使之发生变化；下焦的作用是分别清浊，排泄糟粕，像沟渠排水一样。三焦的情况就是这样。

癫 狂

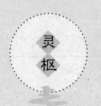

灵枢

本篇主要论述了癫病、狂病、逆病发作时的表现，以及根据不同表现应该选取的不同穴位和采用的不同治疗方法。其中还分析了狂病产生的原因。

癫病的表现与治疗

眼角凹陷于面颊一侧的，称为"锐眦"；眼角内侧靠近鼻一侧的，称为"内眦"。上眼皮属于外眦，下眼皮属于内眦。癫病开始发作时，病人先是感觉精神抑郁、闷闷不乐、并觉头部沉重疼痛、双眼直视、眼睛发红。而在严重发作时就会心中烦乱。诊断的时候，可以通过观察其天庭部位的色泽来判断其病是否将要发作。治疗这一类型的癫病时应取手太阳经、手阳明经和手太阴经的穴位，针刺将其恶血泄出，等到其血色由紫暗转变为正常以后停针。癫病发作的时候口角歪斜、啼哭、呼叫、气喘、心悸等症状随即出现，此时应取手阳明大肠经和手太阳小肠经的穴位进行治疗，采用缪刺法，根据其牵引的方向，向左侧牵引时就在右侧经脉的穴位上施针，向右侧牵引时就在左侧经脉的穴位上施针，针刺出血，直到血色变正常之后才能停针。癫病开始发作的时候会出现身体僵硬、脊柱疼痛的症状，据其具体发病部位，治疗时选取足太阳膀胱经、足阳明胃经、足太阴脾经、手太阳小肠经的穴位放血，等到血色变得正常之后才能停针。

要想很好地治疗癫病，需要医生常与患者住在一起，观察其发病过程中的情况和变化，根据其症状的特点，判断出病邪的部位，并断定发病时应该取何经穴治疗。当病发作时，取邪气最盛的经脉，选适当的穴位用泻法针刺，并将血放在一个葫芦里，等到这个病人再次发病时，这个葫芦中的血就会自己动起来。如果不动，便灸穷骨二十壮，穷骨就是骶骨，这样可以取得较好的治疗效果。

眼睛的经区划分

许多疾病的发生都会在眼睛上表现出来，这是因为眼睛与脏腑和经脉有着密切的联系。观察眼睛的变化了解自身健康对身体保健很有帮助，图中所示为眼睛的经区划分。

左眼

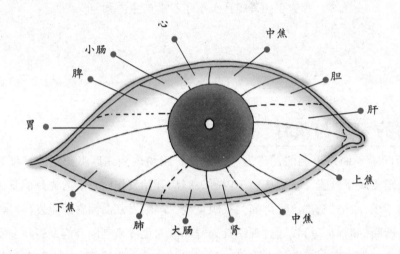

右眼

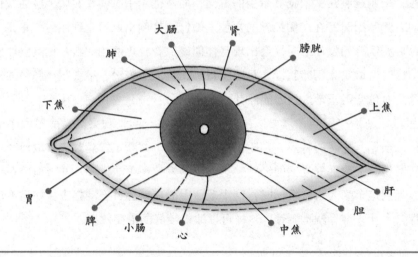

病已经深入骨中的癫病，在腮、齿的各腧穴及分肉之间，因邪气壅滞而胀满、骨骼强直、出汗、胸中烦闷。要是呕吐出大量的涎沫，气泄于下，这就是难以治愈的病证。病深入到筋的癫病，身体弯曲不伸、筋脉拘挛抽搐、脉大，治疗时可以用针刺颈项部的足太阳膀胱经的大杼穴。要是呕吐大量涎沫，气泄于下，也是不能治愈的病证。病深入到脉的癫病，表现为突然仆倒，四肢经脉都满胀而弛缓，要是经脉胀满的，就用针刺放血，使恶血全部流出；要是经脉不满，可以灸刺颈项两侧的足太阳膀胱经，并灸距腰三寸的带脉穴，而这两个部位经脉上的分肉和腧穴，也都是可以酌情取用的。如果呕吐大量涎沫，气泄于下，就是无法治愈的死证。另外，癫病在发作时出现发狂的症状，也是不治的死证。

壮　　　　　　　　　　　　　　　　　　　　　　　　　　名词解释

　　指艾炷灸中的计数单位。每灸一个艾炷，称为一壮。

狂病的表现与治疗

狂病刚刚发生的时候，一开始表现为情绪低落、悲伤、健忘、容易发怒、常常感到恐惧，这种病大多是由过度的忧伤和饥饿引起的。治疗时应针刺手太阴肺经、手阳明大肠经的腧穴，用针刺以泄去邪血，直到血色变为正常以后才能止针，还可以针刺足太阴经和足阳明经的穴位加以配合治疗。狂病开始发作的时候，表现为病人睡眠很少、不感到饥饿，自以为是十分贤德的圣人、是最聪明的人，以为自己极其尊贵，并且常常谩骂不休、日夜吵闹不停。治疗时应针刺手阳明经、手太阳经、手太阴经、舌下和手少阴经的腧穴。根据具体病情，以上各条中，凡是经脉气血充盛的，就可以点刺出血，不充盛的，就不能放血。

患狂病的人，表现为言语狂妄、容易受惊、爱笑、喜欢高声歌唱、行为狂妄没有休止，其患病原因一般是受到了极大的惊吓。治疗的时候应该针刺手阳明经、手太阳经和手太阴经的穴位。虚证者，表现为两眼总是看见异物，两耳总是听到异常的声音，时常呼叫，这是由于神气衰少所造成的。治疗的时候应取手太阳经、手太阴经、手阳明经、足太阴经及头部和两腮的穴位。患狂病的人食量特别大，经常像见了鬼神一样，常笑但是不发出笑声，这是由于过度欢喜伤及心神所造成的，治疗的时候应取足太阴经、足太阳经、足阳明经的穴位，配以手太阴经、手太阳经和手阳明经的穴位。狂病病人在刚刚患病，还没有见到以上诸种症状时，治疗应先取足厥阴经的左右曲泉穴两侧的动脉，邪气盛的经脉就用放血疗法，病可很快痊愈。如果仍然不好，就依照前述的治法取穴针刺，并灸骶骨二十壮。

狂病的表现

　　患狂病的人一般是在精神方面受到过强烈的刺激。但他们刚开始的表现往往是比较消极，而后才走向另一个极端。所以治疗的原则是通过针刺泄去体内的邪气。下图所示为一个患有狂病的人夸张的行为。

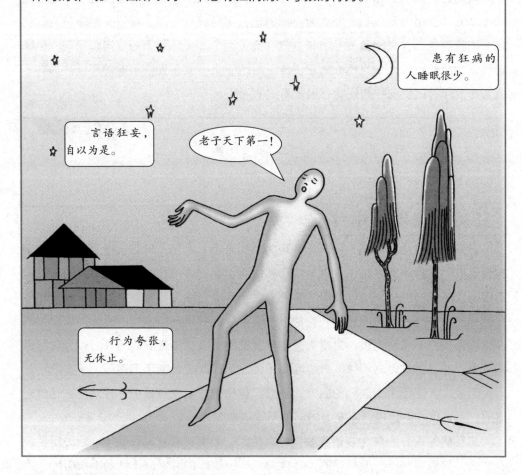

逆病的表现与治疗

　　风逆病的表现为突发的四肢肿胀、身体像被水淋一样发冷颤抖、嘴里发出唏嘘的声音、饥饿的时候心中烦闷、吃饱以后动扰而不宁。治疗的时候应该针刺手太阴肺经和与之相对应的手阳明大肠经，以及足少阴肾经和足阳明胃经的腧穴。如果有肌肉发冷的症状，就选取上述经脉的荥穴进行治疗；如果有骨骼发冷的症状，就选取上述经脉的井穴和经穴进行治疗。

　　厥逆病的表现为，两脚突然发冷、胸中疼痛像要裂开一般、肠子疼得像刀切一样、心中烦乱不能吃饭、脉搏无论大小都兼涩象，如果身体温暖，可取足少阴经的穴位，如果身体发冷，可取足阳明经的穴位。身体发冷的用补的方法治疗，身体温暖的应该用泻的方法治疗。

厥逆病的表现为腹胀、肠鸣、胸中满闷而呼吸不利。治疗时应针刺胸部之下的两胁间的穴位，将手放在胁部，当病人咳嗽时，感到应手而动的地方就是穴位。再取背部的穴位，用手按压该穴位时，患者马上感到舒服畅快。

要是有小便不通的症状，就针刺足少阴经、足太阳经，并用长针刺骶骨之上的穴位。如果感到气向上逆行，就针刺足太阴经、足阳明经的腧穴；气逆行较严重的，就应该针刺足少阴肾经和足阳明胃经上利于行气的腧穴。

正气衰弱而全身战栗的病人，说话时言语间断还发出唏嘘的声音、身体骨骼酸重、四肢乏力、不愿活动，治疗时应取足少阴肾经之气，用补法。气息短促的病人，呼吸急迫而不能连续，身体只要一活动就会感到疲乏，呼吸更加困难，治疗时应取足少阴肾经，用补法，有血络瘀阻的，应将瘀血放出。

热 病

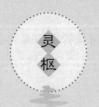

本篇分析了偏枯病和痱病的区别，论述了热病的发展过程和在各个阶段的治疗方法，阐述了热病在不同表现时对九针针具的选择和治疗原则。

　　偏枯病的症状表现为半身不遂且疼痛，如果病人言语如常、神志清醒，说明病邪在分肉腠理之间，还没进入内里。治疗时可以让病人卧床并发汗，再用大针刺治，补益不足的正气，祛除有余的邪气，就可以康复了。

　　痱病的症状表现为，全身没有疼痛的感觉、四肢弛缓、但不能屈伸，神志有些混乱，但不严重，语言模糊，但还可以分辨，说明病情较轻，还可以治疗；如果病情严重，已经不能言语的，就难以治疗了。如果痱病先起于阳分，而后深入阴分，治疗时应该先针刺阳经，后刺阴经，针刺的程度应该比较浅。

热病的发展

　　热病到了第三天，如果寸口的脉象平稳，人迎部的脉象躁动，这说明邪在表面还没有进入内里，治疗时可选阳经上治疗热病的五十九个腧穴进行针刺，用以祛除在表面的热邪，使邪气随汗而流出体外。同时配用充实其阴经的方法，用来补益阴精的不足。发热很严重的病人，寸口和人迎的脉象都显得很沉静，这是阳病见阴证，一般不允许针刺；对于还有针刺可能性的病证，就必须用疾刺法，虽没有出汗，但仍可祛除热邪。所谓不能针刺，是由于脉证不符，而见死证的征象。

　　热病在第七天、第八天的时候，如果寸口的脉象躁动，病人气喘而头眩晕，应马上针刺治疗，使汗出热散，应取手太阴经大指间的穴位浅刺。

　　热病到了七八天，脉象微小，是正气不足的表现。如果此时病人尿血、口中干燥，那就是阳盛阴竭，一天半即会死亡；要是见到代脉，说明脏气已衰，一天就会

偏枯与风痱

偏枯就是我们常说的半身不遂。偏枯和风痱皆由风邪入侵，导致营卫之气运行失常，真气去而邪气独留，经气瘀滞，但两种疾病的发展程度和表现又有不同。

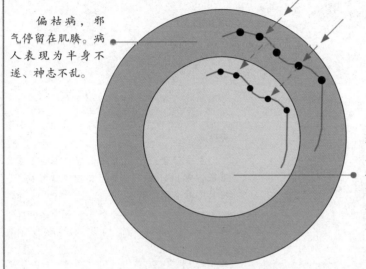

偏枯病，邪气停留在肌腠。病人表现为半身不遂、神志不乱。

风痱病，邪气已经侵入脏腑。病人表现为四肢弛缓、神志有轻微障碍，则病在阳经，可治愈；如果病人神志丧失，则病已发展到阴经，难治。

死亡。热病已经出汗，可是脉象还是躁而不静，气喘，并且不久又再次发热的，不可针刺，否则会重伤其正气，要是气喘加剧就会死亡。

热病已经七八天，脉象并不躁动，即便有躁象但不散不疾，这是邪气还在。在后面的三天之中，如果能发汗的，邪气便随汗而出；如果三天后仍未出汗，是正气已衰，到第四天就会死亡。在没有出汗的情况之下是不能针刺其腠理的。

不同表现的热病的治疗

患热病的人，先有皮肤痛、鼻塞、面部浮肿症状的，是热伤皮毛，治疗的时候应该浅刺各经的皮部，用九针中的第一针（镵针），在治疗热病的五十九个腧穴中，选择有关穴位针刺。要是鼻生小疹，也是邪伤皮毛的表现，属肺经患病，因肺合皮毛，因此治疗要从肺经入手。但是治疗的时候，不能针刺属火的心经腧穴，因为火热属心，心火克制肺金。

热病刚开始的时候，会感到身体艰涩不爽、心中烦闷并发热、唇燥咽干，应当刺其血脉，用九针中的第一针（镵针），在治疗热病的五十九个穴位中，选择与脉有关的穴位针刺。要是腹胀、口中干燥、出冷汗，这也是邪在血脉，因心主血脉，

毫针的双手进针方法

根据两手相互协调的程度，可以将毫针的进针法分为以下几种。

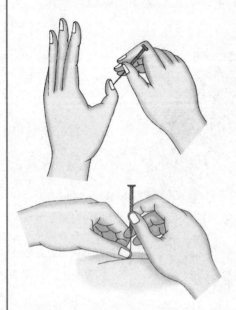

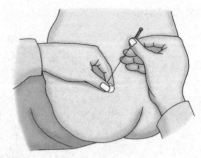

夹持法

左手拇食两指用消毒干棉球捏住针身下段，露出针尖，右手拇食指执持针柄，将针尖对准穴位刺入。

爪切法

以左手拇指或食指之指甲掐切穴位上，右手持针将针紧靠左手指甲缘刺入皮下的手法。

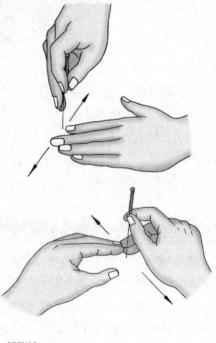

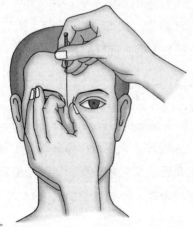

提捏法

用左手拇食两指将腧穴部位的皮肤捏起，右手持针从捏起部的上端刺入。此法主要用于皮肉浅薄的穴位，特别是面部腧穴的进针。

舒张法

左手将要针刺的穴位处皮肤撑开，右手持针，让针尖从撑开皮肤的指尖刺入皮下。行针时，左手食中两指可夹持针身，以免弯曲。

因此当治疗心经的腧穴。但是治疗的时候，不能刺治属水的肾经腧穴，因为肾水能克制心火。

热病如果表现为咽干、口渴喜饮、易受惊吓、不能安卧等症状，就是邪在肌肉的病变，治疗时应用九针中的第六针（圆利针），在治疗热病的五十九个穴位中，选择与肌肉有关的穴位针刺。如果眼角色青，属于脾经的病变，因脾主肉，所以治疗时应当针刺肌肉，也就是从脾经入手。但是治疗的时候，不能刺治属木的肝经腧穴，因为肝木能克制脾土。

热病如果表现为面色青、头痛、手足躁动等，就是邪客于筋的病变，治疗时应用九针中的第四针（锋针），在治疗热病的五十九个穴位中，选择与之有关的穴位针刺。要是脚不能走路、泪流不止，属于肝经的病变，肝主筋，所以治疗时应当针刺到筋，也就是从肝入手。但是治疗的时候，不能刺治属金的肺经腧穴，因为肺金能克制肝木。

热病如果表现为惊悸多次发作、手足抽搐、精神狂乱等，就是邪热入心的病变，治疗时应该深刺直到血络，用九针中的第四针（锋针），迅速将多余的邪热排出。如癫病发作的时候毛发脱落，属于心经的病患，心主血脉，所以治疗时应当针刺血脉，也就是从心入手。但是治疗的时候，不能刺治属水的肾经腧穴，因为肾水能克制心火。

热病如果表现为身体酸重、周身骨节疼痛、耳聋、双目常闭不开等症状，就是邪热入肾的病变，治疗时应深刺到骨头，用九针中的第四针（锋针），在治疗热病的五十九个穴位中，选择与骨头有关的穴位针刺。要是骨病而不能进食、咬牙、两耳变青，属于肾经的病患，肾主骨，所以治疗时应当刺入到骨头，也就是从肾入手。但是治疗的时候，不能刺治属土的脾经腧穴，因为脾土能克制肾水。

热病如果表现为不知疼痛、耳聋、四肢不能灵活收放、口干，且阳气偏盛的时候发热，阴气偏盛的时候发冷，这就是邪热已经深入到了骨髓，是死证，不能救治。

热病如果表现为头痛、眼周的筋脉抽搐作痛、经常出鼻血，就是厥热病，是热邪逆于上的病证，治疗的时候应用九针当中的第三针（锃针），根据其病情的虚实，泻其有余，补其不足。

热病表现为身体沉重、胃肠灼热的，那是邪热在脾胃所造成的，治疗的时候可以用九针中的第四针（锋针），刺脾胃二经的腧穴和下部的各足趾间的穴位，同时还可以针刺胃经的络脉，调治脾胃，得气为佳。

热病表现为脐周围突然疼痛、胸胁胀满，这是邪在足少阴、太阴二经的表现，治疗时应用九针中的第四针刺涌泉穴与阴陵泉穴，又可针刺舌下的廉泉穴。

☯ 《黄帝内经》中阴阳思想对选穴的指导

　　阴阳思想在古代人的生活中起着重要的作用，医学也深受其影响。例如，中医中，对于治疗热病和水肿病穴位的选取和确定就是一个很好的例子。

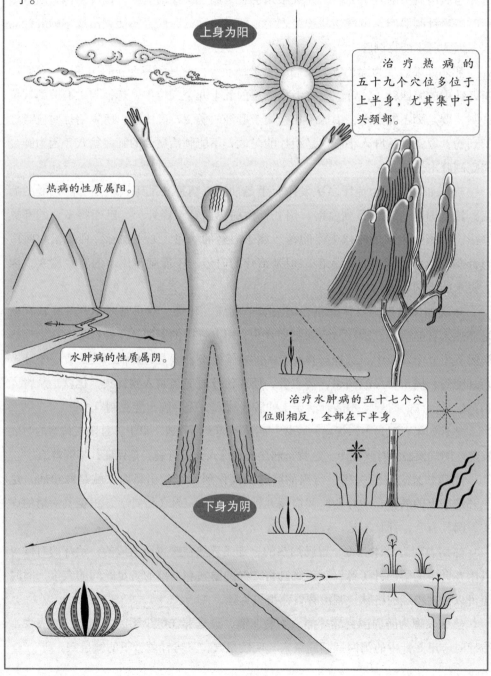

上身为阳

治疗热病的五十九个穴位多位于上半身，尤其集中于头颈部。

热病的性质属阳。

水肿病的性质属阴。

治疗水肿病的五十七个穴位则相反，全部在下半身。

下身为阴

　　热病如果出汗以后，脉象表现为安静柔顺的，是阳证得阳脉，脉证相合，说明可以继续发汗，治疗时应用针刺手太阴肺经的鱼际、太渊、大都、太白穴，用泻法刺治就可消热，如用补法则可以继续发汗。要是汗出太多的，针刺内踝上的三阴交穴，就可以将汗止住。

　　热病如果出汗以后，脉象仍然表现为躁盛的，这是阴脉虚弱已极的征象，为死证；如出汗之后脉象平静安顺的，是顺证，预后良好。热病脉象躁盛，但是已不能出汗的，是阳脉偏亢已极的征象，为死证；脉象躁盛，但发汗之后脉象马上表现为平静的，预后良好。

厥 病

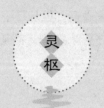

本篇主要论述体内经气逆乱导致的各种厥病的表现与治疗方法，重点论述了厥头痛和厥心痛；介绍了一些不能取穴治疗的痛病，并指出与厥痛不同的真痛是不可治疗之症；还介绍了一些其他厥病，如心腹痛、耳聋、耳鸣、大腿不能屈伸、严重的风痹等的治疗。

厥头痛的各种表现与治疗

经气上逆而导致头痛的，称为"厥头痛"。如果伴有面部浮肿、心烦等症状，可以针刺足阳明胃经和足太阴脾经的穴位进行治疗。

患了厥头痛的，如果表现为头部脉络跳痛、心情悲伤、常常哭泣，经诊察，其头部络脉搏动明显且有充血的情况，治疗时可以针刺放出恶血，然后调治足厥阴肝经。

患了厥头痛的，如果表现为头沉重、痛而不移，则应针刺头上纵行排列的五条经脉中的穴位，每行中选取五个，用以祛除邪气。泻手少阴心经，然后调补足少阴肾经。

患了厥头痛的，如果表现为记忆力减退、嗳气，头痛时用手按头，却找不到疼痛的具体位置，那治疗时可以针刺头面部左右的动脉，祛除邪气，然后再针刺足太阴脾经加以调理。

患了厥头痛的，如果表现为项部先痛、而后腰脊也随之作痛，在治疗时应先针刺足太阳膀胱经的天柱穴，然后再针刺该经的其他相应穴位进行治疗。

患了厥头痛的，如表现为头痛严重，耳朵前后的脉络充盛、发热，治疗时应先刺破脉络将血放出，然后再取足少阳经上的穴位进行调治。

如患真头痛，疼痛剧烈，整个脑袋都痛，手脚冰冷直达肘膝关节，就是不可治的死证。

厥病可治，真痛必死

头为诸阳之会，心为脏腑之主，所以病灶在这些部位的疼痛会使病人旦发夕死，夕发旦死。

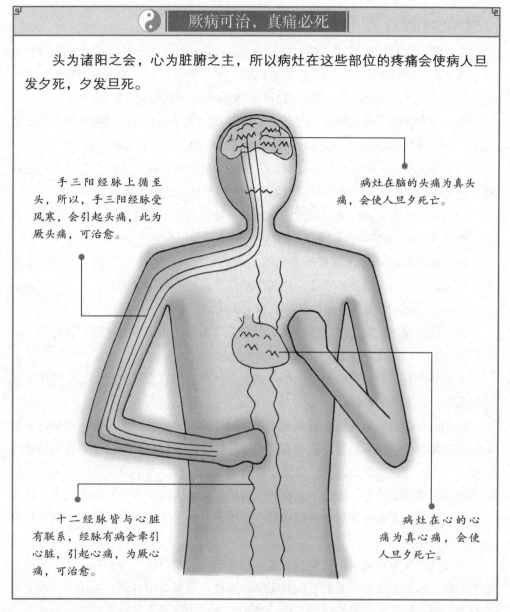

手三阳经脉上循至头，所以，手三阳经脉受风寒，会引起头痛，此为厥头痛，可治愈。

病灶在脑的头痛为真头痛，会使人旦夕死亡。

十二经脉皆与心脏有联系，经脉有病会牵引心脏，引起心痛，为厥心痛，可治愈。

病灶在心的心痛为真心痛，会使人旦夕死亡。

　　以下几种头痛是不能取腧穴治疗的：撞击摔跤之类的外伤、有瘀血留在体内的、因肌肉损伤而疼痛不止的，只能在局部针刺进行止痛，不可远端取穴。严重的痹病造成的头痛是不能使用针刺方法治疗的，要是每天都发作，针刺之后只能得到暂时的缓解，但是不能根治。头的半侧疼痛并且伴有发凉症状的，治疗时应先选取手少阳三焦经、手阳明大肠经的腧穴，再选取足少阳胆经、足阳明胃经的腧穴，用针刺进行治疗。

厥心痛的各种表现与治疗

厥心痛发作时，牵引到后背，就像有人从背后触动心脏一样，病人痛得弯腰屈背，这是由肾经邪气上犯于心造成的心痛病，所以叫做"肾心痛"。治疗时应先取足太阳经的京骨和昆仑两穴，如针刺后仍然疼痛不止，就取足少阴经的然谷穴。

厥心痛发作时，感觉胸腹内胀满、心痛尤其严重，这是由胃经的邪气犯于心造成的，所以叫"胃心痛"。治疗时应取足太阴脾经的大都穴和太白穴。

厥心痛发作时，痛得如同锥子刺心一般，十分严重，这是由脾气犯于心所造成的，所以叫"脾心痛"。治疗时应取足少阴肾经的然谷穴和太溪穴。

厥心痛发作时，面色青如同死灰一般、不能深呼吸，这是由肝气犯于心所造成的，所以叫"肝心痛"。治疗时应取足厥阴肝经的行间穴和太冲穴。

厥心痛发作时，卧床休息或在闲暇安静的时候疼痛不是很严重，一旦活动起来，疼痛就会加剧、但面色不变，这是由肺气逆乱犯于心所造成的，所以叫"肺心痛"。治疗时应取手太阴肺经的鱼际穴和太渊穴。

真心痛发作的时候，手足冰冷直达肘膝关节部位，心痛极其严重，往往早上发作到晚上就死亡，或者晚上发作第二天早上就死亡。

心痛病中有不能使用针刺疗法的，比如说体内有瘀血积聚的，不能用针刺腧穴以调理经气的方法来治疗。

肠中有寄生虫的，或有虫聚集成瘕的，治疗的时候不能使用小针。心腹疼痛的时候，表现为心中烦闷不舒，腹中有积聚的肿块，并且可以上下移动，有时痛有时不痛，腹内发热，口渴而流涎，是肠中有寄生虫的缘故。在治疗时，以手指用力按住肿块或者疼痛的地方，使之不能移动，再用大针刺入，一直等到虫不动了，再将针拔出。凡是出现满腹疼痛、烦闷不舒、腹中有肿物上下移动的虫病，都能用这种方法进行治疗。

耳朵聋听不到声音的，针刺位于耳中的听宫穴；耳鸣的，针刺耳朵前面动脉旁的耳门穴；耳朵疼痛的，有的情况是不能针刺的，比如耳中有脓，或由于耳垢充塞造成的耳痛。治疗一般的耳聋时，应针刺手足无名指指甲上方与肉交界处的穴位，先刺手上的关冲穴，后刺足部的窍穴；治疗耳鸣时，应刺手足中指的指甲上方的穴位，要是左耳鸣就刺右侧手足的穴位，要是右耳鸣就刺左侧手足的穴位，先取手上的穴位，后取足部的穴位。

大腿不能屈伸活动，抬不起来的，让病人侧卧，刺其髀枢中的环跳穴，使用九针中的圆利针，不能使用大针。如果是由于肝不藏血而造成下血的，针刺足厥阴经的曲泉穴进行治疗。

耳鸣的发生

　　耳鸣是指自觉耳内鸣响，常常是耳聋的先兆。治疗耳鸣，可补足少阳经的客主人穴及位于手大指指甲上的手太阴肺经的少商穴。

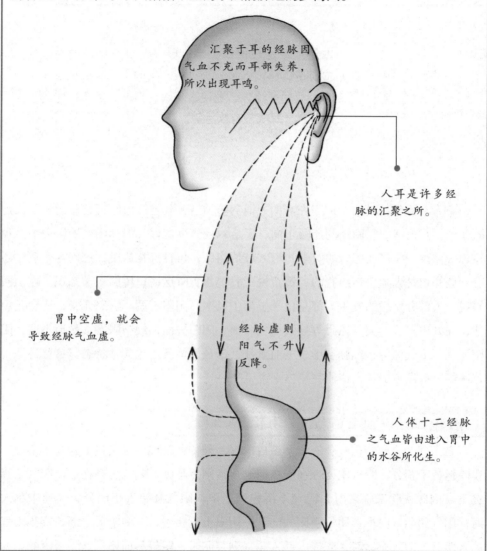

汇聚于耳的经脉因气血不充而耳部失养，所以出现耳鸣。

人耳是许多经脉的汇聚之所。

胃中空虚，就会导致经脉气血虚。

经脉虚则阳气不升反降。

人体十二经脉之气血皆由进入胃中的水谷所化生。

　　风痹病发展到严重的阶段，不可治愈的时候，会感觉双脚像踏着冰块一样寒冷，而有时又像浸泡在滚烫的热水中一样。下肢的病变会向体内发展，此时会出现心烦、头痛、呕吐、满闷等症状，或者是头晕目眩之后马上出汗，时间长了目眩更加厉害，情绪波动，有时悲伤、有时喜悦、有时恐惧，气短，闷闷不乐。照这种情况发展下去，不出三年，就会死亡。

口 问

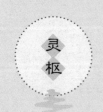

本篇主要是岐伯向黄帝传授一些口述相传的医学知识，主要是病邪侵入各孔窍时所产生的十二种疾病及其治疗方法，包括打哈欠、呃逆、哀叹、振寒、嗳气、全身无力、流口水、耳鸣、自咬舌等。

　　黄帝在闲暇独处时，屏退左右的人而问岐伯道：我已知道医书记载的关于九针的知识，对论述阴经阳经的逆顺走向、手足六经诸种道理我们都已经谈论完了，我还想听你讲一些口述相传的医学知识。岐伯离席，再行拜礼后说：您问得好啊！还有一些知识是先师口传给我的。黄帝说：我很想听听这些口传的医学知识。岐伯回答说：大部分疾病的发生，都是由于感染了风寒，阴阳不调，喜怒无常，饮食无规律，住处不舒适，突受惊恐等导致血气分离、阴阳失衡、经络阻塞、脉道不通、阴阳逆乱、卫气滞留、经脉空虚、气血紊乱，于是人体就进入失常状态。这些道理古代医经上都没有记载，请让我具体来说说吧。

病邪侵入各孔窍所产生的疾病

　　黄帝问：人打哈欠是什么气所造成的呢？岐伯回答说：卫气白天运行于阳分，夜晚运行于阴分。阴气主要存在于夜间，夜晚则多睡眠。阳气主升在上，阴气主降在下。因此夜晚来临之时，阴气下沉积聚于下，阳气开始入于阴分，但尚未尽入时，阳气引阴气向上，阴气引阳气向下，阴阳上下相引，人即哈欠不断。等到阳气尽入阴分，阴气充盛时，就能安然入睡。到黎明时，阴气尽而阳气盛，人就醒了。对于此病的治疗，可泻足少阴经以止其阴气，补足太阳经以充盛其阳气。

　　黄帝问：人发生呃逆是什么气所造成的呢？岐伯回答说：食物进入胃中，化生为胃气将水谷精气上注到肺。若胃本已感受寒邪，与新入的谷气不相调和，二者皆留滞于胃中相互扰乱，真气和邪气相互攻击并同时上逆，从胃口上冲而发生呃逆。治疗时，可补手太阴经，泻足少阴经。

人打哈欠的原因

阴阳之气的运行决定了人精力是否充沛。一般情况下，卫气在阳则人精力充沛，卫气在阴则人没精神。如果睡眠充足仍哈欠不断，则说明体内阴气太重。对于此病的治疗，可泻足少阴经以抑止其阴气，补足太阳经以充盛其阳气。黎明时，阴气尽而阳气盛，人就会醒来。

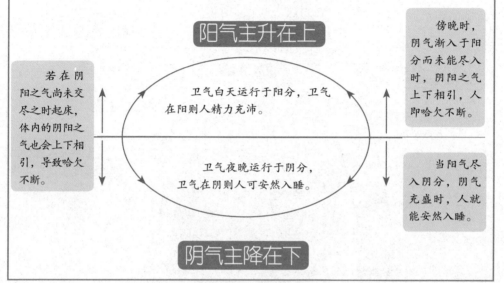

阳气主升在上

若在阴阳之气尚未交尽之时起床，体内的阴阳之气也会上下相引，导致哈欠不断。

卫气白天运行于阳分，卫气在阳则人精力充沛。

卫气夜晚运行于阴分，卫气在阴则人可安然入睡。

傍晚时，阴气渐入于阳分而未能尽入时，阴阳之气上下相引，人即哈欠不断。

当阳气尽入阴分，阴气充盛时，人就能安然入睡。

阴气主降在下

黄帝问：人发出哀叹又是什么气所造成的呢？岐伯说：这是由于阴气充盛而阳气空虚，故阴气运行急速而阳气运行缓慢，进一步加剧了阴气的旺盛和阳气的衰微，因此而生哀叹。治疗时，可补足太阳经，泻足少阴经。

黄帝问：人发生振寒是什么气造成的呢？岐伯说：寒邪侵入皮肤，阴邪之气过盛，体表阳气偏虚，所以出现发冷、战栗的症状。治疗时，温补各阳经即可。

黄帝问：人发生嗳气是什么气造成的呢？岐伯说：寒邪侵入胃内，使胃气上逆，逆气从下向上扩散，又从胃中冲出，所以会发生嗳气。治疗时，应补足太阴经和足阳明经。

黄帝问：人打喷嚏是什么气造成的呢？岐伯回答说：阳气顺和充满于心胸而溢出于鼻，所以出现了打喷嚏的情况。治疗时，可补足太阳经的荥穴通谷，以及眉根部的攒竹穴。

黄帝问：人出现了全身无力、四肢酸软的症状，是什么原因造成的呢？岐伯回答说：胃气虚而不实，则全身各经脉都虚，各经脉空虚就导致筋脉懈惰无力，筋脉懈惰，阳气力行，则元气不能恢复，于是就出现了这种症状。治疗时，应根据其发

呃逆的产生

　　呃逆，即常说的"打嗝"。以气逆上冲、喉间呃呃连声、声短而频、令人不能自制为主要症状，因属胃气上逆，呃呃有声，故称"呃逆"。

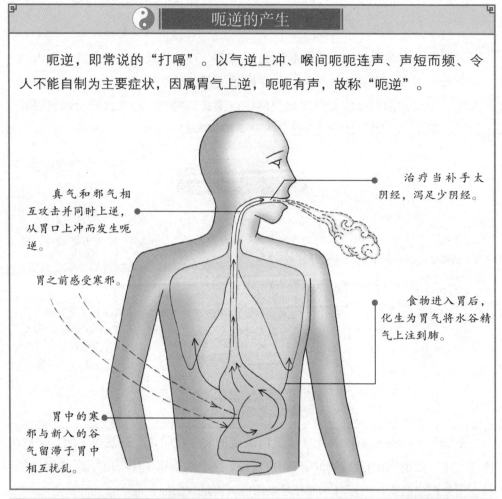

真气和邪气相互攻击并同时上逆，从胃口上冲而发生呃逆。

胃之前感受寒邪。

胃中的寒邪与新入的谷气留滞于胃中相互扰乱。

治疗当补手太阴经，泻足少阴经。

食物进入胃后，化生为胃气将水谷精气上注到肺。

名词解释

嗳气

　　俗称"打饱嗝"，是各种消化道疾病常见的症状之一。嗳气是胃中气体上出咽喉所发出的声响，其声长而缓，亦属胃气失和而上逆的一种表现，与短促冲击有声的呃逆不同。饱食之后，偶有嗳气，无其他兼证，不属病态，多可自愈。

病部位，在分肉间施以补法。

　　黄帝问：人在悲伤时涕泪都流出来，这是什么原因造成的呢？岐伯回答说：心脏是五脏六腑的主宰，眼睛是许多经脉聚集的地方，也是眼泪外泄的必经之道，口鼻是经气出入的门户。所以人悲哀忧愁则心神不宁，心神不安则影响到其他脏腑，脏腑不安则又影响到其他经脉，进而使眼及口鼻的液道张开，鼻涕、眼泪就由此而出。人体的津液，有渗灌精微物质濡养孔窍的作用，所以上液道开则泪流，泪流不止则精液耗竭，不能渗灌精微以濡养孔窍，所以两眼看不清东西，这叫做"夺精"。治疗时，应补颈项后的天柱穴。

黄帝问：人长声叹气，是什么原因造成的呢？岐伯回答说：忧愁思虑则围系心脏的络脉拘急，经络拘急则经气运行的通道受到约束，气道受约则呼吸不顺，所以深呼吸以舒展其气。治疗时，应补手少阴经、手厥阴经、足少阳胆经，并且留针。

黄帝问：人流口水，是什么原因造成的呢？岐伯回答说：食物进入胃中，若胃中有热，则寄生虫被热所扰而蠕动，虫动则胃气弛缓，胃气弛缓则舌下廉泉开张，进而口水流出。治疗时，可补足少阴肾经。

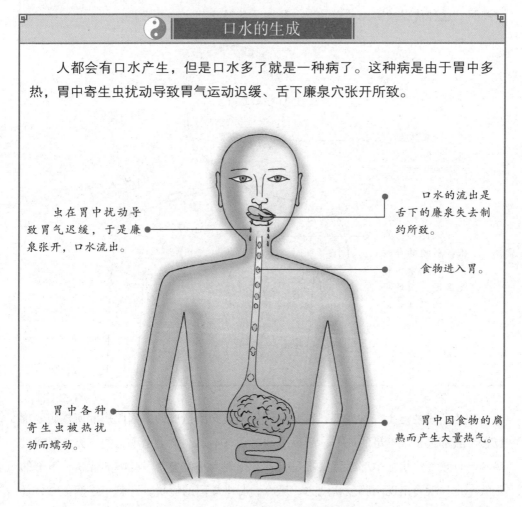

口水的生成

人都会有口水产生，但是口水多了就是一种病了。这种病是由于胃中多热，胃中寄生虫扰动导致胃气运动迟缓、舌下廉泉穴张开所致。

虫在胃中扰动导致胃气迟缓，于是廉泉张开，口水流出。

口水的流出是舌下的廉泉失去制约所致。

食物进入胃。

胃中各种寄生虫被热扰动而蠕动。

胃中因食物的腐熟而产生大量热气。

黄帝问：人发生耳鸣，是什么原因造成的呢？岐伯回答说：耳朵是许多经脉聚集的地方，若胃中空虚，则其余经脉必虚，经脉虚则阳气不升而下滑，致使入于耳部的经脉气血不充而耳部失养，所以出现耳鸣。治疗时，可补足少阳经的客主人穴及位于手大指指甲上的手太阴肺经的少商穴。

黄帝问：人有时自咬其舌，是什么原因造成的呢？岐伯回答说：这是由于厥逆之气上行，波及各经脉之气分别上逆而造成。如少阴脉气上逆，就会咬舌；少阳脉气上逆，就会咬颊部；阳明脉气上逆，就会咬唇。治疗时，应根据所咬的部位来确定属于何脉气上逆，而后据主病的经脉施以相应的补法。

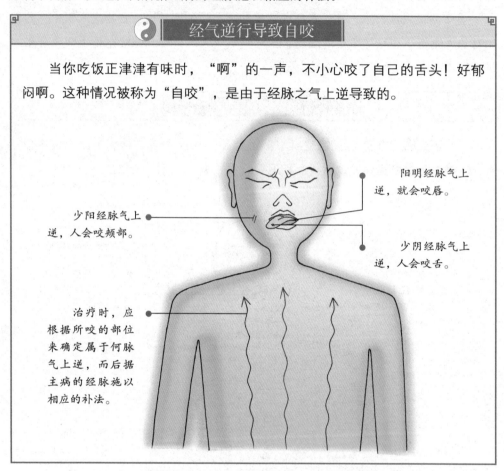

经气逆行导致自咬

当你吃饭正津津有味时，"啊"的一声，不小心咬了自己的舌头！好郁闷啊。这种情况被称为"自咬"，是由于经脉之气上逆导致的。

少阳经脉气上逆，人会咬颊部。

阳明经脉气上逆，就会咬唇。

少阴经脉气上逆，人会咬舌。

治疗时，应根据所咬的部位来确定属于何脉气上逆，而后据主病的经脉施以相应的补法。

以上所说的这十二种病邪，都是病邪侵入孔窍所造成的。因此病邪所侵犯的部位，一般都是正气不足的地方。所以上部的正气不足，就会出现脑髓不充、耳鸣、头倾、目眩等症状；中部的正气不足，就会出现大小便失禁、肠鸣的症状；下部的正气不足，就会出现两脚疲软无力、厥冷、心中烦闷的症状。针刺上述病证时，皆为补足太阳经外踝后的昆仑穴并留针。

病邪侵入孔窍所产生疾病的治疗

黄帝说：对以上十二种病证的治疗是怎样的呢？岐伯回答说：因肾气虚而生

的哈欠，应取足少阴肾经以刺之；因精气不能到达肺而致的呃逆，应取手太阴肺经和足少阴肾经以刺之；哀叹是由于阴盛阳衰所致，所以要补足太阳膀胱经，泻足少阴肾经；针治振寒症状，应补各阳经；针治嗳气症状，应补足太阴脾经和足阳明胃经；针治喷嚏之症，应补足太阳膀胱经的攒竹穴；针治全身无力、四肢酸软的症状，应根据发病部位，在相应分肉间施以补法；针刺悲伤时涕泪俱出之症，应补颈项后的天柱穴；长声叹气症状的解除，应补手少阴心经、手厥阴心包经和足少阳胆经且留针；针治流口水之病，应补足少阴肾经；针治耳鸣之病，应补足少阳经的客主人穴，以及位于手大指指甲部的手太阴肺经的少商穴；自咬其舌之病，针刺时应根据发病部位所属经脉，分别施以相应的补法；对于目眩头倾，应补足外踝后的昆仑穴且留针；四肢疲软无力而厥冷、心中烦闷的，应针刺其足大趾末节后二寸处且留针，或针刺足外踝后的昆仑穴且留针。

师传

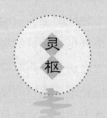

灵枢

本篇是岐伯向黄帝介绍先师传下来的医学心得，包括治病时医生如何顺应病人的意志，如何使病人觉得舒适，如何配合治疗；介绍了古代医书《本脏》中关于五脏六腑大小的推测方法。

医生和病人的关系

黄帝说：我听说你的先师还有许多心得并没有记载于竹简上，我想听听这些心得并牢牢记于心内，然后因病以用之，从大的方面讲可以用来治疗民众所生的疾病，从小的方面讲可以用来保养自己的身体，使百姓摆脱疾病之扰，上下亲善，造福后代，让子子孙孙不再为疾病担忧，并让这些宝贵经验世代流传，我可以听你讲讲吗？岐伯回答说：您考虑得真深远啊！无论治民与自治，治彼与治此，治小与治大，治国与治家，没有用逆行于固有规律的方法能治理好的，只有顺应客观规律才能行得通。所谓"顺"，并非仅指医学上阴阳、经脉、气血的和顺，还指对待百姓都要顺应他们的意志。

黄帝问：怎样做才算是顺应他们的意志呢？岐伯回答说：到达一个国家先要了解当地的风俗习惯，进入一个家庭先要清楚他家的忌讳，登堂时要知道人家的礼节，医生采取治疗方法时也要询问病人怎样才觉得适宜。

黄帝问：怎样做才使病人觉得适宜呢？岐伯回答说：由于体内热聚而导致多食易饥的消渴病人，适宜采用属寒凉的治法；对于体内有寒的病人，适宜采用属温热的治法。胃内有热则食物容易消化，使人常感饥饿且胃中空虚难耐，导致肚脐以上的皮肤皆发热；肠中有热，则会排出像黄色稀粥一样的粪便，致使肚脐以下的皮肤均发热；胃中有寒，则腹部胀满；肠中有寒，则肠鸣易泻；胃中有寒且肠中有热，就会出现腹部胀满且泄泻的症状；胃中有热且肠中有寒，则会出现易饿而又有小腹胀痛的症状。

王清任《医林改错》之"亲见改正脏腑图"

　　王清任（一七六八至一八三一年），清代医学家，字勋臣，河北玉田人。他认为"业医诊病，当先明脏腑"。为此，他冲破封建礼教的束缚与非难，亲至坟冢间观察小儿残尸，并至刑场检视尸体脏器结构。他所著《医林改错》，纠正古代医书记载脏器结构及功能之错误。其医论和诊治重视气血、擅长活血化瘀。

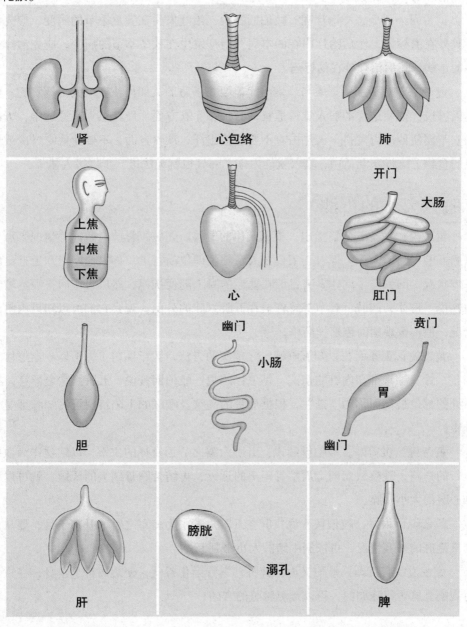

肾　　　　心包络　　　　肺

上焦　中焦　下焦　　　　心　　　　开门　大肠　肛门

胆　　　　幽门　小肠　　　　贲门　胃　幽门

肝　　　　膀胱　溺孔　　　　脾

黄帝说：胃有热想吃寒食，肠有寒想吃热食，两者发生冲突，怎样做才能满足病人的需要呢？尤其那些王公大人及食肉之人，都性情骄纵，恣意孤行，瞧不起别人且不听劝阻，如果规劝他们遵守医嘱则违背其意愿，若顺着他们的意愿就会使病情加重。在这种情况，又该怎样使他们觉得适宜呢？治疗时又应先从哪里入手呢？

岐伯回答说：人之本能没有不害怕死、不喜欢快乐地活着的，告诉哪些对身体有害，哪些对身体有益并指导他如何做，不这样做将会有什么样的痛苦，那么即使是不通情理的人，哪里会有不听劝告的呢？

黄帝问：那么怎样治疗呢？岐伯回答说：治疗发生在春夏季节的病变，应先治疗其外在的标病，然后治疗内在的本病；治疗发生在秋冬季节的病变，应先治疗内在的本病，然后治疗外在的标病。

黄帝说：对于那些意愿与病情治疗需要相矛盾的又如何使病人觉得适宜呢？岐伯回答说：要使这样的病人觉得适宜，必须在穿衣方面，使其感觉寒温适中，天冷加衣不要使他冻得发抖，天热去衣不要让他出汗；饮食方面，不要让他吃过冷或过热的食物。这样寒温适中，真气就能内守，邪气也就无法进一步侵害人体了。

脏腑大小的推测

黄帝说：《本脏》篇指出，根据人体的形体、四肢、骨节、肌肉等情况，可以推测五脏六腑的大小。但对于王公大人及临朝即位的君主，如果他们想知道自己的身体状况，问到这个问题，有谁敢在他们的身上随便抚摸，然后再作回答呢？岐伯回答说：形体、四肢、骨节等皆覆盖在五脏六腑的外面，观察它们可以知道内脏的情况，但不像观察面色那样简单。

黄帝说：观察面色以知五脏精气之虚实的方法，我已懂得了，但以观察形体、四肢、骨节等来推知内脏的情况，是怎样的呢？岐伯回答说：五脏六腑之器官，肺所处的部位最高而称为"盖"，根据肩骨的高突及咽喉的下陷情况可测知肺部是否健康。

黄帝说：讲得好。岐伯继续说：五脏六腑之心为身体的主宰，以缺盆作为血脉运行的道路，观察缺盆两旁肩端骨距离的远近，再结合胸骨剑突的长短，就可以测知心脏的大小坚脆。

黄帝说：很好。岐伯接着说：肝在五脏六腑中为将军之官，开窍于目，要从外面推测肝的坚实情况，可依据眼睛的大小来判断。

黄帝说：有道理。岐伯又说：脾脏，主管运化谷气，使之周行于全身，在饮食时观察其唇舌口味如何，可以预测脾脏的吉凶。

气、血、津、液的阴阳关系

气、血、津、液因其不同的形态和性质，在人体所处的表里位置不同，作用也不同，阴阳性质也不一样。图中所示即为气、津、液、血的表里阴阳关系。

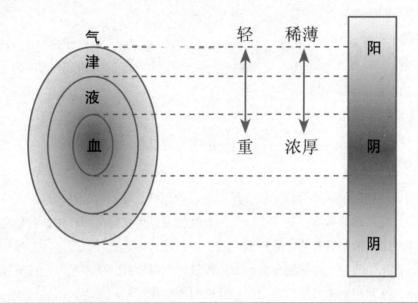

黄帝说：对。岐伯说：肾脏气通于耳而主外，能听到远处的声音，所以根据人耳听力的强与弱可测候肾脏的实与虚。

黄帝说：讲得好。我还想听你讲一下关于测候六腑的方法。岐伯说：六腑之中，胃内水谷最盛，凡颊部肌肉丰满、颈部粗壮、胸部宽阔之人，其容纳五谷就多。依据鼻窍隧道的长短，可以测候大肠的情况。根据唇厚度和人中沟的长短，可以测候小肠的情况。下眼袋肥大，可知其胆刚强。鼻孔外翻的，可知其膀胱不固而小便漏泄。鼻柱中央隆起的，可知其三焦是固密的。这就是用来测候六腑的方法。人体之外在的形体与面部的上中下三部均匀称的，其内脏一定良好。

决气

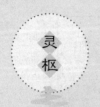

本篇主要介绍了精、气、津、液、血、脉六气各自的形态和作用，讲述了六气充余和不足时人体所表现出的症状。

六气

黄帝说：我听说人身有精、气、津、液、血、脉，原以为这是一气，可现在分为六种，各有不同的名称，是什么道理呢？岐伯说：男女同房而产生新的形体，在新的形体产生之前便具有的物质叫做"精"。黄帝问：什么叫做"气"？岐伯说：上焦将饮食化生的谷气布散到全身，滋体润肤，充养周身，生养毛发，像雾露灌溉万物一样，这就叫做"气"。黄帝问：什么叫做"津"？岐伯说：肌腠疏泄，流出大量的汗液，这汗液就叫做"津"。黄帝问：什么叫做"液"？岐伯说：水谷入胃后，全身精气饱满，渗润到骨髓，使骨节屈伸自如；渗润于脑，滋补脑髓；渗润至肌肤，则皮肤滑润而有光泽，这就叫做"液"。黄帝问：什么叫做"血"？岐伯说：中焦脾胃吸收水谷精气，再经变化而成红色的液体，这叫做"血"。黄帝问：什么叫做"脉"？岐伯说：约束营血的运行，使其不向外流溢，这就叫做"脉"。

六气充余或不足的表现

黄帝问：六气在人体中，充余或不足的表现各是什么？精气的多少，脑髓的虚实，血脉的清浊，怎样才能知道呢？岐伯说：精虚的，会出现耳聋。气虚的，会使人视物不清。津虚的，则腠理开，汗液大泄。液虚的，则骨节屈伸不自如，面色无光，脑髓消减，小腿发软，耳朵经常有鸣响。血虚的，则面色苍白，枯槁无华，其脉络空虚。这是六气不足的主要症状。

黄帝问：六气在人体有没有主次之分呢？岐伯说：精、气、津、液、血、脉在人体各有其所主的脏器。因此其在人体的重要性及是否正常，均与其所主的脏器有关。六气皆由五谷精微所化生，而五谷精微又化生于胃，因此胃为六气化生之源。

平人绝谷

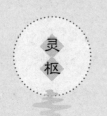

本篇主要在讲述一般情况下，普通人七天不进食就会死亡的原因。分析了肠胃的大小、容量，正常情况下人的肠胃中所容纳的食物和水的量，每天排出的量，进而得出结论，如果七天不进食，人体中的水谷、精气、津液就会消耗完。

七天不进饮食就会死亡

黄帝问：听说正常人七日不进食就会死亡，这是什么原因呢？伯高说：请让我来说说其中的缘故。胃的周长为一尺五寸，直径为五寸，长二尺六寸，呈横状且有弯曲，可容纳水谷的容量为三斗五升，其中食物二斗，水一斗五升，胃就装满了。食物经消化而生成的精微，通过上焦之气的宣泄而布散于全身，其中有一部分转化为剽悍滑利的阳气，其余各物便由下焦之气渗灌到所有的肠道中。

小肠的周长为二寸半，直径略小于八分，长三丈二尺，能容纳食物的容量为二斗四升，水为六升三合半稍多一点。回肠的周长为四寸，直径略小于一寸半，长二丈一尺，能容纳食物的容量为一斗，水为七升半。大肠的周长为八寸，直径二寸半稍多点，长二尺八寸，能容纳食物的容量为九升三合又八分之一合。肠胃的总长度为五丈八尺四寸，可容纳水谷的容量为九斗二升一合半稍多，这是肠胃所能容纳的水谷的总量。

正常人在日常生活中却不是这样的，当胃中食物充满时肠却是空虚的；当食

名词解释

合

量词。十合为一升。

斗

容量单位。十升为一斗。

一般人七天不进食就会死亡

肠胃的容量是有限的，但人的排泄却是每天都在进行。所以，人如果不吃不喝，坚持不了多久就会死亡。一般情况下，人只能坚持七天。

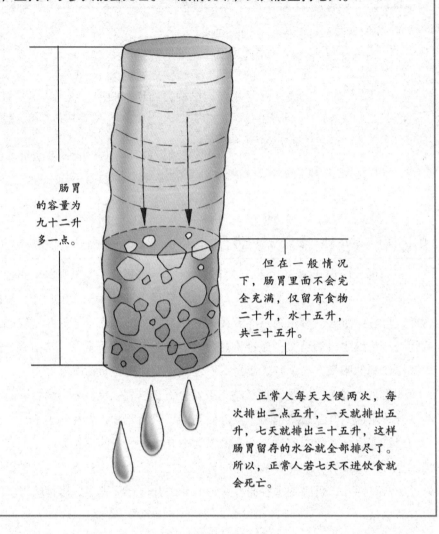

肠胃的容量为九十二升多一点。

但在一般情况下，肠胃里面不会完全充满，仅留有食物二十升，水十五升，共三十五升。

正常人每天大便两次，每次排出二点五升，一天就排出五升，七天就排出三十五升，这样肠胃留存的水谷就全部排尽了。所以，正常人若七天不进饮食就会死亡。

物由胃下渗到肠，肠满时则胃是空虚的。这样肠胃虚满交互出现，人的气机才能升降正常，上下通畅，五脏才能安和，血脉运行才能畅通无阻，精神才能旺盛，所以说，人的神气是由水谷精气化生而来的。一般情况下，肠胃里面留有食物二斗，水一斗五升。正常人每天大便二次，每次排出二升半，一天就排出五升，七天就排出三斗五升，这样肠胃留存的水谷就全部排尽了。所以，正常人若七天不进饮食就会死亡，这是由于水谷、精气、津液都已消耗竭尽。

五 乱

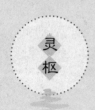

本篇主要讲述阴阳之气在人体发生逆乱时病人所表现出来的症状，以及气不同部位逆乱时的治疗原则，包括气乱于心，气乱于肺，气乱于肠胃，气乱于手臂、胫部，气乱于头。

　　黄帝问：人体的十二经脉，分别属于五行，又与四时相应，怎么会出现失调而导致功能紊乱呢？出现紊乱又怎样治疗才能恢复正常呢？岐伯回答说：木、火、土、金、水五行的相生相克是有一定顺序的，春、夏、秋、冬四季的推移变化是有一定规律的，若人体内十二经脉气血的运行顺应于五行、四时的变化规律就会正常，否则就会出现功能紊乱。

　　黄帝问：什么叫做"相顺而治"？岐伯回答说：人体的十二经脉，对应于一年的十二个月。十二个月又分为春、夏、秋、冬四季。一年四季，其气候各不相同，如果在四时气候变化的影响下，营卫之气内外相随，阴阳相互协调，清升浊降互不相扰，这就叫做"相顺而治"。

气乱于五脏

　　黄帝问：什么叫做"相逆而乱"？岐伯回答说：清气不升却下扰于阴，浊气不降却上扰于阳，营气顺脉而行，卫气则逆脉而行，从而导致清气浊气相互干扰，乱于胸中，称为"大悗"。所以气乱于心时，则心烦意乱、沉默不言、低头静伏；气乱于肺时，则前俯后仰、喘喝有声、两手交叉于胸部以呼气；气乱于肠胃时，则上吐下泻；气乱于手臂胫部时，则四肢酸软无力而厥冷；气乱于头时，则厥气上逆、头重脚轻，头晕目眩。

　　黄帝问：对五乱病证的针刺治疗规律可循吗？岐伯回答说：五乱病证的产生与治疗皆有一定的规律，审察和掌握这些规律，是保养身体的制胜法宝。黄帝说：

气机在五脏的逆乱

人体之气与自然之气的运行一样，应上升之气不上升，应下降之气不下降，就会导致机体运行失常。

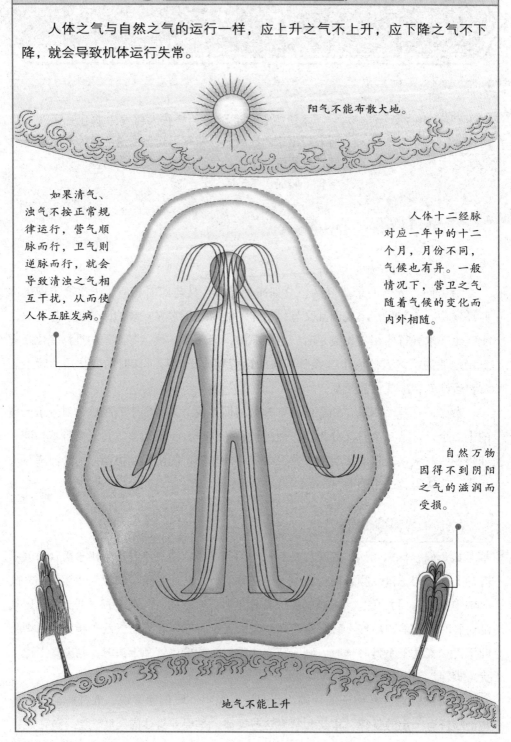

阳气不能布散大地。

如果清气、浊气不按正常规律运行，营气顺脉而行，卫气则逆脉而行，就会导致清浊之气相互干扰，从而使人体五脏发病。

人体十二经脉对应一年中的十二个月，月份不同，气候也有异。一般情况下，营卫之气随着气候的变化而内外相随。

自然万物因得不到阴阳之气的滋润而受损。

地气不能上升

好。我很想听听你讲这些规律。岐伯说：气乱于心的，取手少阴心经的输穴神门及手厥阴心包经的腧穴大陵这两个穴位以刺之；气乱于肺的，取手太阴肺经的荥穴鱼际和足少阴肾经的输穴太溪以刺之；气乱于肠胃的，取足太阴脾经输穴太白和足阳明胃经输穴陷谷这两个穴位以刺之，若不愈的，可再刺足阳明胃经的足三里穴；气乱于头的，取足太阳膀胱经的天柱穴和大杼穴这两个穴位以刺之，若不愈的，可再刺足太阳膀胱经的荥穴通谷和输穴束骨；气乱于手臂足胫的，先针刺局部瘀结的血脉，泻其瘀血，然后再针刺手阳明大肠经的荥穴二间、输穴三间及手少阳三焦经的荥穴液门、输穴中渚以治疗上肢的病变，针刺足阳明胃经的荥穴内庭、输穴陷谷及足少阳胆经的荥穴侠溪、输穴临泣以治疗下肢的病变。

　　黄帝问：怎样运用补泻的手法呢？岐伯回答说：缓慢地进、出针，以引导经气使之归顺，这种手法称为"导气"。由于这种补泻手法轻巧无形，又称为"同精"。五乱病证的产生既非邪气有余所致，也非正气不足所致，而是气机逆乱所导致的。黄帝说：这些道理讲得很合乎情理，论述也十分精辟清楚，让我把它记在玉版上，就叫做"治乱"吧！

五禽戏

　　五禽戏是东汉名医华佗根据古代导引、吐纳、熊经、鸟伸之术，研究了虎、鹿、猿、熊、鸟五种禽兽的生理功能和活动特征，并结合人体的脏腑、经络和气血的功能，创编而成的一套独具特色的导引术，具有防病、治病、延年益寿的效果。

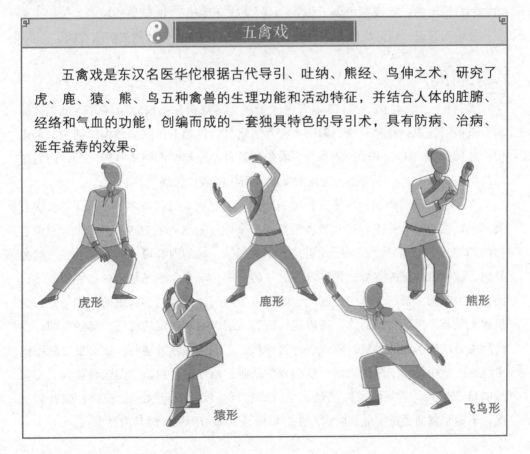

虎形　　鹿形　　熊形

猿形　　飞鸟形

胀 论

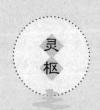

本篇主要讲述了如何通过脉象判断胀病的发生，以及胀病所在的部位；分析了胀病的产生原因和过程。

黄帝问：寸口脉出现什么样的脉象时就表明是胀病呢？岐伯回答说：脉搏跳动剧烈且滞涩的，就说明患染了胀病。黄帝说：出现怎样的脉象就表明是胀在脏腑呢？岐伯回答说：病证出现在阴脉就表明胀在脏，出现在阳脉就表明胀在腑。

胀病的产生

黄帝问：气运行不畅则常使人发生胀病，病气存在于血脉中呢，还是在脏腑内？岐伯回答说：血脉、脏、腑三者都存有病气，但都不是胀病的根源部位。黄帝说：想听你讲一下胀病产生的部位。岐伯回答说：胀病都产生于脏腑之外，向内排斥挤压脏腑，向外扩张胸胁，使皮肤发胀，所以叫做"胀病"。

黄帝说：五脏六腑皆居于胸胁和腹腔内，就好比珍贵之物藏于匣匮，各依次有其所属的位置，名称不同只是被放置在同一个地方而已，虽然同属于一个地方但它们的功能却各不相同，很想听你讲讲其中的缘故。岐伯回答说：胸腹是五脏六腑的外廓；膻中是心脏的宫城；胃是水谷之气的仓库；咽喉和小肠是运送水谷的通道；消化道的咽门、贲门、幽门、阑门、魄门五个窍门，就像闾巷邻里的门户一样；廉泉和玉英是津液运行的通路。所以说，五脏六腑各有其固定的位置，界线分明，发病后也会出现不同的症状。营气在脉内顺行，而卫气在脉外逆行，就会发生脉胀；卫气并入脉中循行于分肉之间，就会发生肤胀。治疗时，应采用泻法针刺其足阳明经的足三里穴，若发胀部位距足三里穴比较近，就针刺一次；比较远，就针刺三次。不论是虚证还是实证，胀病产生时就应该立即用泻法外泄其内在邪气。

皮肤发胀的原因

胀病的产生是由于体内气机逆乱而导致的，包括皮肤胀、脉胀等。

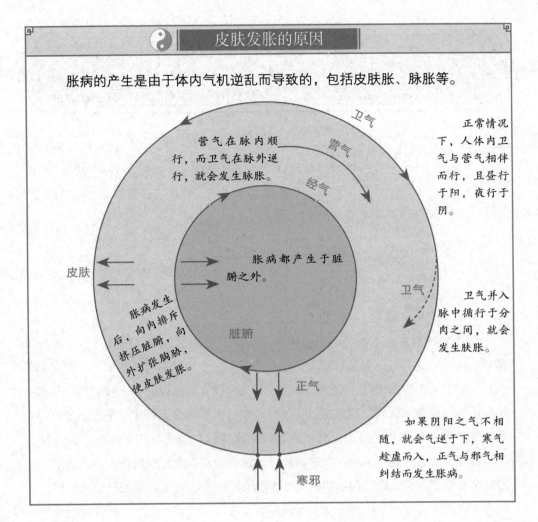

营气在脉内顺行，而卫气在脉外逆行，就会发生脉胀。

卫气

营气

经气

正常情况下，人体内卫气与营气相伴而行，且昼行于阳，夜行于阴。

皮肤

胀病都产生于脏腑之外。

胀病发生后，向内排斥挤压脏腑，向外扩张胸胁，使皮肤发胀。

卫气

脏腑

卫气并入脉中循行于分肉之间，就会发生肤胀。

正气

如果阴阳之气不相随，就会气逆于下，寒气趁虚而入，正气与邪气相纠结而发生胀病。

寒邪

五癃津液别

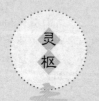

本篇主要阐述了人体中尿与气、汗水、眼泪、唾液、水胀五种津液的生成，论述了五种津液都是由进入口中的水谷转化而来的道理。

五种津液

黄帝问岐伯道：水谷进入口中传输至肠胃，最后变成的津液有五种：天冷衣薄时，就变为尿与气；天热衣厚时，就变为汗水；心情悲哀时气并于上，就变为眼泪；中焦有热而胃弛缓时，就变为唾液；邪气内侵且在脉内逆行，致使经气阻塞而不行，就会成为水胀病。我已经知道这些道理，但不知这五种津液是怎样生成的，我很想听你讲讲其中的缘由。岐伯回答说：水谷从口进入体内，有酸、苦、甘、辛、咸五味，且分别注入相应的脏腑及人体四海，水谷所化生的津液，分别沿一定的脉络布散于周身。由三焦输出其气，用来温润肌肉，充养皮肤的就成为"津"；留在体内固定位置而不周行于全身的就成为"液"；天热且衣厚，腠理就会开张，所以汗出；如果寒气滞留在分肉之间，津液凝聚为沫，就会产生疼痛；天气寒冷则腠理紧闭，气湿不能外泄，就向下流于膀胱，成为尿与气。

五脏六腑之中，心为主宰，耳主听觉，眼司视觉，肺辅助心脏，肝主谋虑，脾主护卫，肾主骨。所以五脏六腑的津液，都向上渗注于眼睛，心情悲哀时，五脏六腑之气都上并于心，使心脏的经络变得拘紧，经络拘紧则肺叶上举，肺叶上举则水液就随气上溢。如果心脏经络拘紧时，肺叶不是经常上举，而是时上时下，就会引起咳嗽而涕泪俱出的症状。中焦有热，则胃中的食物消化快，导致肠中的寄生虫追寻着食物上下窜动，使得胃扩张，胃部弛缓；胃弛缓则气上逆，所以唾液出。

五谷的津液化合而成膏状，向内渗入骨腔，营养脑髓，向下流于阴中。如阴阳失调，就会使津液下溢于阴窍，髓液也随之向下而减少，下泄过度则使真阴亏虚，就会出现腰酸背痛和足胫无力的症状。如果阴阳气道不通，四海闭塞，三焦经不能

津液在体内的变化

津液来源于饮食水谷，是通过脾胃、小肠和大肠吸收饮食水谷中的水分和营养而生成的。

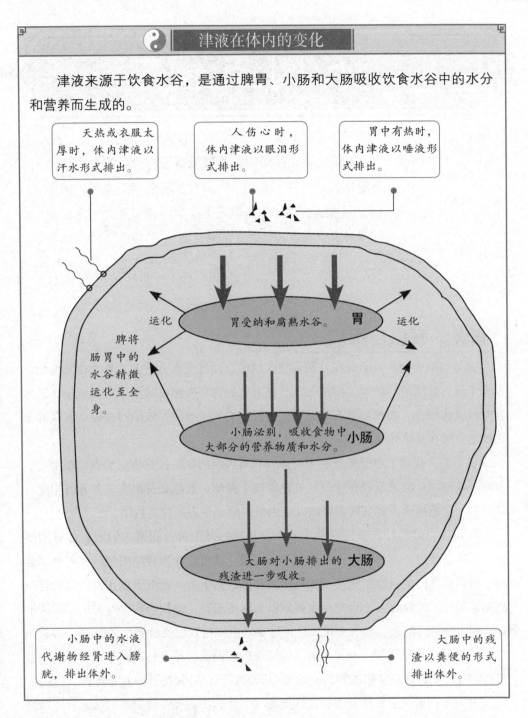

天热或衣服太厚时，体内津液以汗水形式排出。

人伤心时，体内津液以眼泪形式排出。

胃中有热时，体内津液以唾液形式排出。

脾将肠胃中的水谷精微运化至全身。

运化　胃受纳和腐熟水谷。　**胃**　运化

小肠泌别，吸收食物中大部分的营养物质和水分。**小肠**

大肠对小肠排出的残渣进一步吸收。**大肠**

小肠中的水液代谢物经肾进入膀胱，排出体外。

大肠中的残渣以粪便的形式排出体外。

疏泻，津液不能正常地循行于周身，饮食之物并存于肠胃之中，积聚在回肠内，水液停留在下焦，不能渗入膀胱，下焦就会胀满，水液泛溢于外则为水胀。这就是津液分为五道后运行的正常和异常的情况。

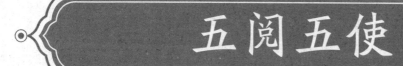

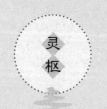

本篇主要论述了通过观察五官五种气色的变化诊断五脏病情的方法；介绍了五脏与五官的对应关系、如何根据五官的各种变化推测所患疾病、通过观察五色在鼻部的表现以判断五脏之气的变化方法。

五官、五色与疾病

黄帝问岐伯道：我听说在针刺治疗疾病时，通过观察五官的五种气色的变化，有助于对五脏病情的诊断。所谓五气，是五脏的内在变化反映于体表的现象，又与五时气候相配合。我想知道五脏的变化是怎样表现于外的？岐伯回答说：五官的变化就是五脏在身体外部的反映。

黄帝说：我想了解五脏反映于外部五官所表现的征象，并将它当做诊断治疗的常理。岐伯说：脉象反映在寸口，气色表现于鼻部，五色交替出现，与五时相应，且各有一定的规律。邪气循着经络入于内脏，则必须先治疗其内脏。

黄帝说：讲得好。五色只能表现于鼻部吗？岐伯说：正常人的五官能辨别颜色、气味、味道、声音等，天庭眉宇开阔饱满，就可以观察鼻部的情况。若鼻部宽阔，颊侧至耳门部肌肉结实，下额高厚，耳垂凸露于外，面部五色正常，五官开阔高起且匀称，寿命就可达百岁。观察到以上这些表现，即使得病，针刺也一定能治好。因为像这样的人，血气充足，肌肉结实，所以可以忍受针刺之苦。

黄帝说：我想了解一些关于五官的知识。岐伯说：鼻子是肺脏的官窍；眼睛是肝脏的官窍；口唇是脾脏的官窍；舌是心脏的官窍；耳朵是肾脏的官窍。

黄帝问：根据五官的表现，怎样推测得了什么疾病呢？岐伯说：从五官可以测知五脏的病变。出现喘息、鼻翼扇动症状的表明肺脏有病；出现眼角发青症状的表明肝脏有病；出现口唇发黄症状的表明脾脏有病；出现舌卷而短、两颧红赤症状的表明心脏有病；出现两颧及额部发黑症状的表明肾脏有病。

五脏开窍

五脏虽然深居体内，但它们都在面部开有官窍。通过观察五脏官窍的变化，可以推测身体的健康状况。

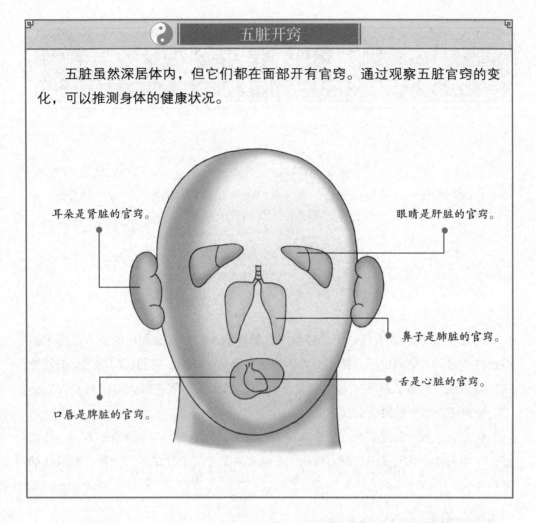

耳朵是肾脏的官窍。

眼睛是肝脏的官窍。

鼻子是肺脏的官窍。

舌是心脏的官窍。

口唇是脾脏的官窍。

黄帝问：有的人平时五脏的脉象及五色的表现都正常，但一旦患病就很严重，这是什么道理？岐伯说：五官的功能失常不能辨别颜色、气味、味道、声音等，天庭眉宇不开阔，鼻子也小，颊部和耳门部瘦小不显，肌肉瘦削，耳垂和耳上角向外突出，这样的人即使平时脉色正常，但也说明其禀赋不足，平时体质就差，何况再加上疾病呢？

黄帝问：五色表现于鼻部，据此可观察五脏之气的内在变化，那么在鼻部的左右上下，五色的出现各有一定的部位吗？岐伯说：五脏六腑深居于胸腹之中，按照顺序各有所属的位置，所以五色表现于鼻部，在面部的左右上下各有一定的位置。

阴阳清浊

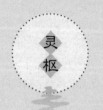

灵枢

本篇主要讲述了人体中清气和浊气的产生，清浊之气的辨别方法、在体内的运动、与阴阳经脉的关系；并介绍了对清浊之气异常时的治疗方法。

黄帝说：我听说人体的十二经脉与自然界的十二经水是相应的，十二经水的颜色各不相同，清浊也不一样，而人体的血气都是一样的，其相应的情况是怎样的呢？**岐伯说**：假如人体内的血气都是一样的，那么天下所有的人都可以相合为一了，哪里还会有变乱的情况发生呢？

黄帝说：我问的是表现在一个人身上的情况，并不是问天下所有的人啊！**岐伯说**：一个人体内有气乱的情况，就跟天下众多人之中总有作乱的人一样，其道理都是相同的。

人身之气的清浊

黄帝说：请你讲一讲人身之气的清浊情况。**岐伯说**：人受纳的饮食所化生的气是浊气，所吸入的自然界的空气是清气。清气注入阴分，浊气注入阳分。饮食所化生的浊气中的清气，可向上出于咽部；而清气中的浊气，又可下行。如果清气和浊气相互干扰，升降失常，这就叫做"乱气"。

黄帝问：阴清而阳浊，浊中有清，清中有浊，清和浊是怎样辨别的呢？**岐伯说**：辨别清和浊的情况大致是这样：清气上行输注到肺脏，浊气下行而进入胃腑；胃内水谷浊气中的清气部分，上升而出于口；肺中化生的浊气，向下输注到经脉，并积聚在气海之中。

黄帝问：所有阳经都接受浊气，哪一经接受的浊气最重呢？**岐伯说**：手太阳经的浊气最重，因其独受诸阳经浊气的渗注；手太阴经的清气最多，因其独受诸阴

体内的清气与浊气

体内之气有清浊，正常情况下，清者上升，浊者下降；清气注入阴分，浊气注入阳分。如果清气和浊气相互干扰，升降失常，就是"乱气"。

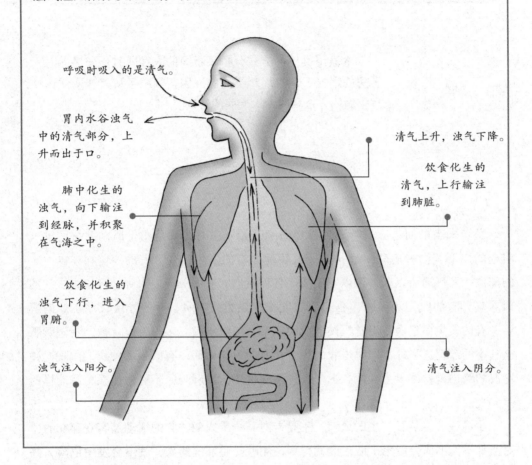

呼吸时吸入的是清气。

胃内水谷浊气中的清气部分，上升而出于口。

肺中化生的浊气，向下输注到经脉，并积聚在气海之中。

饮食化生的浊气下行，进入胃腑。

浊气注入阳分。

清气上升，浊气下降。

饮食化生的清气，上行输注到肺脏。

清气注入阴分。

经清气的渗注。一般来说，清气都向上到达头面部的空窍，浊气都向下注入经脉之中。所有的阴经都是清气，但由于脾主运化水谷精微，所以唯有脾所属的足太阴经独受浊气。

黄帝问：对清气浊气的治疗应该是怎样的呢？岐伯说：清气滑利，浊气滞涩，这是清气、浊气的正常表现。所以针刺由于浊气异常引起的病变时，应深刺且留针时间长；针刺由于清气异常导致的病变时，应浅刺且快速出针；如果清浊之气相互干扰而导致升降失常，就应根据具体情况，采取适当的方法加以调治。

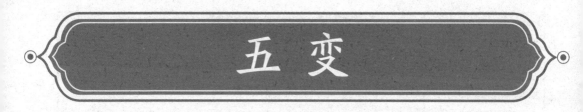

五 变

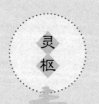

本篇用类比的方式分析了不同的人在同时受邪又同时患病的情况下，表现却不同的原因，介绍了从外在形体诊察疾病的方法和时令对疾病的影响。

黄帝向少俞问道：我听说各种疾病刚开始发生时，都是由于风雨寒暑的邪气引起的，邪气沿着皮肤、毛孔而侵入腠理，有的发生转变，有的停留在体内一定的部位，邪气滞留以后，可以发展成为各种疾病，有的形成以水肿、汗出为主症的风水病，有的成为消渴病，有的引起发冷发热类的疾病，有的导致长期不愈的痹病，有的发生积聚病。反常气候形成的病邪，浸淫满溢，多得无以计数，我想听听这其中的道理。另外，同时得病的患者，有的生这种病，有的生那种病，出现这种情况的缘由是自然界为人体产生了各种不同性质的风邪吗？不然为什么会有这样的差异呢？

少俞说：自然界产生的风邪，不是专对某一个人的，它的活动是客观存在的，对谁都不偏不倚，侵犯了谁，谁就得病，能够躲避邪气的人，就不会发生危险，并不是它有意要侵犯哪个人，而是人自己未加预防却感受了它的缘故。

发病不同的原理

黄帝说：同时感受邪气又同时患病的，其产生的疾病各不相同，这是为什么呢？我想知道这其中的缘故。

少俞说：问得好啊！请让我以工人伐木为例，来说明这个问题。工匠磨快了刀斧，去砍削木材，树木本身的阴面和阳面，有坚硬和脆薄性质的差别。坚硬的不易砍削，脆薄的松散易裂。如果砍在树木枝杈交节的地方，坚硬的就会使刀斧的刃崩损而出现缺口。同一棵树木的不同部位也有坚硬、脆薄的区别，更何况不同的树

肌肉坚实才能抵御风邪

自然环境是一样的，但是有的人容易生病，有的人却不容易生病。关键在于肌肉是否坚实。要想肌肉变得坚实，可以通过体育锻炼来加强。

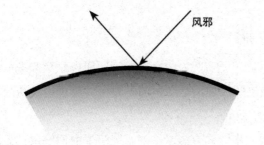

风邪

肌肉坚实的人，腠理密闭，即使有风邪也难以入侵他的身体，所以这种人不容易生病。

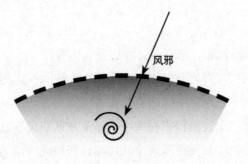

风邪

肌肉不坚实的人，腠理疏松，风邪很容易侵袭他的身体，所以这种人很容易生病。

木材料，其树皮的厚薄，内含水分的多少，也都不相同。树木中开花长叶较早的，遇到早春的大风和寒霜，就会花凋叶枯；树皮薄而木质松脆的，如果遇到烈日的暴晒或大旱，就会枝条垂落，水分因蒸发过多而树叶萎黄；树皮薄而汁液多的树木，如果长期阴雨连绵，树皮就会溃烂，水湿漉漉；本质刚脆的树木，如果遇到狂风骤起，就会树叶脱落，枝条折断，树干受伤，如果遇到秋季的严霜和疾风，就会树根动摇，树叶零落。这五种情况说明，不同的树木，受外界气候的影响，损伤都会有这么大的区别，更何况是不同的人呢！

　　黄帝问：把人和上面所说的树木的情况相比，是怎样的呢？少俞回答说：树木的损伤，主要是损伤其树枝，如果树枝坚硬刚强，就未必会被伤害。人经常生病也就是因为他的骨节、皮肤、腠理等部位不够坚实，外邪容易侵入并且停留在这些地方，所以人经常会发病。

　　黄帝问：人经常患风气厥逆而漉漉汗出的疾病，用什么方法察看它呢？少俞回答说：肌肉不坚实，腠理疏松，那么就容易患风邪病。

从外在形体诊察疾病

　　黄帝问：怎样才能看出肌肉不坚实呢？少俞回答说：肌肉结集隆起的部位不坚实，皮肤的纹理不明显，即使皮肤纹理清楚却粗糙不致密，腠理也就疏松，这些说的是观察肌肉是否坚实的大致情况。

　　黄帝问：人经常患消渴病，用什么方法来诊察它呢？少俞回答说：五脏都柔弱的人就容易患消渴病。

　　黄帝问：怎样知道五脏是柔弱的呢？少俞回答说：五脏柔弱的人，必定有刚强的性情，而性情刚强的人多半容易发怒，怒则五脏容易受到伤害。

　　黄帝问：怎样诊断五脏的柔弱与性情的刚强呢？少俞回答说：这类人皮肤薄弱，两目转动不灵活且眼睛深陷于目眶之中，两眉长而且竖直并带有怒气，他们的性情刚强，容易发怒，发怒时使气上逆而蓄积在胸中，并使皮肤肌肉充胀，血脉运行不畅，郁积而生热，热则能伤耗津液而使肌肉皮肤瘦薄，所以成为消渴病。这说的是性情刚暴而肌肉脆弱的人的情况。

　　黄帝问：人体容易患寒热病，用什么方法诊察它呢？少俞回答说：骨骼细小、肌肉瘦弱的人，容易经常患寒热病。

　　黄帝问：怎样诊察骨骼的大小、肌肉的坚实脆弱，以及气色的不一致呢？少俞回答说：颧骨，是人体骨骼的根本标志。颧骨大的，全身骨骼就大；颧骨小的，全身骨骼就小。皮肤薄而肌肉瘦弱没有积聚突出的部分，则他的两臂软弱无力，下巴的气色晦浊无神，与天庭部位的色泽不一致，像蒙有一层污垢为其特点，这就是诊察骨、肉、色的方法。然而臂膀瘦薄无力，他的骨髓必不充实，所以经常患寒热病。

　　黄帝问：怎样诊察经常患痹病的人呢？少俞回答说：皮肤纹理粗糙且肌肉不坚实的，就容易患痹病。

　　黄帝问：痹病发生的上下，有一定的部位吗？少俞回答说：要想知道它发病部位的上下，就要察视各个部位的虚弱情况，虚的地方就容易患痹病。

　　黄帝问：人经常患肠中积聚病，怎样诊察它呢？少俞回答说：皮肤瘦薄而不润泽，肌肉不坚实却有滑润感，出现这种现象说明肠胃功能不健全，这样邪气便留滞在身体之中，形成积聚而发作。脾与胃之间，饮食冷热失常，邪气稍有侵袭，就会蓄积停留，从而发生严重的积聚病。

黄帝说：我听了以上疾病外部表现的情况，并且已经了解了从外部表现诊察疾病的常识，还想听一听时令对疾病影响的情况。少俞回答说：首先要确定一整年的气候概况，然后再掌握各个时令的气候。凡在气候对疾病有利之时，其病就会好转；气候对疾病不利之时，病就会恶化。有时虽然某一时令的气候变化并不剧烈，但因人体对该年气候不适应，也可以引起发病，这是因为各人的形体素质不同而发生各种疾病的。这些就是五变的一般规律。

名词解释

消渴病

　　是中国传统医学范畴的病名，是指以多饮、多尿、多食及消瘦、疲乏、尿甜为主要特征的综合病证。

本 脏

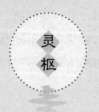

本篇首先论述了人的血气精神、经脉、卫气、志意、五脏、六腑的主要生理功能；分别论述了五脏的大小、高低、坚脆、正斜对人健康的影响，以及如何从人的外在形体了解五脏的这些情况；阐述了脏腑与各组织之间的对应关系，以及如何从与脏腑对应的体表组织推测脏腑的情况。

　　黄帝问岐伯说：人的血、气、精、神，是用来奉养生命周全以维持正常生理机能的活动的。经脉，可以通行人体气血而运输营养物质到人体的脏腑、组织和器官，濡润筋骨，保持关节活动滑利。卫气，可以温养肌肉、充润皮肤、滋养腠理、掌管汗孔的正常开合。志意，可以统御精神、收摄魂魄、调适寒温和喜怒情志变化。所以血气调和则经脉通行流利，全身各处都在血气循环往复的过程中得到充分的营养，从而筋骨强劲有力、关节滑利自如。卫气调和则肌肉舒缓滑利、皮肤调顺柔润、腠理致密。志意调和则精神集中、思维敏捷、魂魄安定、不会发生懊悔愤怒的情绪变化，五脏就不会遭受到邪气的侵犯。寒温调和则六腑就能运化水谷、经脉运行通畅流利、肢体关节能够保持正常，就不会感受邪气而发生风病、痹病。这些就是人体正常的生理状态。五脏，是用来贮藏精、神、血、气、魂、魄的；六腑，是用来传化水谷之物而使津液运行的。五脏和六腑的功能，都是先天所赋，不论是愚笨的或聪明的，也不论是好人还是坏人，都不会不同。然而有的人却能享尽天寿之年，而没有邪气侵犯所发生的疾病，年纪虽然很大了却不衰老，即使遇到了风雨之邪、严寒酷暑，也不能伤害他的身体；有的人虽然足不出户，也没有受到忧伤、惊恐情志的刺激，却仍免不了生病，这是为什么呢？我想知道这其中的道理。

　　岐伯回答说：您提的这个问题可真难啊！五脏的机能，是与自然界相应，与阴阳相合，与四时相连通，与五个季节的五行变化相适应的。五脏，有大小、高下、坚脆、端正、偏斜的区别；六腑也有大小、长短、厚薄、结直、缓急的不同。这二十五种情况，各有不同的地方，有的善，有的恶，有的吉，有的凶，请让我分别说明它们。

五脏大小、高低等对疾病的影响

心脏小的，则神气安定，外邪不能伤害它，但容易受到忧患等情志变化的伤害；心脏大的，则不能伤其忧患，却容易被外邪所伤。心位偏高，则易使肺气壅满，郁闷易于忘事，难以用言语开导；心位偏低，则脏气涣散于外，容易被寒邪所伤，容易被言语恐吓。心脏坚实的，则功能活动正常，脏气安定固守致密；心脏脆弱的，则经常患消渴、热中等病。心脏端正的，则脏气血脉和利，难以受到邪气的伤害；心脏偏倾不一的，则功能活动失常，神志不定，操守不坚，遇事没有主见。

肺脏小的，则少有饮邪停留，不易患喘息；肺脏大的，则多有饮邪停留，经常患胸痹、喉痹和气逆等病。肺位偏高的，则气易上逆而抬肩喘息、咳嗽；肺位偏低的，肺体靠近胃上口，则致肺的气血不通，所以经常胁下作痛。肺脏坚实的，则不易患咳嗽、气逆等病；肺脏脆弱的，则易伤于热邪而患消渴病。肺脏端正的，则肺气和利宣通，不容易受到邪气的伤害；肺脏偏倾的，则易出现一侧胸痛。

肝脏小的，则脏气安定，没有胁下病痛；肝脏大的，则逼迫胃部与咽部，若压迫食道便会造成胸膈苦闷、胁下作痛。肝位偏高的，则向上支撑膈部，且胁部闷胀，成为息贲病；肝位偏低的，则逼迫胃脘，胁下空虚，容易遭受邪气。肝脏坚实的，则脏气安定，邪气难以伤害；肝脏脆弱的，则经常受伤而易患消渴病。肝脏端正的，则脏气调和通利，难受邪气的伤害；肝脏偏倾的，则常胁下疼痛。

脾脏小的，则脏气安定，不容易被邪气损伤；脾脏大的，则胁下空软处经常充塞而疼痛，不能快步行走。脾位偏高的，则胁下空软处牵连季胁疼痛；脾位偏低的，则向下加临于大肠，经常容易遭受邪气。脾脏坚实的，则脏气安定，难以受到伤害；脾脏脆弱的，则经常受伤而患消渴病。脾脏端正的，则脏气调和通利，不容易受到邪气的伤害；脾脏偏倾的，则易发生胀满病。

肾脏小的，则脏气安定，不易被邪气所伤；肾脏大的，则经常患腰痛病，不可以前俯后仰，容易被邪气所伤。肾脏偏高的，则经常脊背疼痛，不可以前俯后仰；肾脏偏低的，则腰部尻部疼痛，同样不可以前俯后仰，且易形成狐疝病。肾脏坚实的，则不会发生腰背疼痛的病患；肾脏脆弱的，则经常容易受伤害而患消渴病。肾脏端正的，则脏气调和通利，难以受到邪气的伤害；肾脏偏倾的，则经常腰部尻部疼痛。以上是人体经常发生的二十五种病变。

五脏对人性格与健康的影响

《黄帝内经》认为，人体五脏的大小、坚厚、高低等与人的性格有一定的关系。

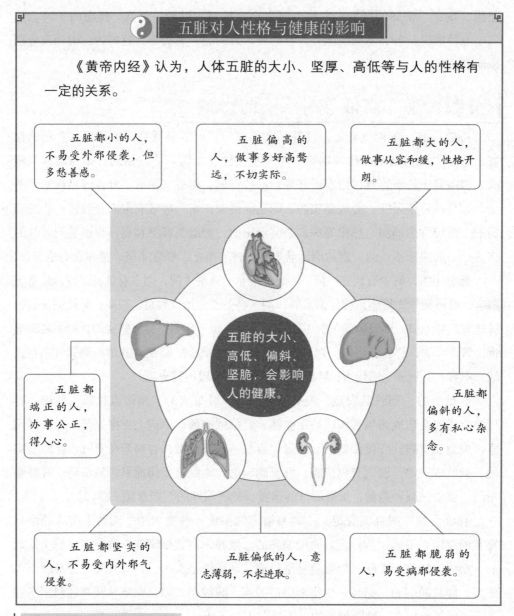

五脏都小的人，不易受外邪侵袭，但多愁善感。

五脏偏高的人，做事多好高骛远，不切实际。

五脏都大的人，做事从容和缓，性格开朗。

五脏都端正的人，办事公正，得人心。

五脏的大小、高低、偏斜、坚脆，会影响人的健康。

五脏都偏斜的人，多有私心杂念。

五脏都坚实的人，不易受内外邪气侵袭。

五脏偏低的人，意志薄弱，不求进取。

五脏都脆弱的人，易受病邪侵袭。

从形体看五脏

黄帝问：怎样了解五脏的大小、坚脆等情况呢？

岐伯说：皮肤色红，纹理致密的人，心脏小；纹理粗糙的人，心脏大。胸骨剑突不明显的人，心位偏高；胸骨剑突短小而高突如鸡胸的人，心位偏低。胸骨剑突稍长的人，心脏坚实；胸骨剑突软小薄弱的人，心脏脆弱。胸骨剑突直向下方而没有突起的人，心位端正；胸骨剑突歪斜的人，心位偏倾不正。

皮肤色白，纹理致密的人，肺脏小；纹理粗糙的人，肺脏大。两肩高起，胸膺突出而咽喉下陷的人，肺位偏高；两腋之间窄紧，胸廓上部敛缩，胁部开张的人，肺位偏低。肩部发育匀称，背部肌肉厚实的人，肺脏坚实；肩背部瘦薄的人，肺脏脆弱。胸背肌肉厚实匀称的人，肺位端正；肋骨歪斜两侧疏密不匀称的人，肺位偏倾不正。

皮肤色青，纹理致密的人，肝脏小；纹理粗糙的人，肝脏大。胸部宽阔，胁骨高张突起的人，肝位偏高；胁骨低合内收的人，肝位偏低。胸胁发育匀称的人，肝脏坚实；肋骨软弱的人，肝脏脆弱。胸部腹部发育良好而匀称的人，肝脏端正；胁骨一侧突起的人，肝脏偏斜不一。

皮肤色黄，纹理致密的人，脾脏小；纹理粗糙的人，脾脏大。口唇翘起而外翻的人，脾位偏高；口唇低垂弛缓的人，脾位偏低。口唇坚实的人，脾脏坚实；口唇大而松弛不坚的人，脾脏脆弱。口唇发育完好而上下端正匀称的人，脾脏位置端正；口唇不正而一侧偏高的人，脾脏倾斜不一。

皮肤色黑，纹理致密的人，肾脏小；纹理粗糙的人，肾脏大。耳朵偏高的人，肾位偏高；耳朵向后方陷下的人，肾位偏低。耳朵坚挺厚实的人，肾脏坚实；耳朵瘦薄不坚实的人，肾脏脆弱。耳朵发育完好，端正匀称，前方位置贴近颊车穴的人，肾脏端正；耳朵高低不一的人，肾脏偏斜。以上各种情况，若能够注意调摄，就可保持正常的功能，人体就安然无恙，但如果五脏受到损害就会产生各种疾病。

黄帝说：讲得好！然而这不是我所要问的问题。我想知道的是，有的人从来不生病，享尽了天寿之年，虽然有过忧愁、恐惧、惊吓等强烈的情志刺激，但还是不能够伤害到他，严寒酷热的外邪，也不能够伤害他；有的人足不出户，也没有惊恐等情志刺激，然而却免不了生病。这是为什么呢？

岐伯说：人体的五脏六腑，是邪气侵袭的地方，对于脏腑来说，心、肝、脾、肺、肾五脏属阴，主里；胆、胃、大肠、小肠、三焦、膀胱六腑属阳，主表，通过经络联系，构成心与小肠、肝与胆、脾与胃、肺与大肠、肾与膀胱的表里配合关系。让我讲一讲这其中的道理吧。五脏都小的人，很少受外邪侵袭而发生疾病，但经常心思焦虑，多愁善感；五脏都大的人，做事从容和缓，精神开阔，难以使他忧愁。五脏位置偏高的人，处事多好高骛远，空想自大，不切实际；五脏位置偏低的人，意志薄弱，甘居人下，不求进取。五脏都坚实的人，不易受内外邪气侵犯，所以不会发生疾病；五脏都脆弱的人，易受病邪侵袭，所以总是发生疾病。五脏位置都端正的人，性情和顺，为人公正，办事易得人心；五脏位置都偏斜的人，多有私心杂念，贪心好盗，不能与人和平相处，言语反复无常。

脏腑的表里关系

对于脏腑来说，心、肝、脾、肺、肾五脏属阴，主里；胆、胃、大肠、小肠、三焦、膀胱六腑属阳，主表，通过经络联系，构成心与小肠、肝与胆、脾与胃、肺与大肠、肾与膀胱的表里配合关系。

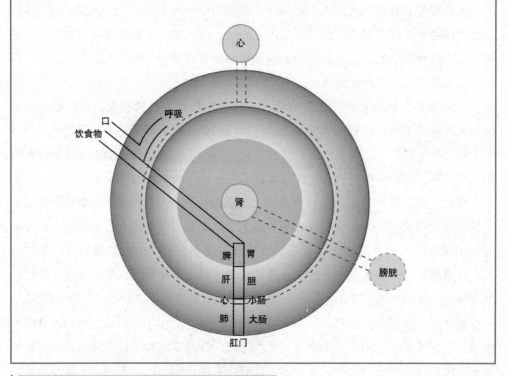

脏腑与各组织之间的对应

黄帝说：我想知道六腑与其他部位的相应关系。岐伯回答说：肺脏与大肠相合，大肠与皮毛相应；心脏与小肠相合，小肠与脉相应；肝脏与胆腑相合，胆腑与筋相应；脾脏与胃腑相合，胃腑与肌肉相应；肾脏与三焦、膀胱相合，三焦、膀胱与腠理毫毛相应。

黄帝问：脏腑与各组织之间如何相应呢？岐伯说：肺脏与皮毛相应，又与大肠相合。皮肤厚的人，大肠就厚；皮肤薄的人，大肠就薄；皮肤弛缓，肚腹胀大的人，大肠松弛而且长；皮肤绷紧的人，大肠也紧而短；皮肤滑润的人，大肠就通顺；皮肤干燥脱屑，与肌肉不相附的人，大肠多结涩不畅。心脏与脉相应，又与小肠相合。皮肤厚的人，脉体厚，脉体厚的，小肠就厚；皮肤薄的人，脉体薄，脉体薄的，小肠就薄；皮肤松弛的人，脉体弛缓，脉体弛缓的，小肠就粗大而长；皮肤薄而脉虚小的人，小肠就小而短；三阳经脉的部位多见弯弯曲曲的人，小肠就结涩不畅。

脾脏与肌肉相应，又与胃腑相合。肌肉聚处坚实而壮大的人，则胃腑厚实；肌肉聚处细薄的人，则胃腑瘦薄。肌肉聚处细小薄弱的人，则胃腑不坚实；肌肉瘦薄与身体不相称的人，则胃体下垂，胃体下垂，则胃下口约束不利。肌肉聚处不坚实的人，则胃体弛缓；肌肉聚处没有小颗粒状物累累相连的人，则胃气急迫；肌肉聚处多有小颗粒状物累累相连的人，胃气结涩，胃气结涩则胃上口约束不利。

肝脏与指爪相应，又与胆腑相合。指爪厚实而色黄的人，则胆腑厚实；指爪薄弱而色红的人，则胆腑薄弱。指爪坚硬而色青的人，则胆气急迫；指爪濡软而色赤的人，则胆气弛缓。指爪直正而色白无纹理的人，则胆气舒畅和顺；指爪异常而色黑多纹理的人，则胆气郁结不畅。

肾脏与骨骼相应，又与膀胱、三焦相合。皮肤纹理致密而厚实的人，则三焦与膀胱也厚实；皮肤纹理粗糙而瘦薄的人，则三焦与膀胱也瘦薄。皮肤纹理疏松的人，则三焦与膀胱弛缓；皮肤紧敛而没有毫毛的人，则三焦与膀胱也紧敛。毫毛润泽而粗的人，三焦与膀胱通畅；毫毛稀疏的人，则三焦与膀胱之气就郁结不畅。

黄帝说：脏腑的厚薄、好坏都有一定的表现，我想知道它们所产生的病变是怎样的。岐伯回答说：脏腑与体表组织是内外相应的，观察外在的体表组织就可以知道它们内部脏腑的变化情况，从而也就可以知道内脏所产生的病变了。

五色

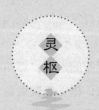

　　本篇主要论述五官的表现与所对应的部位、五色所主的病证。

面色与疾病

　　雷公向黄帝说道：五色的变化是利用五行相生的关系，把五行与五脏配合，从而产生了五脏的子母关系。五脏的子母关系在治疗上的应用就是补母泻子，即子脏虚补母脏，母脏实泻子脏。在疾病的诊断上就是观察面色的变化，如果相应部位有子母承袭之色，即使病很重也不会致人死亡，反之则病很危险。五色的变化是否独决于明堂的部位？我不了解这其中的道理。黄帝说：明堂就是鼻，阙是两眉中间的部位，庭是前额部，蕃是两颊的外侧，蔽是耳门前的部位。这些部位之间要端正、丰满、宽大，在十步以外都能明朗、清楚地看到，这样的人，他的寿命必定能达到一百岁。

　　雷公问：怎样辨别五官的表象？黄帝说：鼻骨高且隆起，平正且端直，五脏相应的部位依次分布在面部的中央，六腑相应的部位列于五脏部位的两旁，头面的情况在两眉之间和前额表现出来，心的情况在两目间下极的部位表现出来。如果胸腔中五脏和平且安居，五色正常相见，病色不表现出来，鼻部色泽就滋润、光泽、清明。五官之色有什么不能辨别的呢？

　　雷公说：五色在面部各有一定的表现部位。如果在相应的部位上有变化，那么可能就要生病了。如果在相应部位上表现有乘袭之色，就说明疾病虽然严重，但是没有死亡的危险。

五脏的子母关系

利用五行相生的关系，把五行与五脏配合，从而产生了五脏的子母关系（如图所示）。

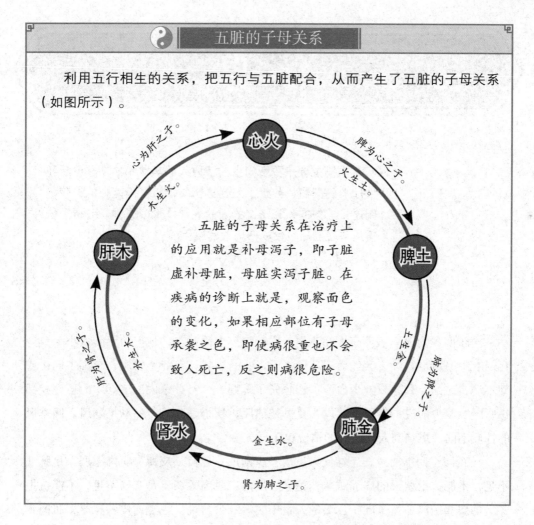

心火

脾为心之子。

火生土。

心为肝之子。

木生火。

脾土

五脏的子母关系在治疗上的应用就是补母泻子，即子脏虚补母脏，母脏实泻子脏。在疾病的诊断上就是，观察面色的变化，如果相应部位有子母承袭之色，即使病很重也不会致人死亡，反之则病很危险。

肝木

肝为肾之子。

水生木。

肺为脾之子。

土生金。

肾水

肺金

金生水。

肾为肺之子。

雷公问：您能给我讲讲不从观察五官诊断疾病的情况吗？五色所主的是什么病证？黄帝说：青色和黑色主痛，黄色和红色主热，白色主寒，这就是五官所主。

论 勇

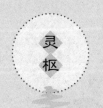

灵枢

　　本篇主要是黄帝向少俞请教人的勇敢和怯懦在诊断和治疗上的应用，分析了人的勇怯对抵抗疾病能力的影响，阐述了勇敢的人和怯懦的人的表现、形成原因，分析了怯懦的人在酒后也会变得勇敢的原因。

　　黄帝问少俞道：假使有人在这里一同行走，一同站立，他们的年龄大小一致，穿的衣服厚薄也相等，突然遭遇狂风暴雨，有的生病，有的不生病，或都生病，或都不病，这是什么缘故？少俞说：您想先了解哪一个？黄帝说：这其中的道理我都想听一听。少俞说：春季是温风，夏季是热风，秋季是凉风，冬季是寒风。四季风的性质不同，影响到人体发病的情况也不同。

　　黄帝问：四季的风，怎样使人发病？少俞说：色黄、皮薄、肌肉柔弱，是脾气不足，不能抗拒秋天的虚邪贼风；色赤、皮薄、肌肉柔弱，是心气不足，不能抗拒冬天的虚邪贼风。黄帝问：色黑的人就不生病？少俞说：色黑、皮肤宽厚、肌肉致密且坚实，就不会被四季虚邪贼风所伤。如果皮肤薄弱、肉不坚实，又不是始终如一的黑色，到了长夏季节时遇到虚邪贼风就会生病。如果色黑、皮肤宽厚、肌肉坚实，虽然遇到长夏季节的虚邪之风，因为抵抗力强，也不会生病。这样的人必须是外伤于虚风，内伤于饮食生冷，内外俱伤，才会生病。黄帝说：讲得很好。

性格对抵抗疾病能力的影响

　　黄帝说：人是否能忍受疼痛，不能以性格的勇敢和怯懦来区分。勇敢而不能忍受疼痛的人，遇到危难时可以勇往直前，而当遇到疼痛时，则退缩不前；怯懦而能忍受疼痛的人，遇到危难时会恐慌不安，但是遇到疼痛，却能忍耐而不动摇。勇敢而又能忍受疼痛的人，遇到危难不恐惧，遇到疼痛也能忍耐；怯懦而又不能耐受疼痛的人，见到危难、疼痛，就会吓得头晕眼花、颜面变色、两眼不敢正视、话也不

勇敢的人和怯懦的人

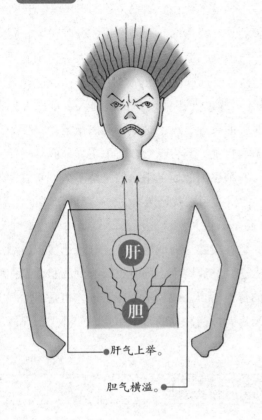

勇敢的人

肝气上举。

胆气横溢。

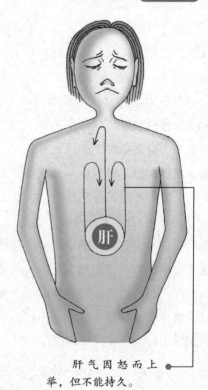

怯懦的人

肝气因怒而上举，但不能持久。

部位	勇敢的人	怯懦的人
目光	深邃、坚定	目光无神
皮肤	肌腠纹理是横的	肌腠纹理是纵的
五脏	心脏端正，肝脏坚厚，胆汁盛满	胸骨剑突短而小，肝系松缓，胆汁不充，肠胃纵缓，胁下空虚
发怒时	胸廓张大，肝气上举，胆气横溢，目光逼射，毛发竖起，面色铁青	肝肺虽因怒而上举，但不能持久
代表人物	张飞	蒋干

敢说、心惊气乱、死去活来。我看到这些情况，却不知是什么原因，想了解其中的道理。少俞说：能否忍受疼痛，主要取决于皮肤的薄厚，肌肉坚实、脆弱及松紧的不同，是不能以性格的勇敢、怯懦来说明的。

黄帝说：我想听您讲一讲有关勇敢与怯懦的缘由。少俞说：勇敢的人，目光深邃、坚定，眉毛宽大、长直，皮肤肌腠的纹理是横的，心脏端正、肝脏坚厚，胆汁盛满，发怒时，气壮盛、胸廓张大、肝气上举、胆气横溢、眼睛瞪大、目光逼射、毛发竖起、面色铁青，决定勇士性格的基本因素就是这些。

黄帝问：那么怯懦性格的产生是什么缘由？少俞说：怯懦的人，目虽大但不深固，神气散乱，气血不协调，皮肤肌腠的纹理是纵不是横，肌肉松弛，胸骨剑突短而小，肝系松缓，胆汁也不充盈，胆囊松弛，肠胃纵缓，胁下空虚，肝气不能充满，虽然大怒，怒气也不能充满胸中，肝肺虽因怒而上举，但坚持不久，气衰即复下落，所以不能长时期发怒，决定怯士性格的因素就是这些。

黄帝问：怯懦的人喝了酒以后，发怒时也和勇士差不多，这是由哪一脏的功能决定的？少俞说：酒是水谷的精华，是谷类酿造而成的液汁，其气迅猛，当酒液进入胃中以后，胃部就会胀满，气机上逆，充满胸中，同时也影响到肝胆，致使肝气冲动，胆气横逆。醉酒的时候，他的言谈举止，就和勇士差不多，但是当酒气一过，就会怯态如故，而懊悔不已。醉酒后，悖逆冲动的言谈举止，如同勇士那样不知避忌的行为，就叫做"酒悖"。

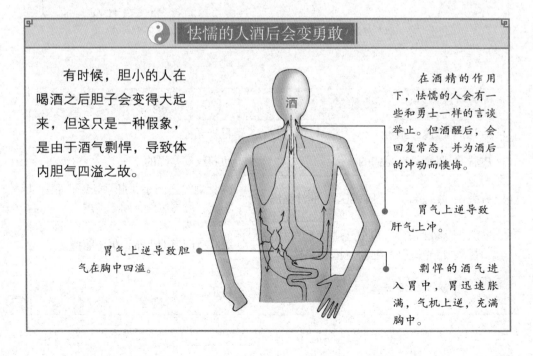

☯ 怯懦的人酒后会变勇敢

有时候，胆小的人在喝酒之后胆子会变得大起来，但这只是一种假象，是由于酒气剽悍，导致体内胆气四溢之故。

在酒精的作用下，怯懦的人会有一些和勇士一样的言谈举止。但酒醒后，会回复常态，并为酒后的冲动而懊悔。

胃气上逆导致肝气上冲。

剽悍的酒气进入胃中，胃迅速胀满，气机上逆，充满胸中。

胃气上逆导致胆气在胸中四溢。

天年

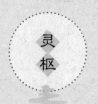

灵枢

本篇主要分析了生命产生的基础、身体健康和长寿的条件，介绍了长寿人的特点，阐述了人血气盛衰的规律，分析了有些人不能活到天年的原因。

生命的产生

黄帝向岐伯说道：我想知道人开始有生命的时候，是以什么气作为基础的，以什么气作为捍卫的，失去什么就会死亡，得到什么就会生存。岐伯说：依靠母亲的血作为基础，依靠父亲的精作为捍卫，失去神气的就会死亡，得到神气的就能生存。

黄帝问：什么是神气？岐伯说：血气已调和，营卫已通利，五脏已形成，那么神气产生并藏于心中，神气就是人体生命活动的表现。神气产生，魂魄精神活动就全部具备，于是一个健全的人就生成了。

黄帝说：人的寿命不相等同，有早年夭折的，有年老且长寿的，有突然死亡的，有病程长久的，我希望听您讲讲这里面的道理。岐伯说：五脏坚实，血脉调和，肌肉滑利，皮肤致密，营卫的运行不失掉它的正常进度，呼吸均匀和缓，气机运行有规律，六腑能传化谷食之物，津液敷布周身，各脏腑组织生理活动都维持正常的人，能够保持生命长久。

黄帝问：什么样的人能活到一百岁才死亡？岐伯说：鼻孔深邃而且长、面部高厚而方大、营卫之气通调、面之上中下三部高起而不平陷、骨骼高耸、肌肉丰满，这样的人能够活到一百岁，得以年寿终止。

《黄帝内经》对生命的解释

《黄帝内经》认为，生命的产生以母亲的血和父亲的精为基础来获得神气。这和现代科学认为的精卵结合产生生命的观点是一致的。

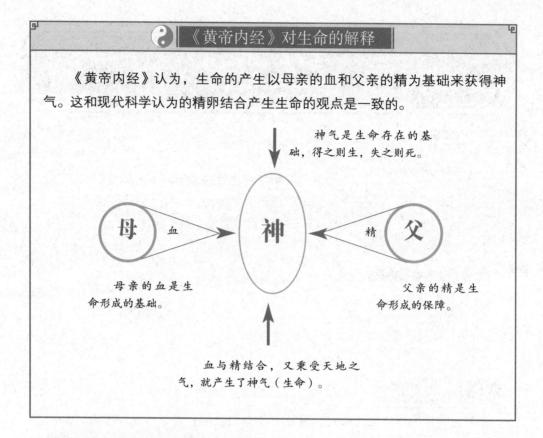

神气是生命存在的基础，得之则生，失之则死。

母 血 → **神** ← 精 **父**

母亲的血是生命形成的基础。

父亲的精是生命形成的保障。

血与精结合，又秉受天地之气，就产生了神气（生命）。

人体血气的盛衰规律

黄帝问：可以听您讲讲人血气的盛衰，以及从生到死这一过程的情况吗？岐伯说：人长到十岁时，五脏开始发育到一定的健全程度，血气已流通，生气在下，所以喜欢走动。人到二十岁时，开始血气强盛，肌肉发达，所以喜欢急趋行走。人到三十岁时，五脏已全部发育强健，肌肉坚实，血脉充盛，所以喜欢步履稳重、从容不迫地行走。人到四十岁时，五脏六腑十二经脉都发育健全到了极点并开始平定，此时腠理开始疏松，颜面荣华逐渐衰落，鬓发开始花白，精气平定盛满不再会有突出的发展，精力也已经不十分充沛，所以喜欢静坐。人到五十岁时，开始肝气衰减，肝叶薄弱，胆汁也减少，目又是肝的外窍，因此两眼也开始昏花而不能看清楚东西。人到六十岁时，开始心气衰弱，心气不足，经常苦于忧愁、悲伤的情绪，血气营运不畅，形体懈怠无力，所以喜欢躺卧。人到七十岁时，脾气衰弱，皮肤枯槁。人到八十岁时，肺气衰弱，魄散而不藏舍，所以经常发生言语错误。人到九十岁时，肾气枯竭，肝、心、脾、肺四脏经脉气血空虚不足。人到百岁时，五脏都虚衰，神气都离去，只有形骸独自空存，那么就会年寿终结。

人体血气的盛衰

人体内的血气从弱到盛，是一个生命成长的过程，在这一过程中，人体的各器官逐渐成熟；人体内血气从盛到衰，又是一个生命终结的过程。人血气的盛衰构成了一个生命的循环。

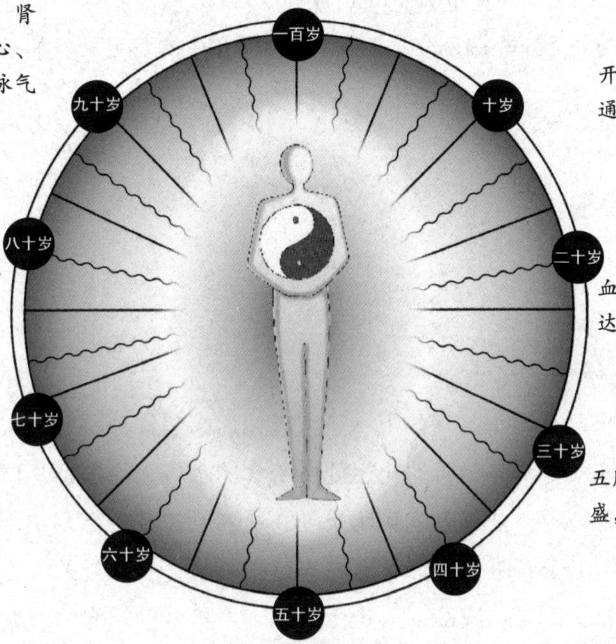

一百岁时，五脏都虚衰，神气都离去，人至此而寿终正寝。

九十岁时，肾气枯竭，肝、心、脾、肺四脏经脉气血空虚不足。

十岁时，五脏开始健全，血气流通，喜欢走动。

八十岁时，肺气衰弱，言不由衷。

二十岁时，血气强盛，肌肉发达，喜欢疾驰。

七十岁时，脾气衰弱，皮肤枯槁。

三十岁时，五脏强健，血脉充盛，步履稳重。

六十岁时，心气衰弱，情绪低落。

五十岁时，肝气衰减，胆汁也减少，两眼开始昏花。

四十岁时，经脉气血发展到了极点并开始衰弱。

（图中圆盘标注：一百岁、九十岁、八十岁、七十岁、六十岁、五十岁、四十岁、三十岁、二十岁、十岁）

黄帝问：为什么有些人不能享尽年寿，活到最终应该活到的岁数？岐伯说：那是因为他们的五脏不坚实，鼻道不深长，鼻孔外张，呼吸短促疾速，面部两腮肌肉塌陷，脉体薄弱而少气血，身体肌肉不充实，经常受风寒侵袭，血气更加虚亏，脉络不通利，真气邪气相互攻击，真气败乱而引邪气入内，所以人到中年的时候就寿命终止了。

名词解释

天年

人应该活到的岁数。关于天年，有人认为是100岁，有人认为是120岁。现代人注重保健养生，百岁以上的寿星已经很常见，120岁以上的人也大有人在。所以，人的天年究竟是多少，还是一个谜。但是《黄帝内经》中关于人血气盛衰的阐释，对保健养生有很好的指导意义。

五味

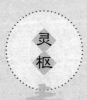

本篇论述了五味进入人体后，按照其所喜，各归走于不同的脏器；介绍了水谷所化生的营卫之气的运行。

五味归走五脏

黄帝说：我想要听一听谷气的五味进入人体后是怎样分别归于人体五脏的。伯高说：胃，是五脏六腑营养物质的化生处，所食的水谷之物都是从口中进入胃腑，胃腑所化生的精微物质，被五脏六腑所秉受。所入五味又各自归走于同性所喜之脏器，谷味酸的，先走于肝脏；谷味苦的，先走于心脏；谷味甘的，先走于脾脏；谷味辛的，先走于肺脏；谷味咸的，先走于肾脏。水谷精气、津液及营卫，已输布运行，而营养脏腑四肢百骸。所剩糟粕，依次向下传送到大肠、膀胱，成为两便而排出体外。

黄帝问：营卫运行是怎样的？伯高说：水谷刚一开始进入胃中，通过脾胃中焦的作用，所化生的精微部分，从胃出至上、中二焦，经过肺脏的输布，灌溉五脏，从中分出两条道路：清纯的化为营气，浊厚的化为卫气，而分别行于经脉内外，成为营卫运行的道路。产生的宗气集于人体胸中，叫做"气海"。它出于肺而沿循于咽喉，所以呼则出吸则入，天地的精气，在人体内代谢的大致情况是分宗气、卫营和糟粕三部分输出，但另一方面又要从天地间吸入空气与摄取饮食之物的精微，以补给全身营养的需要。因此半天不吃饭就会气衰，一天不吃饭就会气少。

谷气归走五脏

　　水谷以食物的形式进入胃，经过胃的消化转化为精微物质，然水谷精微中的五味依五脏所喜归走于其所喜之脏。

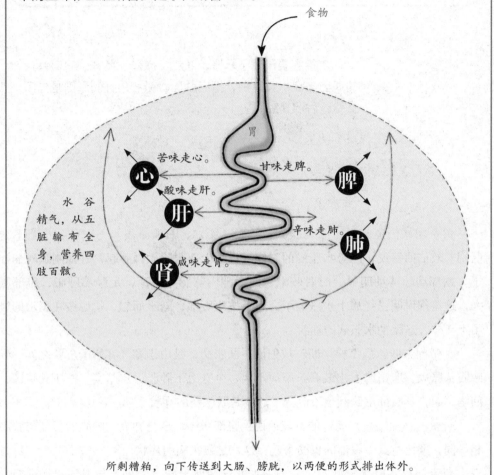

食物

胃

苦味走心。

甘味走脾。

酸味走肝。

心

脾

肝

辛味走肺。

水谷精气，从五脏输布全身，营养四肢百骸。

肾

肺

咸味走肾。

所剩糟粕，向下传送到大肠、膀胱，以两便的形式排出体外。

水 胀

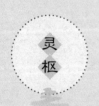

本篇主要论述了水胀、肤胀、臌胀、肠覃、石瘕等病的病因与症状及鉴别，指出肤胀、臌胀的针刺原则是先泻血络，后调其经。

黄帝问岐伯道：对水胀与肤胀、臌胀、肠覃、石瘕、石水等病证，应当怎样区别？岐伯回答说：刚患水胀病的时候，目眶上部眼睑微微肿起，好像刚睡醒的样子，颈部动脉搏动明显，时时咳嗽，两大腿内侧感觉寒凉，足胫部肿胀，腹部胀大，这些都说明已经患上水胀病了。用手按压腹部，随手而起，就像按在裹水的袋子上一样，这就是水胀病的症状。

黄帝问：肤胀病怎样诊断？岐伯说：肤胀病，是由于寒气客留于皮肤之间，导致腹部胀大，叩击时发出鼓音，空而不实，全身上下肿胀，皮厚实，按压其腹部，凹陷不起，其腹部皮肤颜色不改变，这就是肤胀病的症状。

黄帝问：臌胀病是怎样的？岐伯说：腹部胀满，全身肿大，肿胀的程度与肤胀相等同，颜色苍黄，腹部的青筋暴起，这就是臌胀病的症状。

黄帝问：肠覃是怎样的？岐伯说：寒气客留于肠道之外，与卫气相互排斥，使卫气不能营运，因而寒气束缚了卫气，积聚并内附于肠道，于是就产生病理性肿块，生成息肉。刚开始生成时，大小同鸡卵，慢慢长大，长成时，就像妇女怀孕的样子，病程长久时可达多年。如果用手按压患部，感觉很坚硬，推动患部可以移动，月经按时来潮，这就是肠覃的症状。

黄帝问：石瘕是怎样的？岐伯说：石瘕病生于女子胞宫内，寒气客留于子门处，子门因寒气而闭塞，气血不能流通，恶败之血不能排泄，以致凝结成块，留滞胞宫内，并日渐增大，它就像妇女怀孕一般，月经不能按时来潮。这种病邪都发生在女子身上，治疗时可用通导的方法。

几种胀病的区别

病名	症状
水胀	眼睑微肿，颈动脉搏动明显，常咳，两大腿内侧感觉寒凉，足胫部肿胀，腹部胀大
肤胀	腹胀，叩击时有鼓音，全身上下肿胀，皮厚
臌胀	腹胀，全身肿大，颜色苍黄，腹部青筋暴起
肠覃	卫气不能正常运营而积聚，病理性肿块产生，生成息肉
石瘕	子门闭塞，月经不能按时来潮

黄帝问：可用针刺治疗肤胀病和臌胀病吗？岐伯说：治疗时，先用针泻有瘀血的络脉，然后调整经脉虚实，刺去血络中的恶血。

五味论

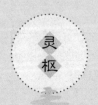

本篇主要论述五味进入体内后的走向对人体健康的影响，阐述了多食五味对人体造成影响的原因。

五味的走向对人健康的影响

黄帝向少俞说道：饮食五味从人体口中进入体内，它们各自归走于所喜欢的脏腑，也各自都有其所产生的病变。如酸味进入筋，食酸味偏多，会引起小便不通；咸味走血，多食咸味，则会使人口渴不已；辛味进入气分，食辛味太过，可引起内心有空虚感。苦味走骨，多食苦味，则会使人呕吐食物；甘味进入肌肉，过食甘味，使人感到心胸烦闷。我知道这些情况，但是不知道产生这些情况的原因，我想了解这其中的缘故。

少俞回答说：酸味入胃以后，由于酸味涩滞，具有收敛的作用，只能行于上、中二焦，而不能迅速吸收转化，便停滞在胃中。胃腑之中温和，则下行注入膀胱，膀胱之皮薄而软，如得酸味则会收缩曲卷，膀胱口紧闭约束，水液运行之道不能通行，所以小便就会不通。前阴是宗筋会聚的地方，肝主筋，所以说酸走筋。

黄帝问：咸味走血，多食咸味，则会使人口渴，这是为什么呢？少俞回答说：咸味入胃后，气味行于中焦，输注于血脉，与血相合，使血液浓稠，需要胃中的津液不断地补充调和。胃中津液不断注入以补充调剂血液而被消耗，则津液减少而不足，不足则难以上润咽部，使得咽部和舌根感到焦躁，所以口渴。血脉是中焦化生的精微输布周身的通道，血液也出于中焦，咸味上行于中焦，所以咸味入胃后，就走入血分。

黄帝问：辛味走气，多食辛味，则会使人内心空虚，这是为什么呢？少俞回答说：辛味入胃后，它的气味行于上焦。上焦的功能是将来自中焦的水谷精微布散到

五味与五脏

分类	五味与五脏的关系	内容出处
五味所入	酸入肝，辛入肺，苦入心，咸入胃，甘入脾	《素问·宣明五气篇》
五脏所欲	心欲苦，肺欲辛，肝欲酸，脾欲甘，肾欲咸	《素问·五脏生成篇》
五味所生	酸生肝，苦生心，甘生脾，辛生肺，咸生肾	《素问·阴阳应象大论》
五味所走	酸走筋，辛走气，苦走血，咸走骨，甘走肉	《灵枢·九针论》

体表。若姜、韭之辛味常熏蒸于上焦，营卫之气不断受扰，且其气久久停留于心下之处，就会使人产生内心空虚。辛味常与卫阳之气同行，所以辛味入胃以后促使卫阳之气外达而汗出，辛味也随汗而排泄，这就是辛味走气的道理。

黄帝问：苦味走骨，多食苦味，则会使人呕吐，这是为什么呢？少俞回答说：苦味入胃后，五谷的其他气味都不能胜过它。当苦味进入下脘后，三焦的通路都受其影响而气机阻闭不通利。三焦不通，胃内食物不得通调、输散，胃气因而上逆形成呕吐。牙齿，是骨之所余部分，苦味入胃后走骨亦走齿，如已入胃之苦味重复吐出，就可以知道其已经走骨了。

黄帝问道：甘味善走肌肉，过食甘味，使人感到心胸烦闷，是什么原因呢？少俞说：甘味入于胃中，它的气味柔弱细小，不能上达于上焦部位，而与饮食之物一同存留在胃腑之中，使人胃腑柔润，胃腑柔润则气机和缓，气机和缓则致诸虫而动，虫行扰动则会使人心中烦闷。甘味可以入脾，脾主肌肉，甘味外通于肌肉，所以，甘味善走肌肉。

阴阳二十五人

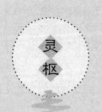

本篇主要论述了以五行为依据划分的阴阳二十五种人的身体形态、性格、对疾病的耐受能力等，阐述了人气血多少的变化对体表毛发的影响。

黄帝问：我听说人有阴阳类型的不同，如何区别他们呢？伯高道：天地宇宙之间的一切事物都秉受五行之气，也离不开五行运动变化的道理，人也如此。所以五五二十五种人之形，各有其特征，而不包括阴阳两类人在内。然而二十五种人的形体特征、性格特点与一般的五种形态的人是不同的。阴阳五种人的情况我已经知道了。

黄帝说：我想了解一下二十五种人的具体情况，以及由于血气不同而产生的各种特点，如何从外部表现去测知内部的生理、病理情况呢？岐伯说：你问得真详细啊。这是先师秘而不传的，就是伯高也不能彻底明白其中的道理。黄帝离席后退几步，很恭敬地说：我听说，遇到适当的人而不把学术理论传授给他是重大损失，而得到了这种学术不加重视、随便泄漏，将会受到上天的厌弃。我希望得到这种学术知识，并且将它弄明白，藏之金柜，不敢随便传扬出去。岐伯说：先明确木、火、土、金、水五种类型的人，后按照五色的不同加以区别，就容易知道二十五种人的形态了。

阴阳二十五种人的形态

黄帝说：我希望听你详尽地讲解。岐伯道：一定要慎而又慎啊！就让我给你讲讲吧。木型的人，属于木音中的上角，他的形体特征和性格特点是皮肤苍色，像东方的苍帝一样，头小，面长，肩背宽大，身直，手足小，有才智，好用心机，体力不强，多忧劳于事物，对时令季节的适应是耐受春夏不耐秋冬，秋冬季节容易感受病邪而发生疾病。这一类型的人，属于足厥阴肝经，其性格特点是柔美而安重，是禀受木气最全的人。另外还有四种禀受木气不全的人，分左右上下四种：左上方，

阴阳二十五种人（1）

　　《黄帝内经》认为，人禀受五行之气而生，有禀受五行之气全者，有禀受五行之气不全者，每一行各有五种人，所以，依据五行来划分，人有五五二十五种。

木型人

　　禀受木气而生的人五官瘦长。这种人智力过人，好用心机，能耐春夏不能耐秋冬。

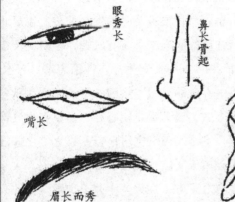
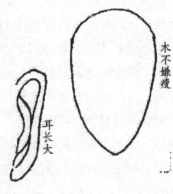

眼秀长

鼻长骨起

木不嫌瘦

嘴长

耳长大

眉长而秀

火型人

　　禀受火气而生的人五官尖。这种人擅长观察和分析，性情急躁，能耐春夏不能耐秋冬，一般短寿。

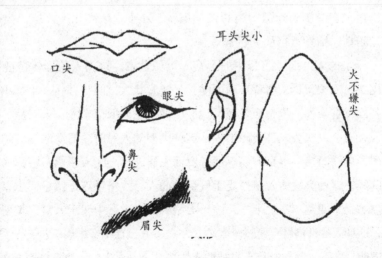

耳头尖小

口尖

眼尖

火不嫌尖

鼻尖

眉尖

五天帝

　　对于五天帝有一些不同的说法，《史记正义》："《国语》云'苍帝灵威仰，赤帝赤熛怒，白帝白招矩，黑帝叶光纪，黄帝含枢纽'。《尚书帝命验》云'苍帝名灵威仰，赤帝名文祖，黄帝名神斗，白帝名显纪，黑帝名玄矩'。"

在木音中属于大角一类的人，类属于左足少阳经之上，其性格特点是正直。右下方，在木音中属于左角一类的人，属于右足少阳经之下，其性格特点有过于随和顺从、唯唯诺诺的缺点。右上方，在木音中属于钛角一类的人，类属于右足少阳经之上，其性格特点是努力向前进取。左下方，在木音中属于判角一类的人，类属左足少阳经之下，其性格特点是刚直不阿。

火型的人，属于火音中的上徵，类似赤帝。其形体特征和性格特点是皮肤呈红色，齿根宽广，颜面瘦小，头小，肩背腰腹及两腿发育匀称，手足小，步履急速，心性急，走路时身体摇晃，肩背部的肌肉丰满，有气魄，轻财，但少守信用，多忧虑，对事物观察和分析很擅长和明白，容颜美好，性情急躁，不长寿而多暴死。这种人对时令的适应，多能受耐春夏的温暖，不耐秋冬的寒冷，秋冬容易感受外邪而生病。火型人在五音中比为上徵，属于手少阴心经，是禀受火气最全的一类人，其性格特点是对事物认识深刻，讲求实效，雷厉风行。禀火气之偏的有上下左右四种类型。左之上方，在火音中类属于质徵，归左手太阳经之上，火气不足，其性格特点是光明正大而通晓事理。右之下方，在火音中属于少徵一类的人，类属于右手太阳经之下。这一类型人的性格特点是多疑。右之上方，在火音中类属于右徵，归于右手太阳经之上，火气不足，其性格特点是做事不甘落后，但行事鲁莽。左之下方，在火音中属于判徵一类的人，类属于左手太阳经之下，这一类型的人的性格特点是乐观、怡然自得而无忧愁烦恼。

土型的人，属于土音中的上宫，类似黄帝。这类人的形体特征和性格特点是黄色皮肤，大头圆脸，肩背丰满而健美，腰腹壮大，两腿健壮，手足小，肌肉丰满，身体各部发育匀称，步态轻盈而又稳健。做事足以取信于人，人安静，不急躁，喜好帮助人，不争逐权势，善于团结人。这种类型的人对时令的适应是能耐秋冬的寒凉，不能耐春夏的温热，春夏容易感受外邪而生病。这一类人在土音中称为上宫，属于足太阴脾经，这种类型的人是禀受土气最全的人。性格特点是诚恳而忠厚。禀土气之偏的有左右上下四类：左之上方，这一类型的人在土音中属于大宫，类属于左足阳明经之上，这种人的性格特点是过于柔顺。左之下方，在土音中属于加宫一类的人，类属于左足阳明经之下，其性格特点是神情喜悦快活。右之上方，土音中类属于少宫者，属于右足阳明经之上，土气不足，这类人的性格特点是为人圆滑，左右逢源。右之下方，土音中类属于左宫者，属于右足阳明经之下，土气不足，其形体特征是神情呆滞。

金型的人，属于金音中的上商，类似白帝，这类人的形态特征和性格特点是皮肤白，小头方脸，小肩背，小腹，手足小，足跟部骨骼显露，行走轻快，禀性廉洁，性急，平常沉静，行动迅猛，强悍异常，具有领导才能，善于判断。这种人对

阴阳二十五种人（2）

土型人

土人这而耐耐禀受的的，能不能五官厚。诚恳，忠厚秋冬春夏。

嘴厚大

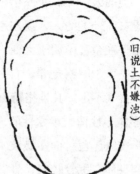

眼皮厚

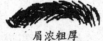

鼻厚粗

耳厚实

眉浓粗厚

土不嫌厚（旧说土不嫌浊）

金型人

金人这而有领但禀受的的，导薄寡五官方。刻恩，才能耐耐秋冬春夏。

眼形带方

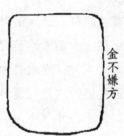

金不嫌方

耳方骨坚

口方

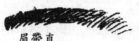

眉带直
眉骨略起

鼻方骨壮

水型人

水人这卑禀受的的，格耐耐五官圆。人下，能不能秋冬春夏。

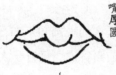

嘴厚圆

眼大圆

鼻头、鼻翼圆

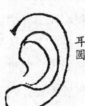

耳圆

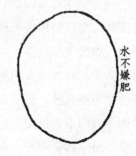

水不嫌肥

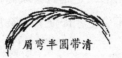

眉弯半圆带清

时令的适应能耐受秋冬，不能耐受春夏，感受了春夏的邪气就容易患病。这一类型的人，在金音中称为上商，属手太阴肺经，是禀受金气最全的人，其性格特点是刻薄而寡恩，严厉而冷酷。禀金气之偏的有上下左右四类。左之上方，在金音中属于钛商一类的人，类属于左手阳明经之上。其性格特点是廉洁自律。左之下方，金音中属于右商一类的人，属左手阳明经之下，金气不足，其性格特点是清俊洒脱。右之上方，在金音中属于大商一类的人，类属于右手阳明经之上，这一类型的人的性格特点是善于明察是非。右之下方，在金音中属于少商一类的人，归于右手阳明经之下，金气不足，其性格特点是严肃而庄重。

形体与性情秉承水性的人，属于水音中的上羽，就像北方的黑帝。他们的形体特征是皮肤黑色，面多皱纹，大头，颐部宽广，两肩小，腹部大，手足喜动，行路时摇摆身体，尻骨较长，脊背亦长，对人的态度既不恭敬又不畏惧，善于欺诈，常被刺杀身死。在对时令的适应上，耐秋冬的寒冷，不耐春夏的温热，春夏季节容易感受邪气而发病。这一类型人在水音中称为上羽，属于足少阴肾经，这是禀水气最全的人，其性格特点是人格卑下。还有左右上下禀受水气不全的四种人：右之上方，水音中属于大羽者，类属右足太阳经之上，水气不足，其性格特点是经常洋洋自得。左之下方，在水音中属于少羽一类的人，类属于左足太阳经之下。这一类型的人的性格特点是心情经常郁闷不舒。右之下方，水音中属于众羽者，类属右足太阳经之下，水气不足，其性格特点是文静而又清高。左之上方，在水音中属于桎羽一类的人，类属于左足太阳经之上。这种人的性格特点是很安定，就好像身被桎梏，不能随便活动一样。

以上木、火、土、金、水五种类型的人，由于各自的不同特征，又分为二十五种不同的类型。因为禀赋的不同，所以才有这二十五种不同的变化。

气血多少对毛发的影响

黄帝问：您所说的，手足三阳经脉循行于人体的上部和下部，根据其气血的多少变化，反应到体表的现象又是怎样的呢？岐伯回答说：循行于人体上部的足阳明经脉，如果气血充盛，两侧面颊的胡须美好而长。血少气多的髯就短；气少血多的髯就稀少；血气均少则两颊部完全无胡须，而口角两旁的纹理很多。循行于人体下部的足阳明经脉，若气血充足，下部的毫毛美好而长，可上至胸部亦生毛；血多气少则下部的毫毛虽美，但较短少，毛可上至脐部，走路时喜欢高抬脚，足趾的肌肉较少，足部常觉寒冷；血气皆不足，则下部不生毛，即便有亦甚稀少而枯槁，并且易患痿、厥、痹等病证。

气为血之帅，血为气之母

气属阳，血属阴。气与血的生成，都源于水谷精微和肾精，二者又都是生命活动的物质基础，彼此相互依存、相互为用。如果体内气血有变化，则会表现出一些疾病，如文中所说的对毛发的影响。

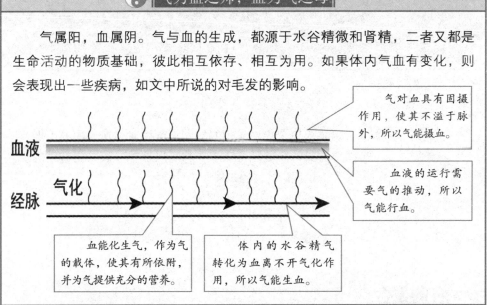

血液

经脉 气化

气对血具有固摄作用，使其不溢于脉外，所以气能摄血。

血液的运行需要气的推动，所以气能行血。

血能化生气，作为气的载体，使其有所依附，并为气提供充分的营养。

体内的水谷精气转化为血离不开气化作用，所以气能生血。

循行于人体上部的足少阳经脉，若气血充盛，面颊两侧胡须连鬓而生、美好而长；若血多气少则生于两颊连鬓的胡须虽美而短小；血少气多则少胡须；血气皆少则不生胡须，感受寒邪湿气容易患痹证、骨痛、爪甲干枯等病证。循行于下部的足少阳经脉，若血气充盛，则腿胫部的毛美好而长，外踝附近的肌肉丰满；如果血多气少则腿胫部的毛虽美好但较短小，外踝周围皮坚而厚；若血少气多则腿胫部的毛少，外踝处皮薄而软；血气都少则不生毛，外踝处瘦而没有肌肉。

循行于上部的足太阳经脉，若气血充盛，则眉毛清秀而长，眉毛中并见长的毫毛；若血多气少，则眉毛稀疏干枯，脸面部多细小皱纹；血少气多，面部的肌肉就丰满；气血调和则颜面秀丽。循行于下部的足太阳经脉，若气血充盛则足跟部肌肉丰满，坚实；如果气少血多则足跟部肌肉消瘦；气血都少的，易发生转筋、足跟痛等症状。

手阳明经脉的上部气血充盛，则唇上胡须清秀而美；若血少气多则胡须粗疏无华；血气都少则唇无胡须。手阳明经脉的下部气血充盛，腋毛秀美，手部的肌肉经常是温暖的；若气血皆不足则手部肌肉瘦削而寒凉。手少阳经脉的上部气血充盛，则眉毛美而长，耳部色泽明润；血气都少则耳部焦枯无光泽。手少阳经脉的下部气血充盛，则手部的肌肉丰满，并且常觉温暖；气血都不足的，则手部肌肉消瘦且寒凉；气少血多则手部肌肉消瘦，并且络脉多浮浅而易见。手太阳经脉的上部血气充盛则须多而美，面部丰满；血气少则面部消瘦无光华。手太阳经脉的下部气血充盛则掌肉充实而丰满；气血少则掌部肌肉消瘦而寒凉。

百病始生

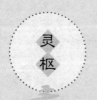

本篇主要论述了由六气和情志因素引发疾病的道理，疾病发生的原理是身体虚弱和贼风邪气侵袭共同造成的；并分析了积病的发展过程和治疗原则。

疾病的发生

黄帝向岐伯说道：各种疾病的开始发生，都是由于风、雨、寒、暑、凉、湿邪气和喜怒情志造成的。喜怒不加节制，会使内脏受损伤。风雨寒暑之邪，则伤人体外部。喜怒、风雨、清湿三种不同性质的邪气，所伤及人体的部位是各不相同的，我想听你说这其中的要领。岐伯回答说：喜、怒、哀、乐是人的情感，风、雨、寒、暑属于气候变化，阴冷潮湿则为大地环境，从致病的角度，它们是三种不同性质的邪气，所以有的先发生在阴分，有的先发生在阳分，我就此讲讲其中的道理。如果喜怒不节制，就会伤于内脏，内脏属阴，内脏受伤则病发于阴分。阴冷潮湿这种邪气容易趁虚侵害人体下部，所谓病起于下。风雨之邪气亦袭击人体上部虚弱之处，所以病起于人体上部，这就是三部之气所侵犯的人体内与外之上下三部。至于邪气侵袭人体而引起的各种变化，就更加复杂，难以计数了。

黄帝说：我本来就不能尽数了解那千变万化的疾病变化，所以请问先生您，我想逐一地听你说这其中的道理。岐伯道：风雨寒热之邪，若不是遇到身体虚弱，一般是不能侵害人体而致病的。如果突然遭遇到猛烈的暴风雨而身体不病的，这是因为人体不虚弱，所以邪气不能单独伤害人体。所以疾病的产生，首先是身体虚弱，又感受了贼风邪气的侵袭，两种因素相结合，才会产生疾病。如果外界的正常气候与人体正气充足，两实相互逢迎，则人体肌肉坚实强壮而不发生疾病。凡是疾病的发生，决定于四时气候是否正常，以及身体素质是否强壮，即人体正气不足而邪气盛，就会发生疾病。邪气侵犯人体各有一定的部位，根据邪气侵犯的不同部位而命

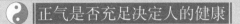

正气是否充足决定人的健康

　　自然界的风、寒、暑、湿、燥、热等是客观存在的，但是有的人容易生病，有的人却很健康，这是由人的正气是否充足决定的。

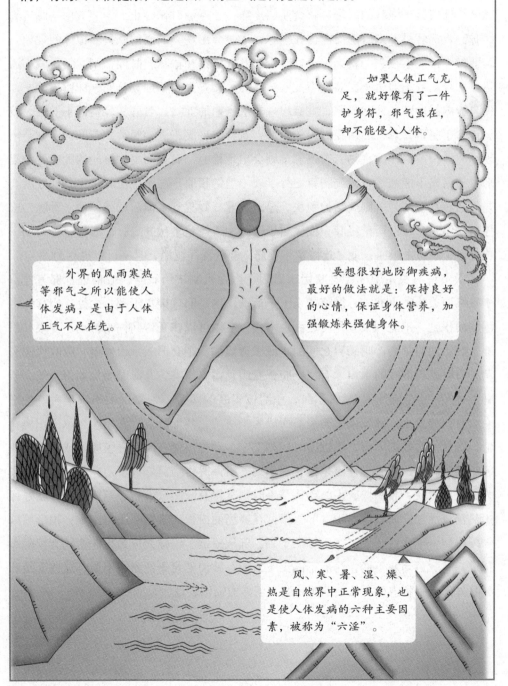

如果人体正气充足，就好像有了一件护身符，邪气虽在，却不能侵入人体。

外界的风雨寒热等邪气之所以能使人体发病，是由于人体正气不足在先。

要想很好地防御疾病，最好的做法就是：保持良好的心情，保证身体营养，加强锻炼来强健身体。

风、寒、暑、湿、燥、热是自然界中正常现象，也是使人体发病的六种主要因素，被称为"六淫"。

以不同的名称，上下中外，分为三部。

所以，虚邪贼风侵袭人体，先从最表层的皮肤开始，若皮肤不能收固致密，腠理就会开泄，邪气趁机从毛孔而入，若逐渐向深处侵犯，一般会出现恶寒战栗，毫毛悚然竖起，皮肤也会出现束紧疼痛的感觉。如果邪气滞留不去，那么就会传于络脉处，邪气留于络脉的时候，就会肌肉疼痛，若疼痛时作时止，为邪气由络脉传到经脉。若病邪得不到解除而滞留在经脉，不时会出现刹那间的颤抖和惊悸的现象。若邪气停留而不散去，就会传于输脉，当邪气滞留在输脉的时候，则六经之气不通达，六经之气不通达于四肢就会使肢节疼痛，腰脊强硬不适。若邪气滞留不除，则传入脊内的冲脉，冲脉受犯，就会出现体重身痛的症状。若邪气停留而不散去，就会传舍于肠胃，邪气滞留在肠胃的时候，就会出现腹胀满、肠鸣，若寒邪多则会出现肠鸣泄泻不消化的食物，若热邪多则会出现稀薄、腐败而臭秽难闻的大便。如果邪气滞留尚不能祛除，传到肠胃之外半表半里的膜原，停留于血脉之中，邪气就会与气血相互凝结，久则聚结为积块。总之，邪气侵犯到人体后，或停留于孙脉，或停留于络脉，或停留于经脉，或停留于输脉，或停留于伏冲之脉，或停留于脊筋，或停留于肠胃之膜原，或上连停留于缓筋，邪气浸淫泛滥，是不可以说尽的。

黄帝说：我希望你能将其始末原因、内在机制讲给我听。岐伯说：邪气停留于孙络而成为积块的，它能够往来上下活动，这是邪气聚集于孙络之处，因其孙络浮浅而松弛，不能拘束其积使之固定不移，所以可以在肠胃间往来活动。如果其积停于肠胃间的孙络，则肠胃之间的水液渗透灌注，则会形成水液停聚，吸收代谢失调，有时发出濯濯的水声。有寒则腹部胀满且雷鸣作响，并时时疼痛如刀割般。若邪气停留在足阳明经而形成积滞，积滞位于脐的两旁，饱食后则积块显大，饥饿空腹时积块变小。邪气停留于缓筋而成为积块的，其形状表现和阳明经脉之积块相似，饱食的时候则疼痛，饥饿的时候则安宁。邪气停留在肠胃之膜原而成积，疼痛时牵连到肠外的缓筋，特点是饱食后不痛、饥饿时疼痛。邪气停留在伏冲之脉而成为积块的时候，其积块应手跳动，举手时则觉得有股热气下行于两股之间，就好像用热汤浇灌一样而难以忍受。邪气停留在脊筋而成积，饥饿时肠胃空虚，积形可以触摸得到，饱食后肠胃充实则触摸不到。邪气停留于输脉而成为积块的，其积阻滞脉道，致脉道闭塞不通，津液不能上下流通，致使毛窍干涩壅塞不通，这些都是邪气从外部侵犯到内部，从上部而转变到下部的临床表现。

积病的发展过程

黄帝问：积病刚开始发生，一直到它已经形成是怎么样的情况呢？岐伯答道：积病的起始，是受到寒邪的侵害而发生的，主要是寒邪厥逆上行而生成积病。黄帝问：成为积病是怎样的呢？岐伯答道：寒邪造成厥逆之气，先使足部阳气不通，血液凝涩，逐渐又导致胫部寒冷，胫部寒冷进而使血脉凝滞，久之，寒冷之邪上逆进入肠胃，导致气机不通而腹胀，腹胀则肠道外组织间的水液汁沫聚积不得消散，这样日益加重而形成积病。又因突然多食暴饮，则使肠胃过于充满，或因生活起居不节慎，或因用力过度，则导致络脉受伤，若阳络受伤则血外溢于伤处，血液外溢就会鼻子出血。若肠胃的络脉受到损伤，血就溢散到肠道外的腹腔组织间，适逢肠外

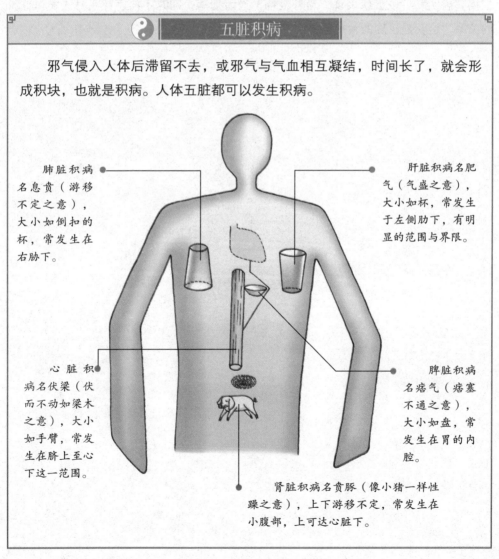

五脏积病

邪气侵入人体后滞留不去，或邪气与气血相互凝结，时间长了，就会形成积块，也就是积病。人体五脏都可以发生积病。

肺脏积病名息贲（游移不定之意），大小如倒扣的杯，常发生在右胁下。

肝脏积病名肥气（气盛之意），大小如杯，常发生于左侧肋下，有明显的范围与界限。

心脏积病名伏梁（伏而不动如梁木之意），大小如手臂，常发生在脐上至心下这一范围。

脾脏积病名痞气（痞塞不通之意），大小如盘，常发生在胃的内腔。

肾脏积病名贲豚（像小猪一样性躁之意），上下游移不定，常发生在小腹部，上可达心脏下。

有寒邪寄留，肠外的水液汁沫同外溢的血液相纠结，凝聚在一起不能消散而发展成为积病。若突然在外感受了寒邪，在内又被忧怒情志所伤，则气机上逆，气机上逆则六经气血运行不通畅，阳气不予以温煦，则血液凝聚蕴裹而不消散，津液渗透不利，留着而不得布散，积病就形成了。

黄帝问：疾病发生在阴脏是怎样的呢？岐伯答道：忧愁思虑过度则伤心，在寒饮寒食的基础上又感受风寒之邪，双重的寒邪损伤肺脏。愤恨恼怒过度则肝脏受伤。酒醉行房事，汗出又受风气就会伤及脾脏。用力过度，或行房事而大汗淋漓如同刚刚出浴，就容易损伤肾脏。上述就是内外三部发生疾病的一般规律。黄帝说：讲得好。如何治疗呢？岐伯回答说：审察其疼痛的部位，就可以知道病变之所在，根据其虚实和各种症状表现，当补则补，当泻则泻，同时不要违背四时气候和脏腑的关系，这就是正确的治疗原则。

上 膈

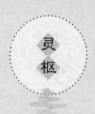

灵枢

本篇主要论述下膈证的形成过程和治疗方法。下膈证的形成是由于情志变化、饮食不节等导致寒邪入侵，下积之虫向上觅食时邪气又趁虚而入，日久形成痈肿。针刺时要以祛除邪气、软坚化积为目标。

黄帝说：因为气机郁结在上，形成食后即吐的上膈证，我已经知道了。至于因虫积在下所形成的下膈证，食后经过一天左右才吐出，我还不甚了解其中的道理，希望你详尽地给我讲讲。岐伯说：喜怒情志不遂，饮食不节制，寒温不调，那么脾胃运化功能失常，使寒湿流注于肠中，肠中寒湿流注，使肠寄生虫觉得寒冷，虫得寒湿便积聚不去，盘踞在下脘，因此肠胃形成壅塞，使阳气不得温通，邪气也就积留在这里。进餐时，寄生虫闻到气味，便上行觅食，使下脘空虚，邪气就趁虚侵入，积留日久而形成痈肿。内部痈肿使得肠管狭窄而传化不利，所以食后经过一天的时间，仍会吐出。至于痈在下脘之内的，痛的部位较深；痈肿发生在下脘外面的，疼痛的部位较浅，同时，在发生痈的部位皮肤发热。

黄帝问：怎样刺治这种病证呢？岐伯答道：针刺的方法是，应当用手轻轻地按摩痈肿的部位，以观察痈肿部位的大小和病气发展的动向。先浅刺痈部的周围，入针后稍有感觉，再逐渐深刺，然后照样反复进行刺治，但不可超过三次。主要根据病位的深浅，来确定深刺或浅刺的标准。针刺后须加用温熨法，使热气直达体内。只要使阳气日渐温通，邪气日趋衰退，内痈也就逐渐消溃了。再配合适当的调理，不要犯各种禁忌，以消除致病因素再伤内脏的可能性，清心寡欲，以调养元气，随后再给服咸苦的药物，以软坚化积，使饮食得以传下。

吃入的食物又被吐出的原因

　　吃入的食物有时候会被再次吐出，这是膈证。膈证的发生可能在上，也可能在下。发生在上的为上膈证，发生在下的为下膈证。

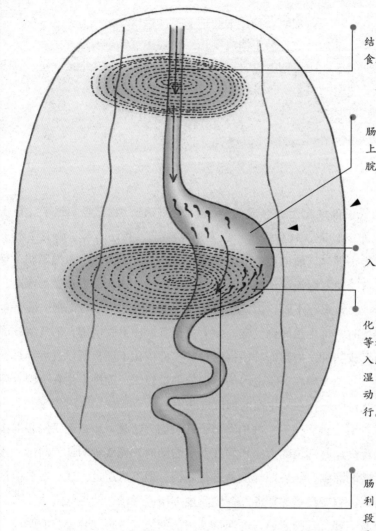

气机在上郁结，使传化不利，食入即被吐出。

当人进食时，肠胃中的寄生虫便上行觅食，导致下脘空虚。

邪气趁虚而入，积久发生痈肿。

外界寒温的变化、情绪喜怒的变化等都会使寒湿之气侵入肠胃。肠胃感受寒湿，内中虫即俯伏不动，阻塞阳气的运行。

内部痈肿使得肠管狭窄而传化不利，食入后经过一段时间即被吐出，即朝食暮吐。

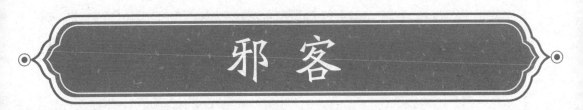

邪 客

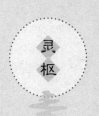

本篇主要介绍了人的肢体与自然界的对应。

人的肢体与自然界的联系

　　黄帝向伯高说道：人的肢体怎样与自然界的现象相联系呢？我想了解这方面的情况。伯高回答说：天是圆的，地是方的，人的头圆应天，足方应地；天上有日月，人有两只眼睛；地上有九州，人体有九窍；天有风雨阴晴的气候变化，人有喜怒哀乐的情志活动；天上有雷电，人有声音；天有四季，人有四肢；天有角徵宫商羽五音，人有肝心脾肺肾五脏；天有六律，人有六腑；自然界有冬有夏，人有寒有热；天干有十，人有十手指；地支有十二，人的足趾有十，再加阴茎、睾丸也是十二，女子少两节，但能孕育胎儿；天有阴阳相交感，人有夫妻相配偶；一年有三百六十五日，人有三百六十五节；地有高山，人有膝肩。地有深谷，人有腋窝、腘窝；地上有十二条大的河流，人体有十二条主要经脉；地下有泉水，人身有卫气；地上有杂草丛生，人身有毫毛相应；自然界有白天、夜晚，人有起卧；天空有列星，人体有牙齿；地上有小山，人体有小关节；地面有山石，人体有高的骨节；地面上有树木成林，人体内有筋膜密布；地上有城镇，人体有肌肉隆起之处；一年有十二个月，人体四肢有十二个关节；地上有四时不生草木之处，人类中有一生不生育子女之人。这些都是人体与自然界相应的现象。

人的肢体与自然界的对应

古人将人体与自然界对应，体现了"天人合一"的思想，并用其指导生活中医学实践。

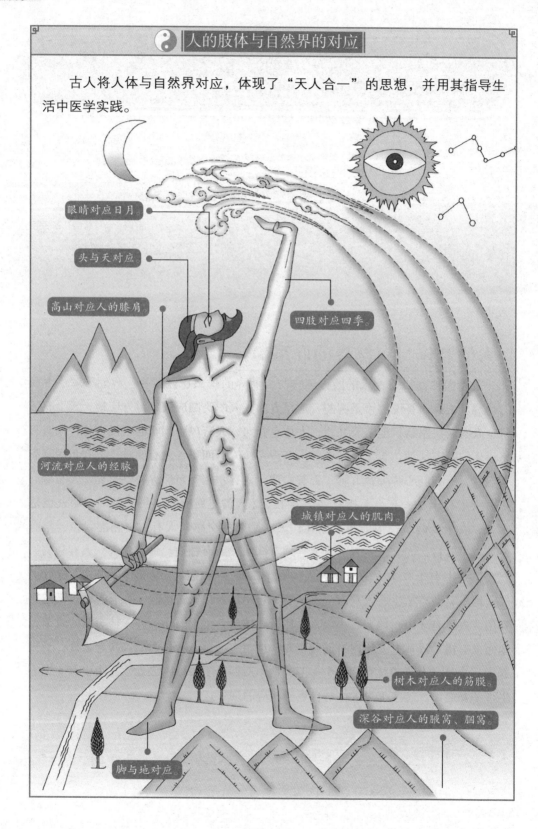

眼睛对应日月

头与天对应

高山对应人的膝肩

河流对应人的经脉

四肢对应四季

城镇对应人的肌肉

树木对应人的筋膜

深谷对应人的腋窝、腘窝

脚与地对应

通天

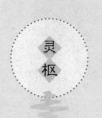

灵枢

本篇主要论述了阴阳人中非常极端的五种人的特征，以及对五种人的治疗原则。

黄帝问少师道：我听说人有阴、阳的不同类型，什么样的人称为阴性人？什么样的人称为阳性人？少师回答说：在天地自然界之中，一切事物离不开五行，人也与此相应和，并非仅仅是一阴一阳就完结了。人不仅仅分为阴和阳两种类型，这只是概略地谈谈罢了，很难用简单的语言将它叙述清楚。

阴阳五种人的特征

黄帝说：希望听您简要地谈一谈。比如说贤人和圣人，他们的禀赋是否阴阳都具备呢？少师回答说：人大致分为太阴、少阴、太阳、少阳、阴阳和平五种类型。这五种不同类型的人，他们的形态不同，筋骨强弱不同，气血多少也不相同。

黄帝问：关于五种类型的人的不同点，能讲给我听听吗？少师回答说：太阴之人，贪婪而不讲仁德，外表谦和，假装正经，内心却很阴险，只喜纳进，厌恶付出，喜怒不形于色，不识时务，只知利己，行动上惯用后发制人的手段，这就是太阴之人的特征。

少阴之人，贪图小利，暗藏贼心，看到别人有损失，好像自己受益一样幸灾乐祸，好伤害别人，看到别人有了荣誉，他相反感到气愤，嫉妒成性，对别人没有恩德，这就是少阴之人的特点。

太阳类型的人，平时处处好表现自己，洋洋自得，喜欢讲大话，但实质上并没有多大本事，言过其实，好高骛远，行动办事不顾是非，刚愎自用，自以为是，常常把事情办坏了而不知悔改，这就是太阳之人的特点。

少阳类型的人，做事精细审慎，自尊心很强，有点小官职便沾沾自喜，好自我

阴阳五种人的辨别

阴阳五种人是对人的一种概括性的说明，在现实生活中，和这五种人完全一致的很少，大多数人只是偏重于某一方面。

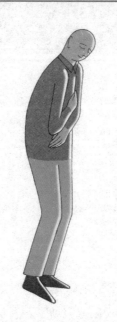

太阴之人，身材虽然高大，却故作卑躬屈膝之态。

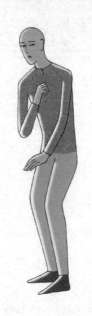

少阴之人，外貌虽然清高，但行为鬼祟。

宣扬，善于对外交际，不愿默默无闻地埋头工作，这就是少阳类型之人的特征。

阴阳和平之人，生活安静，不追逐个人名利得失，不以物喜，不以己悲，顺从事物发展的规律，从不计较个人的得失，善于适应形势的变化，地位虽高却很谦虚，常以理服人而不采用压制的手段整治别人，具有非常好的组织管理才能，这是阴阳和平类型人的特征。古代善于运用针灸治病的医生，根据人的五种形态给予治疗，邪气过盛就用泻法治疗，正气虚用补法治疗。

阴阳五种人的治疗原则

黄帝问：对于五种不同类型的人怎样治疗呢？少师回答说：太阴之人，他们的体质多是阴盛而无阳，其阴血浓浊，卫气滞涩，阴阳不调和，所以其筋缓且皮厚，治疗这种体质的人，若不迅速泻其阴分，便不能使病情好转。

少阴之人，阴气多而阳气少，胃小而小肠大，因而六腑不调和时，胃小，足阳明胃经的脉气就微小；小肠大，手太阳小肠经的脉气就盛大。这种类型的人容易发生血液脱失和气衰败，须详察阴阳盛衰的情况而进行调治。

太阳之人，阳气多而阴气少，必须谨慎地加以调理，不要损伤其阴气，也不要

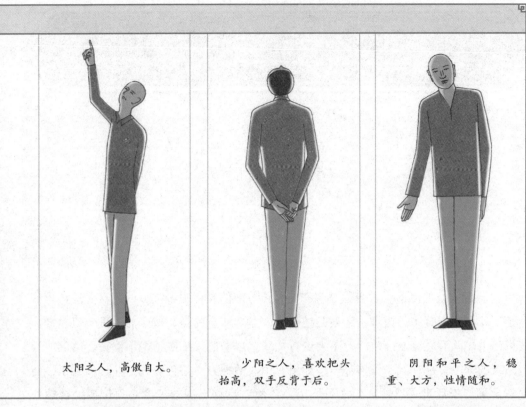

太阳之人，高傲自大。

少阳之人，喜欢把头抬高，双手反背于后。

阴阳和平之人，稳重、大方，性情随和。

过多地耗伤其阳气。如果阳气过多地受伤而浮于外，就会发狂；若阴阳俱脱，便会暴死或突然不省人事。

少阳之人，也是阳气多而阴气少，经脉小而络脉大，血深在里，气浅在外，所以，治疗应补其阴经而泻其阳络。但是，少阳类型的人以气为主，若单独泻其络脉太过，又会迫使阳气快速消耗，导致中气不足，病就难治了。

阴阳和平之人，阴阳之气调和，血脉和顺，谨慎地诊察其阴阳盛衰，观察其邪正虚实，留意其面容仪态，而后审察其脏腑气血的有余或不足，然后进行调治。邪气盛用泻法，正气虚用补法，虚实不明显的病则根据病邪所在的经脉取穴治疗。以上所讲的调治阴阳的方法，须根据五种类型人的特征分别施治。

黄帝问道：这五种形态的人，如果以前不认识，更不知道他们的性格特点，突然相见时，如何辨别他们是属于哪一种形态的人呢？少师回答说：一般人不具备这五种类型的特征，所以"阴阳二十五人"中，也不包括五种形态的人在内，五种形态的人是与众人不同的一类特殊的人群。

官 能

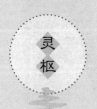

本篇主要论述运用针刺治病的道理、补泻之法。

　　黄帝向岐伯说道：我听你讲解有关九针方面的知识已经很多，简直无法计算清楚了，我推究其中的道理，经过归纳整理，需要注意的是，按摩的手法一定要轻。另外，皮肤有感染、痤疮时，不要进行按摩，以防感染扩散，得不偿失。这已成为系统的理论。现在我来读给你听，如果有错误的地方，请告诉我，并加以纠正，使它永远传于后世，以便人们学习运用。当然，这样高深的理论必须传授给合适的人，那些不适于学习继承的人，也就不能告诉他们。岐伯行礼再拜，恭敬地答道：请让我聆听圣明君王所倡导的理论吧。

运用针刺的道理

　　黄帝说：运用针刺的道理在于，了解了脏腑形气所表现的上下左右的部位、阴阳表里的病变、经脉气血的多少、经气运行的逆顺，便可以结合各种情况来作为处理疾病的依据。必须明确解结的道理，掌握补虚泻实的上下穴位，明确经脉通于四海的部位，观察感受寒热、羸弱疲困等虚实症状，审察所属经脉的虚实以调其气，并掌握经脉的运行和左右肢络的交会。

　　若有寒热交争等阴阳不和的现象，须从阴阳来调和它。虚与实疑似的疾病，要辨证准确而通调之。如果外邪侵入大络，左侧邪气盛，影响到右边发病，右侧邪气盛，影响到左边发病，必须把握病邪逗留的处所，采用右病刺左、左病刺右的缪刺法。脏腑阴阳调和，就可以知道疾病好转的时间。同时也需要推究疾病的标本，观察其寒热的变化，懂得病邪侵入传变的规律及其盘踞的地方，针刺时就不会发生错误。若能了解九针的不同性能并能灵活运用，就算是全面掌握了针刺治法。

面部按摩的方向

人体许多经络都在面部会聚，并且面部与脏腑有对应关系，所以掌握面部按摩的正确方法并经常按摩，对身体保健有很好的效果。

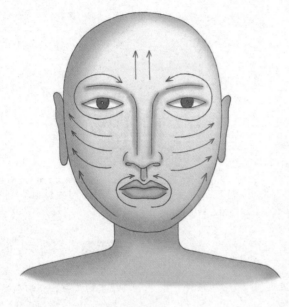

需要注意的是，按摩的手法一定要轻。另外，皮肤有感染、痤疮时，不要进行按摩，以防感染扩散，得不偿失。

——➤ 按摩的方向

要明确手足十二经的井、荥、输、经、合五输穴的功能，便可以根据虚实的病情施以疾徐的针法，经气的往来运行、屈曲伸展、出表入里都有一定的规律。说到人体的阴阳两方面，也是和五行相合的。五脏六腑则分别有所藏蓄，四时节令，八方之风，都包含有阴阳的道理；人身的面部，也分属阴阳五行，与脏腑相合，并集中反映在称为明堂的鼻部，其在各部显现出的不同色泽，可作为测候五脏六腑内在变化的标志。五脏六腑的疾病，也可反映在面部上下左右各个不同部位，根据这些情况，就可以判断病变性质的寒热及病位所在的经脉。

审察皮肤的寒温、滑涩，可以知道患者的痛苦所在以及疾病的阴阳虚实。心肺居于膈上属阳，肝脾肾居于膈下属阴，通过审察膈肌上下，判断病气所在的部位。先明确经脉循行的规律，然后才能进针，依据病情，正确选择穴位。热邪滞留于身体上半部的，可针刺推热下行；热邪从下逆行于上的，可针刺导引邪热消散；痛有先后，先痛者先治；邪气在外，当留针补阳，助阳以散寒；寒气入于体内，可以取合穴，针刺去寒；凡病有不宜应用针刺的，可用艾灸法。

艾灸疗法

　　艾灸是用艾绒做成大小不同的艾炷，或用纸卷成艾条，在穴位上火疼痛处烧灼熏蒸的一种治疗方法，一般适用于慢性和虚汗的病证。下面是几种常用的灸法。

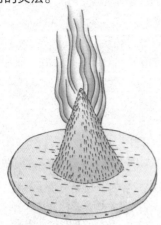

隔姜灸

　　用大片生姜，上放艾炷烧灼，一般可灸三至五壮。除隔姜灸外，还有隔蒜片灸、隔盐灸、隔附子片灸等。

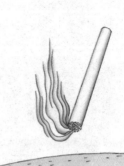

艾条灸

　　用艾绒卷成直径一点五至二厘米的艾条，一端点燃后熏灸患处，但不碰到皮肤。一般可灸十至十五分钟。

温针灸

　　在针刺之后，用针尾裹上艾绒点燃加温，可烧一至五次。

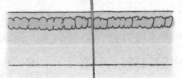

上部的气不足的，当引导其气上行以补其气；下部的气不足的，当留针随气而补益其下部之气；假若阴阳之气均不足，可用艾灸治疗；寒邪凝结、经脉下陷的，当用艾灸治疗，以驱散寒邪；络脉因寒邪聚结而坚紧的，同样采用艾灸治疗；假若病人不知病痛的确切部位，男子当灸阳跷的申脉穴，女子当灸阴跷的照海穴，若男灸照海，女灸申脉，这是高明医生应当禁忌的。能熟练地掌握和运用这些技术，用针的理法就完备了。

运用针刺来治疗疾病，必须有一定的章法原则，首先应当了解自然界的各种现象，在上须观察日月星辰的运行规律，在下还要结合四时节气的气候正常与否，以避免剧烈邪气的侵袭，并要告诫人们防御虚实邪气的伤害。假若受到与时令不符的风雨邪气的侵袭，或是在气运不足的年份未加以防范，而医生又不了解这些自然变化，不能及时治疗，病人就会遭受祸殃。所以说必须要知天忌，才可以知道针治的含义，要取法古人的经验并验证于临床实践，还要吸取现实的治疗经验。只有细致入微地观察那些微末难见的形迹才可以通达变化无穷的疾病。粗率的医生不注意这些方面，高明的医生却十分重视它。不掌握一些微末的变化，疾病就变得神秘莫测了。

邪气侵袭人体，恶寒战栗，邪气伤害人体，微细的变化首先见于面部，全身并没有什么大的变化，有一种似有似无的感觉。邪气似有似无，若亡若存，症状也不明显，一般不易察觉，因而不能知道确切的病情。所以高明的医生根据脉气的轻微变化，在疾病萌芽时就给予治疗；技术低劣的医生不掌握这个方法，到疾病形成之后，才按常规治疗，这样无疑会使病人的形体受到严重损害。

正因为如此，医生在用针刺治病时，根据脉象而知疾病之所在，从而加以治疗，以防病邪内传，灵活运用补泻治法，正确掌握徐疾手法和针刺取穴部位。如用泻法，手法必须圆活流利，逼近病所则捻转针体，这样，经气就通畅，快速进针，缓慢出针，以引邪气外出，针尖的方向迎着经气的运行方向，出针时摇动针体使针孔扩大，以使邪气随针迅速外散。采用补法时必须安静、从容、和缓，按抚皮肤肌肉，左手按住穴位中心，右手推针进入穴位，微微捻转针体，缓慢地推针深入，必须使针体端正，同时术者要平心静气，安神定志，坚持不懈地以候气至，气至后稍微留针，待经气流通就马上出针，揉按皮肤，掩闭针孔，这样使真气留存于内而不外泄。用针的奥妙和关键，在于调养神气，这一点千万不要忽略。

论疾诊尺

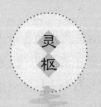

灵枢

本篇主要论述通过观察病人眼中之色，审察尺肤的缓急、大小、滑涩及肌肉的坚实与脆弱推测内在病变的方法，以及如何通过观察眼中络脉之色推测病人的预后和通过观察络脉的搏动与颜色判断所生之疾病。

从外表推测体内病变

黄帝向岐伯问道：我想不通过观察颜色和脉诊，只从尺肤诊去诊察疾病，从病人外在的表现去推断内在的病变，应当怎样进行呢？岐伯说：详细审察尺肤的缓急、小大、滑涩，肌肉的坚实与脆弱，就可以确定属于哪一类的病证了。

观察到病人眼眶上微肿，就像熟睡后刚刚起床的样子，颈部动脉搏动明显，经常咳嗽，用手按压病人的手脚，按下的凹陷移手后不能很快恢复，这是风水肤胀病证。

尺肤肌肉润滑光泽的，多为风病。尺肤肌肉瘦弱松软，身体倦怠，嗜睡，卧床不起，肌肉消瘦的，是寒热虚劳之病，不容易治愈。尺肤肌肉润滑如油膏，多为风病。尺肤肌肉滞涩，多为风痹。尺部肌肤粗糙不润，像干枯的鱼鳞，是脾土虚衰、水饮不化的溢饮病。尺肤肌肉发热很甚，而且脉象躁动盛大，多为温病，如果见脉象盛大而滑利但不躁动，是病邪将被驱出的征象。尺部肌肤寒冷不温，脉细小无力，是泄泻或气虚的病证。尺肤肌肉高热，而且先热后冷，多属寒热疾病，尺肤肌肉寒凉，如果按之过久即发热，也是多属寒热疾病。

肘部皮肤单独发热，标志着腰以上有热象。只是手腕皮肤发热，表明腰以下发热。肘关节前面发热，标志着胸膺部有热象。肘后单独发热，表明肩背部发热。臂部中间发热，表明腰腹部发热。肘后缘以下三四寸的部位发热，表明病人肠中有虫。掌中发热，表明病人腹中发热。掌心寒冷，是腹中有寒象的表现。手鱼际白肉处显青紫脉络的，标志着胃中有寒邪。

尺肤诊断法

尺肤与全身脏腑经气相通，通过诊察尺肤的情况，作为了解全身病情的一种依据，称为"尺肤诊法"。尺肤指的是由肘至腕（手掌横纹到肘部内侧横纹）的一段皮肤。

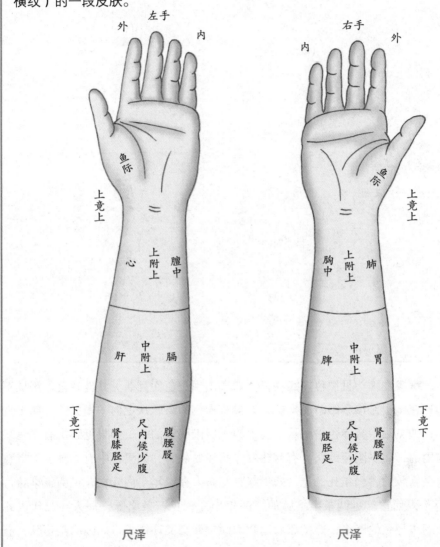

尺肤肌肉高热，人迎脉盛大，多为出血病证。尺肤肌肉坚硬而大，脉非常之小，多属少气，如果加有烦闷现象，并且日趋严重，是阴阳俱绝的症状，在短时间内就会死亡。若再出现烦闷，病人便会立即死亡。

眼睛发红，说明病在心；眼中出现白色，病多在肺；见青色，病在肝；眼中

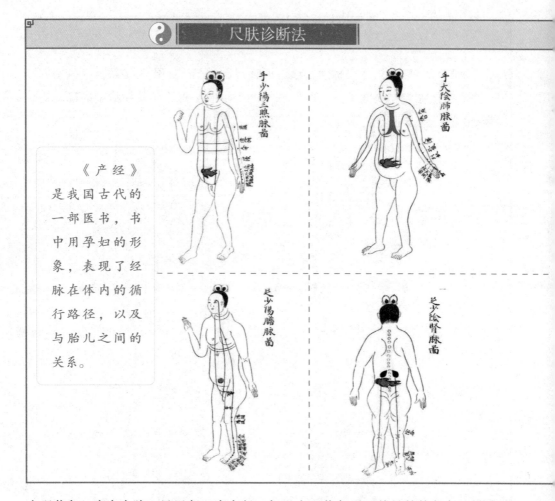

手少阳三焦脉图

手大阴肺脉图

足少阳膽脉图

足少阴肾脉图

《产经》是我国古代的一部医书，书中用孕妇的形象，表现了经脉在体内的循行路径，以及与胎儿之间的关系。

出现黄色，病多在脾；见黑色，病在肾；如果出现黄色而且兼见其他各色，辨认不清，多为病在胸中。诊察眼睛的疾病，如果有赤色的络脉从上向下发展的，属于太阳经的病；如见眼中有赤色络脉从下向上的，属阳明经的病；如果见眼中有赤色络脉从外向内的，属少阳经的病。有寒热发作的瘰疬病时，如果目中有赤脉上下贯瞳仁，见一条络脉的，一年死；见一条半络脉，病人在一年半内死亡；见两条络脉，病人在两年内死亡；见两条半络脉的，两年半死；见三条络脉，病人在三年内死亡。诊察龋齿导致的疼痛，要按压通过两侧面颊而交叉环绕于口周围的阳明脉，有经气太过的部位必然单独发热。病在左则左侧发热，病在右则右侧发热，病在上则上部发热，病在下则下部发热。诊察络脉时，如见皮肤上多红色络脉，为热证；多青色络脉，为痛证；黑色络脉愈多，说明是经久不愈的痹病；如果红、黑、青三种络脉兼见，多为身体疼痛，为寒热病证。身体困乏隐痛而肤色微黄，牙垢发黄，指甲也呈现黄色，是黄疸病。病人喜卧，小便黄赤，脉搏小而涩的，多不嗜饮食。

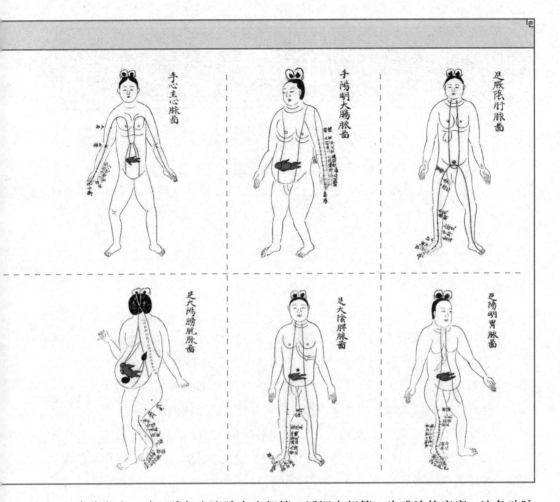

有病之人，寸口脉与人迎脉大小相等，浮沉也相等，为难治的疾病。这条动脉平时细小而隐潜，如果妇女的这条动脉搏动明显增强，是怀孕的征象。小孩病，如果见其头发竖起向上，一定死亡；观察耳郭间细小脉络，如果出现脉色青黑紫暗，并且有隆起的现象，说明有筋肉抽搐、腹痛的症状；大便出现青绿色乳瓣，泻下有完谷不化，脉小，手足寒冷，病难治愈；如果泻下完谷不化，脉细小，手足却是温暖的，这样的泄泻就容易治疗。一年四季的变化，寒暑的更替，如果阴气过盛达到极点，就转变为阳；阳气过盛达到极点，就转变为阴，阴主寒，阳主热，所以寒冷到一定程度就会变热，热到极点就会变冷，因此说寒极则生热，热极则生寒，这就是天地间阴阳相互消长转化的道理。所以说冬天感受了寒邪，到第二年春季就产生温热病；春天伤于风邪，不即刻发病，到了夏天就会发生泄泻、痢疾之类的疾病；夏天感受了暑邪，到秋天就产生疟疾；秋天感受了湿邪而潜伏体内，冬天就会发生咳嗽病。这是依四时时序不同，所产生的各种病证。

痈 疽

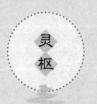

本篇主要论述了发生在不同部位的痈疽的名称、形状、内外治法，如果不及时治疗的发展趋势和预后；并介绍了痈和疽的辨别方法。

　　黄帝说：我听说肠胃受纳饮食之物以后，经过中焦脾胃的作用而化生的精气，沿着不同的通道运行于全身。其中上焦所出的卫气，是用来温煦全身的肌肉、皮肤，濡养筋骨关节，通达于腠理。中焦所出的营气，像自然界雨露布洒大地一样，它上注于人体肌肉的大小空隙之间，同时渗入孙脉，加上津液的调和，通过心肺的气化作用，就化成红色的血液而运行于人体的脉道之中。血液运行和顺而有条不紊，首先充满孙络，既而注入络脉，络脉充满了便注入经脉，这样阴经阳经的血气充盛，便随着呼吸而运行于全身。营卫的运行有一定的规律和循环道路，与天体的运动规律相同，流行而不休止。如果气血失常，就要细心地诊察虚实，然后专心调治。用泻法去治疗实证，虽然能使邪气衰减，但泻得太过，反会损伤正气。泻法宜急速出针，邪气便能衰减；补法宜持久留针，不能及时泻邪，则病情先后如一，仍不见好转。相反，用扶正的方法，可以消除虚弱的现象，但过于补，又会助长余邪转盛，所以要精心调治，补泻均不能太过。这样气血就会协调，形体和神气也就平定了。关于血气是否平衡的道理，我已经知道了，但还不了解痈疽发生的原因，治疗的成功与失败，以及怎样把握其形成与恶化的时间及判断死生日期的远近。有关这方面的情况，你可以讲给我听一听吗？

　　岐伯说：经脉气血流动运行不止，它与天地的运动规律相一致。如果天体运转失常，就会出现日蚀月蚀；大地上江河壅塞或溃决，河水泛滥四溢，水涝成灾，以致草木不长，五谷不生，道路不通而民众不能往来，居住在城里或乡间的百姓们流离失所。人体的气血变异成疾也是这样，请让我谈谈其中的道理。人体的血脉和营卫在人体全身周流而不停息，与天上星宿的运转、自然界中河水的流行相应。如果寒邪侵入经脉血络之中，就会使得血行滞涩不通，卫气也就壅积不散，气血不能往复周流而聚结在某一局部，所以会生成痈肿。寒气郁久化热，热毒盛积熏蒸，使肌肉腐烂，日久便化成脓液，如果脓液不能泄出，又会使筋膜腐烂，进而伤及骨骼，骨伤之后骨髓也就随之消损了。如果痈肿不在骨节空隙之处，热毒就不能向外排泄，煎熬血液令其枯竭，使筋骨肌肉都不能相互营养，经脉破溃败腐，于是热毒深入灼伤五脏，由丁五脏损伤，人就会死亡。

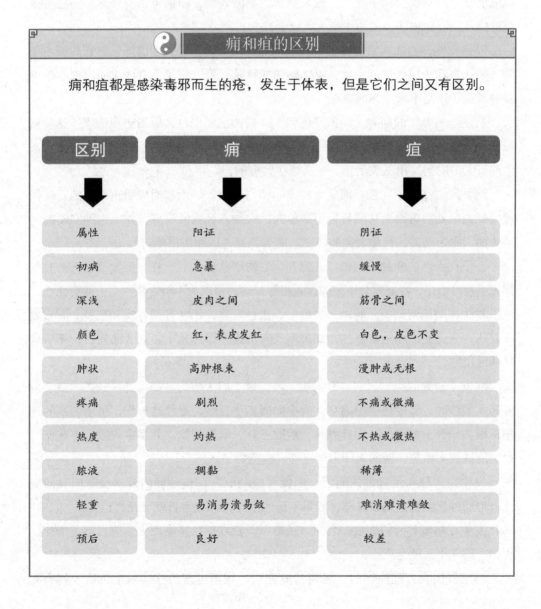

痈和疽的区别

痈和疽都是感染毒邪而生的疮，发生于体表，但是它们之间又有区别。

区别	痈	疽
属性	阳证	阴证
初病	急暴	缓慢
深浅	皮肉之间	筋骨之间
颜色	红，表皮发红	白色，皮色不变
肿状	高肿根束	漫肿或无根
疼痛	剧烈	不痛或微痛
热度	灼热	不热或微热
脓液	稠黏	稀薄
轻重	易消易溃易敛	难消难溃难敛
预后	良好	较差

痈疽的种类、形状和预后

黄帝说：我想详尽地了解痈疽的形状、死亡的日限和名称。

岐伯说：痈疽发生在喉结中的，叫做"猛疽"。这种病如果不及时治疗，就会化脓，如果不将脓液排出，就会堵塞咽喉，半天就会死亡。已经化脓的，要先刺破以排出脓液，再口含凉的猪油，三天病即可痊愈。

痈疽发生在颈部的，叫做"天疽"。这种痈形状较大，颜色呈赤黑色，如果不迅速治疗，热毒就会向下蔓延，侵入腋部的渊腋穴处，向前可伤及任脉，向内可熏及肝肺，使肝肺损伤，大约十来天人就会死亡。

邪热亢盛，消耗脑髓而毒邪留在项部形成痈疽的，叫做"脑烁"。它的颜色不荣，病人表现为神色抑郁不欢，项部剧痛如针刺一般，如果热毒内攻而出现心中烦躁的现象，这是不治之症的表现。

病发于肩臂部的痈肿，叫做"疵痈"。局部呈赤黑色，应当迅速治疗，这种病证使人全身汗出，直到足部。由于引起疵痈的毒气浅而不深，不会伤及五脏，它发生四五天的时候，用艾灸治疗，也会很快治愈的。

痈肿发生在腋下，色赤而坚硬的，叫做"米疽"。治疗时应当用细长的石针稀疏地砭刺患处，再涂上猪油膏，不必包扎，大约六天就能痊愈。如果痈肿坚硬而不易破溃，则为马刀、挟瘿之类的病变，应当急速采取相应措施进行治疗。

发生在胸部的痈肿，叫做"井疽"。它的形状像大豆一样，病发三四天的时候如果不及时治疗，毒邪就会下陷而深入腹部，这种情况为不治之症，七天就会死亡。

发生在胸部两侧的，叫做"甘疽"。皮色发青，形状好像谷实和瓜蒌，时常发冷发热，应急速治疗祛其寒热。如果不及时治疗，可迁延十年之久而死亡，死后此疽溃破出脓。

病发于胁处的痈，名叫"败疵"，败疵属于妇人疾病。如果迁延日久，就会发展为大的脓肿，其中还生出肉芽，大小如同赤小豆般。治疗这种病，可用切割的连翘草根各一升，加水一斗六升煮汁，煎取三升，乘热强饮，并多穿衣服，坐在盛有热汤的铁锅上熏蒸，使病人汗出至足部，病就好了。

发生在大腿和足胫部的痈疽，叫做"股胫疽"。这种病的外部没有明显的变化，但痈肿化脓已紧贴着骨部，如果不迅速治疗，约三十日就会死亡。

发生在尾骶骨部的痈疽，名叫"锐疽"。色红形状坚硬而大，应当迅速治疗，否则，约三十天就会死亡。

痈疽发生在大腿内侧的，名叫"赤施"。如不迅速治疗，六十天后人就会死亡。如果两大腿内侧同时发病，是毒邪伤阴已极，多属不治之症，如不迅速治疗，十天就要死亡。

发生在膝部的，名叫"疵痈"。其症状是外形肿大，皮肤颜色没有变化，有发冷发热的症状，患处坚硬如石，这是尚未成脓的表现，此时切不可用砭石刺破，如果误刺，便会致人死亡。必须等到患处柔软成脓，才能用砭石刺破，以排脓泻毒，疾病才会痊愈。

发生在关节的各种痈疽，并且出现内外、上下、左右对称发病的，都是难治之症。生于阳经所在部位的，一百天后人就会死亡；生于阴经所在部位的，三十天后人就会死亡。

发生于足胫部的痈疽，名叫"兔啮"。它的形状红肿且毒深至骨部，应当迅速治疗，如不赶紧治疗，就会危及人的生命。

病发于足内踝处的痈疽，名叫"走缓"。它的形状肿如痈，但皮肤颜色没有变化，治疗时应当用石针多次砭刺痈肿所在之处，使寒热的症状消退，这样就不会使人死亡了。

发生于足心、足背的痈疽，名叫"四淫"。它的形状好像大痈一样，如不迅速治疗，约一百天就会死亡。

发生在足旁的痈肿，名叫"厉痈"。它的外形不大，刚开始发生的时候像小指一样，并呈现黑色，应当迅速治疗，消除黑色，如果黑肿不消就会日渐加大，如果不予治疗，约一百天就会死亡。

发生在足趾的痈疽，名叫"脱痈"。其症状如果出现赤黑色，表明毒气极重，多属不治之症；如不呈现赤黑色，表明毒气较轻，尚能救治。如经过治疗而病势没有衰退的征象，就应当赶快截掉足趾，否则毒气内攻深陷于脏腑，必然导致死亡。

痈和疽的辨别

黄帝问：您所说的痈疽，用什么方法来区别它们呢？岐伯说：营气滞留在经脉之中，使血液凝涩而不循行，那么卫气就随之受阻而不畅通，并阻塞于内，这时就会发热。如果大热不止，热盛则使肌肉腐烂化脓。但其不能内陷，不会使骨髓焦枯，五脏也不会受到伤害，所以叫做"痈"。

黄帝问：什么叫做"疽"呢？岐伯说：热气充盛，脓毒深陷于肌肤的内部，使筋膜溃烂，骨髓焦枯，同时还影响五脏，血气枯竭，以致痈肿部分的肌肉筋骨全都溃烂无余，所以叫做"疽"。疽的特征是：皮色黑暗而不润泽，质地坚硬如牛颈之皮；痈的特征是：皮薄而光亮，触之较软。这就是痈和疽的区别。